HERPERTZ-DAHLMANN / WARNKE
Psychosomatisches Kompendium der Pädiatrie.
Leitfaden für den Kinder- und Jugendarzt

Psychosomatisches Kompendium der Pädiatrie

Leitfaden für den Kinder- und Jugendarzt

Herausgegeben von

Beate Herpertz-Dahlmann, Aachen, und
Andreas Warnke, Würzburg

Unter Mitarbeit von

Jan Gerrit Behrens, Bernhard Blanz, Reiner Frank, Pia Fuhrmann, Alexander von Gontard, Ulrich Hagenah, Freya Hahn, Johannes Hebebrand, Andrea Hempt, Thomas Jans, Ulrike Lehmkuhl, Erika Lischka, Claudia Mehler-Wex, Klaus-Ulrich Oehler, Rieke Oelkers-Ax, Franz Resch, Fiona Scheder-Bieschin, Michael Schulte-Markwort, Jürgen Seifert, Inge Seiffge-Krenke, Bernhard Stier, Götz-Erik Trott, Timo D. Vloet, Nikolaus Weissenrieder

Hans Marseille Verlag GmbH München

11
Intelligenzminderung und psychische Störungen 193
A. Warnke

12
Psychosomatik der Epilepsie 215
G.-E. Trott und K.-U. Oehler

13
Regulationsstörungen im Säuglings- und Kleinkindesalter 223
P. Fuhrmann und A. von Gontard

14
Schlafstörungen 237
C. Mehler-Wex

Spezifische Störungen

15
Enuresis und Enkopresis 253
A. von Gontard

16
Anorexia und Bulimia nervosa im Kindes- und Jugendalter 267
T. D. Vloet und B. Herpertz-Dahlmann

17
Somatisierungsstörungen bei Kindern und Jugendlichen 285
U. Hagenah

18
Dissoziative Störungen und Konversionsstörungen 299
T. Jans und A. Warnke

19
Dysmorphophobie 319
C. Mehler-Wex

20
Posttraumatische Belastungsstörung 329
B. Herpertz-Dahlmann, A. Hempt und F. Hahn

Leben mit chronischen Erkrankungen

21
Krankheitsbewältigung 345
I. Seiffge-Krenke

Interdisziplinäre Zusammenarbeit

22
Konsiliar- und Liaisontätigkeit 367
R. Frank

Autorenverzeichnis 379

Sachverzeichnis 381

Einführung

1

Was ist Psychosomatik? Begriffsklärung für die Kinder- und Jugendpsychiatrie und Psychotherapie

ANDREAS WARNKE und BEATE HERPERTZ-DAHLMANN

»Der Begriff psychosomatische Medizin hat zu Beginn des 20. Jahrhunderts im deutschen Sprachraum (neue) Wurzeln geschlagen. Die Sichtweise ›psychosomatische Medizin‹ lässt sich ideengeschichtlich als Reaktion auf die Übermacht strenger naturwissenschaftlicher, ›physikalisch-chemischer‹ Ausrichtung der Medizin des 19. Jahrhunderts verstehen ..., wenngleich in der Psychiatrie diese Einseitigkeit relativiert werden muss« (1).

Für die Ätiologie psychischer Störungen wurden als psychopathogenetische Determinante vor allem psychosoziale Einflüsse betont. Der »holistische Ansatz« weitete den Begriff von Psychosomatik zu einem ganzheitlichen Verständnis von jeder Erkrankung, wonach programmatisch bei jeder psychischen wie organischen Erkrankung organische, psychische und soziale Faktoren ätiologisch interagieren und phänomenologisch Ausdruck finden und daher diagnostisch wie auch therapeutisch eine »umfassendere« Sichtweise des Krankseins folgern lassen.

Im deutschen Sprachraum ist diese Sichtweise von Krankheitsgeschehen als eine Einheit aus Organismus und Umwelt vor allem von Vertretern der Inneren Medizin zu einer systematischen Lehre integrierter Medizin mit dem Gesamtkonzept eines bio-psycho-sozialen Modells der Heilkunde ausgearbeitet worden (2).

Nach der Konzeption von Uexkülls (2) sind 3 Generationen psychosomatischer Modellbildung unterscheidbar.

Die 1. Generation habe versucht, die biomechanische Medizin durch die Psychoanalyse zu ersetzen, indem sie sich ausschließlich am Konversionsmodell orientierte.

Für die 2. Generation war der gesunde und kranke Mensch zwar eine psychophysische Einheit, in methodischer Hinsicht war sie jedoch dualistisch. Sie überließ die Behandlung der Körpersymptome einem Organmediziner und versuchte, mit sauberer psychoanalytischer Methode das Krankheitsgeschehen von der psychischen Seite her zu erhellen.

Die Modelle der 3. Generation sind radikaler: Für sie sind lebende Systeme *»Einheiten des Überlebens aus Organismus und Umwelt«* (2). Die Theorie einer integrierten Medizin bilde *»den Rahmen, in dem physiologische, psychische und soziale Vorgänge nicht als isolierte Ereignisse unverbunden nebeneinander stehen, sondern sich gegenseitig beeinflussen und ergänzen«* (2).

Der Begriff der »psychophysiologischen Krankheit«, der von behavioristischer Seite in Abgrenzung zu der einseitig psychoanalytischen Tradition in den 60er-Jahren des 20. Jahrhunderts aufkam, war der Versuch, sich von dem bis dahin psychoanalytisch dominierten Erklärungsansätzen zugunsten multifaktorieller Sichtweise zu öffnen.

Bereits in der 1. Auflage seines Standardwerkes (1979) stellte von Uexküll fest, dass unter »psychosomatischer Medizin« nicht eine begrenzte Anzahl von Krankheiten »psychosomatisch« etikettiert werden könnte. Vielmehr stehe der Begriff für die Auffassung, *»dass psychosoziale Einflüsse auf Entstehung, Verlauf und Endzustände von Krankheiten ebenso wichtige und legitime Probleme für die Heilkunde aufwerfen wie die Einflüsse physikalischer, chemischer oder mikrobiologischer Faktoren«*.

Das Bestreben, dass sich eine ärztliche Weiterbildung etabliert, die Innere Medizin und Psychotherapie verbindet, hat heute in der Facharztbezeichnung »Psychosomatische Medizin und Psychotherapie« Ausdruck gefunden. Für das Kindes- und Jugendalter ist dieser auf den Erwachsenenbereich zentrierte Facharztbegriff in die Weiterbildungsordnung des Facharztgebietes der Kinder- und Jugendpsychiatrie und Psychotherapie eingebunden. Die wissenschaftliche Fachgesellschaft trägt dementsprechend den Namen »Deutsche Gesellschaft für Kinder- und Jugendpsychiatrie, Psychosomatik und Psychotherapie«.

»Die Kinder- und Jugendpsychiatrie und -psychotherapie umfasst die Erkennung, nicht-operative Behandlung, Prävention und Rehabilitation bei psychischen, psychosomatischen, entwicklungsbedingten und neurologischen Erkrankungen oder Störungen sowie bei psychischen und sozialen Verhaltensauffälligkeiten im Kindes- und Jugendalter« (3). Über eine eigene Weiterbildung zum Kinder- und Jugendpsychiater, dessen Tätigkeit sich auf Patienten vom Säuglingsalter bis zum 18. Lebensjahr bezieht, verfügen nahezu alle europäischen und entwickelten außereuropäischen Länder (4, 5).

In den 2 führenden internationalen Klassifikationsschemata für psychische Erkrankungen – ICD und DSM – sind weder die Bezeichnungen »psychosomatische Erkrankung« noch »psychophysiologische Erkrankung« als klassifikatorische Begriffe enthalten (6).

Die Bezeichnung »psychosomatische Störungen« hat sich in Deutschland wohl aus pragmatischen Gründen erhalten. Diesem Umstand kommt das vorliegende Buch entgegen. Es dient dazu, Krankheitsbilder in einer Monographie darzustellen und zusammenzuführen, die gegenwärtig unter den strukturellen Verhältnissen medizinischer Versorgung in Deutschland zum einen mehrheitlich in Einrichtungen der Kinder- und Jugendmedizin aufgrund primärer organischer Erkrankung behandelt werden, jedoch aus psychiatrisch-diagnostischen und psychiatrisch-therapeutischen Indikationen kinder- und jugendpsychiatrischer Kompetenzen bedürfen; zum anderen sind damit Erkrankungen des Kindes und Jugendlichen gemeint, die überwiegend in Einrichtungen der Kinder- und Jugendpsychiatrie und Psychotherapie behandelt werden, die aber auch pädiatrisch-diagnostische und -therapeutische Aufgaben der Kinder- und Jugendmedizin beinhalten.

Heute ist ein bio-psycho-soziales Krankheitsverstehen, das »Organismus und Umwelt« nicht nur als Einheit anerkennt, sondern auch in der ärztlichen Praxis durch gleichwertige Berücksichtigung von biologischen, psychischen und sozialen Aspekten umsetzt, in der Kinder- und Jugendpsychiatrie selbstverständlich geworden. Es findet in den Lehrbüchern (7–11, 28, 33) und in den Leitlinien der Deutschen Fachgesellschaften für Kinder- und Jugendpsychiatrie, Psychosomatik und Psychotherapie Ausdruck (12).

Die nachfolgende Erörterung konzipiert das entwicklungspsychiatrische Krankheitsverständnis, wodurch deutlich werden wird, dass der Terminus »psychosomatische Erkrankungen« in die kinder- und jugendpsychiatrische Krankheitslehre integriert ist.

Für die Ausarbeitung des entwicklungspsychiatrischen Krankheitsverständnisses sind uns 3 Problemkreise vorgegeben:

- Das Problem der Beziehungen zwischen Organismus und Umgebung, zwischen den biologischen, psychischen, sozialen und kulturellen Vorgängen.
- Das Problem der Entwicklungsabhängigkeit der Beziehungen zwischen den Eigenschaften des Individuums und Umwelteinflüssen sowie der psychopathologischen Symptombildung.
- Das Problem der Beziehung des Patienten zu sich selbst als Person mit Krankheit und der Beziehung zwischen gesellschaftlicher Umwelt und dem kranken Mitmenschen.

Als Beispiel wählen wir überwiegend das Krankheitsbild der Anorexia nervosa, da sich an ihm die entwicklungspsychiatrische Sichtweise anschaulich entwickeln lässt. Abb. 1 gibt eine Übersicht zur Gliederung des Modells einer entwicklungspsychiatrischen Konzeption.

Die Symptomebene: Phänomenologische Aspekte von Erkrankung (Ebene D in Abb. 1)

Objektive, klinisch-körperliche Symptomatik

Kranksein kann äußerlich sichtbar sein, fotografierbar, in Gramm und Zentimetern messbar und ist insofern objektiv.

Die Patientin mit Pubertätsmagersucht ist, wenn sie sich im kachektischen Zustand befindet, erkennbar abgemagert, manchmal auch minderwüchsig, die Akren sind livide verfärbt und kalt, Lanugobehaarung und Ödeme sind sichtbar.

Von Kachexie spricht man bei einem QUETELET- oder Bodymass-Index (BMI) <17,5 (in der neuen Literatur werden allerdings BMI-Perzentilen vorgezogen, z. B. wird für die Anorexia nervosa ein Gewichtskriterium unterhalb der 10. Perzentile zugrunde gelegt).

Die Sterblichkeitsrate lag früher bei bis zu 20% und liegt gegenwärtig bei Erwachsenen noch immer bei etwa 6%, bei der adoleszenten Form allerdings deutlich niedriger (13).

Objektive klinisch-funktionelle Symptomatik

Psychische Störung kann sich darin zeigen, dass sich eine menschliche Fähigkeit oder ein Verhalten entweder gar nicht ausbildet (wie etwa die Lesefähigkeit bei Legasthenie), sich extrem äußert (wie z. B. die Angst bei der Panikattacke) oder sich funktionell inadäquat manifestiert (wie z. B. Gewichtsphobie bei Anorexia nervosa). So kann sich psychische Krankheit auch in funktionellen Störungen körperlicher Organe ohne sichtbare Organschädigung äußern. Funktionelle Störungen bei Kachexie in Verbindung mit Anorexia nervosa sind Bradykardie, Hypothermie, Hypotonie und die Amenorrhö (siehe auch Kapitel 16, »Anorexia und Bulimia nervosa im Kindes- und Jugendalter«, Seite 267).

Objektive physiologische, biochemische und endokrinologische Dysfunktionen und strukturelle Veränderungen

Psychische Störungen haben somatische Korrelate. Bei der Anorexia nervosa können es auf physiologischer Ebene z. B. elektrokardiographische Veränderungen sein (Abflachung oder Umkehrung der T-Wellen, ST-Senkung und Verlängerung des QT-Intervalls). Auf hormoneller Ebene sind die Erhöhung von Plasmakortisol und eine f-T3-Erniedrigung charakteristisch. Strukturell lassen sich im Magnetresonanztomogramm oft eine Pseudohirnatrophie und röntgenologisch eine Osteoporose nachweisen.

Serologische Zeichen des Hungerzustandes und der Grundumsatzerniedrigung sind u. a. Leukozytopenie, relative Lymphozytose und Verminderung des Gesamteiweißes. Die Hypokaliämie kann Ursache eines plötzlichen »Herztodes« sein (siehe auch Kapitel 16, »Anorexia und Bulimia nervosa im Kindes- und Jugendalter«, Seite 267).

Objektive Verhaltens- und Leistungssymptomatik

Psychische Erkrankung findet Ausdruck in Verhaltens- und Leistungsänderungen. In der Regel sind es nicht Gewichtsverlust und Essstörung, die Patienten mit Anorexia nervosa primären Leidensdruck vermitteln, sondern oft erst die nachlassende Leistungsfähigkeit oder depressive Entwicklung. Beobachtbare Verhaltenssymptome sind meist übermäßige Leistungsorientierung und Bewegungsdrang.

Objektiv beobachtbar und diagnostisch wegweisend ist das gestörte Essverhalten: die unzureichende Menge und die ungesunde Auswahl der Speisen, verlangsamtes Esstempo und die ständige Beschäftigung mit Essensthematik. Erbrechen und Laxanzienabusus gehen mit einer schlechteren Prognose einher.

Subjektive Denk- und Erlebenssymptomatik

Ein Kriterium des Krankheitsbegriffes ist das Leiden des Patienten selbst, aber auch das (Mit-)Leiden der Mitmenschen des Kranken, wie dies z. B. bei schweren aggressiven Impulskontrollstörungen, Psychosen und auch Suchterkrankungen der Fall sein kann.

Wichtige subjektive Krankheitsmerkmale der Anorexia nervosa sind überwertige Gedanken in Bezug auf das Essen, die Körperschemastörung, Gewichtsphobie, Krankheitsverleugnung, Störungen des Selbstwertgefühls und nicht zuletzt oft

▷

Abb. 1
Das entwicklungspsychiatrische Verständnis psychischer Störungen: Modell zur Entwicklungspsychiatrie

Abb. 1

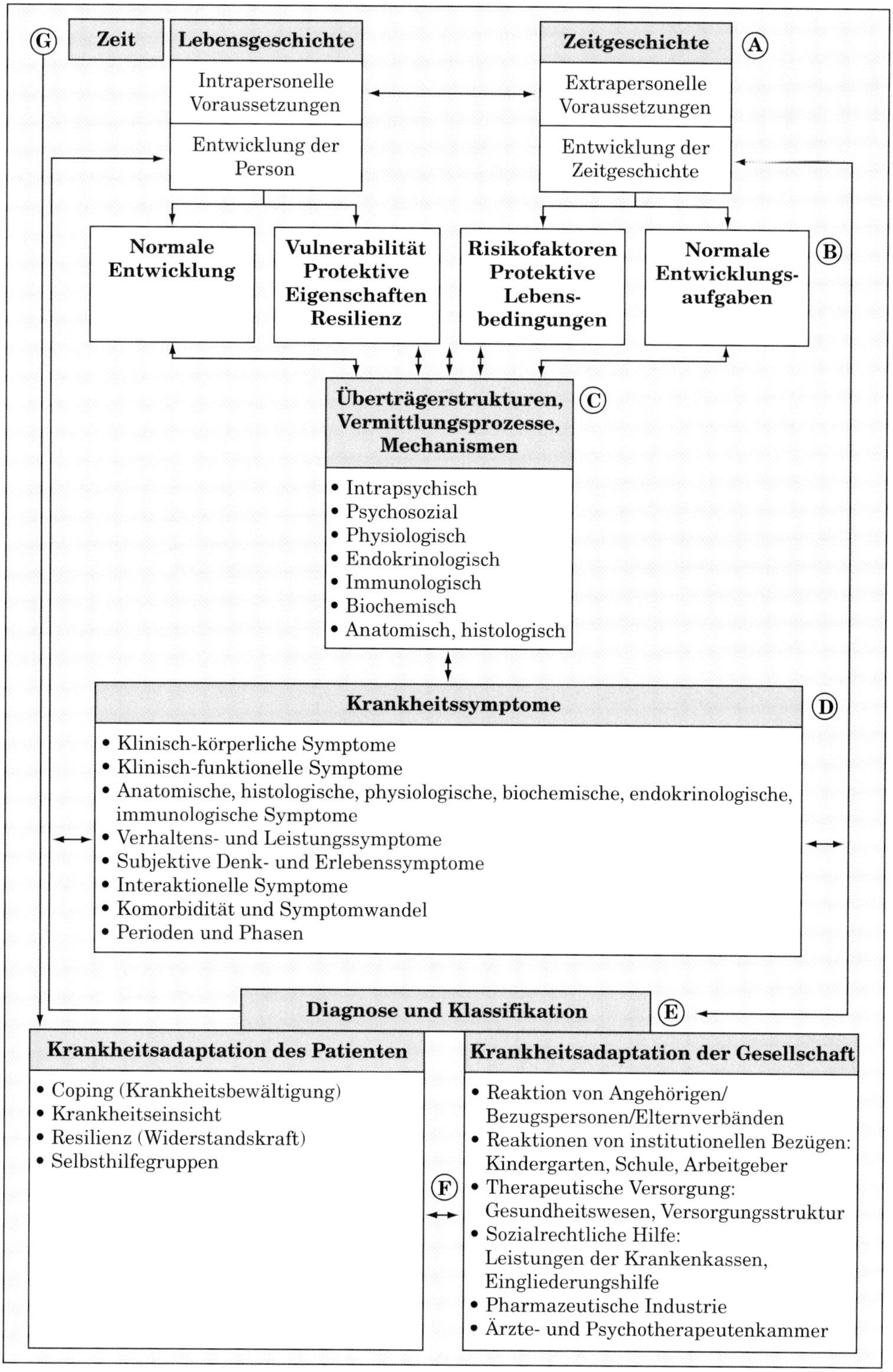

G
Zeit
Lebensgeschichte
Intrapersonelle Voraussetzungen
Entwicklung der Person
Zeitgeschichte
A
Extrapersonelle Voraussetzungen
Entwicklung der Zeitgeschichte
Normale Entwicklung
Vulnerabilität Protektive Eigenschaften Resilienz
Risikofaktoren Protektive Lebens-bedingungen
Normale Entwicklungs-aufgaben
B
Überträgerstrukturen, Vermittlungsprozesse, Mechanismen
C
• Intrapsychisch
• Psychosozial
• Physiologisch
• Endokrinologisch
• Immunologisch
• Biochemisch
• Anatomisch, histologisch
Krankheitssymptome
D
• Klinisch-körperliche Symptome
• Klinisch-funktionelle Symptome
• Anatomische, histologische, physiologische, biochemische, endokrinologische, immunologische Symptome
• Verhaltens- und Leistungssymptome
• Subjektive Denk- und Erlebenssymptome
• Interaktionelle Symptome
• Komorbidität und Symptomwandel
• Perioden und Phasen
Diagnose und Klassifikation
E
Krankheitsadaptation des Patienten
• Coping (Krankheitsbewältigung)
• Krankheitseinsicht
• Resilienz (Widerstandskraft)
• Selbsthilfegruppen
F
Krankheitsadaptation der Gesellschaft
• Reaktion von Angehörigen/ Bezugspersonen/Elternverbänden
• Reaktionen von institutionellen Bezügen: Kindergarten, Schule, Arbeitgeber
• Therapeutische Versorgung: Gesundheitswesen, Versorgungsstruktur
• Sozialrechtliche Hilfe: Leistungen der Krankenkassen, Eingliederungshilfe
• Pharmazeutische Industrie
• Ärzte- und Psychotherapeutenkammer

als Folge der Kachexie die Depression (14). Suizidgedanken sind häufig; der Suizid, bei dem die Subjektivität der Entscheidung als letzte Ursache angenommen werden kann, gehört bei erwachsenen Patientinnen mit zu den häufigsten Todesursachen.

Die subjektiven Aspekte berühren die Fragen von Lebensgefühl, Ärger und Enttäuschung; nach Lebenssinn, Werten, gesellschaftlicher Anerkennung, Zielen und Glaubensinhalten; subjektiv sind die kognitiven Bewältigungsstrategien, Hoffnungen und auch Verantwortungsbewusstsein. Die Zunahme der Essstörungen hat Politiker Appelle an Modemagazine richten lassen, das Schlankheitsideal weniger offensiv zu vertreten.

Ein wesentliches subjektives Kriterium der Pubertätsmagersucht ist die zunächst völlig fehlende und meist auch im schweren kachektischen Zustand noch unzureichende Krankheitseinsicht. Das subjektive Leiden bezieht sich auf Sekundärsymptome (depressive Entwicklung, Antriebsverlust, soziale Isolierung), aber nicht eigentlich auf die zentralen Krankheitskriterien: durch diätetisches Essverhalten aktiv herbeigeführte Gewichtsabnahme, verbunden mit Gewichtsphobie und endokrinologischen Störungen.

Nicht ein einzelnes dieser Kriterien definiert für sich allein das Krankheitsbild »Anorexia nervosa«, sondern das Syndrom, die Symptomkombination aus 4 Messebenen:

- Ebene objektiv klinisch-körperlicher Symptomatik (z. B. Gewichtsverlust);
- Ebene objektiv klinisch-funktioneller Symptomatik (Amenorrhö);
- Ebene objektiver Verhaltenssymptomatik (Störung im Essverhalten);
- Ebene subjektiven Erlebens (»Gewichtsphobie«).

Der Krankheitsbegriff der Anorexia nervosa veranschaulicht den Begriff von Krankheit als »bio-psychische Einheit«.

Sozial-interaktionelle Symptomatik

Meist sind es zunächst nicht die Patientinnen mit Anorexia nervosa selbst, sondern Mutter und Vater, die in Sorge um die Gesundheit ihrer Tochter ärztliche Hilfe aufsuchen. Eltern und Geschwister und auch Freunde sind unausweichlich vom Krankheitsgeschehen eingefangen. Der Kranke verändert mit seiner Erkrankung nicht nur sein eigenes Verhalten, sondern auch das gegenüber seinen Bezugspersonen. Die Patientin mit Anorexia nervosa zwingt gleichsam Eltern und andere verantwortliche Bezugspersonen, fürsorglich und erzieherisch Stellung zu nehmen, wenn die Eltern z. B. die Nahrungsverweigerung der Tochter am Mittagstisch, ihr heimliches Essen und heimliches Erbrechen wahrnehmen (siehe auch Kapitel 16, »Anorexia und Bulimia nervosa im Kindes- und Jugendalter«, Seite 267). Damit lässt sich im diagnostischen Bereich mithilfe der Symptomatologie nach Berücksichtigung der sozialinteraktiven Komponente das Krankheitsmodell als »bio-psycho-soziale Einheit« darstellen.

Begleitsymptome, Komorbidität und Symptomwandel

Dieser Aspekt betont, dass Krankheit nicht ein statischer Zustand, sondern ein dynamisches Geschehen ist. Begleitsymptome oder Begleitstörungen verweisen darauf, dass im Zusammenhang mit der primären Erkrankung zusätzlich Symptome manifest werden, die selbst nicht Kriterium für die Diagnose der Primärerkrankung sind. So kann sich im Zusammenhang mit Anorexia nervosa infolge der kachexiebedingten Veränderungen in endokrinologischen und Neurotransmittersystemen eine depressive Symptomatik ausbilden, auf körperlicher Ebene eine Osteoporose entstehen, auf funktioneller Ebene kardiale Reizleitungsstörungen und auf sozialer Ebene streitige Auseinandersetzungen mit Familienmitgliedern (siehe auch Kapitel 16, »Anorexia und Bulimia nervosa im Kindes- und Jugendalter«, Seite 267).

Der Begriff der Komorbidität setzt voraus, dass neben der primären Erkrankung (Anorexia nervosa) gleichzeitig eine unabhängig klassifizierbare Erkrankung besteht. Eine prämorbide Komorbidität liegt vor, wenn etwa eine Depression unabhängig einer Anorexia nervosa zeitlich vorausging und u. U. noch während des Krankheitsgeschehens der Anorexia nervosa besteht. Eine simultane Komorbidität ist gegeben, wenn etwa das Krankheitsbild einer Sozialphobie gleichzeitig mit der Pubertätsmagersucht diagnostizierbar ist. Von einer sukzessiven Komorbidität spricht man, wenn etwa die Anorexia nervosa den Übergang in eine Bulimia nervosa, eigenständige Angsterkrankung oder Depression findet (13).

Das Periodische und Phasische im Krankheitsverlauf - der Faktor Zeit

Die affektive Störung einer »bipolaren Erkrankung« ist spezifisch definiert nicht nur durch die Erlebens- und Verhaltenskomponenten von Manie und Depression, sondern ganz entscheidend vom Verlaufsaspekt, dem phasischen Wechsel von einer Periode der Getriebenheit, manischen Euphorie und Größenwahn in eine Periode der schweren Depression mit Antriebsverlust, Interesse- und Freudlosigkeit, Denkhemmung, Grübeln.

Die Diagnose ist nur möglich, wenn der Krankheitsverlauf bekannt ist: Einer zumeist primär depressiven Episode, die bereits im Jugendalter beginnt, folgt meist erst Jahre später die manische Phase.

Die kindliche Schizophrenie kündigt sich oft mit ganz unspezifischen Symptomen wie Konzentrationsstörungen, sprachlichen und motorischen Entwicklungsstörungen oder Zwangssymptomen an, bevor dann schließlich die Kernsymptome der Schizophrenie (Denk- und Wahrnehmungsstörungen, motorische und affektive Störungen) sich zum Vollbild einer Schizophrenie ausbilden und verbinden.

In einer noch anderen Weise spielt die Zeit für das Krankheitsverständnis eine wichtige Rolle. Jede Erkrankung hat ihren Verlauf, einen Beginn, eine Dauer und, wo Heilung möglich ist, auch ein Ende. So wie bei körperlichen Erkrankungen charakteristische Krankheitsverläufe beschreibbar sind, so gilt dies auch für viele psychische Störungen. Entsprechend liegt der Beginn der Erkrankung an Anorexia nervosa – motiviert durch eine Gewichtsphobie – in einer Veränderung des Essverhaltens, im Fasten. In der Folge kommt es zur Gewichtsabnahme bis hin zur schwersten Kachexie, ohne dass Krankheitseinsicht bestehen muss. Amenorrhö und Depression treten bei chronifizierter Kachexie hinzu.

Während am Beginn der Erkrankung noch keine akute Lebensgefahr besteht, kann es bei schwerster Kachexie zu höchster Lebensgefährdung kommen. Je nach Art und Schweregrad im Verlauf der Pubertätsmagersucht ergeben sich andersartige diagnostische und therapeutische Aufgabenstellungen.

Nach dieser Aufzählung verschiedenster Ebenen der Symptomatologie stellen sich die Fragen: Was ist das Wesentliche der Erkrankung? Welche sind die entscheidenden diagnostischen Kriterien?

Nicht immer sind die krankheitsdefinierenden Merkmale das wesentliche Problem des Patienten. Und auch der Arzt muss sich oft genug zunächst Begleitstörungen oder sekundären Störungen zuwenden, etwa einem zerebralen Anfall bei Anorexia nervosa oder der akuten Hypokaliämie, bevor er eine krankheitsspezifische Behandlung, die sich auf die Definitionskriterien richtet, in Angriff nehmen kann.

Die Patientinnen mit Anorexia nervosa leiden oft mehr an der Behandlung, die sie dem Normalgewicht näher bringt, als an der Erkrankung selber und sehnen sich in den kachektischen Zustand zurück, zugleich mit dem Wunsch, die schulische Leistungsfähigkeit zurückzugewinnen, die für den Arzt bei akuter Lebensgefährdung eine nachrangige Therapiezielsetzung sein muss.

Die Vermischung zwischen krankheitsspezifischen, definitionsbestimmenden Symptomen und solchen von Begleitsymptomen und Komorbidität und ihre zeitabhängige Manifestation im Krankheitsverlauf machen deutlich, dass mit der alleinigen Symptombeschreibung eine Krankheitsdefinition nicht immer gelingen kann. Einzubeziehen sind lebensgeschichtliche Fakten und eine ätiologische Sichtweise.

Tab. 1
Übersicht zu den individuellen kindlichen Risikofaktoren (15)

Biologische Risiken
- Genetisch
- Erworben (z. B. perinatale Komplikationen, Folgen von Mangelernährung)
- Ökologisch (z. B. Verunreinigung der Umwelt, Nikotinmissbrauch der Mutter während der Schwangerschaft)

Psychologische Risiken
- Temperamentsmerkmale als Säuglinge
- Persönlichkeitseigenschaften

Psychosoziale Risiken
- Psychische Störung eines Elternteils
- Delinquenz
- Finanzielle Probleme
- Migration
- Streitbeziehungen

Dabei kann die ätiologische Sichtweise nicht nur vergangenheitsorientiert sein, da sich psychische Störung auch im Zusammenhang mit in die Zukunft projizierten Idealen, Hoffnungen, Zielsetzungen und Ansprüchen verbinden kann.

Ätiologische Aspekte des Krankheitsbegriffes – Aspekt von Vergangenheit und Zukunft (Ebenen A und B in Abb. 1)

In der ätiologischen Diskussion spielen Beobachtungen und Annahmen zu kausalen, auslösenden, bedingenden und aufrechterhaltenden Faktoren eine Rolle. Dabei werden intrapersonale (Lebensgeschichte) und extrapersonale Gegebenheiten und Einflüsse (Zeitgeschichte), ihre Wechselwirkung und ihre Beziehung zur Symptombildung beachtet.

Wiederum am Beispiel der Anorexia nervosa werden im Folgenden ätiologische Erklärungsansätze des entwicklungspsychiatrischen Krankheitsbegriffes erörtert (Abb. 1).

Intrapersonale Faktoren

Lebensgeschichte – Entwicklungen der Person

Eine Voraussetzung von psychopathologischer Entwicklung sind die Merkmale der normalen Entwicklung des Menschen, wie sie von Entwicklungsphysiologie, Entwicklungsneurologie, Entwicklungspsychologie, Persönlichkeitspsychologie und auch Soziologie erfasst werden. Mit der individuellen Person sind Vulnerabilitätsfaktoren und auch protektive Faktoren vereint, die mehr oder weniger im Gleichgewicht stehen können.

V u l n e r a b i l i t ä t bezeichnet die veranlagte oder entstandene »Bereitschaft« eines Individuums, eine bestimmte (psychische oder somatische) Krankheit zu entwickeln sowie die Verwundbarkeit durch belastende Einflüsse.

Resilienz (Widerstandsfähigkeit) kennzeichnet die Fähigkeit eines Individuums, trotz schwerer Risikofaktoren eine gesunde Entwicklung zu nehmen. Es ist die Fähigkeit, über Ressourcen zu verfügen, diese zu nutzen und so Lebensbedürfnisse und Ziele trotz aller Belastungen und Hindernisse zu verwirklichen.

Beispiele für individuelle und umweltgegebene Risikofaktoren für die gesundheitliche Entwicklung des Kindes zeigt Tab. 1.

Mögliche protektive Faktoren (Schutzfaktoren), die die Wahrscheinlichkeit einer psychischen Störung im Kindes- und Jugendalter vermindern können, nennt Tab. 2.

Personale Ressourcen

- Weibliches Geschlecht (für Kinder)
- Erstgeborenes Kind
- Positives Temperament (flexibel, aktiv, offen)
- Positives Selbstwertgefühl
- Überdurchschnittliche Intelligenz
- Positives Sozialverhalten
- Aktives Bewältigungsverhalten

Soziale Ressourcen

Familie

- Stabile emotionale Beziehung zu einer Bezugsperson
- Offenes unterstützendes Familienklima
- Familiärer Zusammenhalt
- Modelle familiärer Bewältigung

Umfeld

- Soziale Unterstützung
- Positive Freundschaftsbeziehung
- Positive Schulerfahrungen

Tab. 2
Schutzfaktoren im Kindes- und Jugendalter (16)

Der Aspekt der biologischen Disposition (Vulnerabilitäts- und Schutzmechanismen), wie auch erworbene Risiko- und Schutzfaktoren, spielen bei der Anorexia nervosa eine pathogenetische Rolle. So sprechen Familien- und Zwillingsstudien für eine genetisch bestimmte Disposition, die im Sinne von »Organwahl« bzw. »Schwellenwerteffekt« (mit allerdings relativ geringem Grad der Varianzerklärung) mit Anorexia nervosa korreliert. Etwa 5% der Schwestern von anorektischen Patientinnen sind ebenfalls von dieser Störung betroffen. Eine realistische Erblichkeitsschätzung für eineiige Zwillinge liegt bei etwa 50% (17). Dabei muss differenziert werden, ob bestimmte genetische Faktoren, die möglicherweise an der Entstehung der Magersucht beteiligt sind, erst in diesem Lebensalter wirksam werden.

Geschlechtsmechanismen spielen als Vulnerabilitäts- wie auch als Schutzfaktoren eine wichtige Rolle. Während das weibliche Geschlecht ein Risikofaktor für Anorexia nervosa ist, ist das männliche Geschlecht ein Schutzfaktor. Andererseits hat der Faktor »männliches Geschlecht« das höchste Risiko für die Entwicklung psychischer Störungen bis hin zur Pubertät, in der sich die Prävalenzen zu psychischen Störungen zwischen den Geschlechtern angleichen, wenngleich störungsspezifische Unterschiede bleiben.

Zu psychologischen Risikofaktoren der Anorexia nervosa gehören überdurchschnittliche Intelligenz, Leistungsehrgeiz oder Schönheitsideal (Schlankheitsideal) sowie das Interesse für gewichtsabhängige Sportarten (Gymnastik, Ballett) oder Berufe (Mannequin).

Eigengesetzlichkeit und das »Endogene«

Die phasischen oder periodischen Verlaufsformen, wie sie etwa bei den affektiven Störungen der manisch-depressiven Psychose, der depressiven Episoden, aber auch bei anderen Störungsbildern (z. B. Tic-Syndromen, Angst- und Panikattacken) vorkommen, sind Beispiele eigengesetzlicher krankheitsspezifischer Verlaufsbestimmung psychischer Erkrankungen. Diese Krankheitsverläufe finden sich transkulturell nach verschiedensten Lebensgeschichten und unterschiedlichsten akuten Lebensverhältnissen der Patienten.

Diese »Eigengesetzlichkeit« verweist auf eine »pathogenetische Unbekannte«. Solchem Sachverhalt entspricht der Begriff des »Endogenen«. Das Endogene ist nach NISSEN (18) *»der okkulte Anteil, der Faktor X«* in der Ätiologie und Pathogenese. Er lasse sich mit Begriffen wie »kryptogenetisch«, »genuin« oder »essenziell« vergleichen. Alle diese Begriffe weisen auf unser Unwissen hin, was wir auch mit Verweisen auf Begriffe wie Affinität, Diathese, Disposition und Konstitution zum Ausdruck bringen.

Neuere Untersuchungen sprechen für einen interagierenden Effekt von Heriditäts- und Umweltfaktoren. In einer Verlaufsuntersuchung an 154 Jungen im Alter zwischen 3 und 11 Jahren, die eine mäßige oder schwere Misshandlung erlitten hatten, war bei 55 dieser Probanden die Aktivität der Mono-Amino-Oxidase-A (MAO-A) erniedrigt, bei 99 war die MAO-A-Aktivität normal. Die Probanden mit verminderter Enzymaktivität (12% der Gesamtstichprobe) waren etwa doppelt so häufig von einer Störung des Sozialverhaltens in der Adoleszenz betroffen wie die Probanden mit ungestörter Enzymaktivität. 44% aller Delikte im Alter von 26 Jahren entfielen auf diese Gruppe (19).

Diese Befunde müssen als deutliche Hinweise auf eine Gen-Umwelt-Interaktion bei dissozialem Verhalten gewertet werden, was in ähnlicher Weise auch für depressive Erkrankungen gilt. Sie bedürfen allerdings der Replikation.

Zeit, Reifung, Entwicklung

Die Pubertätsmagersucht ist Beispiel für eine altersgebundene Erkrankung. Kein Säugling kann an Anorexia nervosa erkranken. Psychologisch fehlt dem Säugling die kognitive Reife, um »Gewichtsphobie« zu erleben. Organisch ist das Kriterium »Amenorrhö« nicht möglich. Der Altersgipfel des Beginns liegt bei 14–16 Jahren, die Erkrankung wird kaum vor dem 9. Lebensjahr und kaum nach dem 35. Lebensjahr primär manifest. Sie hat also »ihre Zeit«.

Verlaufstypen psychischer Störungen im Kindes- und Jugendalter sind in der Abb. 2 veranschaulicht.

Extrapersonale Faktoren – Zeitgeschichte

Einflüsse aus der Lebensumwelt, in die das Kind hineingeboren ist, halten dem Kind »normale« Entwicklungsaufgaben (z. B. die Schulpflicht) vor (siehe »Entwicklungsaufgabe«). Risiko- und protektive Faktoren, die dem Lebensumfeld des Kindes entstammen, sind wirksam (siehe auch Tab. 1 und 2).

Familiäre Interaktion

Psychische Störungen – nicht anders als somatische Erkrankungen des Kindes – führen zu Besonderheiten in Fürsorge, Pflege, Erziehung und ko-therapeutischem Verhalten der Bezugsperson des Kindes, in erster Linie von Mutter, Vater und Geschwistern. Dabei spielen Wirkfaktoren, die von der Störung selbst auf die familiäre Interaktion Einfluss nehmen, eine wichtige Rolle. Dies führte zunächst zu dem Verdacht, dass etwa eine spezifische Familienstruktur auch Ursache der Entwicklung einer Anorexia nervosa eines Kindes sei.

Abb. 2
Verlaufstypen psychischer Störungen im Kindes- und Jugendalter (20)

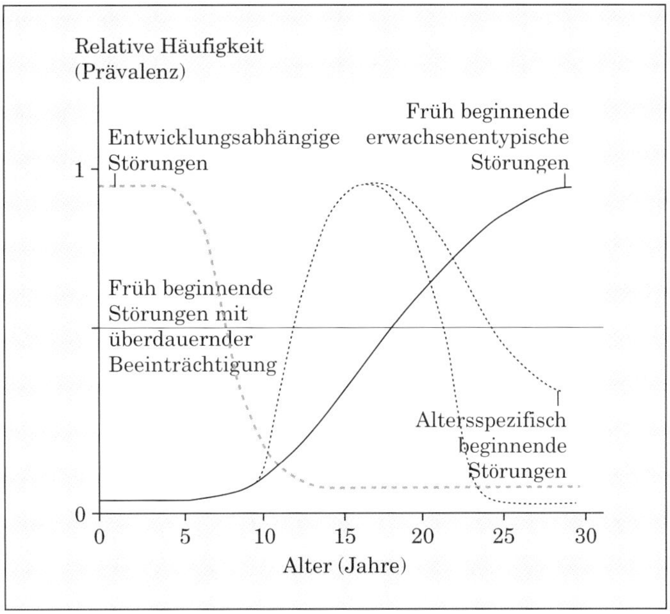

Inzwischen steht fest, dass es eine störungsspezifische Familienstruktur kausaler Art nicht gibt. Vielmehr ist deutlich geworden, wie sehr psychische Störungen eines Kindes familiäres Verhalten herausfordern. Die Wahrnehmung von Vater und Mutter, dass ihr Kind vor ihren Augen verhungern könnte, aktiviert alle elterlichen Fürsorgekräfte, sodass sich für den naiven Betrachter daraus Eindrücke von elterlicher »Überfürsorglichkeit« oder »übermäßiger Bindung« ergeben könnten. Aber ein spezifisches familiäres Interaktionsmuster »Anorexia nervosa« gibt es nicht, da es sich im Verlauf der Erkrankung ändert. Die Familie passt sich dem Verlauf an – auch der behandelnde Arzt muss dies tun.

Die große Bedeutung familiärer Faktoren für Genese, Aufrechterhaltung, aber auch für Überwindung und Prävention von psychischem Kranksein des Kindes, steht außer Frage. Dies findet Ausdruck in der Klassifikation abnormer psychosozialer Umstände (Achse V) im multiaxialen Klassifikationsschema für psychische Störungen im Kindes- und Jugendalter (21). Dabei ist die Konzentration auf die Nutzung positiver Ressourcen der Familie wichtiger als die Gewichtung und Aufarbeitung familiärer »Fehlleistungen«.

Soziokulturelle zeitgeschichtliche Zusammenhänge

Dem Londoner Arzt Sir William Gull wurde 1873 eine 15-jährige Patientin im kachektischen Zustand vorgestellt. Der kasuistischen Publikation (22) ist das wohl erste Bild einer Patientin mit Anorexia nervosa in einer medizinisch-wissenschaftlichen Zeitschrift zu verdanken.

Die Zusammenhänge von soziokulturellen Verhältnissen und der Prävalenz von Anorexia nervosa stehen außer Frage. Nach wie vor ist das Krankheitsbild in den Ländern der sog. »dritten Welt«, in denen Hunger herrscht, nicht existent. Demgegenüber hat die Behandlungsinzidenz in den westlichen Ländern mit höherem Wohlstand seit den 50er-Jahren des 20. Jahrhunderts deutlich zugenommen. Die Prävalenz der Anorexia nervosa bei 15–24-Jährigen wird gegenwärtig auf 0,3–1% Erkrankungen auf 100000 Einwohner dieser Altersgruppe pro Jahr geschätzt. Fraglos spielten die in den letzten Jahrzehnten zunehmende Betonung von Schönheits- und Schlankheitsideal bei gleichzeitiger gesellschaftlicher Abwertung von Menschen mit Übergewicht sowie ein individualistisch konkurrenzorientiertes Leistungsideal eine Rolle (17).

Entwicklungsaufgabe

Die Legasthenie gibt es, weil das Schulkind pflichtgemäß die Entwicklungsaufgabe »Lernen von Lesen und Schreiben«, zu erfüllen hat. Ohne die Schulpflicht und den Zwang, die alphabetische Schriftsprache zu erlernen, gäbe es nicht die umschriebene Entwicklungsstörung des Lesens und Rechtschreibens.

Die Bezeichnung »Pubertätsmagersucht« verweist bereits darauf, dass sich die Anorexia nervosa mit einem bestimmten biopsychologischen Entwicklungsstand verbindet – der sexuellen Reifung. Mit der Pubertät verbinden sich nicht nur körperliche, sondern auch vielschichtige neue psychosoziale Aufgabenstellungen für den Jugendlichen: Die Jugendlichen haben die Rolle der geschlechtsreifen Person anzunehmen, sie lernen erste Liebesbeziehungen zu gestalten und vielleicht die Enttäuschung des Scheiterns einer ersten Liebesbeziehung zu überwinden; es stellen sich Fragen der Berufsfindung und der Loslösung von der Familie (Tab. 3) (siehe auch Kapitel 3, »Psychosomatische Probleme in der Adoleszenz«, Seite 55).

Die Überforderung, die sich daraus ergibt, dass die eigenen Ressourcen nicht ausreichen, um Alltagsanforderungen, die mit Entwicklungsaufgaben einhergehen, zu bewältigen, ist ein wichtiger pathogenetischer Faktor.

Chronische Traumatisierung und zentralnervöse »Netze«

Frühe, vor allem rezidivierende traumatische Erfahrungen scheinen zahlreiche Funktionen des zentralen Nervensystems, seine anatomische Entwicklung sowie neuroendokrine und immunologische Regulationsmechanismen zu beeinträchtigen. Das menschliche Gehirn ist noch lange nach der Geburt nicht ausgereift; im Vergleich zu anderen Spezies ist seine Plastizität sehr hoch. Anhaltende Stresssituationen während früherer Lebensepisoden können daher Auswirkungen auf Struktur und Funktion des Gehirns haben, die irreversibel sind. In diesem Zusammenhang wird von sog. »biologischen Narben« gesprochen (siehe auch Kapitel 20, »Posttraumatische Belastungsstörung«, Seite 329).

Aspekte des Erklärens und Verstehens – die Frage nach der Kausalität (Ebene C in Abb. 1)

Übertragungsstrukturen und Vermittlungsprozesse zwischen prämorbiden Einflüssen und Symptomentwicklung

Die Frage ist, wie es unter der Einwirkung krankheitsauslösender, symptomverursachender, bestärkender und aufrechterhaltender Faktoren im Endergebnis zum psychopathologischen Symptom, den Phänomenen der psychischen Störung kommt. Zu postulieren sind für diesen als »Pathogenese« zu bezeichnenden, im Grunde schöpferischen (symptombildenden) Prozess organische Übertragungsstrukturen (anatomisch, histologisch, zellulär, molekulär usw.) und Vermittlungsprozesse zwischen den Strukturen (Informationsvorgänge, Stoffwechselvorgänge z. B. auf bioelektrischer, biochemischer oder hormoneller Ebene) (siehe Abb. 1, Ebene C).

Alter (Jahre)	Fertigkeiten und Verhaltensweisen (nach HAVGHURST 1972; ACHENBACH 1990)	Psychodynamik (nach SPIEL und SPIEL 1987; RUDOLF 1993)
<1	Essen, Schlafen, Verdauung, Bewegung, sensomotorische Organisation, soziale Responsivität, Bindung	Intentionalität, Differenzierung von Ich und Nicht-Ich, positive und negative Affekte, Objektpermanenz und -konstanz
1–2	Sprache, sprachliche Kommunikation	Selbstkonstituierung, Selbstachtung, Selbstwert
2–3	Sauberkeit, Selbstversorgung im Alltag, Sicherheitsregeln	Identifikation mit Eltern und sozialen Rollen, sprachlich-logische Ordnung der Welt, Konfrontation mit Normen und Regeln
3–4	Selbstkontrolle, Selbststeuerung	Selbstbewusstheit
4–5	Beziehungen zu Gleichaltrigen	Beginnende Realitätsprüfung
5–6	Soziale Kooperation	Soziale Rücksichten, Loyalitäten, Standpunktwechsel
6–11	Schulfertigkeiten, Schulregeln, Regelspiele, Hobbys, Geldgebrauch, einfache Verpflichtungen	Selbstwertstabilisierung, Selbstaktualisierung, Entwicklung eines Wertesystems und der Moral
11–20	Beziehung zum anderen Geschlecht, Übernahme von Verantwortlichkeit, Ablösung von der Familie	Auseinandersetzung mit der körperlichen Reifung, psychosoziale und psychosexuelle Identität, Identifikation, Intimität, existenzielle Autonomie, Entwicklung einer Ideologie

Tab. 3
Entwicklungsaufgaben und Entwicklungsthemen (23)

Sehr wahrscheinlich haben psychische Störungen – nicht anders als normale Entwicklungen – Voraussetzungen in ganz unterschiedlichen Bereichen: psychische, psychosoziale, physiologische, endokrinologische, immunologische, biochemische, anatomische, histologische, genetische.

Die Frage, wodurch und auf welche Weise sich psychische Konflikte in körperliche Symptome umsetzen können, ist seit jeher vor allem im Zusammenhang mit dem Begriff »psychosomatische Erkrankung« wissenschaftlich diskutiert worden. Psychische Störungen lassen sich nicht durch einen »Messbereich« allein definieren, sondern durch eine Kombination von Faktoren aus den verschiedenen Ebenen.

Dieser »Mehrebenencharakter« pathogenetischer Prozesse lässt sich am »Hungerexperiment« von FICHTER und PIRKE (24) deutlich machen. Die Autoren untersuchten die Funktionsänderung der Hypothalamus-Hypophysen-Nebennierenrinden-Achse bei gesunden Frauen in der Hungerphase, bei Patienten mit Anorexia nervosa und bei bulimischen Patienten.

Gesunde Frauen, die fasteten, wiesen die gleichen neuro-endokrinen Besonderheiten auf wie kachektische Patienten mit Anorexia nervosa.

Aus einem solchen Ergebnis lassen sich mehrere Sachverhalte ableiten:

○ Eine Verhaltensänderung, nämlich Fasten, verändert den Organismus (»aus Psyche wird Körper«). Die physiologischen Krankheitskorrelate waren in der Studie von FICHTER und PIRKE nicht mehr als unspezifische körperliche Reaktionen infolge des Fastens und der damit verbundenen Kachexie. Ohne Kenntnis der mit der Kachexie und den endokrinologischen Besonderheiten einhergehenden anorexietypischen psychischen Motive (Gewichtsphobie) und Verhaltenskorrelate (aktive Essensverweigerung) ist demnach eine krankheitsspezifische Beurteilung der Befunde nicht möglich.

○ Auch gilt in Umkehrung die Schlussfolgerung: Die Symptomatik der psychischen Störung ist ohne Kenntnis der korrelierenden physischen Störungen weder diagnostizierbar noch adäquat behandelbar.

○ Mit der Kachexie kommt es zur Veränderung der Psyche, vor allem zur Depression (»aus Körper wird Psyche«). Körperliche Veränderungen infolge des Fastens verändern psychisches Erleben und werden somit wiederum selbst zur Ursache, nämlich für neue psychische Befindlichkeit.

Das Beispiel zeigt: Wir haben es nicht mit einem einseitig gerichteten psychosomatischen und einseitig gerichteten somatopsychischen Prozess zu tun, sondern mit einem zirkulären Wechselwirkungsprozess zwischen psychosomatischen und somatopsychischen Vorgängen. Der Begriff einer »psychiatrischen« oder »psychischen Störung« lässt die Frage des Primats der Ursache (ob primär organisch, psychisch oder sozial) wie auch des Primats der Gerichtetheit pathogenetischer Prozesse (ob ein psychischer Prozess einen somatischen in Gang setzt oder umgekehrt) prinzipiell offen, solange nicht zumindest Beweise für die Kausalität einer Erkrankung vorliegen.

Für psychische Störungen dürfte nach wie vor gelten, dass es grundsätzlich noch eine ungelöste Frage ist, in welcher Weise Lebenseinflüsse, pathogenetisch relevante Strukturen und Vermittlungsprozesse schließlich in ein psychiatrisches Symptom münden; zum Leib-Seele-Problem siehe HAHN (25) und BÜHLER (26). Der Forschungsstand erlaubt es nicht, von Symptomspezifität (Symptom ermöglicht nicht den Schluss auf die Ursache), Konfliktspezifität (Konflikt oder »Ursache« erlaubt nicht den Schluss auf eine psychische Störung), Reaktionsstereotypie (es gibt kein hinreichend spezifisches physiologisches Reaktionsmuster einer psychischen Störung) oder Situationsstereotypie (eine Situation wirkt nicht störungsspezifisch) zu sprechen.

Für das Scheitern von Spezifitätstheorien seien nur einige Gründe angeführt:

1. Nicht allein das Objektive des Wahrgenommenen, sondern u. a. immer auch subjektives Erleben, Interpretieren und Werten, haben Teil an Ausmaß und Art psychophysiologischer Reaktionsmuster.

2. Aufgrund der reifungsabhängigen und situativ bestimmten Reagibilität ist selbst mit einer intra-individuellen Spezifität nicht sicher zu rechnen.

3. Zwischen einem Lebensereignis (z. B. Tod des Vaters bei einem 7-jährigen Kind) und gegebenenfalls der psychopathologischen Symptombildung bei diesem Kind liegen »Zwischenglieder«, wie etwa Wohnungsverlust, Verlust des vertrauten Lebensmilieus, Verlust des Klassenverbandes und Freundeskreises, gesellschaftlicher Abstieg und Einkommensverlust. Dies erklärt, dass z. B. nach Verlust des Vaters durch Tod eine Symptombildung nicht unmittelbar nach dem Vaterverlust, sondern in der Regel 1–2 Jahre verzögert sichtbar wird. Es sind jedoch auch verbesserte Lebensverhältnisse nach Elternverlust möglich (z. B., wenn Eltern das Kind chronisch misshandelt hatten und es nach Elternverlust in eine gute stabile Adoptionsfamilie gelangt).

Die Vorbedingungen, wie auch dem kritischen Lebensereignis nachfolgende Reaktionsketten, sind von Patient zu Patient unterschiedlich, sodass auch »dramatische Ereignisse« ohne psychopathogenetische Valenz bleiben und »unscheinbare Ereignisse« krankheitsauslösend wirken können. BRÄUTIGAM (27) stellte dementsprechend fest, angesichts dieser vielfältigen möglichen Zwischenglieder verwundere es nicht, dass Spezifitätsaussagen nicht gelängen. Wenn dem aber so ist, so lassen sich mit dem Postulat des psychogenetischen Ansatzes weder eine »psychosomatische Erkrankung« noch eine »psychophysiologische Erkrankung« als nosologische Einheit behaupten.

Es handelt sich um pragmatische Begriffe für 3 Aspekte:

○ Primär psychiatrische Störungen, deren Symptomatik wesentlich körperlich Ausdruck findet (z. B. Konversionsstörung, Anorexia nervosa).

○ Primär organische (internistisch-neurologische) Erkrankungen, die sich in psychischen Symptomen äußern (z. B. Schilddrüsendysfunktion) oder Ursache psychischer Störungen sind (z. B. Depression bei chronischem Schmerzsyndrom, Nebennierenrindendysfunktion).

○ Erkrankungen (z. B. Krebs, Transplantationen), die durch die hohe Belastung das Risiko für eine psychiatrische Erkrankung erhöhen, oder Behinderungen (z. B. geistige Behinderung), die aufgrund der zugrunde liegenden zerebralen Dysfunktion oder ebenfalls durch die damit einhergehende seelische Belastung von einer hohen Prävalenz psychiatrischer Störungen begleitet sind.

Krankheitsadaptation (Ebenen E und F in Abb. 1)

Diagnose und Klassifikation und Epidemiologie (Ebene E in Abb. 1)

Der Begriff Diagnose meint die Entscheidung, mit der einem Symptomenkomplex Störungs- bzw. Krankheitscharakter zugesprochen wird. Mindestens 5–7% der Kinder und Jugendlichen leiden unter einer behandlungsbedürftigen psychiatrischen Symptomatik.

Voraussetzungen für eine kinder- und jugendpsychiatrische Diagnose sind Anamnese und Exploration, psychopathologischer Befund, körperliche, entwicklungsneurologische und psychologische Untersuchung, Labor und apparative Diagnostik. In der Regel ist eine Verlaufsdiagnostik notwendig, weil psychische Krankheitsbilder sich teilweise erst nach Jahren in ihrer Klarheit identifizieren lassen (z. B. frühkindlicher Autismus, schizophrene Entwicklung) und Krankheiten selbst einem Verlauf und Symptomwandel unterworfen sind.

Die Leitlinien kinder- und jugendpsychiatrischer Diagnostik sind störungsspezifisch in den Leitlinien der kinder- und jugendpsychiatrischen Fachgesellschaften formuliert und den kinder- und jugendpsychiatrischen Lehrbüchern zu entnehmen (9, 12, 13, 28).

Die Krankheitsklassifikation ist ein ideales Ordnungskonzept, das sich in einem internationalen Konsensusprozess in Form von ICD-10 und für die Psychiatrie zusätzlich nach dem Konzept von DSM-IV herausgebildet hat. Für die Kinder- und Jugendpsychiatrie hat sich international das multiaxiale Klassifikationsschema behauptet (21). Die multiaxiale Diagnostik klassifiziert in die »klinischen Syndrome« (Achse I), die »umschriebenen Entwicklungsstörungen« (Achse II), Stufen der »Intelligenzminderung« (Achse III), die »körperliche Symptomatik« (Achse IV), die »abnormen psychosozialen Umstände« (Achse V) und die »Globalbeurteilung der psychosozialen Anpassung« (Achse VI).

Zukünftig wird es – wenn wissenschaftliche Ätiologieforschung dies ermöglicht – darauf ankommen, auch mehr kausale entwicklungs-alterskorrelierte Kriterien und Verlaufskriterien in die Klassifikation einzuführen.

Epidemiologisch lassen sich die in Tab. 4 genannten störungsspezifischen Prävalenzen angeben. Erkrankungen bzw. Symptome mit psychosomatischem Charakter sind häufig. Sie finden sich bei 20% der Kinder und Jugendlichen (29, 30). Bei stationär in Kinderkliniken behandelten Patienten fanden sich 39% mit psychiatrischen Störungen oder Symptomen. Der Anteil chronisch erkrankter Kinder wird mit 7–10% angegeben (31). Dementsprechend sprechen SCHULTE-MARKWORT und LEHMKUHL (30) von der Kinder- und Jugendpsychosomatik als *»DIE Klammer zwischen der Kinder- und Jugendpsychiatrie und Kinder- und Jugendmedizin«*. BRANDIS (32) folgert, dass die Kinder- und Jugendpsychiatrie *»ihren entscheidenden Platz in einer Kinderklinik«* habe.

Die Krankheitsadaptation des erkrankten Kindes (subjektive Krankheitsbewältigung, Ebene F in Abb. 1)

Der Umgang des Patienten mit seiner eigenen Erkrankung ist eine subjektive Krankheitsanpassung, Krankheitsbewältigung und Coping genannt. Gemeint ist die Fähigkeit des Patienten, die eigene Krankheit wahrzunehmen, für sie eine Erklärung und auch Verständnis zu gewinnen, sodass Behandlung und Lebensbewältigung gelingen (Ebene F in Abb. 1) (siehe auch Kapitel 21, »Krankheitsbewältigung«, Seite 345).

Der Umgang des Kranken mit sich selbst und seiner Erkrankung beinhaltet viele Gesichtspunkte: Leidensgefühl, vielleicht aber auch neue Zuversicht, die Loslösung von überholten Lebensweisen, aber auch sekundärer Krankheitsgewinn. Gesichtspunkte der Krankheitsbewältigung werden auch mit dem Begriff der Resilienz (Widerstandskraft) bezeichnet, wozu auch die Fähigkeit gehört, Interessensvertretung zu organisieren, Selbsthilfegruppen zu gründen oder sich ihnen anzuschließen.

Die gesellschaftliche Adaptation (Ebene F in Abb. 1)

Dies beinhaltet die mitmenschliche und gesellschaftlich institutionalisierte Antwort auf menschliches Kranksein. Dazu gehören bereits jede Form ärztlicher Praxis, Diagnostik und jede Form der Therapie und Rehabilitation, dazu gehört die ethische Haltung zum Kranksein. Dabei gibt es eine Wechselwirkung zwischen der Art der Erkrankung, ihrem Verlauf und ihrer »Gefährlichkeit« für das einzelne Individuum, vor allem aber für eine Gesellschaft insgesamt. Dafür sind die Diskussionen um AIDS oder JAKOB-CREUTZFELDT-Erkrankung (BSE) aktuelle Beispiele. Ansteckungsgefahr und Lebensbedrohung bestimmen u. a. das Ausmaß von Stigmatisierung und sozialer Isolierung der Patienten.

▷

Tab. 4
Diagnosebezogene Prävalenzraten (9)

Tab. 4

Diagnose	Prävalenzangaben/ Punktprävalenzen	Geschlechter-differenzen (♂ : ♀)
Intelligenzminderungen und Demenzprozesse	Leichte 2%, mäßige/schwere 0,4%	♀ > ♂
Frühkindlicher Autismus	0,4–0,5‰	2 : 1 bis 3 : 1
Atypischer Autismus	1,1‰	
ASPERGER-Syndrom	0,3–0,6%	
Regulationsstörungen	5%	
Rumination	Keine Angaben	
Pica	Menschen mit geistiger Behinderung in Institutionen: 10–25%	
Geschlechtsidentitätsstörung des Kindesalters	Vorschulalter ♂ 6%, ♀ 12%, Schulalter ♂ 1,3%, ♀ 5%	Kinder 5 : 1, Jugendliche 1,4 : 1
Enuresis und funktionelle Harninkontinenz	5-Jährige Enuresis nocturna 14%, Enuresis diurna 5%, 9-Jährige Enuresis nocturna 4,5%, 14-Jährige Enuresis nocturna 2%	♂ > ♀
Enkopresis	7-Jährige 1,5%, 11-Jährige 0,8%	3 : 1 bis 4 : 1
Postenzephalitische Störungen	Keine Angaben	2 : 1
Organisches Psychosyndrom nach Schädel-Hirn-Trauma	Keine Angaben	
Essstörungen im Kindesalter	4-Jährige 30%, 6-Jährige 20%	3 : 1
Essstörungen mit nachfolgendem Übergewicht	20%	
Anorexia nervosa	0,5–0,7%, präpubertär 0,05%	1 : 20
Bulimia nervosa	1–2%	♂ ≪ ♀
Störung mit anfallsweisem Essen (Binge eating disorder)	Kinder 3%, Jugendliche 3–6%	1 : 1,5
Fütterstörung	≤2 Jahre 3%	
Körperliche Misshandlung und Vernachlässigung	Vernachlässigung 1–1,5%, körperliche Misshandlung 0,5%, zu zwei Drittel im Vorschulalter	
Sexuelle Misshandlung (mit Kontakt)	Kinder Kinder	♀ 2,6% (bis 6,2%) ♂ 1,4% (bis 2%)
Insomnien	Keine Angaben	
Narkolepsie	Bis 0,05%	♂ (>) ♀
Induzierte Schlafstörung	≤3 Jahre 15–35%, 4–6 Jahre 10–15%	
Somnambulismus	1–5%	
Somatoforme Störung und Dysmorphophobie	1,1%	1 : 2
Dissoziative Störungen	Keine Angaben	1 : 3 bis 1 : 4

NISSEN (33) verweist in seiner Kulturgeschichte seelischer Störungen bei Kindern und Jugendlichen auf den zeitgeschichtlichen Wandel im Krankheitsverständnis und im Umgang mit dem Kranken (z. B. die heute schwer nachvollziehbare »gesellschaftliche Krankheitsadaptation« der »Hexenverbrennung«).

Gesundheitswesen, Gesundheitsindustrie, gesundheitspolitische Einrichtungen (z. B. Gesundheitsämter, Ministerien), ambulante, teilstationäre und stationäre Krankenversorgung, Sozialrecht, Kinderjugendhilfegesetz und das Krankenkassenwesen sind Beispiele gesellschaftlicher Adaptation. Dazu gehören auch die Eltern- bzw. Selbsthilfeverbände mit ihren teils sehr starken gesundheitspolitischen Initiativen, aber auch wissenschaftlichen Anstößen.

Das Psychotherapeutengesetz ist eine berufspolitische Anpassung, mit der 2 neue Berufe – psychologischer Psychotherapeut, Kinder- und Jugendlichenpsychotherapeut – zusätzlich zur ärztlichen Kinder- und Jugendpsychiatrie und Psychotherapie bzw. Psychiatrie und Psychotherapie bzw. psychosomatische Medizin und Psychotherapie etabliert werden und – vertreten mit eigenständiger Psychotherapeutenkammer – in die Finanzierung durch das Kassenarztwesen integriert sind.

Zur gesellschaftlichen Adaptation gehört auch die kinder- und jugendpsychiatrische Praxisniederlassung, die bei Umsetzung der Sozialpsychiatrievereinbarung eine interdisziplinär besetzte Praxisgestaltung ermöglicht, sodass neben der fachärztlichen Kompetenz des Kinder- und Jugendpsychiaters und Psychotherapeuten auch psychologische und pädagogische Kompetenzen sowie andere therapeutische Qualifikationen integriert werden können.

Die Fortbildungskonzeption »psychosomatische Grundversorgung« dient der Optimierung ärztlicher Leistungen zu psychischen Problemen bei der Patientenbetreuung, wobei sich ein solches Konzept bei Kindern und Jugendlichen noch nicht ausreichend durchgesetzt hat.

Von besonderer Bedeutung im Zusammenhang mit psychischen Krankheitsbildern, bei denen somatische Symptome eine besondere Rolle spielen, ist die Kooperation zwischen Kinder- und Jugendpsychiatrie und Kinder- und Jugendmedizin (siehe hierzu Kapitel 22, »Konsiliar- und Liaisontätigkeit«, Seite 367).

Schlussfolgerungen zum Krankheitsmodell

Das entwicklungspsychiatrische Krankheitsverständnis (Abb. 1) impliziert den Begriff der Psychosomatik im Sinne allgemeiner Krankheitslehre. Es wurde deutlich, dass es ein »psychosomatisches Krankheitsspektrum«, das Krankheiten definierter nosologischer Einheiten psychosomatischer Genese zusammenfasst, nicht sinnvoll geben kann. Aufgrund der Unhaltbarkeit eines abgrenzbaren psychosomatischen Formenkreises findet der Begriff der »Psychosomatik« in den gegenwärtig international anerkannten Klassifikationsschemata für psychische Störungen keine Verwendung.

Die Begrifflichkeit der Psychosomatik verweist auf das Spektrum von Krankheiten, die sich zwischen den Polen »organisch verursacht« und »rein organisch krank« einerseits sowie »psychisch verursacht« und »allein seelisch krank« andererseits ausbreiten. Es war unsere Aufgabe, aus diesem Spektrum für das vorliegende Buch eine Auswahl psychiatrischer Erkrankungen zu treffen, bei denen primär organische Erkrankungen des Kindes- und Jugendalters symptombestimmend sowie andererseits Erkrankungen, die nach gegenwärtigem Wissen primär psychisch begründet sind und sich doch in besonders ausgeprägter Form in somatischen Beschwerden manifestieren.

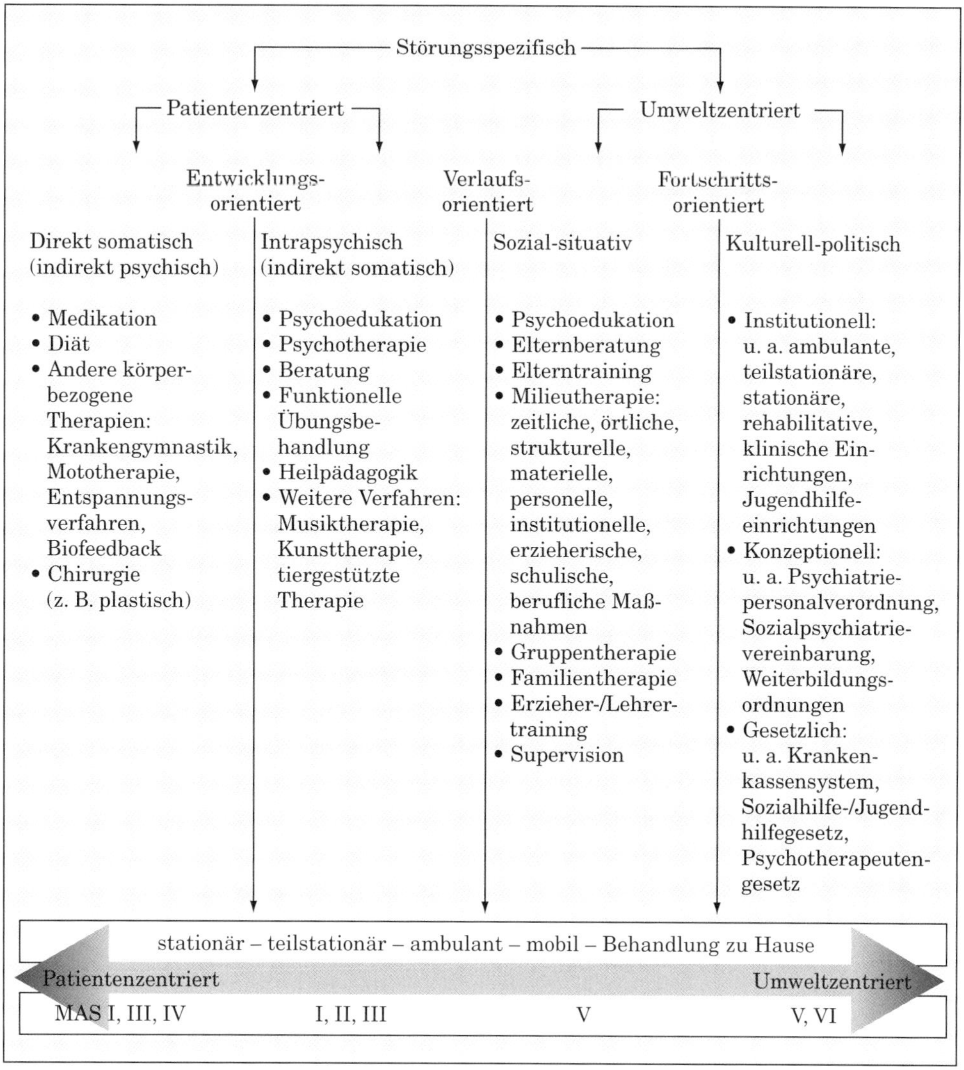

Abb. 3
Therapeutische Behandlungsansätze nach Warnke (34); MAS-Achsen I–VI des multiaxialen Klassifikationsschemas (21)

Auswahl der Störungen und Erkrankungen

Da es die psychosomatische »Erkrankung« als nosologische Einheit nicht gibt und auch nicht geben kann, bedurfte es einer Bestimmung von Kriterien, nach denen die Auswahl der Störungsbilder getroffen werden konnte.

Es waren 2 Kriterien zu berücksichtigen:

1. Die Bedeutung psychiatrischer Fragestellungen im Zusammenhang mit be-

I. Symptomatik, Probleme des Patienten

1. Aus der Sicht der Eltern/Sorgeberechtigten
2. Aus eigener Sicht (individuelle Rangfolge des Leidensdrucks, abschätzbare Therapiemotivation gegenüber einzelnen Symptomen oder Problemen)

II. Verhalten des Patienten auf der Station

III. Vorläufige Diagnose, Beurteilung der Problematik

IV. Therapieziele

1. Für den Patienten
   a) Hauptsymptomatik
   b) Verhaltensänderung gegenüber Erwachsenen
   c) Verhaltensänderung gegenüber Mitpatienten
   d) Verhaltensänderung gegenüber den Eltern
   e) Verhaltensänderung in der Schule
   f) Änderung von Selbsteinschätzung, Selbstwertgefühl
2. Ziele in der Arbeit mit den Eltern

V. Therapieziele

1. Für den Patienten
   a) Psychotherapie durch den Arzt/Psychologen
   b) Verhalten des Personals
      – allgemein
      – gegenüber speziellen Symptomen, Problemen
   c) Aktivitäten und Verhaltensmöglichkeiten auf der Station
   d) Krankengymnastik
   e) Beschäftigungstherapie und funktionelle Übungsbehandlung
   f) Medikamentöse Behandlung
   g) Schule
   h) Sonstige, z. B. soziale Maßnahmen
2. Für Familie, Bezugspersonen, Institutionen
   a) Familienbezogene Maßnahmen
   b) Institutionelle Maßnahmen
   c) Rechtliche Maßnahmen

VI. Kontaktaufnahme mit Außenstehenden (Jugendamt, Schule etc.)

VII. Zeitplanung

1. Voraussichtliche Dauer der diagnostischen Maßnahmen
2. Voraussichtliche Dauer der therapeutischen Maßnahmen
   a) Kurzfristige Maßnahmen (stationärer Aufenthalt)
   b) Mittelfristige Maßnahmen (Zeitraum etwa 1 Jahr)
   c) Langfristige Maßnahmen (Zeitraum etwa 3 Jahre)

Tab. 5
Grundzüge eines Therapieplanes für die stationäre Behandlung in einer Klinik für Kinder- und Jugendpsychiatrie und -psychotherapie (35)

◁

▷

Abb. 4
Psychische Störungen mit Beginn vorwiegend im Säuglings-, Kleinkind- und Vorschulalter und vorzugsweise indizierte Interventionen (9)

KJHG = Kinder- Jugendhilfegesetz
SGB = Sozialgesetzbuch

Störung / Verfahren	Intelligenzminderung	Fütterstörung	Regulationsstörung	Induzierte Schlafstörung	Folgen von Misshandlung, Missbr.	Parasomnien	Enkopresis	Enuresis
Frühförderung								
Behandlung zu Hause								
Familientherapie/ -arbeit								
Elterntraining								
Elternanleitung								
Elternberatung, Psychoedukation								
Problemlöse-training								
Training sozialer Fertigkeiten								
Übungs-behandlung								
Operante Verfahren								
Direktive Spieltherapie								
Sonder- und Heilpädagogik								
Umfeld- und schulbezogene Maßnahmen								
-Trizyklische Antidepressiva/SSRI								
-Antiepileptika								
-Benzodiazepine								
-Lithium								
-Neuroleptika								
-Stimulanzien								
Hilfe zur Erziehung § 27 KJHG								
SGB VIII § 35a								

stimmten somatischen Erkrankungen des Kindes- und Jugendalters (z. B. Diabetes mellitus, Asthma bronchiale, Organtransplantation).

2. Primär als psychische Störungen zu klassifizierende Erkrankungen, deren klinische Symptomatologie durch körperliche Beschwerden gekennzeichnet ist. Dabei lassen sich nach ICD-10 (6) folgende Klassifikationsbereiche als thematisch relevant aufgreifen:

- ○ Dissoziative Störungen (F 44).
- ○ Somatoforme Störungen (F 45).
- ○ Verhaltensauffälligkeiten mit körperlichen Störungen und Faktoren (z. B. Essstörungen; F 5).
- ○ Nicht-organische Schlafstörungen (F 51).
- ○ Psychische Faktoren und Verhaltenseinflüsse bei andernorts klassifizierten Krankheiten (F 54).
- ○ Artifizielle Störungen (F 68.1).
- ○ Sonstige Verhaltens- und emotionale Störungen mit Beginn in der Kindheit und Jugend (Ausscheidungsstörungen und Regulationsstörungen; F 98.0 bis 98.2).

Die in diesem Buch zusammengefassten Störungsbilder werden sehr häufig sowohl kinderärztlich als auch kinder- und jugendpsychiatrisch betreut. Unter dem Aspekt der Behandlungsindikation, welches Fach gefragt ist, lassen sich dazu folgende Unterscheidungen treffen:

○ Erkrankungen, deren Behandlung primär kinderärztlich geleitet ist (z. B. Asthma bronchiale, Diabetes mellitus). Eine psychiatrische Intervention ergibt sich nur dann, wenn verhaltensmedizinisch Interventionsbedarf besteht (z. B. mangelhafte Compliance bei einem insulinpflichtigen Diabetes mellitus) oder komorbid eine psychische Störung besteht (z. B. Artefaktsyndrom bei Diabetes mellitus – Patient injiziert sich heimlich zusätzliche Insulindosen und provoziert so rezidivierende hypoglykämische Zustände).

○ Die Therapie liegt primär in kinder- und jugendpsychiatrischer Verantwortung (z. B. somatoforme Störung); ein internistischer Interventionsbedarf ergibt sich durch differenzialdiagnostische Fragestellungen (z. B. Ausschluss einer entzündlichen Magen-Darm-Erkrankung mit chronifizierten abdominellen Beschwerden bei somatoformer Störung) oder bei somatischer Komorbidität oder somatischer Komplikation (z. B. kardiale Diagnostik bei Herzbeutelerguss im Rahmen einer Anorexia nervosa).

○ Störungsbilder, die grundsätzlich sowohl einer kinderärztlichen als auch kinder- und jugendpsychiatrischen Intervention bedürfen und häufig Anlass für Liaison- und Konsiliardienste sind (z. B. Suizidversuch mit Tablettenintoxikation; Kindesmisshandlung oder sexueller Missbrauch; somatoforme Störungen; Transplantationsbetreuung).

Therapeutisches Konzept

Die therapeutischen Ansätze kinder- und jugendpsychiatrischer Interventionen sind in Abb. 3 skizziert.

Die grundsätzlichen Behandlungsansätze beziehen sich direkt auf das Kind (patientenzentriert) sowie auf sein situatives, personelles, institutionelles und rechtliches Lebensumfeld (umweltzentriert).

▷

Abb. 5
Interventionen zur Behandlung in der Zuordnung zu psychischen Störungen mit Beginn vorwiegend im Kindes- und Jugendalter (9)

KJHG = Kinder- Jugendhilfegesetz
SGB = Sozialgesetzbuch

Verfahren / Störung	Posttraumatische Belastungsstörung	Insomnien	Dissoziative Störung	Essstörung mit Übergewicht	Somatoforme Störung	Anorexia nervosa	Bulimia nervosa
Behandlung zu Hause							
Familientherapie							
Elterntraining							
Elternanleitung							
Elternberatung/ Psychoedukation							
Problemlösetraining							
Training sozialer Fertigkeiten							
Übungsbehandlung							
Rationale Disputation							
Entspannungs-verfahren							
Kognitive Verfahren							
Desensibilisierung/ Exposition							
Modelllernen							
Operante Verfahren							
Spieltherapie							
Sonder- und Heilpädagogik							
Schulbezogene Maßnahmen							
Psychodynamische Therapie							
Gesprächspsycho-therapie							
Hilfe zur Erziehung § 27 KJHG							
SGB VIII § 35a							

Das Behandlungssetting gliedert sich in eine Behandlung im häuslichen Umfeld mit mobilen Diensten, ambulant (in freier Praxis, Institutsambulanzen und Polikliniken), teilstationär (tagesklinisch) und vollstationär (pädiatrische Stationen, offen geführte Stationen und geschlossen führbare Intensivstationen sowie Mutter-Kind-Einheiten).

Die patientenzentrierte Therapie psychischer Störungen hat einen somatischen und einen psychotherapeutischen Ansatzpunkt (Abb. 3).

»Entwicklungsorientierung« bezeichnet die Notwendigkeit, sich dem jeweiligen Entwicklungsstand des Kindes in der therapeutischen Methode anzupassen (so kommen etwa bei der Behandlung des Säuglings elternbezogene Interventionen infrage, kognitive verhaltenstherapeutische Verfahren erst etwa ab einem Alter von 12 Jahren).

»Verlaufsorientierung« ist erforderlich, da die Integration einer therapeutischen Intervention bei Beginn einer Erkrankung anders ist (z. B. bei Anorexia nervosa mit schwerer Kachexie zunächst Sondenernährung) als etwa in der Rehabilitationsphase (z. B. bei Anorexia nervosa nach stationärer Behandlung Rückführung in die Familie und den schulischen Alltag).

Umweltzentrierte Maßnahmen sind in der Behandlung psychischer Störungen des Kindes- und Jugendalters unabdingbar. In aller Regel geschieht die Behandlung in Kooperation mit den Eltern, oft sind jedoch auch außerfamiliäre Bezugspersonen im Kindergarten oder in der Schule in die Behandlung einzubeziehen. Beispiele für strukturell-gesellschaftliche Aspekte der Behandlung sind sozialrechtliche Regelungen im Zusammenhang mit der Behinderung eines Kindes oder etwa Jugendhilfemaßnahmen (z. B. die außerfamiliäre Unterbringung eines in der Familie sexuell und körperlich misshandelten Kindes).

Grundzüge eines Therapieplans für die stationäre Behandlung in einer Klinik für Kinder- und Jugendpsychiatrie und Psychotherapie sind in Tab. 5 zusammengefasst.

Indikation zu einer vollstationären Versorgung sind Lebensgefährdung, Selbst- und/oder Fremdgefährdung, hoher Schweregrad und Chronifizierung der Erkrankung, Notwendigkeit der Herausnahme bzw. Trennung von der Familie, Scheitern bzw. Fehlen ambulanter oder teilstationärer Behandlungsangebote und die Notwendigkeit einer Behandlung über Tag und Nacht.

Eine tagesklinische Behandlungsindikation ist gegeben, wenn dadurch eine stationäre Therapie abgekürzt werden kann und der Übergang in das außerklinische Lebensfeld aus vollstationärer Behandlung empfehlenswert ist.

Die ambulante kinder- und jugendpsychiatrische Versorgung ist durch ein Netz niedergelassener Fachärzte für Kinder- und Jugendpsychiatrie und Psychotherapie sowie durch Institutsambulanzen und Polikliniken strukturiert. Mit der Sozialpsychiatrievereinbarung ist eine interdisziplinäre Versorgung in freier Praxis möglich. Eine solche Praxis erlaubt es auch, diagnostische und therapeutische Maßnahmen in der Familie (Behandlung zu Hause) durchzuführen.

Die personelle Struktur einer stationären, tagesklinischen und ambulanten kinder- und jugendpsychiatrischen Versorgungseinheit ist interdisziplinär organisiert: Facharzt für Kinder- und Jugendpsychiatrie und Psychotherapie, Psychologen, Pädagogen (Sonder-, Heil-, Sozialpädagogen), Krankenschwestern und -pfleger, Erzieher, Logopäden, Physiotherapeuten, Motopäden, Ergotherapeuten. In den stationären wie auch teilstationären Bereich ist immer eine Klinikschule integriert.

Bei den somatisch geprägten psychischen Störungen ist kinder- und jugendpsychia-

Störung / Verfahren	Insomnien	Dissoziative Störung	Somatoforme Störung	Anorexia nervosa	Bulimia nervosa
Pharmakotherapie					
-Antidepressiva Tri, SSRI					SSRI
-Stimmungs-stabilisatoren					
-Benzodiazepine					
-Lithium					
-Neuroleptika					
-Stimulanzien					
-Betablocker					

Abb. 6
Pharmakotherapie und psychische Störungen mit Beginn vorwiegend im Kindes- und Jugendalter (9)

SSRI = Serotonin-Wiederaufnahme-Inhibitoren
Tri = trizyklische Antidepressiva

Stimmungsstabilisatoren:
Carbamazepin, Valproat

trische Versorgung in besonderer Weise im Verbundsystem medizinischer Einrichtungen, vor allem jener der Kinder- und Jugendmedizin, eingebunden durch interdisziplinäre Kooperation, Konsiliar- und Liaisondienst.

Eine Zuordnung psychischer Störungen zu vorzugsweise indizierten Interventionen ist den Abb. 4–6 zu entnehmen.

Die Verhaltenstherapie, die psychodynamische Psychotherapie und die Gesprächstherapie sind die 3 vom Beirat Psychotherapie der Bundesärztekammer wissenschaftlich anerkannten Psychotherapieverfahren in der Bundesrepublik. Die Verhaltenstherapie ist allerdings das einzige Verfahren, dessen wissenschaftliche Anerkennung seitens des Beirates Psychotherapie der Bundesärztekammer für psychische Störungen bei Kindern und Jugendlichen bestätigt wurde, da es allein für die verhaltenstherapeutischen Interventionen hinreichend Wirksamkeitsnachweise gibt (8, 9, 36, 37).

Psychopharmaka sind chemische Substanzen, die durch Einwirkung auf den Gehirnstoffwechsel in der Lage sind, Symptome psychischer Störungen zu verhindern oder abzumildern. Die Psychopharmakotherapie psychischer Störungen des Kindes- und Jugendalters hat große Fortschritte zu verzeichnen. Sie ist komplex und bedarf fachärztlicher kinder- und jugendpsychiatrischer Kompetenz. Inzwischen stehen verschiedene Lehrbücher zur Psychopharmakotherapie psychischer Störungen bei Kindern und Jugendlichen zur Verfügung (38, 39).

Die meisten Psychopharmaka sind nicht zur Behandlung psychischer Störungen bei Kindern und Jugendlichen zugelassen. In Verbindung mit einem individuellen Heilversuch ist es dem Arzt möglich, ein für Erwachsene zugelassenes Medikament im Indikationsbereich auch zur Behandlung von Kindern und Jugendlichen einzusetzen. Im Aufklärungsgespräch ist der Arzt verpflichtet, Patient und Sorgeberechtigten auf diesen Sachverhalt hinzuweisen (38).

Verhaltensmedizinische Maßnahmen sind in der Behandlung von Störungen, die gleichzeitig einer kinderärztlichen und kinderjugendpsychiatrischen Betreuung bedürfen, häufig. Sie zielen auf die Optimierung von Wissen um die Erkrankung, von Krankheitsbewältigung und der Compliance vom erkrankten Kind und den verantwortlichen Bezugspersonen.

Da die Erkrankung häufig vielfältige diagnostische und wechselnde therapeutische Interventionen mit sich bringt, ist oft über längere Zeiträume hinweg der Aufklärungsbedarf von betroffenem Kind und seinen Sorgeberechtigten besonders hoch. Daher kommt der Gesamtbetreuung von Patient und Familie eine besondere Bedeutung zu.

Die Psychoedukation beinhaltet die störungsbezogene Beratung von Kind und Eltern und oft auch von außerfamiliären Bezugspersonen (Erzieher, Lehrer). Sie umfasst Informationen zur Symptomatik, zu diagnostischen Befunden, zu Ätiologie, zum Krankheitsverlauf sowie zu den Behandlungsmöglichkeiten und schließt einen Erfahrungsaustausch über Störungskonzepte und Erklärungsansätze sowie Möglichkeiten der pädagogischen Einflussnahme (Strukturierung von Tagesablauf, erzieherische Möglichkeiten) ein.

Obwohl mittlerweile aus zahlreichen Studien bekannt ist, wie hoch das Risiko für chronisch kranke Kinder ist, zusätzliche psychiatrische Symptome oder Störungen zu entwickeln, ist die bisherige Versorgung und Forschung auf diesem Gebiet unzureichend (40). Das vorliegende Buch soll dazu beitragen, unser Augenmerk auf diese Patientengruppe zu richten und den betroffenen Kindern und Jugendlichen durch eine verbesserte pädiatrische und kinder- und jugendpsychiatrische Kooperation wirksam zu helfen.

Literatur

1. Warnke A. Entwicklungspsychopathologie – der Krankheitsbegriff in der Kinder- und Jugendpsychiatrie im Verhältnis zur psychosomatischen Sichtweise. Z Kinder Jugendpsychiatr Psychother 1993; 21: 163–179.

2. von Uexküll T, Wesiak E. Theorie der Humanmedizin. In: Uexküll T von. Psychosomatische Medizin. Modelle ärztlichen Denkens und Handelns. 6. Aufl. München-Jena: Urban & Fischer; 2003.

3. Bundesärztekammer. MWBO-Richtlinien/I. 18. Kinder- und Jugendpsychiatrie und -psychotherapie. Köln: Bundesärztekammer 1992.

4. Warnke A, Lehmkuhl G. Redaktion. Kinder- und Jugendpsychiatrie und Psychotherapie in der Bundesrepublik Deutschland. Stuttgart: Schattauer; 2003.

5. Remschmidt H, van Engeland H, editors. Child and Adolescent Psychiatry in Europe. Darmstadt: Steinkopf und Springer; 1999.

6. Dilling H, Mombour W, Schmidt MH, Hrsg. Internationale Klassifikation psychischer Störungen (ICD-10). Bern: Huber; 2004.

7. Remschmidt H, Hrsg. Kinder- und Jugendpsychiatrie. Eine praktische Einführung. 4. Aufl. Stuttgart: Thieme; 2005.

8. Herpertz-Dahlmann B, et al., Hrsg. Entwicklungspsychiatrie. Biopsychologische Grundlagen und die Entwicklung psychischer Störungen. Stuttgart-New York: Schattauer; 2003.

9. Blanz B, et al., Hrsg. Psychische Störungen im Kindes- und Jugendalter. Stuttgart-New York: Schattauer; 2006.

10. Steinhausen HC. Psychische Störungen bei Kindern und Jugendlichen. Lehrbuch der Kinder- und Jugendpsychiatrie. 5. Aufl. München-Jena: Urban & Fischer; 2002.

11. Knölker U, Mattejat F, Schulte-Markwort M. Kinder- und Jugendpsychiatrie und -psychotherapie systematisch. Bremen-Lorch/Württemberg: UNI-MED; 1997.

12. Deutsche Gesellschaft für Kinder- und Jugendpsychiatrie und Psychotherapie, Bundesarbeitsge-

meinschaft leitender Klinikärzte für Kinder- und Jugendpsychiatrie und Psychotherapie, Berufsverband der Ärzte für Kinder- und Jugendpsychiatrie und Psychotherapie. Leitlinien zu Diagnostik und Therapie von psychischen Störungen im Säuglings-, Kindes- und Jugendalter. 2. Aufl. Köln: Deutscher Ärzte-Verlag; 2003.
13. Herpertz-Dahlmann B, et al. Prospective ten-year follow-up in adolescent anorexia nervosa – course, outcome and psychiatric comorbidity. J Child Psychol Psychiatry 2001; 42: 603–612.
14. Herpertz-Dahlmann B. Essstörungen und Depression. In: Braun-Scharm H, Hrsg. Depressionen und komorbide Störungen bei Kindern und Jugendlichen. Stuttgart: Wissenschaftliche Verlagsgesellschaft; 2002.
15. Schmidt MH, Göbel C. Risikofaktoren kindlicher Entwicklung und Verlaufsprinzipien Kinder- und Jugendpsychiatrischer Erkrankungen. In: Herpertz-Dahlmann B, et al., Hrsg. Entwicklungspsychiatrie. Stuttgart: Schattauer; 2003
16. Laucht M, Schmidt MH, Esser G. Risiko- und Schutzfaktoren der kindlichen Entwicklung. Empirische Befunde. Z Kinder Jugendpsychiatr Psychother 1998; 26: 6–20.
17. Herpertz-Dahlmann B, Hebebrand J. Essstörungen. In: Herpertz-Dahlmann B, Hrsg. Entwicklungspsychiatrie. 2. Aufl. Stuttgart-New York: Schattauer; 2006.
18. Nissen G. Zur Ideengeschichte der endogenen Psychosyndrome. In: Nissen G, Hrsg. Endogene Psychosyndrome und ihre Therapie im Kindes- und Jugendalter. Bern: Huber; 1992.
19. Caspi A, et al. Role of genotype in the cycle of violence in maltreated children. Science 2002; 297: 752.
20. Remschmidt H, Schmidt MH. Diagnostik und Klassifikation in der Kinder- und Jugendpsychiatrie. In: Helmchen H, et al., Hrsg. Psychiatrie der Gegenwart 23. Berlin: Springer; 2000.
21. Remschmidt H, Schmidt MH, Poustka F, Hrsg. Multiaxiales Klassifikationsschema für psychische Störungen des Kindes- und Jugendalters nach ICD-10 der WHO. 4. Aufl. Bern: Huber; 2001.
22. Gull W. Anorexia nervosa (apepsia mysterica). BMJ 1873; 11: 527.
23. Resch F. Entwicklungspsychopathologie des Kindes- und Jugendalters. 2. Aufl. Weinheim: Beltz; 1999.
24. Fichter MM, Pirke KM. Psychobiology of Human Starvation. In: Remschmidt H, Schmidt MH, editors. Anorexia nervosa. Bern: Hogrefe & Huber; 1990.
25. Hahn P. Hrsg. Psychosomatik Band 1 und 2. Kindlers Psychologie des 20. Jahrhunderts. Weinheim: Beltz 1983.
26. Bühler KE, Hrsg. Aspekte des Leib-Seele-Problems. Würzburg: Königshausen & Neumann; 1990.
27. Bräutigam W. Ursachenfragen bei neurotischen und psychosomatischen Erkrankungen. Z Psychosom Med 1990; 36: 195–209.
28. Eggers C, Fegert JM, Resch F, Hrsg. Psychiatrie und Psychotherapie des Kindes- und Jugendalters. Berlin-Heidelberg-New York: Springer; 2004.
29. Barkmann C. Psychische Auffälligkeiten bei Kindern und Jugendlichen in Deutschland. Ein epidemiologisches Screening. Hamburg: Kovac; 2003.
30. Schulte-Markwort M, Lehmkuhl U. Kinder- und Jugendpsychosomatik. Editorial. Z Kinder Jugendpsychiatr Psychother 2005; 33: 75–76.
31. Sarimski K. Psychische Probleme chronisch kranker Kinder. In: Esser G, Hrsg. Lehrbuch der Klinischen Psychologie und Psychotherapie des Kindes- und Jugendalters. Stuttgart: Thieme; 2002.
32. Brandis F. Editorial. In: Frank R, Mangold B, Hrsg. Psychosomatische Grundversorgung bei Kindern und Jugendlichen. Stuttgart: Kohlhammer; 2001.
33. Nissen G, Hrsg. Kulturgeschichte seelischer Störungen bei Kindern und Jugendlichen. Stuttgart: Klett-Cotta; 2005.
34. Warnke A. Psychotherapie. In: Warnke A, Lehmkuhl G. Redaktion. Kinder- und Jugendpsychiatrie und Psychotherapie in der Bundesrepublik Deutschland. Stuttgart: Schattauer; 2003.
35. Remschmidt H. Gesichtspunkte zur Indikationsstellung therapeutischer Maßnahmen. In: Remschmidt H, Schmidt MH, Hrsg. Kinder- und Jugendpsychiatrie in Klinik und Praxis. Bd. I. Stuttgart-New York: Thieme; 1988. S. 608–612.
36. Mattejat F. Entwicklungsorientierte Psychotherapie. In: Herpertz-Dahlmann B, et al., Hrsg. Entwicklungspsychiatrie. Biopsychologische Grundlagen und die Entwicklung psychischer Störungen. Stuttgart-New York: Schattauer; 2003. S. 264–304.
37. Remschmidt H, Mattejat F. Treatment evaluation in child and adolescent psychiatry. Eur Child Adolesc Psychiatry 2001 (Suppl.).
38. Gerlach M, Warnke A, Wewetzer C, Hrsg. Neuro-Psychopharmaka im Kindes- und Jugendalter. Wien: Springer; 2004.
39. Nissen G, Fritze J, Trott GE. Psychopharmaka im Kindes- und Jugendalter. 2. Aufl. Ulm: Fischer 2004.
40. Schulte-Markwort M, Lehmkuhl U. Editorial. Kinder- und Jugendpsychosomatik. Z Kinder Jugendpsychiatr Psychother 2005; 33: 2.

Weitere Literatur

41. Beirat Psychotherapie der Bundesärztekammer. Gutachten zur Gesprächspsychotherapie als wissenschaftliches Psychotherapieverfahren. Dtsch Ärztebl 1999; 97: A-61–63.
42. Beirat Psychotherapie der Bundesärztekammer. Gutachten zum Nachantrag zur Gesprächspsychotherapie. Dtsch Ärztebl 2002; 99: A-3047–3048.
43. Beirat Psychotherapie der Bundesärztekammer. Glossar zur Begriffsdefinition. Dtsch Ärzteblatt 2003; 100 (www.wbpsychotherapie.de).
44. Beirat Psychotherapie der Bundesärztekammer. Stellungnahme des Wissenschaftlichen Beirates Psychotherapie nach § 11 PsychThG zur Verhaltenstherapie. Dtsch Ärztebl 2004; 101: A-367–368.
45. Beirat Psychotherapie der Bundesärztekammer. Stellungnahme zur Psychodynamischen Psychotherapie bei Erwachsenen. Dtsch Ärztebl 2005; 102: A-73–75.
46. Bundesärztekammer. Muster-Weiterbildungsordnung nach den Beschlüssen des 95. Deutschen Ärztetages 1992 in Köln.
47. Deutsche Gesellschaft für Kinder- und Jugendpsychiatrie, et al., Hrsg. Redaktion: Warnke A, Lehmkuhl G. Kinder- und Jugendpsychiatrie und Psychotherapie in der Bundesrepublik Deutschland. 3. Aufl. Stuttgart-New York: Schattauer; 2003.
48. Döpfner M, Lehmkuhl G. Diagnostik-System für Psychische Störungen im Kindes- und Jugendalter nach ICD-10 und DSM-IV (DISYPSKJ). 2. Aufl. Bern: Huber; 2000.
49. Hahn P, Hrsg. Psychosomatik. Bd. 1. Kindlers Psychologie des 20. Jahrhunderts. Weinheim: Beltz; 1983.
50. Hahn P, Hrsg. Psychosomatik. Bd. 2. Kindlers Psychologie des 20. Jahrhunderts. Weinheim: Beltz; 1983.
51. Hebebrand J, Propping P. Genetic Aspects of Brain Maturation and Behavior. In: Rothenberger A, editor. Brain and Behavior in Child Psychiatry. Berlin: Springer; 1990.
52. Mattejat F. Subjektive Familienstrukturen. Göttingen: Hogrefe; 1993.
53. Nissen G, Fritze J, Trott GE, Hrsg. Psychopharmaka im Kindes- und Jugendalter. 1. Aufl. Ulm-Stuttgart-Jena-Lübeck: Gustav Fischer; 1998.
54. Propping P. Psychiatrische Genetik. Befunde und Konzepte. Berlin: Springer; 1989.
55. Remschmidt H, Hrsg. Praxis der Psychotherapie mit Kindern und Jugendlichen. 2. Aufl. Köln: Dtsch Ärzte-Verlag; 2004.
56. von Uexküll T. Psychosomatische Medizin. München: Urban & Schwarzenberg; 1991.
57. Vloet T, Herpertz-Dahlmann B. Ätiologie und Verlauf kindlichen dissozialen Verhaltens: Risikofaktoren für die Entwicklung einer antisozialen Persönlichkeitsstörung. Z Kinder Jugendpsychiatr Psychother 2006; 34: 2.

Psychiatrische Störungen bei somatischen Erkrankungen

2

Psychosomatik chronischer Erkrankungen im Kindes- und Jugendalter

Michael Schulte-Markwort und Jan Gerrit Behrens

Die Bandbreite der Anpassungsleistungen von Kindern und Jugendlichen als Reaktion auf eine chronische körperliche Krankheit ist sehr groß. Immer wieder fallen chronisch kranke Kinder durch extrem ausgeprägte Adaptationsprozesse auf, die es ihnen ermöglichen, über lange Jahre schmerzvolle Symptome und medizinische Prozeduren sowie ständige Unterbrechungen ihrer Sozialkontakte, beispielsweise durch Krankenhausaufenthalte, zu tolerieren. Anderseits ist gut belegt, dass schwere chronische Erkrankungen zu psychischen Störungen führen bzw. die emotionale Entwicklung der betroffenen Kinder beeinträchtigen können (1, 2).

Definition und Klassifikation

Chronische Erkrankungen sind dadurch definiert, dass sie allenfalls zu lindern, aber nicht zu heilen sind. Grundsätzlich ist es sinnvoll, zwischen 2 *Formen* chronischer Erkrankungen zu differenzieren:

- chronische Krankheit ab Geburt;
- chronische Krankheit ab einem späteren Lebenszeitpunkt.

Alle chronischen Erkrankungen sind neben ihrem Schwere- und Ausprägungsgrad durch das jeweilige Maß der Behinderung zu unterscheiden. Darüber hinaus müssen 2 kategorial verschiedene Formen des Erwerbs der chronischen Erkrankung abgegrenzt werden:

- chronische Erkrankungen aufgrund einer Disposition (z. B. Diabetes mellitus Typ 1; Epilepsie);
- traumatische chronische Erkrankungen (z. B. nach Infektionen oder Unfällen).

Auch wenn die jeweilige Bandbreite in Bezug auf Ausprägung und Schweregrad des chronischen bzw. chronifizierenden Verlaufs individuell sehr unterschiedlich sein kann, muss das betroffene Kind bzw. der Jugendliche und seine Familie mit der Erkrankung leben lernen. Wie in der Psychotraumatologie gilt auch hier, dass das objektive Ausmaß einer Beeinträchtigung durch die chronische Erkrankung keinen Rückschluss auf das Ausmaß der subjektiv wahrgenommenen Beeinträchtigung und auf das damit einhergehende Maß an psychischer Beeinträchtigung und Störung erlaubt.

Epidemiologie

Für Deutschland ist von knapp 1 Million chronisch kranker Kinder auszugehen. Durch den beständigen Fortschritt der medizinischen Diagnostik und Behandlung wird wahrscheinlich die Häufigkeit chronischer Erkrankungen im Kindes- und Jugendalter langsam, aber kontinuierlich zunehmen.

Prävalenzraten für die einzelnen chronischen Erkrankungen

Die atopische Dermatitis hat weltweit eine Prävalenz von 5% (3). Aktuelle Angaben für Deutschland gehen von einer Prävalenz von 12–15% aus (4). Damit ist das atopische Ekzem die häufigste chronische Erkrankung im Kindesalter. 40% der Säuglinge mit einer atopischen Dermatitis leiden an einer Nahrungsmittelallergie.

Die Prävalenz für die juvenile rheumatoide Arthritis liegt bei etwa 100–200 Betroffene auf 100 000 Kinder, wobei Häufigkeitsschätzungen für Australien bei 400/100 000 liegen (5). Für Deutschland geht man von einer Inzidenz von 10–20 und einer Prävalenz von 50–150 pro 100 000 Kindern und Jugendlichen vor dem 16. Lebensjahr aus (6).

Die zystische Fibrose ist die häufigste autosomal-rezessive Erkrankung des Kindesalters. Etwa 5% der Erwachsenen sind heterozygot für Polymorphismen des »zystische Fibrose Transmembran Conductor Regulationsgens« (CFTR) (7). 1 von 2000 Kindern ist homozygot für ein defektes CFTR und entwickelt die Krankheit. Etwa 600 beschriebene Polymorphismen deuten auf das klinisch breite Spektrum der zystischen Fibrose hin. Die Genfrequenz beträgt bei der weißen Bevölkerung 1:10 bis 1:25, in der schwarzen Bevölkerung etwa 1:200. In Deutschland sind jährlich 300–400 Neugeborene mit zystischer Fibrose zu erwarten, zurzeit sind rund 6000 Patienten erfasst.

Bei 35% der bösartigen Erkrankungen im Kindes- und Jugendalter handelt es sich um Leukämien. Pro Jahr treten in Deutschland etwa 800 Neuerkrankungen auf. Davon machen die akuten lymphoblastischen Leukämien etwa 80% aus, etwa 15% sind myeloische Leukämien, die in der Regel akut verlaufen.

Die chronisch entzündlichen Darmerkrankungen werden in Mittel- und Nordeuropa sowie in Nordamerika bei etwa 25–35 pro 1 Million Einwohner für den M. CROHN und bei etwa 10–25 pro 1 Million Einwohner für die Colitis ulcerosa diagnostiziert.

Krankheitsübergreifende Bedingungen und Faktoren

Krankheitsspezifische Risikofaktoren

Unter krankheitsspezifischen Risikofaktoren sind in diesem Kontext Charakteristika einer chronischen Erkrankung zu verstehen, die das Risiko für betroffene Kinder, eine psychische Störung zu entwickeln, erhöhen. Zusätzliche belastende Faktoren, die auch körperlich gesunde Kinder einem Risiko aussetzen, sind hiervon abzugrenzen. Darüber hinaus sind krankheitsspezifische Schutzfaktoren zu berücksichtigen. Hier ist in erster Linie an eine besonders umfassende medizinische Versorgung zu denken, aber auch an besonders geschützte Positionen und an Rücksicht im sozialen Umfeld oder auch an materielle Vergünstigungen.

Eine chronische Erkrankung muss sich nicht immer pathogen oder entwicklungshemmend auswirken; im Gegenteil: es kann sein, dass ein Kind unter entsprechenden Umständen einen Entwicklungsschub vollzieht, indem es die krankheitsbedingten Einschränkungen nutzt, um mit einem aktiven Coping auch in anderen psychosozialen Bereichen seines Lebens voranzukommen. Allerdings kann eine extrem überangepasste Reaktion, die nicht mit einem aktiven Coping verwechselt werden darf, ebenso wie pathologische Reaktionen zu einer Behandlungsindikation führen.

Bedeutung der Ätiologie

Je schicksalshafter (d. h. zufallsbestimmt) eine Erkrankung ein Kind und seine Familie trifft, desto größer ist die Chance, damit angemessen umgehen zu können. Je mehr Elemente dazukommen, die auf eine Verantwortlichkeit der Eltern verweisen, desto höher ist das Risiko, dass sich auf der Basis von Schuldgefühlen psychopathologische Reaktionsmuster auf das Kind oder den Jugendlichen übertragen.

Hierbei spielt es u. U. eine nachgeordnete Rolle, wie rational die Annahmen über das Verhinderungspotenzial tatsächlich sind. So kann z. B. ein Elternteil, der – wie sich nach der Geburt des 1. Kindes herausstellt – ein Merkmalsträger für die kindliche Erkrankung ist, ohne dass er das wissen konnte, sich schwere Vorwürfe darüber machen, nichts davon gewusst zu haben.

Je deutlicher wird, dass ein Kind aufgrund mangelhafter Fürsorge seiner Eltern chronisch erkrankt ist (z. B. aufgrund nicht erfolgter Impfung), desto größer ist der Risikofaktor für die Entstehung psychischer Störungen sowohl beim Kind als auch bei den Eltern. Zur Einschätzung dieses Risikofaktors ist es immer von großer Bedeutung, die individuellen Krankheitskonzepte der einzelnen Familienmitglieder zu erfassen. Religiöse Überzeugungen gehören ebenso dazu wie spirituelle oder paramedizinische Annahmen.

Bedeutung des Krankheitsbeginns

Je früher im Leben eines Kindes eine chronische Krankheit beginnt, desto größer ist die Fähigkeit, sich damit zu arrangieren und alle mit der Erkrankung verbundenen Einschränkungen und medizinischen Prozeduren ohne wesentliche Beeinträchtigung über sich ergehen zu lassen (siehe auch Kapitel 21 »Krankheitsbewältigung«, Seite 345).

Viel bedeutsamer in diesem Kontext ist die Reaktion der Familie, vor allem der Mutter. Ist sie psychisch besonders betroffen und/oder reagiert sie mit bewussten oder unbewussten Schuldgefühlen, so muss das Kind den Eindruck haben, etwas sehr Schlimmes sei geschehen. In der Kindergartenzeit kann es allerdings sein, dass der Beginn einer Erkrankung in eine vulnerable Phase eines Kindes fällt (z. B. in einer Schwellensituation) und dann weniger gut verarbeitet werden kann. Vor allem im Rahmen magischer Denkweisen kann ein Kindergarten- bzw. Schulkind davon ausgehen, dass die Krankheit eine Strafe für schlechtes Benehmen in der Vergangenheit ist.

Besonders vulnerabel für psychische Reaktionen im Kontext einer chronischen Erkrankung sind Jugendliche. Da sie sowieso sehr anfällig sind für Kränkungen und sich ihres Selbstwertes einschließlich eines sicheren und positiven Körperbildes nicht immer gleichmäßig sicher sind, kann die Erkrankung wie eine massive Beschädigung des Selbst erlebt werden (8).

Bedeutung der Diagnose

Je früher sich ein Kind und eine Familie mit einer endgültigen Diagnose auseinander setzen können, desto größer ist die Chance, dass adäquat reagiert wird. Lange Phasen diagnostischer Unsicherheit oder – von wem auch immer verursachte – Phasen des Abwartens verringern die Copingkapazitäten der betroffenen Familie.

Analog zur peritraumatischen Reaktion führt auch die 1. Konfrontation mit der Diagnose einer chronischen, unheilbaren Erkrankung zu einer Abfolge von psychischen Reaktionen, die von Betroffenheit und Trauer, dem nachfolgenden psychischen Widerstand *(»das kann nicht sein!«)* und schließlich der akzeptierenden Verarbeitung gekennzeichnet ist. Dabei hängt naturgemäß viel von den psychosozialen Konsequenzen für das Kind und seine Familie, verbunden mit den Zukunftsperspektiven in Abhängigkeit der bis dahin vorhandenen Lebensentwürfe und -pläne, ab.

Eine besondere Bedeutung im Umgang mit der Diagnose kommt dem jeweiligen Diagnostiker zu. Ist er unsicher im Umgang mit der Mitteilung schwieriger Diagnosen bzw. Prognosen, wird er immer wieder erreichen, dass die unsicheren psychischen Prozesse in der Familie sich zu einem Risikofaktor ausweiten. Die rechtzeitige Kontaktanbahnung in die Kinder- und Jugendpsychiatrie bzw. -psychosomatik dient der Minimierung dieser der medizinischen Prozedur immanenten Risikofaktoren.

Bedeutung von körperlicher Behinderung und Entstellung

Je mehr eine chronische Krankheit mit körperlicher Behinderung einhergeht bzw. körperliche Entstellungen im Sinne von Deformitäten hinzukommen, desto größer ist der jeweilige krankheitsspezifische Risikofaktor. Von besonderer Bedeutung in diesem Kontext ist der Zeitpunkt des Auftretens der Behinderung. Je länger das Kind einen unversehrten Körper erlebt hat, desto größer wird der psychische Einbruch sein, wenn es sich plötzlich auf ein Leben mit Behinderung einstellen muss.

Eine weitere wichtige Bedeutung hat eine etwaige Progredienz der Entstellung. Nimmt diese beständig zu oder wird sie immanent durch die somatische Behandlung immer wieder verstärkt, so erhöht sich der krankheitsbedingte Risikofaktor. Erfahrungen mit gleichgestellten Kindern, etwa in einer Körperbehindertenschule, können das Risiko mildern.

Die Notwendigkeit integrativer Maßnahmen muss individuell eingeschätzt werden. Dabei ist es wichtig, zu wissen, dass nicht jedem Kind mit einer Behinderung z. B. eine Beschulung in einer Integrationsklasse gut tut, weil die tägliche Konfrontation mit den eigenen Defiziten, dem eigenen Unvermögen sowie dem Angewiesensein auf Unterstützung nicht immer hilfreich ist. Auch wenn der Umgang mit behinderten Klassenkameraden den nicht behinderten Kindern hilft, soziale Verhaltensweisen, wie Rücksicht und Fürsorge, zu erlernen, darf dies nicht zu einem pädagogischen Missbrauch behinderter Kinder führen.

Bedeutung von Schweregrad und Prognose

Die individuellen und familiären Krankheitskonzepte bzw. das konkrete Wissen um die reale Prognose hat einen erheblichen Einfluss auf die Adaptationsprozesse. Eine Familie, die getragen ist von der Idee, dass es eines Tages eine wirksame Behandlung geben wird, oder eine Familie, die nicht aufgibt, medizinische Experten in aller Welt zu konsultieren, kann, gestützt auf das Gefühl der Hoffnung, u. U. besser mit der chronischen Erkrankung ihres Kindes leben als eine Familie, die allen Optimismus aufgegeben hat. Es gehört sehr viel Erfahrung und Fingerspitzengefühl dazu, jede Familie mit der adäquaten Copingstrategie zu unterstützen.

Bildet sich allerdings ein DAMOKLES-Syndrom (9) aus, in dessen Verlauf sich die Familie bzw. das Kind beständig übermäßig bedroht und verunsichert fühlt, wird es darum gehen, ihnen Strategien an die Hand zu geben, die Befürchtungen zu minimieren oder an der Realität gemessen geringer zu halten.

Bedeutung des Geschlechts

Ohne Zweifel gibt es geschlechtsspezifische Risiko- und Schutzfaktoren, die auch im Kontext einer chronischen Erkrankung wirksam sind. So ist z. B. eine Erkrankung, die einen Jungen an sportlichen Aktivitäten hindert, für ihn in der Regel beeinträchtigender als für ein Mädchen. Andererseits sind möglicherweise entstellende Stigmata für Mädchen schwerer zu kompensieren als für Jungen, denen es leichter fällt, sich z. B. auf eine kognitive Kompensation zu stützen. Auch wenn es hierzu bislang keine Untersuchungen gibt, sollte jeder Therapeut geschlechtsspezifische Faktoren berücksichtigen (8).

Bedeutung von Coping und Empowerment

Auch wenn grundsätzlich gilt, dass aktive Copingstile mit den entsprechenden Kontrollüberzeugungen hilfreich sind, um mit einer chronischen Erkrankung fertig zu werden, so ist auch zu beachten, dass die Bandbreite der von Kindern und ihren Familien angewandten Copingstile sehr variabel ist, sodass immer nur individuell darüber entschieden werden kann und sollte, wann ein spezifischer Copingstil dysfunktional ist. Nicht immer sind dann die psychohygienischen Vorstellungen eines Psychotherapeuten, der sich an der Normalität orientiert, hilfreich.

Nicht zu unterschätzen sind in diesem Zusammenhang auch die psychischen Mechanismen, die zu einer – u. U. vorzeitigen – Verselbstständigung des betroffenen Kindes bzw. Jugendlichen führen. Ein solches Verhalten vorschnell als Überanpassung zu markieren, verkennt das gelungene Coping eines Kindes und seiner Familie. Chronische Erkrankungen aktivieren immer wieder Akzelerationsprozesse, die keineswegs dysfunktional sein müssen.

Bedeutung des kulturellen Kontextes

Die Bedeutung und die Zuordnung chronischer Erkrankungen sind kulturabhängig. So kann es z. B. sein, dass eine Familie die Erkrankung ihres Kindes als Gottesstrafe, als Fluch oder auch als Schande wahrnimmt. Dies hat erhebliche Konsequenzen für den Umgang sowohl mit der Krankheit als auch mit dem Kind. Dabei darf nicht unterschätzt werden, dass die Tatsache, in einer westlichen Industrienation zu leben, nichts aussagt über das Ausmaß der Integration, Assimilation oder die Wirksamkeit religiöser oder kulturspezifischer Annahmen. Dies gilt nicht nur für subjektive Hypothesen zur Ätiologie, sondern auch für den Umgang und die Bedeutungszuschreibung medikamentöser Behandlungsansätze. Im Zweifelsfall sollten solche vermuteten Zusammenhänge konkret abgefragt und vor allem immer mit einem professionellen Dolmetscher besprochen werden.

Kindliche Krankheitskonzepte

Die Entwicklung der kindlichen Krankheitskonzepte verläuft parallel zu der kognitiven Entwicklung. Mit zunehmendem Alter und differenzierender Entwicklung sind die Kinder mehr und mehr in der Lage, zu abstrahieren, sich selbst von anderen getrennt zu betrachten und innere Zustände anderer empathisch wahrzunehmen. Nichtsdestotrotz können Kinder erheblichen Fehlannahmen unterliegen, die eine medizinische Untersuchung bzw. Behandlung erheblich erschweren können.

Irrationale und überängstliche Reaktionen von Kindern können auf z. B. magischen Annahmen beruhen und werden sich erst dann nachhaltig auflösen lassen, wenn man sie als Untersucher erfragt. Dabei existiert keine ausreichende Korrelation zwischen der globalen Intelligenz bzw. kognitiven Entwicklung eines Kindes und seinen Krankheitskonzepten. Auch der Fähigkeit, allgemeine Kausalität zu erkennen und zu verstehen, hinkt das Verständnis für die Krankheitsentstehung in der Regel hinterher (10).

Für die psychosomatische bzw. psychotherapeutische Behandlung von besonderer Bedeutung sind kindliche Fantasien von Schuld und Strafe. So kann nicht nur ein Unfall, sondern auch der Beginn einer chronischen Erkrankung – bewusst oder unbewusst – als Bestrafung für ein nicht regelkonformes Verhalten aufgefasst werden (11) und z. B. als Noncompliance im Sinne einer Selbstbestrafung seine Fortsetzung finden. Hierbei dürfen elterliche Annahmen in ihrer Irrationalität und Bedeutung nicht unterschätzt werden. Ebenso darf nicht unterschätzt werden, in welchem Ausmaß Kinder u. U. Symptome schwerer Erkrankungen verschweigen, weil sie sich beispielsweise schämen (12).

Speziell im Kontext kinder- und jugendpsychiatrischer Erkrankungen, die in der Regel nur sekundär mit somatischen Symptomen einhergehen, können implizite oder explizite Krankheitskonzepte der Patienten von großer Bedeutung für die Behandlung sein. So hielten sich in einer eigenen Untersuchung Kinder und Jugendliche im Alter zwischen 11 und 18 Jahren erst 4 Wochen nach der stationären Aufnahme selber für signifikant krank, während sie zum Zeitpunkt der Aufnahme davon ausgingen, das Pflegepersonal sei psychisch kränker als sie selbst (13).

Besonders bei chronisch kranken Kindern, die sich von Zeit zu Zeit entwicklungsabhängig verweigern, ist es sinnvoll, die Eltern so aufzuklären, dass sie die jeweiligen Krankheitskonzepte ihres Kindes adäquat einschätzen und entsprechend darauf reagieren können (14).

Informed consent

Aus juristischer Sicht sind minderjährige Patienten nicht bzw. erst ab dem 16. Lebensjahr begrenzt in der Lage, ein wirksames Einverständnis in eine Behandlung zu geben. Dazu müssen sie in der Lage sein, die Art und Weise einer geplanten Behandlung allumfänglich zu verstehen, Vorteile, Risiken und Nebenwirkungen in einen abwägenden Prozess einzubeziehen und Alternativen zu benennen. Aus moralischer Sicht jedoch sind Kinder jeden Alters so in den Entscheidungsprozess einzubeziehen, dass ein entwicklungsadäquater informed consent entsteht.

Wiederholte Hospitalisationen

Wiederholte Hospitalisationen im Kontext einer chronischen Erkrankung haben einen negativen Einfluss auf die nachfolgende Adaptation (15), allerdings dürften veränderte medizinische Behandlungsregimes, die kindgerechter sind, diese Forschungslage verändert haben.

Im Prinzip gelten für die Auswirkungen wiederholter Hospitalisationen ähnliche Zusammenhänge wie für die chronischen Erkrankungen überhaupt. Zu berücksichtigen sind: die Art der Erkrankung, die Qualität früherer und aktueller Krankenhauserfahrungen, der soziokulturelle Kontext der Hospitalisation, die adaptativen Fähigkeiten der Eltern und des Kindes sowie die Fähigkeit der Eltern, die Erkrankung ihres Kindes angemessen zu bewältigen.

Auch wenn ein Elternteil übermäßig ängstlich auf den Krankenhausaufenthalt reagiert, und dies unübersehbar einen Einfluss auf das Verhalten und die Erfahrung des Kindes hat, macht es – von wenigen Ausnahmen abgesehen – in der Regel wenig Sinn, die Eltern auszuschließen. Vielmehr wird die Frage einer psychotherapeutischen Intervention bei dem betroffenen Elternteil abzuwägen sein.

Hospitalisationen in den ersten 6 Lebensmonaten haben dann keinen negativen Effekt, wenn die Beziehungsanbahnung bzw. der Bindungsaufbau einigermaßen ungestört ablaufen kann. Auch wenn ein möglichst umfassender altersentsprechender Einbezug von Kindern in medizinische Prozeduren in der Regel hilfreich und notwendig ist, darf man sich von einem einseitig rational orientierten Zugang zum Kind nicht zu viel versprechen. Erst wenn auch potenzielle magische – oder im Jugendalter irrationale – Annahmen und Befürchtungen abgefragt bzw. aufgegriffen werden, kann das Kind in die Untersuchung oder die Behandlung einbezogen werden. Dabei wird man immer dafür Sorge tragen müssen, dass die begleitenden Eltern in der Lage sind und bleiben, einen ausreichend sicheren emotionalen Rahmen für das Kind zu gewährleisten.

Bei chronisch kranken jugendlichen Patienten darf nicht unterschätzt werden, was es u. U. für eine Kränkung bedeutet, in einer Kinderklinik behandelt werden zu müssen. Nicht selten sind diese jugendlichen Patienten aufgrund der Dauer ihrer Erkrankung emotional sehr an eine bestimmte Kinderklinik und deren Behandlungsteam gebunden, und sie finden aus dieser Ambivalenz heraus keine gute Lösung für sich. Hier ist es hilfreich, diese widerstreitenden emotionalen Impulse aufzugreifen, zu thematisieren und vor allem mit dem Pflegeteam dafür Sorge zu tragen, dass die Jugendlichen respektiert und von den kleineren Patienten ferngehalten werden.

In Notfallsituationen, in denen Eltern zu dekompensieren drohen, ist es notwendig, entsprechende psychosomatisch-psychotherapeutische Kriseninterventionsmöglichkeiten bereitzuhalten. Bei langen Krankenhausaufenthalten wird es bei kleineren Kindern primär darum gehen, die Eltern zu entlasten, z. B. dadurch, dass auf der Grundlage einer sozialpädagogischen Unterstützung Entlastung für zu Hause organisiert wird oder dadurch, dass man einem belasteten Ehepaar eine stützende Paartherapie bietet.

Bei älteren Kindern bzw. Jugendlichen wird man dafür Sorge tragen, dass ein ausreichendes schulisches Angebot vorgehalten wird, das einen engen Kontakt zur Heimatschule hält, und hilft, schulische und kognitive Defizite zu minimieren. Ein guter Kontakt zur alten Klasse sowie zu Freunden ist ein stabiler Prädiktor für ein angemessenes Coping.

Grundprinzipien psychosomatischer Behandlung

Eine wesentliche Grundlage der psychosomatischen Behandlung chronischer Erkrankungen im Kindes- und Jugendalter stellt die enge und gleichberechtigte Kooperation mit dem somatischen Behandler, meistens dem Pädiater, dar. Wenn die psychiatrisch-psychotherapeutische Kompetenz immer erst dann abgerufen wird, wenn sich psychopathologische Phänomene chronifiziert haben oder die Hinzuziehung als »letzter Versuch« kommuniziert wird, wird dem Patienten und seiner Familie die Behandlung der psychischen Seite implizit als minderwertig vermittelt und hat schlechtere Chancen, angenommen zu werden und zu wirken. Umgekehrt wird jede psychosomatische Behandlung im Kindes- und Jugendalter eine umfassende somatische Diagnostik und Behandlung immer rechtzeitig mit einzubeziehen haben.

Grundsätzlich geht es in jeder Behandlung eines chronisch kranken Kindes darum, ein gemeinsames Krankheitskonzept mit dem Kind und seiner Familie zu erarbeiten. Neben der alters- und entwicklungsadäquaten Aufklärung geht es vor allem darum, intrafamiliäre dysfunktionale Konzepte aufzugreifen und zu korrigieren. Das Vorbesprechen medizinischer Prozeduren in einer praxisorientierten und kindgerechten Art gehört dann ebenso dazu wie das Durchspielen im Rollenspiel. In Kombination mit Entspannungsverfahren können so die Angst und die Compliance beim Kind verbessert werden. Dabei sollte nicht unterschätzt werden, dass Jugendliche oft längst nicht so souverän sind, wie sie vordergründig vorgeben.

Häufig wird die Bedeutung einer umfassenden Aufklärung bzw. eines umfassenden Wissens bei Kindern und Jugendlichen über die eigene Erkrankung überschätzt. In vielen Studien konnte gezeigt werden, dass gute Kenntnisse über die eigene Erkrankung keine Vorhersage über die Qualität der Verarbeitung erlauben.

Die eigentliche psychiatrisch-psychotherapeutische Behandlung wird sich je nach psychischer Symptomatik an den Richtlinien der Deutschen Gesellschaft für Kinder- und Jugendpsychiatrie, Psychosomatik und Psychotherapie orientieren (www.awmf.de). Bei jeder pharmakologischen Intervention sind die besonderen Kautelen in Bezug auf die Interferenzen in Zusammenhang mit der medikamentösen Behandlung der Grunderkrankung zu beachten. Da zum Teil vor dem 18. Lebensjahr hierzu nur wenig an Erfahrung bzw. oft keinerlei Studien vorliegen, muss man sich an die Erfahrungen aus der Erwachsenenmedizin halten und besonders vorsichtig (häufig bei einem individuellen Heilversuch) vorgehen.

Psychosomatik spezieller chronischer Krankheiten des Kindes- und Jugendalters

Atopische Dermatitis

Die atopische Dermatitis ist eine Hauterkrankung, die in der Regel im 1. Lebensjahr beginnt und nur bei schweren Verläufen bis in das Erwachsenenalter hinein persistiert. Zu den atopierelevanten Genregionen zählen die Chromosomenabschnitte 5q31–33, 11q13 und 16p12.1–2.

Die Zunahme der Häufigkeit atopischer Erkrankungen wird am besten durch die »Hygienehypothese« erklärt. Das Immunsystem des Feten bzw. des Neugeborenen ist durch ein Überwiegen der TH2-Zellen gekennzeichnet. Durch den nach der Geburt einsetzenden Kontakt mit Mikroorganismen erfolgt normalerweise eine Stimulation der TH1-Zellen. Minimiert sich dieser Kontakt bzw. bleibt er aufgrund der verbesserten hygienischen Umweltbedingungen ganz aus, dominieren weiter die TH2-Zellen, deren Zytokinmuster entscheidend ist in der Pathogenese atopischer Erkrankungen (4).

Die Symptomatik ist gekennzeichnet durch stark juckende, erythematöse und teilweise papulös-entzündliche Hautveränderungen, deren Ausdehnung und Schweregrad stark variieren kann. Der Verlauf ist typischerweise undulierend. Betroffen sind vor allem die Beugen, Knöchel- und/oder die Halsregion sowie Stirn und Wangen. Das klinische Manifestationsmuster ist altersabhängig.

Prinzipien der Therapie stützen sich auf:

- rückfettende Hautpflege;
- antipruriginöse Therapie;
- antiseptische Therapie;
- antiinflammatorische Therapie.

Die entscheidenden Vermittler im Umgang mit der Erkrankung sind die Eltern, vor allem die Mutter. Sie muss schon den Säugling davon abhalten, das juckende Ekzem aufzukratzen, um weitere Komplikationen und chronifizierende Prozesse zu verhindern.

Die emotionale Annahme eines Kindes mit stark veränderter Haut, die nichts mit der »klassischen Babyhaut« gemein hat, kann dazu führen, dass die Mütter sich schwer tun, ihr Kind entsprechend anzunehmen und zu pflegen. Dies wiederum kann erhebliche Konsequenzen für das Mutter-Kind-Verhältnis und deren Bindung nach sich ziehen. Darüber hinaus können die Kinder von Geburt an erleben, dass mit ihnen »etwas nicht stimmt« und laufen Gefahr, darauf mit vermehrten depressiven Symptomen zu reagieren (16). Persistiert die Symptomatik bis in die Adoleszenz, so sind defizitäre Selbstwertentwicklungen nicht selten zu beobachten, weil die Jugendlichen – und hier sind Mädchen vulnerabler als Jungen – in einer Lebensphase, in der Äußeres einen hohen Stellenwert bekommt, im Aussehen beeinträchtigt sind.

Kinder- und jugendpsychiatrische und -psychotherapeutische Aspekte

Bei einem frühen Beginn der Erkrankung werden vornehmlich die Eltern bzw. die Mutter im Zentrum der Aufmerksamkeit stehen. Hier geht es darum, mit ihnen Strategien der Trauerarbeit und schließlich der adäquaten Akzeptanz der kindlichen Erkrankung zu erarbeiten. Je mehr Raum die Mutter für ihre schamhaft erlebten Gefühle der Ablehnung gegenüber dem Kind ausdrücken kann, desto größer ist die Chance einer Integration dieser Gefühle und damit der Erarbeitung einer tragfähigen und liebevollen Beziehung zum Kind.

Mit dem Kind wird man in Absprache mit dem behandelnden dermatologischen Pädiater und in Abhängigkeit vom Entwicklungsstand des Kindes Strategien der Stressvermeidung gekoppelt mit Techniken der Impulsunterdrückung in Bezug auf die Manipulation der juckenden Haut anwenden. Mit zunehmendem Alter wird man sich bei Persistenz der Symptomatik mehr um Fragen der Selbstwertentwicklung zu kümmern haben.

Juvenile rheumatoide Arthritis

Als häufigste Erkrankung aus dem rheumatoiden Formenkreis ist die juvenile rheumatoide Arthritis durch chronische und wechselnde Gelenkentzündungen gekennzeichnet. Man unterteilt sie in 3 unterschiedliche Formen: die systemische, die oligoartikuläre und die polyartikuläre Form. Genetische Untersuchungen verweisen darauf, dass die 3 Formen einem unterschiedlichen genetischen Polymorphismus unterliegen (17). Hauptmanifestation dieser Erkrankung auf autoimmunologischer Basis ist eine Synovitis großer und/oder kleiner Gelenke. Da im Kindesalter im Zusammenhang mit der juvenilen rheumatoiden Arthritis häufig Schmerzangaben von Seiten der Kinder fehlen, muss auf Bewegungseinschränkungen, Schonhaltungen und Fehlstellungen geachtet werden. Aus psychosomatischer Sicht ist differenzialdiagnostisch eine dissoziative Bewegungsstörung auszuschließen.

Neuere Untersuchungen gehen von einer Mortalitätsrate < 1% aus, wobei vor allem Kinder mit systemischer Arthritis gefährdet sind. Todesursachen sind neben kardiologischen Komplikationen eine Amyloidose, ein Makrophagenaktivierungssyndrom sowie therapiebedingte Komplikationen (18). In neueren Untersuchungen zeigten 22–41% der Kinder mit oligoartikulärem, etwa 50% der Kinder mit polyartikulärem und 27–48% der Kinder mit systemischem Beginn persistierend aktive Arthritiden über einen Zeitraum von mehr als 10 Jahren (6).

Der Schweregrad der Erkrankung ist assoziiert mit Verhaltensauffälligkeiten (im Elternurteil) (19) sowie einer erhöhten Rate an depressiven Symptomen (20), die bis zu 21% in einer klinischen Stichprobe die Diagnose einer Major Depression rechtfertigen. Ätiologisch zu berücksichtigen bei der Ausbildung depressiver Symptome ist, dass die Patienten bei chronischen Verläufen langen und immer wiederkehrenden Phasen von Schmerzen ausgesetzt sind, die häufig mehr oder weniger erfolgreiche antiphlogistische und schmerztherapeutische Interventionen nach sich ziehen. Vor allem Jugendliche berichten in diesem Kontext von Erschöpfungsgefühlen und einer gewissen Therapiemüdigkeit, die sich in Form einer allgemeinen Anhedonie auch auf die sozialen Bereiche, wie z. B. die Schule, ausdehnen können.

Kinder- und jugendpsychiatrische und -psychotherapeutische Aspekte

Die Grundlage jeder Behandlung wird zunächst eine enge Kooperation zwischen dem behandelnden Pädiater, Rheumatologen bzw. Schmerztherapeuten und dem Kinderpsychiater bzw. -psychotherapeuten sein. Eine psychotherapeutische Behandlung vor allem der Schmerzen macht nur Sinn, wenn die somatische Schmerzsymptomatik ausreichend behandelt ist. Allerdings kann es auch Sinn machen, über Entspannungsverfahren oder hypnotherapeutische Techniken die Schmerzen bzw. deren psychogenen Anteil psychotherapeutisch anzugehen. Darüber hinaus wird es um die Behandlung depressiver Symptome und Störungen gehen, die bei entsprechender Ausprägung auch psychopharmakologisch therapiert werden sollten.

Eine besondere differenzialpsychotherapeutische Herausforderung stellen Mischformen bzw. Überschneidungen zwischen somatischen und psychogenen Schmerzen dar – oder auch, wenn somatische Schmerzen bei einer beispielsweise depressiven Symptomatik aggraviert werden. Bei solchen Patienten können zusätzlich zu den schon genannten Entspannungsverfahren expositionsorientierte Strategien angebracht sein. Nicht zu unterschätzen ist das Ausmaß an Schmerzmittelabusus bis hin zur Opiatabhängigkeit, sodass suchttherapeutische Kompetenz hinzugezogen werden muss.

Zystische Fibrose

Die klassischen Symptome der zystischen Fibrose betreffen die Lunge mit chronischer Luftwegsobstruktion, was häufig zu respiratorischen Infektionen führt, sowie die aus dem Defekt der Pankreasenzyme resultierende Maldigestion. Weitere betroffene Organe können die Leber sein sowie der Genitalbereich. Die schwerwiegendste psychiatrische Komplikation einer dekompensierten Leberzirrhose ist die Enzephalopathie, die sich primär in psychischer Labilität, Überempfindlichkeit, Irritabilität sowie Phasen von Apathie im Wechsel mit euphorischen Stimmungsschwankungen zeigen kann. Hier ist rechtzeitig eine somato-psychische Differenzialdiagnostik anzuraten.

Bei Jungen besteht zu nahezu 100% eine anatomische Sterilität (Fehlen des Vas deferens), bei Mädchen kann eine funktionelle Sterilität (verdickter Zervikalschleim und verminderte Ovulationstätigkeit) vorliegen; allerdings sind Frauen mit zystischer Fibrose potenziell fertil und können schwanger werden.

Heute erreichen 90% der betroffenen Kinder das Erwachsenenalter, und die Lebenserwartung liegt bei etwa 40 Jahren. Das mediane Überlebensalter hat in den letzten Jahrzehnten progressiv zugenommen und liegt in Europa bei etwa 32 Jahren (21).

Kinder- und jugendpsychiatrische und -psychotherapeutische Aspekte

Die Organisation von speziellen Ferienlagern für Kinder und Jugendliche mit zystischer Fibrose wird kontrovers diskutiert. Es ist wissenschaftlich nachgewiesen, dass Infektionen von Patient zu Patient vermehrt übertragen werden und damit das Risiko für einen bis dahin pseudomonas-negativen Patienten, sich in einem Ferienlager zu infizieren, groß ist. Daher sind solche Maßnahmen nur mit homogenen Erregerträgern vertretbar. Darüber hinaus ist zu beachten, dass nicht jedes Kind bzw. jeder Jugendliche mit zystischer Fibrose auf das Angebot einer Selbsthilfegruppe positiv reagiert. Nicht jeder Patient wird durch den Austausch mit gleichartig erkrankten Kindern und Jugendlichen entlastet.

Im Mittelpunkt einer psychosomatischen Behandlung von Kindern und Jugendlichen wird zunächst die jeweilige Beeinträchtigung im Alltag stehen. Mit zunehmendem Alter rücken Fragen der Lebensperspektive und die Beschäftigung mit dem Tod in den Fokus der Aufmerksamkeit.

Leukämien

Die Symptome der Leukämien resultieren aus der durch die leukämische Proliferation bedingten Veränderung der physiologischen Hämatopoese. Dies führt zu Blässe, Infektanfälligkeit und im weiteren Verlauf zu thrombozytopenisch bedingten Blutungen. Aus Organinfiltrationen resultiert eine Vergrößerung von Milz, Leber und Lymphknoten. Darüber hinaus können noch weitere Organe integriert sein, wie z. B. Haut, Nieren, Gonaden und Meningen.

Nach modernen Therapieprinzipien behandelte Kinder mit einer akuten lymphathischen Leukämie haben mit etwa 75% Heilungschance eine gute Prognose. Die Prognose in der Rückfallsituation hängt ab von Zeitpunkt und Ort des Rezidivs. Je früher ein Knochenmark- oder ein extramedulläres Rezidiv auftritt, desto ungünstiger sind die Aussichten einer erneuten Therapie sowohl für die Remissionseinleitung als auch für die Dauer einer erneuten Remission.

Den ungünstigsten Verlauf zeigen Rückfälle innerhalb von 2 Jahren nach der Diagnosestellung. Die überwiegende Zahl der betroffenen Kinder überlebt die Erkrankung und die Behandlung ohne Beeinträchtigung. Einzelne Berichte über organische Folgen und Leistungsschwäche nach ZNS-Therapie, verminderte Organparenchymleistung durch Zytostatika und Induktion von Zweittumoren (z. B. Glioblastomen) belegen nicht nur die Schwere der Erkrankung, sondern auch der Behandlung und weisen auf die Notwendigkeit von Weiterentwicklung und weitergehender Stratifizierung der Behandlungskonzepte hin (22).

Die Symptomatik einer akuten myeloischen Leukämie ähnelt der der akuten lymphatischen Leukämie und wird wesentlich von der Organinfiltration bestimmt. Diagnostisch wegweisend ist eine Infiltration der Mundschleimhaut, die als Gingivahyperplasie imponiert. Heute können etwa 50% aller Kinder mit akuter myeloischer Leukämie geheilt werden.

Die im Kindesalter eher seltene chronische myeloische Leukämie kann in der chronischen Phase nur durch eine Stammzelltransplantation geheilt werden.

Kinder- und jugendpsychiatrische und -psychotherapeutische Aspekte

Zentral in der psychotherapeutischen Beurteilung und Behandlung der Leukämien sind die Auffassung und der Umgang des betroffenen Kindes und seiner Familie mit der Diagnose. Die relativ gute Prognose der akuten lymphatischen Leukämie lässt hierbei keinen Rückschluss auf den Ausprägungsgrad der subjektiv empfundenen Belastung zu.

Durch die relativ gute Prognose der häufigsten Leukämieformen sind neben dem akuten Umgang des Kindes und der Familie mit der Diagnose Faktoren und Bedingungen in das Zentrum klinischer und wissenschaftlicher Aufmerksamkeit gerückt, die sich mehr mit den Langzeitfolgen beschäftigen. Diese beziehen sich sowohl auf Auswirkungen durch die Erkrankung als auch auf Langzeitfolgen und Nebenwirkungen der medikamentösen Behandlung.

Für eine differenzierte Betrachtung psychischer Folgen einer kindlichen Krebserkrankung sind folgende Bereiche von Bedeutung (23):

- psychosoziale Auswirkungen der Krebserkrankung;
- individuelle psychische Faktoren der Anpassung;
- familiäre Einflüsse;
- Schmerzen und Stress bei der Behandlung;
- kognitive Folgen der Chemotherapie.

Auch wenn die aktuelle Studienlage bezüglich des Ausmaßes psychischer Folgen einer Krebserkrankung und ihrer Behandlung sehr variiert, ist es doch unzweifelhaft, dass es überdauernde psychische Effekte gibt. Es gibt Hinweise darauf, dass Abwehrmechanismen, wie Verdrängung und Verleugnung, eher günstig sind für den weiteren Verlauf (24).

Alter und Entwicklungsstand eines Kindes haben ebenfalls eine große Bedeutung für die Einschätzung von Copingstrategien. Kinder unter 6 Jahren sind offensichtlich weniger anfällig für die Entwicklung einer posttraumatischen Belastungsstörung, zeigen dafür aber eher neuropsychologische Folgen. Adoleszente haben dagegen mehr Anpassungsstörungen (25). Jüngere Kinder entwickeln im Kontext einer malignen Erkrankung eher soziale Ängstlichkeit und Schüchternheit, während Adoleszente mehr Verhaltensweisen entwickeln, die zu sozialer Isolation führen. Dieser Zustand darf nicht verwechselt werden mit einer Depression.

Aus diesen Forschungsergebnissen leitet sich die zentrale Forderung ab, vor allem Adoleszente frühzeitig und effektiv sozial zu unterstützen und zu integrieren (26). Hier kommt einer raschen und erfolgreichen Integration in die Schule eine große Bedeutung zu.

Nicht unterschätzt werden dürfen das Ausmaß und die Bedeutung der elterlichen Reaktionen auf die Diagnose ihres Kindes. Bis zu 30% der Eltern entwickeln in der 1. Phase depressive Symptome, und 25% der Eltern berichten von Eheproblemen und unterschiedlichen Haltungen in Bezug auf Ängstlichkeit dem Kind gegenüber sowie Unterschiede im eigenen Copingstil (27).

Die Eröffnung einer Krebsdiagnose mobilisiert bei allen Eltern, unabhängig von der Prognose, extreme Verlustängste. In dieser peritraumatischen Situation kann nicht davon ausgegangen werden, dass die Eltern auf ein Hilfsangebot dankbar eingehen. Im Gegenteil: man muss sich im Rahmen einer psychosomatischen Versorgung darauf einstellen, zurückgewiesen zu werden und zu erleben, dass die Eltern sich z. B. komplett von der Umwelt abschotten. In der Regel wird man diese Zustände von Familien aufmerksam respektieren und lediglich im Extremfall bei einer Notfallversorgung pharmakologisch intervenieren.

Nicht unterschätzt werden dürfen die Folgen von Appetit- und Schlaflosigkeit, was u. U. dazu beiträgt, die traumatische Situation für die Eltern und die Familie zu verstärken. Etwa 50% der Eltern entwickeln in der Phase der Diagnosestellung Symptome von Trennungsangst, Schlafstörungen sowie Zwangssymptome (28).

Der Respekt vor der Zurückweisung des Hilfsangebotes durch die Eltern darf allerdings auch nicht dazu führen, dass nicht erneut auf die Eltern zugegangen wird. Die Etablierung eines niedrigschwelligen psychosomatisch-psychotherapeutischen Angebotes darf nicht bedeuten, dass es ausschließlich in der Verantwortung der Eltern liegt, ob sie dies aufgreifen. Immerhin konnte in einer Studie von Kindern mit akuter lymphatischer Leukämie gezeigt werden, dass 34% der Mütter Symptome entwickelten, die eine Diagnose gemäß DSM-III-R beinhaltete (29). Dabei ist auch die Rückwirkung der elterlichen psychischen Reaktionen von Bedeutung: Kinder betroffener Eltern zeigen mehr Angstsymptome als andere (23).

Ein schwieriger Bereich der psychosomatischen Behandlung der Eltern ist der Umgang mit den »objektiven« medizinischen Daten. So wichtig es einerseits ist, die subjektive Befindlichkeit und Wahrnehmung der Eltern in den Mittelpunkt der Behandlung zu stellen, so sehr ist es andererseits auch von großer Bedeutung, den somatischen Verlauf der Krebserkrankung zu berücksichtigen und in die Behandlung zu integrieren.

Es macht beispielsweise keinen Sinn, die verleugnende Hoffnung von Eltern, die trotz extrem schlechter Prognose an ein Überleben ihres Kindes glauben, unkritisch mitzutragen. In solchen Konstellationen ist es sinnvoll, immer wieder gemeinsame Besprechungen mit den pädiatrischen Onkologen durchzuführen. Besteht auch somatischerseits eine Unsicherheit bezüglich der Prognose, ist es ratsam, auch hierüber immer wieder Transparenz zu schaffen.

Es darf nicht unterschätzt werden, wie schnell sich paranoide Fantasien etablieren, wenn Eltern nicht ausreichend in den diagnostischen und therapeutischen Prozess der somatischen Behandlung einbezogen sind.

Eine rechtzeitige und fundierte Beratung der Eltern durch Mitarbeiter sozialer Dienste kann dafür sorgen, dass die Eltern ausreichend über ihre Rechte und Möglichkeiten informiert sind, um sich adäquat Hilfe z. B. in Form von Unterstützung durch die sozialen Dienste zu holen. Es sollte nicht unterschätzt werden, welche Sicherheit ein solches Angebot schaffen kann.

Von Beginn der Behandlung an müssen Geschwisterkinder in die psychosomatische Behandlung integriert werden. Im Rahmen der Diagnostik muss vor allem rechtzeitig ein eigenständiger psychotherapeutischer Behandlungsbedarf bei den Geschwisterkindern identifiziert werden. Sehr entlastend für beide Seiten können Geschwistergespräche sein, in denen neben der Aufklärung über Behandlungsprozeduren, Nebenwirkungen u. a. m. die gegenseitige Befindlichkeit sowie die Sorgen über die einzelnen Familienmitglieder thematisiert werden können. Eltern mit einem »dysfunktional« reagierenden Geschwisterkind haben ein deutlich erhöhtes Risiko, selber mit behandlungsbedürftigen psychischen Symptomen zu reagieren (30).

Für das betroffene Kind sind Abwehrmechanismen, wie Verleugnung und Verdrängung, keineswegs so dysfunktional, wie sie normalerweise eingeschätzt werden (24, 25). Von großer Bedeutung sind die entwicklungsabhängigen unterschiedlichen Konsequenzen der Krebserkrankung: So sind Vorschüler maßgeblich und einschneidend in ihrer Auseinandersetzung mit narzisstischer Omnipotenz betroffen, Schulkinder mehr in ihrer körperlichen Entwicklung und Jugendliche am ehesten bei ihrer Suche nach Identität.

Bei Jugendlichen darf nicht unterschätzt werden, welche Effekte die Krebserkrankung und die chemotherapeutische Behandlung auf die sexuelle Entwicklung haben. Dies bezieht sich nicht nur auf die psychosexuelle Entwicklung, sondern auch auf die somatisch-sexuelle, sodass bei männlichen Patienten vor Beginn der Chemotherapie u. U. über die Inanspruchnahme einer Samenbank nachgedacht werden muss.

Einen besonderen Raum bei der Behandlung kann die mangelnde oder nachlassende Compliance der Patienten einnehmen. Dadurch, dass die chemotherapeutische Behandlung zum Teil schwer erträgliche Nebenwirkungen zeigt, wird man immer wieder nur mit Strategien des Durchhaltens im Zusammenwirken mit Entspannungstechniken oder Hypnotherapie versuchen können, eine ausreichende Mitarbeit bei der Behandlung zu erreichen.

Weitere zentrale Bereiche bei der Behandlung sind die soziale Unterstützung bzw. Integration sowie eine rechtzeitige und suffiziente Integration in die Schule. Dabei hat sich gezeigt, dass die Kinder die beste Prognose sowohl für ihre psychosoziale Entwicklung als auch für die Reintegration in ihrer Schule hatten, die einen regelmäßigen und guten Kontakt zu ihrer Heimatschule halten konnten.

Bei der psychotherapeutischen Behandlung des an Krebs erkrankten Kindes haben sich nonverbale Therapieformen, wie Musik- oder Kunsttherapie sowie suggestive Verfahren besonders bewährt. Im Übrigen gelten die Vorgaben der psychotraumatologischen Arbeit bzw. die etablierten Strategien im Umgang mit Tod und Sterben.

Morbus Crohn und Colitis ulcerosa

Die beiden Erkrankungen gehören zu den chronisch-entzündlichen Darmerkrankungen. Beim M. CROHN handelt es sich um eine chronische transmurale Entzündung, die sich im gesamten Gastrointestinaltrakt vom Mundbereich bis zum Anus manifestieren kann. Am häufigsten ist der Dünndarm und dabei vor allem das terminale Ileum bei 70–80% der Patienten betroffen. Charakteristisch ist ein diskontinuierlicher Befall von Darmabschnitten, die weit voneinander entfernt liegen können.

Die Colitis ulcerosa dagegen ist eine chronische Entzündung der Darmschleimhaut, die sich auf das Kolon und das Rektum beschränkt und chirurgisch durch eine Kolektomie heilbar ist. Eine Differenzierung zwischen M. CROHN und Colitis ulcerosa gelingt durch klinische, radiologische, endoskopische und histologische Kriterien. Bei den 10% der Patienten, bei denen eine Klassifizierung nicht gelingt, spricht man von einer nicht-klassifizierbaren Kolitis.

Die Ausdehnung der Darmbeteiligung sowie die Aktivität der Entzündung werden heute durch eine endoskopische Untersuchung von Kolon, terminalem Ileum und oberen Gastrointestinaltrakt mit Entnahme von Stufenbiopsien erfasst. Nach einer Leberbeteiligung sowie nach anderen extraintestinalen Mitbeteiligungen muss gezielt gesucht werden.

Die Ätiologie der chronisch entzündlichen Darmerkrankungen ist unbekannt; unbestritten spielen sowohl genetische Einflüsse – vor allem beim M. CROHN – und Umwelteinflüsse eine gesicherte Rolle. Offensichtlich sind für die Erstmanifestation eher eine genetische Vulnerabilität und für den Krankheitsverlauf zusätzlich Umwelteinflüsse und psychosoziale Faktoren maßgebend.

Kinder- und jugendpsychiatrische und -psychotherapeutische Aspekte

Im Zentrum der psychosomatisch-psychotherapeutischen Behandlung werden immer 2 zentrale Bereiche stehen:

- die intrapsychische Auseinandersetzung mit der Erkrankung und allen daraus sich ergebenden Konsequenzen für das tägliche Leben und die Zukunft des Kindes bzw. Jugendlichen;
- die Förderung von adäquaten Copingstilen, vor allem die Reduktion von Stress und das Erlernen von Entspannungsverfahren.

Darüber hinaus wird man sich in Abhängigkeit von der medikamentösen Behandlung mit den psychischen Konsequenzen beschäftigen müssen, die z. B. aus einer Kortisontherapie herrühren. In der Familienberatung bzw. -therapie müssen familiäre Copingstile analysiert und u. U. angepasst sowie mit den Eltern eine entsprechende Trauerarbeit über die kindliche Erkrankung geleistet werden.

Fazit für Klinik und Praxis

- Zentrales Anliegen einer integrierten pädiatrischen, kinder- und jugendpsychiatrischen bzw. -psychotherapeutischen Behandlung chronisch kranker Kinder und Jugendlicher ist eine rechtzeitige Differenzialdiagnostik.

- Eine reine Ausschlussdiagnostik, die den Kinder- und Jugendpsychiater erst hinzuzieht, wenn die somatische Diagnostik ausgeschöpft ist, kann heute nicht mehr als zeitgemäß bezeichnet werden.

- Eine frühzeitige Berücksichtigung aller differenzialdiagnostischen Aspekte der Symptomentstehung sowie eine frühzeitige, u. U. präventive Würdigung möglicher psychischer Konsequenzen bei einer chronischen Erkrankung reduzieren chronische psychische Prozesse und können darüber hinaus die somatische Behandlung erleichtern.

○ Entscheidend dabei wird immer sein, mit welcher Haltung und mit welchen Informationen die Hinzuziehung eines Kinder- und Jugendpsychiaters eingeführt wird. Je selbstverständlicher dies kommuniziert wird, desto größer ist die Chance, dass die betroffenen Kinder und ihre Familien das Angebot einer psychosomatischen Diagnostik bzw. Behandlung annehmen können.

○ Die kinder- und jugendpsychiatrische Diagnostik wird entlang der 6 Achsen der MAS (31) erfolgen. Hiermit werden eine differenzierte mehrachsige Beschreibung des psychischen und somatischen Zustandes des Kindes bzw. Jugendlichen sichergestellt und die Grundlagen für eine störungsspezifische Behandlungsindikation gelegt.

Literatur

1. Cadman D, et al. Chronic illness disability, and mental and social well-being. Pediatrics 1987; 79: 805–813.

2. Gortmaker SL, et al. Chronic conditions, socioeconomic risks, and behavioral problems in children and adolescents. Pediatrics 1990; 85: 267–276.

3. Halpern SR, Sellars WA, Johnson RB. Development of childhood allergy in infants fed breast, soy or cow's milk. J Allergy Clin Immunol 1973; 51: 139–151.

4. Höger P. Ekzeme. In: Reinhardt D, Hrsg. Therapie der Krankheiten im Kindes- und Jugendalter. 7 Aufl. Berlin-Heidelberg: Springer; 2004. S. 1399–1406.

5. Andersson GB. Juvenile arthritis: who gets it, where and when? A review of current data on incidence and prevalence. Clin Exp Rheumatol 1999; 17: 367–374.

6. Horneff G, Wahn V. Juvenile idiopathische Arthritis. In: Reinhardt D. Therapie der Krankheiten im Kindes- und Jugendalter. Berlin-Heidelberg: Springer; 2004. S. 457–468.

7. Riordan JR, et al. Identification of the cystic fibrosis gene: Cloning and characterization of complementary DNA. Science 1989; 245: 1066–1073.

8. Seiffge-Krenke I, Hrsg. Krankheitsverarbeitung bei Kindern und Jugendlichen. Berlin: Jahrbuch der medizinischen Psychologie, Bd. 4. Berlin-Heidelberg-New York: Springer; 1990.

9. Koocher G, O'Malley J, editor. The Damocles Syndrome. New York: McGraw-Hill; 1981.

10. Perrin E, Gerrity S. There's a demon in your belly: Children's understanding of illness. Pediatrics 1981; 67: 841–849.

11. Wilkinson S. The child's world of illness: The development of health and illness behavior. Cambridge: Cambridge University Press; 1988.

12. Pidgeon V. Children's concepts of illness: Implications for health teaching. Matern Child Nurs J 1985; 14: 23–35.

13. Schulte-Markwort M. Krankheitskonzepte kinder- und jugendpsychiatrischer Patienten. Lübeck: Habilitationsschrift; 1995.

14. Schonfeld DJ. Child's cognitive understanding of illness. In: Lewis M, editor. Child and Adolescent Psychiatry. A comprehensive textbook. Philadelphia: Lippincott, Williams & Wilkins; 2002.

15. Mrazek DA, et al. Prediction of early onset asthma in genetically at risk children. J Pediatr Pulmonol 1999; 27: 89–94.

16. Mrazek DA. Chronic pediatric illness and multiple hospitalizations. In: Lewis M, editor. Child and Adolescent Psychiatry. Philadelphia: Lippincott, Williams & Wilkins; 2002.

17. Date Y, et al. Identification of a genetic risk factor for systemic juvenile rheumatoid arthritis in the 5'-flank region of the TNF alpha gene and HLA genes. Arthritis Rheum 1999; 42: 2577–2582.

18. Petty RE. Prognosis in children with rheumatic diseases: Justification for consideration of new therapies. Rheumatology 1999; 38: 739–742.

19. Daltroy LH, et al. Psychosocial adjustment in juvenile arthritis. J Pediatr Psychol 1992; 17: 277–289.

20. David J, et al. The functional and psychological outcomes of juvenile chronic arthritis in young adulthood. Br J Rheumatol 1994; 33: 876–881.

21. Paul K, Griese M, Schöni MH. Zystische Fibrose. In: Reinhardt D, Hrsg. Therapie der Krankheiten im Kindes- und Jugendalter. 7 Aufl. Berlin-Heidelberg: Springer; 2004. S. 965–998.

22. Jürgens H, Burdach S, Göbel U. In: Reinhardt D, Hrsg. Therapie der Krankheiten im Kindes- und Jugendalter. 7 Aufl. Berlin-Heidelberg: Springer; 2004. S. 588–599.

23. Slater JA. Psychiatric aspects of cancer in childhood and adolescence. In: Lewis M, editor. Child and

Adolescent Psychiatry. A comprehensive textbook. Philadelphia: Lippincott, Williams & Wilkins; 2002.
24. Phipps S, Fairclough D, Mulhern R. Avoidant coping in children with cancer. J Pediatr Psychol 1995; 20: 217–232.
25. Hill JM, Stuber ML. Long-term adaptation, psychiatric sequelae, and PTSD. In: Holland J, editor. Psycho-Oncology. New York: Oxford University Press; 1998.
26. Varni JW, Katz E. Stress, social support and negative affectivity in children with newly diagnosed cancer: A retrospective transactional analysis. Psychooncology 1997; 6: 267–278.
27. Dahlquist LM, Czyzewski DI, Copeland KG. Parents of children with newly diagnosed cancer: Anxiety, coping, and marital distress. J Pediatr Psychol 1993; 18: 365–376.
28. Magni G, Carli M, Deleo D. Longitudinal evaluation of psychological distress in parents of children with malignancies. Acta Pediatr Scand 1986; 75: 283–288.
29. Brown RT, Kaslow NJ, Madan-Swain A. Parental psychopathology and children's adjustment to leukaemia. J Am Acad Child Adolesc Psychiatry 1993; 32: 554–561.
30. Sahler OJ, Roghmann KJ, Mulhern RK. Sibling adaptation to childhood cancer collaborative study: The association with maternal well-being, physical health, and resource use. J Dev Behav Pediatr 1997; 18: 233–243.
31. Remschmidt H, Schmidt M, Poustka F. Multiaxiales Klassifikationsschema. 4. Aufl. Bern: Huber; 2001.

Weitere Literatur

32. Brath K, Seiffge-Krenke I. Krankheitsbewältigung beim juvenilen Diabetes. In: Seiffge-Krenke I, Hrsg. Krankheitsverarbeitung bei Kindern und Jugendlichen. Jahrbuch der medizinischen Psychologie, Bd. 4. Berlin: Springer; 1990.
33. Cookson JB. Prevalence rates of asthma in developing countries and their comparison with those in Europe and North America. Chest 1987; 91: 97S–103S.
34. Groß-Selbeck G, Boenigk HE. Diagnostische und therapeutische Prinzipien bei Epilepsien im Kindesalter. In: Deutsche Gesellschaft für Kinder- und Jugendmedizin, Hrsg. Leitlinien Kinder- und Jugendmedizin. München-Jena: Urban & Fischer, Leitlinie Q4; 2005.
35. Heinze E, Holl R. Diabetes mellitus. In: Reinhardt D, Hrsg. Therapie der Krankheiten im Kindes- und Jugendalter. 7. Aufl. Berlin-Heidelberg: Springer; 2004. S. 143–157.
36. Holthausen H. Epileptische Anfälle. In: Reinhardt D, Hrsg. Therapie der Krankheiten im Kindes- und Jugendalter. 7. Aufl. Berlin-Heidelberg: Springer; 2004. S. 1651–1675.
37. Kübler-Ross E. On death and dying. JAMA 1972; 221: 174–179.
38. Lewis M, Schonfeld DJ. Dying and death in childhood and adolescence. In: Lewis M, editor. Child and Adolescent Psychiatry. A Comprehensive Textbook. Philadelphia: Lippincott Williams & Wilkins; 2002.
39. Lifton RJ. Death in life. New York: Random House; 1967.
40. Maloney M. Diagnosing hysterical conversion reactions in children. J Pediatr 1980; 97: 1016–1020.
41. McNichol KN, et al. Spectrum of asthma in children. III. Psychological and social components. BMJ 1973; 4: 16–20.
42. Mutius E. Epidemiologie des Asthma bronchiale. Mschr Kinderheilkd 2001; 149: 86–93.
43. Osterweis M, Solomon F, Green M. Bereavement: Reactions, consequences, and care. Washington: National Academy Press; 1984.
44. Piaget J. The child's conception of the world. New York: Harcourt Brace Jovanovich; 1929.
45. Ravens-Sieberer U, Thomas C, Erhart M. Körperliche, psychische und soziale Gesundheit von Jugendlichen. In: Hurrelmann K, et al. Hrsg. Jugendgesundheitssurvey – Internationale Vergleichsstudie im Auftrag der WHO. Weinheim: Juventa; 2003. S. 19–99.
46. Reinhardt D, et al. Asthma bronchiale. In: Reinhardt D, Hrsg. Therapie der Krankheiten im Kindes- und Jugendalter. 7 Aufl. Berlin-Heidelberg: Springer; 2004. S. 884–904.
47. Reinhardt D, Hrsg. Therapie der Krankheiten im Kindes- und Jugendalter. 7 Aufl. Berlin-Heidelberg: Springer; 2004.
48. Romer G, et al. Children of Somatically Ill Parents: A Methodological Review. J Child Psychol Psychiat 2002; 7: 17–38.
49. Sameroff AJ. Environmental risk factors in infancy. Pediatrics 1998; 102: 1287–1292.
50. Speece M, Brent S. Children's understanding of death: A review of three components of a death concept. Child Dev 1984; 55: 1671–1686.
51. Vila G, et al. Prevalence of DSM IV anxiety and affective disorders in a pediatric population of asthmatic children and adolescents. J Affect Disord 2000; 58: 223–231.

3

Psychosomatische Probleme in der Adoleszenz

NIKOLAUS WEISSENRIEDER und BERNHARD STIER

In der Bundesrepublik Deutschland leben zur Zeit etwa 7,4 Millionen Jugendliche, davon etwa 3,8 Millionen Jungen und 3,6 Millionen Mädchen (Zensus vom 31. 12. 2003, Statistisches Bundesamt) im Alter von 10–18 Jahren. Das entspricht etwa 9% der Bevölkerung. Im Gegensatz zu rückläufigen Geburtenzahlen werden die Jahrgänge der über 10-Jährigen in den nächsten Jahren sogar noch wachsen (1). Diese nüchternen Zahlen beschreiben eine sehr heterogene Bevölkerungsgruppe mit sehr unterschiedlichen Bedürfnissen, aber auch Erwartungen an die Gesellschaft.

85% der Jugendlichen bezeichnen ihren Gesundheitszustand als gut bis ausgezeichnet (HBSC Internationaler Datensatz 2002) und stellen scheinbar keine besonderen Ansprüche an unser Gesundheitssystem. Das sollte aber nicht darüber hinwegtäuschen, dass das Jugendalter sein eigenes Krankheitsspektrum besitzt und gleichzeitig die – vielleicht letztmalige – Chance besteht Gesundheitsverhalten mit Blick auf die Zukunft zu beeinflussen.

Ein wesentlicher Bereich, welcher sowohl das Krankheitsspektrum wie auch das Gesundheitsverhalten Jugendlicher bestimmt, ist bedingt durch die biologischen sowie psychosozialen Veränderungen in der Pubertät, hier vor allem die Reifung der sekundären Geschlechtsmerkmale, die Entwicklung der Sexualität und der Geschlechtsidentität.

In der westlichen Hemisphäre wird die Adoleszenz immer mehr zu einem langwierigen Prozess mit immer weniger Beziehung zur körperlichen Reifung, häufig sogar ohne klares Ende in einer sich zunehmend jugendlich gebenden Gesellschaft voller offener Optionen und unklaren Zielen. Dabei degenerieren die ehemals markanten Fixpunkte der Entwicklung (Konfirmation, Schulabschluss, Abschluss der Lehre etc.) oftmals zu kommerziellen Ereignissen.

Die lange Dauer der Kindheit bis hin zur Pubertät spiegelt den notwendigen Zeitraum wieder, der erforderlich ist, um den Menschen ein größtmögliches Wissen, Kulturfertigkeiten und Erfahrung zu ermöglichen. Dabei gibt es mehr oder weniger starke ethnologische, soziologische und auch genetische Unterschiede in Bezug auf den Pubertätseintritt (Tab. 1).

Organische, psychische und psychosoziale Probleme in der Adoleszenz

Mädchen

Die Brust

Die Untersuchung bei Jugendlichen wird in der Praxis des Jugendarztes, aber auch des Frauenarztes häufig unterlassen – mit der Begründung, dass heranwachsende Mädchen sich schämen.

Das kann dem Mädchen signalisieren, dass die Entwicklung und die Normalität ihrer Brust von sekundärer Bedeutung ist, steht aber im krassen Widerspruch zum »Brustkult« der heutigen Gesellschaft in allen Medien. Ein gut geformter Busen ist der Status, der von den meisten Mädchen gewünscht wird. Brustdrüsenkorrekturen und Vergrößerungen gehören daher in der Adoleszenz zu den häufigen plastisch-chirurgischen Operationen.

Untersuchung

Es ist sinnvoll bei jeder Vorsorgeuntersuchung (z. B. J1 oder Kontrazeptionsvorsorge) die Untersuchung der Brust im Sinne einer präventiven Selbstvorsorge anzubieten.

»Wie zufrieden bist du mit deinem Körper auf einer Skala von 1–10?« »Die Form des Busens ist für viele wichtig, wie ist das bei dir?« »Welche Veränderungen merkst du an deinem Busen während deines Zyklus?« »Ich würde dir gerne zeigen, wie du deinen Busen selbst abtasten kannst!«

Dies betrifft nicht nur das Feststellen palpatorischer Auffälligkeiten, wie Knoten in der Brust, sondern die Entwicklung eines positiven Körperbildes und die Selbstverantwortung für Gesundheit.

Die Zunahme von Mammakarzinomen – im Laufe ihres Lebens erkranken 7–10% aller Frauen an Brustkrebs – kann auch schon bei jungen Mädchen zu Ängsten führen. Es ist sinnvoll, sie darin zu bestärken, dass der momentane gemeinsam erhobene Befund normal ist und kein Hinweis für eine Erkrankung besteht.

Der Untersucher soll sich darüber im Klaren sein, dass »Normalität« für Jugendliche und professionelle Helfer unterschiedlich definiert sein kann.

Eine nicht ausreichende Beachtung kann zu gravierenden psychischen Problemen führen, wenn die als »normal« befundete Brustdeformität vor Freundinnen versteckt werden muss, sich in ihrer Wertigkeit dramatisch darstellt, Eltern nicht adäquat zu reagieren wissen und der Kontakt zu Jungen oder der gesamtem Peergroup vermieden wird und in einer Isolierung endet. Auch bei einem »medizinisch« unauffälligen Befund muss von ärztlicher Seite kompetent beraten und auf die zahlreichen Einflüsse und die Variabilität hingewiesen werden, der die Form und die Größe der Brust unterliegt, wie dem Alter, den genetischen Anlagen sowie hormonellen Einflüssen.

Asymmetrien der Brust

Die ersten Probleme entstehen bei der Thelarche, bei der das einseitige, meistens linkseitige Wachstum Mädchen und deren Mütter beunruhigt. Zum Abschluss

Entwicklung	**Frühe Adoleszenz etwa 10–13 Jahre**	**Mittlere Adoleszenz etwa 13–16 Jahre**	**Späte Adoleszenz etwa 16–20 Jahre**
Biologische Entwicklung	Entwicklung der sekundären Geschlechtsmerkmale Wachstum und (beginnende) körperliche Veränderungen	Mehr oder weniger ausgeprägte sexuelle Geschlechtsmerkmale, beginnende Stabilisierung körperlicher Veränderungen, Abnahme des Wachstums	Körperliche und sexuelle Reifung abgeschlossen
Psychosoziale Entwicklung	Eingenommen durch die körperlichen Veränderungen, Aufnahme eines neuen Körperbildes	Stabilisierung des neuen Körperbildes, langsame in Besitznahme der neuen Fähigkeiten mit Zukunftsoptionen, Entwicklung einer Omnipotenz- und Unfehlbarkeitshaltung Höhepunkt des Experimentierverhaltens, größte individuelle Bandbreite des Ausmaßes der Auseinandersetzung mit dem Umfeld	Emanzipation, Stabilisierung der intellektuellen und funktionalen Fähigkeiten, (beginnende) realistische Selbsteinschätzung, Grenzen setzen/ Abgrenzung
Sexualität	Selbsterforschung und -beurteilung, begrenzte Außenkontakte und Intimitäten, Intensivierung der Beziehungen zum gleichen Geschlecht	Mehr oder weniger zahlreiche Beziehungen meist zunehmend zum anderen Geschlecht, experimentierendes und exploratives Verhalten, Austesten eigener Attraktivität und Werte, Romantisieren	Aufnahme stabiler intimer Beziehungen, soziales Denken, Abkehr vom Narzissmus, Zukunftspläne, Ende des Experimentierverhaltens, Zunahme realistischer Einschätzung eigener Möglichkeiten

Tab. 1
Entwicklung in der Adoleszenz (modifiziert nach HOFMANN/GREYDANUS – Adolescent Medicine S. 19)

der Pubertät sind deutlich sichtbare Asymmetrien (Gewichtsunterschied der Mammae >50 g) selten. Die palpable Brustdrüse ist häufig derb und kleinknotig auf der Thoraxwand verschieblich.

Die Therapie besteht in einem beruhigenden Aufklärungsgespräch. Bei schmerzhafter Thelarche kann ein Wattering um die Brustdrüse gelegt werden, der die lokale Druckbelastung mindert.

Sollte bei einer Kontrolle nach 6–12 Monaten immer noch eine deutliche Asymmetrie bestehen, ist zum Ausschluss anderer Ursachen, z. B. eines Tumors, eine sonographische Darstellung sinnvoll.

Die Beratung und Behandlung von asymmetrischen, hypoplastischen ($<$200 g) oder hyperplastischen Brüsten ($>$700 g) ist nach Ausschluss pathologischer Ursachen (POLAND-Syndrom, Fibrome, Tumoren) mit der Jugendlichen und deren Bezugspersonen individuell abzustimmen. Nicht das Ausmaß der Asymmetrie entscheidet über eine Therapie, sondern die Beurteilung der Patientin, die u. U. einem hohen psychischen oder somatischen Leidensdruck ausgesetzt ist.

Jeder operative Eingriff sollte nach Abschluss der körperlichen Entwicklung, möglichst nicht vor dem 18. Lebensjahr, durchgeführt werden. Sinnvoll ist es, mit der Jugendlichen zu besprechen, dass sich vielleicht mit ihrer psychosozialen und emotionalen Entwicklung bis zum 20. Lebensjahr ihre individuelle Einstellung ändern kann.

Primär sollten konservative Methoden zum Einsatz kommen. Bei der Asymmetrie und Hypoplasie können maßgefertigte Silikoneinlagen in Büstenhaltern oder Badeanzügen, die bei entsprechender Indikation (psychische Belastung) nach vorheriger Absprache von den gesetzlichen Krankenkassen übernommen werden, eine Integration der Mädchen in ihre Umwelt ermöglichen. Diese müssen entwicklungsbedingt kurzfristig angepasst werden. Für Mädchen mit einer Brusthyperplasie kann das Tragen von festen Büstenhaltern (Sportbüstenhalter) eine Linderung der Symptome bringen.

Mädchen mit einer Brusthyperplasie, die sowohl durch somatische Beschwerden (Wirbelsäulenbeschwerden, Druckstellen) als auch durch psychische Belastungen (Hänseleien, Blicke, Anlangen) keinen weiteren Aufschub mehr ertragen, ist eine vorzeitige Operation unvermeidlich.

Es ist von besonderer Bedeutung, das Selbstbild und das Selbstwertgefühl der Jugendlichen durch stabilisierende Maßnahmen (Kurzzeitgesprächspsychotherapie) zu stärken und auf eine Integration in der Peergroup und der Familie als stärkende Faktoren zu achten.

Entwicklungsstörungen

Ein Ausbleiben der Brustdrüsenentwicklung sollte nach dem 13. Lebensjahr geklärt werden.

In der Praxis ist die Pubertas tarda am häufigsten. Differenzialdiagnostisch sind ein ULLRICH-TURNER-Syndrom, ein KALLMANN-Syndrom oder die Gonadendysgenesie auszuschließen.

Fehlbildungen

Das Fehlen der Brustdrüse oder der Brustwarze ist selten. In der Praxis spielen Polythelien – überzählige Mamillen-Areola-Komplexe entlang der Milchleiste – und weniger Polymastien – aberrierende oder akzessorische Mamma – eine größere Rolle. Operative Korrekturen sind nur bei Beschwerden erforderlich. Kosmetisch-chirurgische Eingriffe sollten nach Abschluss der Gesamtreifung im 20. Lebensjahr erfolgen.

Das POLAND-Syndrom ist durch eine einseitige Amastie – fakultativ mit Aplasie des M. pectoralis major, Syndaktylien und nervalen Aplasien gekennzeichnet. Bei allen Fehlbildungen ist eine weitere Diagnostik des Thorax, der Nieren und der ableitenden Harnwege notwendig. Die Häufigkeit wird mit 1:30000 Geburten angegeben.

Die tubuläre Brust (Rüsselbrust) ist eine angeborene Fehlbildung mit unterschiedlicher Ausprägung, einseitig oder beidseitig.

Mädchen mit einer Fehlbildung der Brust bedürfen einer sensiblen Führung. Die

Mädchen sind durch die Form und das Aussehen der Brüste psychisch schwer belastet. Die Reaktionen reichen von »Verstecken« der Brust bis zur völligen sozialen Isolation mit suizidalen Aspekten. Bis zum Abschluss der körperlichen Entwicklung sollte keine operative Intervention durchgeführt werden. Der Eingriff ist Zentren vorbehalten, die über eine ausreichende plastisch-chirurgische Erfahrung mit tubulären Brüsten verfügen.

Im eigenen Klientel wurden im Zeitraum 1999–2004 12 Mädchen mit tubulären Brüsten betreut. Bei stabilen Partnerschaften und gut ausgeprägtem Selbstbewusstsein haben 2 Jugendliche bisher auf einen operativen Eingriff verzichtet.

Die Behaarung

Neben Auffälligkeiten im Bereich der Brust sind für Mädchen »auffällige« Behaarungsmuster ein nach außen deutliches Zeichen für eine von der Norm abweichende Entwicklung. »Hairless« ist nicht nur auf den sichtbaren Körperpartien »in Mode«, sondern auch die Beschneidung oder Entfernung der Pubesbehaarung wird bei jungen Mädchen häufig aus persönlichen Schönheitsmotiven und seltener aus glaubensbedingten Gründen durchgeführt und kann bei unsachgemäßem Vorgehen zu lokalen Infektionen führen.

Verstärkte Behaarung – Hirsutismus

Besonders störend und belastend, weil sichtbar, erleben junge Mädchen das Wachstum von pigmentiertem Terminalhaar im Gesicht (Koteletten, Oberlippenbart, Kinnhaare), an der Brust, am Unterbauch von der Schambehaarung zum Nabel sowie an den Oberschenkeln. Die verstärkte Behaarung vom männlichen Behaarungstyp – Hirsutismus – ist abzugrenzen von einem verstärkten Wachstum von Haaren am ganzen Körper.

Die Entwicklung der Behaarung unterliegt genetischen und ethnischen Faktoren und variiert stark. Zusätzlich können im Gesicht, auf der Brust und am Rücken unterschiedliche Akneformen – Acne vulgaris, pustulosa, conglobata – und eine Seborrhö auftreten. Eine Virilisierung liegt vor, wenn zusätzlich weitere Symptome einer Androgenisierung bestehen, wie z. B. eine Klitorishypertrophie oder eine Alopezie.

Bei allen Auffälligkeiten der Entwicklung in der Adoleszenz sind eine Ganzkörperuntersuchung mit Erhebung der TANNER-Stadien sowie organbezogene weitere Untersuchungsmaßnahmen indiziert. Die folgende Diagnostik und Therapie kann entsprechend der eigenen Kenntnisse in der Jugendarztpraxis, in Kooperation mit einem jugendgynäkologisch erfahrenen Frauenarzt oder in einem endokrinologisch erfahrenen Zentrum durchgeführt werden.

Die verstärkte Behaarung ist für Mädchen nicht nur ein kosmetisches und psychisches Problem, das ihr Selbstwertgefühl beeinträchtigen kann, sondern u. U. ein frühes Zeichen einer beginnenden endokrinologischen Erkrankung. Mädchen aus südlichen Ländern leiden häufig besonders unter ihrer ethnisch verstärkten Behaarung und entwickeln auffällige Verhaltensmuster, um die vermeintliche »abnorme« Behaarung beseitigen zu lassen. Gerade in der Schule werden Mädchen mit diesen Auffälligkeiten bei einer zusätzlichen sozialen »Andersartigkeit« gehänselt und zum Teil regelrecht gemobbt.

Für die Praxis des Jugendarztes ist es von großer Bedeutung, junge Mädchen mit den geschilderten Erkrankungen frühzeitig zu erkennen und deren pubertäre Entwicklung von Beginn an bis zum Abschluss sorgfältig zu begleiten. Dabei müssen neben den organischen Therapiemaßnahmen bei Bedarf konkrete präventive Maßnahmen ergriffen werden, um sekundäre psychische Reaktionen möglichst zu vermeiden. Dazu ist eine Ausbildung in psychosomatischer Grundversorgung von Jugendlichen oder Erwachsenen sinnvoll. Bei schweren psychosomatischen Reaktionen, wie depressive Verstimmungen, soziale Rückzugstendenzen, Vereinsamung oder Suizidalität, ist die Kooperation mit einem Kinder- und Jugendpsychiater sinnvoll und notwendig.

Das Genitale

Das Genitale des Mädchens ist aufgrund der anatomischen Gegebenheiten im Gegensatz zum Genitale des Jungen der direkten Inspektion verborgen. Das erleichtert die nackte Darstellung von Mädchen gegenüber Jungen, z. B. in den Medien. Das männliche Genitale – Penis und Skrotum – wird öffentlich so gut wie nie gezeigt, das äußere, sichtbare weibliche Genitale, der Mons pubis mit der Schambehaarung, dagegen häufig.

Fragen zum eigentlichen äußeren Genitale – Labia majora und minora, Klitoris, Vestibulum, Introitus vaginae und Vagina – sind in der Jugendarztpraxis eher selten. Fragen zum Hymen und Ausfluss werden häufiger gestellt.

Häufige Fragen von Jugendlichen:

»Ich habe immer so einen schrecklichen Ausfluss«.

Wenn der Ausfluss prämenarchal auftritt, geruchlos, weißlich, in der Unterhose pastös, gelblich ist und kein Juckreiz besteht, handelt es sich um einen physiologischen Fluor – Weißfluss –, der 1–2 Jahre vor der Periode auftritt. Er entsteht durch die Östrogenisierung des Genitales und einer zervikalen Hypersekretion. Sinnvoll sind eine Beratung über Hygiene, z. B. Anwendung von Vaginaltampons, und die sachgerechte Aufklärung über die Normalität des Befundes. Ist der Ausfluss gelblich, bräunlich oder blutig und weist er zusätzliche Auffälligkeiten wie scharfen, fischigen oder stinkenden Geruch und Juckreiz auf, ist eine Vulvovaginitis mit einer jugendgynäkologischen Untersuchung abzugrenzen. Diese Sekretion kann von jungen Mädchen als äußerst belastend erlebt werden, da sie sich zum Teil unbewusst als unsauber und verletzlich erleben. Der Ausfluss kann auch mit einer »nicht erlaubten Masturbation« in Verbindung gebracht werden.

»Kann ich als Jungfrau einen Tampon nehmen, ohne dass mein Jungfernhäutchen einreißt?«

Mit Beginn der Östrogenisierung wird das Hymen sukkulent und dehnbar. Vaginaltampons, Spagat oder Sport, Masturbation und das Einführen eines Vaginoskops oder Fingers führen nicht zu einer Verletzung oder zum Einriss des Hymens. Mit der Verwendung eines geeigneten Vaginaltampons (Baumwolle, Zellwolle) steigt keinesfalls das Infektionsrisiko. Der Tampon wirkt wie eine Drainage und steht in 4 unterschiedlichen Größen zur Verfügung. Die geeignete Tampongröße und die Wechselfrequenz verhindern eine Austrocknung der Scheide.

Bei deutlichen Schmerzen oder Behinderung bei der Einführung muss eine vaginale Untersuchung zur Klärung der Ursachen (z. B. Hymen septus) durchgeführt werden, wobei auch nicht-organische Ursachen Berücksichtigung finden müssen wie z. B. der Zustand nach einem sexuellen Übergriff.

Bei Fragen zur Hygiene und zum Zyklus sollte die Möglichkeit, über Waschverhalten, Bekleidung, Intimsprays und das Verhalten bei der Periode zu sprechen, genutzt werden. Die Beratung zur korrekten Analreinigung nach Stuhlgang und zu notwendigen hygienischen Massnahmen, wie Händereinigung, erfordern die ständige, bestimmte, aber nicht moralisierende Wiederholung. Mädchen, die bestimmte Sportarten ausüben, wie Reiten oder Fahrradfahren, die mit einer besonderen Druck- oder Reibebelastung einhergehen, können durch speziell wattierte Hosen im Genitalbereich geschützt werden.

Von besonderer Bedeutung ist die Intaktheit des Hymens bei allen muslimischen Mädchen. Auch eine nur vermeintliche

Verletzung des Hymens durch ein Bagatelltrauma kann weit reichende psychische Folgen haben.

»Kann ich nicht blutarm werden, wenn ich immer meine Tage habe, ich fühl mich auch immer so schlapp.«

Die Menge des bei der Menstruation verlorenen Blutes beträgt etwa 30 ml (obere Norm 60–80 ml) bei einer Gesamtblutmenge von etwa 5 Litern. Der Blutverlust bei einer normalen Regelblutung kann problemlos ersetzt werden. Viele Mädchen fühlen sich während der Periode unwohl und »schmutzig«. Gerade bei der Menstruation ist eine sorgfältige Hygiene und Pflege des Genitalbereiches mit reichlich Wasser und eventuell ph-neutralen Seifen notwendig. Der »fade« Geruch lässt sich damit vermeiden. Manche Mädchen empfinden Ruhe und Wärme als angenehm, manche Mädchen bewegen sich gerne viel und bevorzugen Kälte.

Labien und Klitoris

Veränderungen der Labia minora und majora sind selten und betreffen vorwiegend Asymmetrien. Bei der Labia minora kommt auch eine Labienhypertrophie vor, die beim Alltagssport (Fahrradfahren) hinderlich sein kann und Unsicherheit über die Normalität auslöst. Bei der Inspektion muss beurteilt werden, ob die Hypertrophie von der sehr variablen Bandbreite der Größe und Form der kleinen Labien abweicht.

Das Wachstum von Labia majora und Labia minora in der Pubertät ist unterschiedlich. Entscheidend sind auch hier das subjektive Empfinden und die wahrgenommene Belastung der Jugendlichen.

Bei der Therapie werden konservative Maßnahmen, wie speziell geformte Unterwäsche und weite Kleidung, angeboten. Nach Abschluss der körperlichen Entwicklung können eine Resektion und Neuformierung der Labia minora operativ als plastisch-chirurgischer Eingriff durchgeführt werden.

Regelmäßige Masturbation führt nicht zu einer Vergrößerung der Organe (Penis oder Klitoris) und auch nicht zu einer psychischen Erkrankung. Nicht unterdrückbare Masturbation bei Stresssituationen oder psychischen Belastungen ist dagegen ein Symptom für eine gestörte Konfliktbewältigung und erfordert weitere diagnostische und therapeutische Maßnahmen.

Veränderungen an der Vulva

Veränderungen an der Vulva, wie Rötung, Fluor und Juckreiz sind Symptome einer Vulvitis/Vulvovaginitis, die in Kooperation mit einem jugendgynäkologisch erfahrenen Frauenarzt weiter diagnostiziert und behandelt werden müssen. Gleiches gilt bei Kondylomen. Wenn Mädchen über Beschwerden oder Auffälligkeiten an der Vulva ohne eindeutig nachweisbaren anatomischen Befund klagen, ist differenzialdiagnostisch auch an die Möglichkeit eines sexuellen Übergriffs zu denken.

Fehlbildungen an der Vagina

Fehlbildungen an der Vagina sind extrem selten, aber für die betroffenen Mädchen sehr belastend. Eine Vagina duplex mit assozierten Fehlbildungen ist dabei wesentlich weniger gravierend als eine komplette Vaginalaplasie, wie z. B. beim MAYER-ROKITANSKY-KÜSTER-HAUSER-Syndrom mit komplettem Fehlen der Vagina und des Uterus.

Neben der somatischen »Behinderung« und der daraus resultierenden Belastung durch operative Korrekturmaßnahmen bei Fehlbildungen an der Vagina werden die Mädchen durch die definitive Sterilität und Fortpflanzungsunfähigkeit psychisch belastet. Neben der somatischen Therapie sollte den Mädchen immer eine begleitende psychotherapeutische Therapie angeboten werden.

Genetische Erkrankungen

Verschiedene genetische Erkrankungen gehen mit einer Entwicklungsstörung im Genitalbereich einher. Dies betrifft die Gruppe von Mädchen mit einem intersexuellen Genitale, die u. U. bereits mehrere Korrektureingriffe in der Kindheit erlitten haben, aber auch Mädchen mit einer testikulären Feminisierung, die ebenfalls keine Fortpflanzungsmöglichkeit besitzen. Alle Erkrankungen, die aufgrund von Fehlbildungen die generative Funktion beeinträchtigen, sind für junge Frauen psychisch extrem belastend, da neben der körperlichen »Behinderung« eine Einschränkung ihrer Sexualität und eine bleibende »Kinderlosigkeit« resultieren.

Der Zyklus

Zum Zeitpunkt der Menarche – im Schnitt im Alter von 12,6 ± 2,3 Jahre – sind junge Mädchen zumeist in der Betreuung ihres Jugendarztes. Fragen zum Zyklus, diagnostische und therapeutische Verfahren bei Abweichungen vom regelrechten Zyklusgeschehen, gehören daher zum »Handwerkszeug« des Jugendarztes.

Auch hier gilt wieder, dass jeder betreuende Arzt für sich entscheiden muss, wo seine Kompetenz endet und auf die spezialisierter Fachkollegen übergeht. Eine kompetente Beratung mit Benennung kooperierender, persönlich bekannter Kollegen ist eine sinnvolle Strategie.

Die 1. »Regel« bedeutet den Eintritt des Mädchens in die Reproduktionsphase. Dieser sollte möglichst zeitgerecht und problemlos erfolgen. Probleme um und mit der Periode sind für 41% der jungen Mädchen der Grund, einen Arzt aufzusuchen (2). 31% der Mädchen erleben ihre Menarche als normal und natürlich, 33% als unangenehm, 37% sind ambivalent oder können sich nicht erinnern (3).

Probleme mit der Regel als körperlichem Funktionsvorgang sind in den ersten 3 Jahren nach der Menarche häufig. Neben den Störungen im zeitlichen Ablauf, der Blutungsdauer oder der Blutungsstärke sind die primär oder sekundär schmerzhafte Menstruation für Mädchen psychisch belastend.

Junge Mädchen (12–14 Jahre) sind häufig gut zu motivieren, mehr über die Funktionsweise ihres Körpers zu erfahren. Kombiniert mit dem Erlebnis »Computergestützte Basaltemperaturmessung« können sie einfachen Methoden zur Feststellung ihrer Fruchtbarkeit (Nachweis Ovulation) positive Seiten abgewinnen. Fühlen sich Mädchen durch die Unregelmäßigkeit der Menstruation in ihrer Lebensqualität eingeschränkt, kann in der Praxis primär eine pflanzliche Therapie mit Agnus castus versucht werden. Hormonell ist eine zyklische Unterstützung mit einem Gestagen vom 14.–25. Zyklustag zu überlegen.

Dysmenorrhö

Die Dysmenorrhö – Schmerzen bei der Regelblutung – ist eine der häufigsten Beschwerden bei Frauen. Die Angaben über die Häufigkeit bei Jugendlichen differieren je nach Autor von 20–60%.

Massive Dysmenorrhöen gehen mit stark eingeschränkten Aktivitäten und zeitweilig erforderlicher Bettruhe der Patientinnen einher und führen zu häufigen Fehlzeiten in der Schule oder am Arbeitsplatz. Neben seltenen Lage- oder Formanomalien des Uterus ist die lokale Erhöhung der Bildung von Prostaglandin F2α im Endometrium für die schmerzauslösenden Uteruskontraktionen verantwortlich. Zusätzlich wirken die Prostaglandine vasokonstriktorisch und können zu Ischämieschmerzen führen.

Ebenso gibt es eine familiäre Häufung der Dysmenorrhö. Es besteht eine Korrelation zum Menstruationsverhalten der älteren Schwester oder Mutter als Ausdruck einer innerfamiliären psychogenen Komponente.

Bei der primären Dysmenorrhö muss anamnestisch eine Abflussbehinderung des Menstrualblutes oder eine Uterusfehlbildung sonographisch ausgeschlossen werden. Bei der sekundären Dysmenorrhö, die erst Jahre nach der Menarche auftritt, müssen organische Ursachen, wie Adnexitis, Divertikulitis, Appendizitis usw., ausgeschlossen werden.

Nach Diagnosestellung sollen die Jugendlichen über die Ätiologie der Erkrankung aufgeklärt und ermuntert werden, selbst Strategien zu entwickeln, die die angegebenen Beschwerden erleichtern. Meist haben die betroffenen Mädchen bereits Verhaltensweisen entwickelt oder von einem ebenfalls betroffenen Familienmitglied übernommen, wie physikalische Maßnahmen (Ruhe, Wärme oder Entspannung). Fast alle Mädchen haben bereits Erfahrung mit schmerzlindernden Medikamenten.

Nicht zu unterschätzen ist auch die Wirkung des sekundären Krankheitsgewinnes durch die Dysmenorrhö, wie z. B. Schulbefreiung, Sportbefreiung, Arbeitsunfähigkeitsbescheinigung, Zuwendung von Mutter, Freundin oder Freund.

Die Mädchen werden bestärkt, die bekannten Verhaltensweisen bereits präventiv, d. h. vor dem nach Zyklusablauf zu erwartenden Schmerzbeginn einzusetzen. Die Bitte, dem gesamten Zyklusgeschehen und den damit verbundenen körperlichen Veränderungen mehr Aufmerksamkeit und Zuwendung zu geben, ist häufig therapeutisch wirksam. Durch die aktive Beschäftigung und den positiv gestalteten Umgang mit dem eigenen Körper *(»Ab heute lass ich es mir und meinem Körper ganz gut gehen, ich nehme mir Zeit und Muße, ich genieße die Wärme und Entspannung«)* gelingt es vielen Mädchen die Dysmenorrhö anzunehmen.

Das intensive Eingehen auf die Problematik der individuellen Jugendlichen ist ein wesentlicher ärztlicher Beitrag zur Therapie der Dysmenorrhö. Bei manchen Betroffenen ist auch eine psychotherapeutische Begleitung sinnvoll. Unterstützend hat sich die Einnahme von pflanzlicher Medikation (z. B. Agnus castus) über einen längeren Zeitraum erwiesen.

Medikamentös ist bei Bedarf die Gabe von Prostaglandinsynthesehemmern (Beginn 100 mg, täglich steigernd bis zu 600 mg/d) bereits einige Tage vor dem erwarteten Beginn der Dysmenorrhö sinnvoll. Medikamente, wie Ibuprofen oder Naproxen, sind hervorragend wirksam. Die Hemmung der Ovulation und der PG F2α-Synthese durch Gestagene beseitigt die Dysmenorrhö bei vielen Patientinnen. Bei zusätzlichem Verhütungswunsch ist daher die Verordnung eines oralen gestagenbetonten Kontrazeptivums sinnvoll.

Amenorrhö

Eine primäre Amenorrhö besteht in Anpassung an die Akzeleration der Entwicklungsdaten in den letzten 2 Dekaden, wenn bis zum vollendeten 15. Lebensjahr keine Periodenblutung aufgetreten ist.

Die Diagnostik der primären Amenorrhö ist komplex und kann nur in Zusammenarbeit mit einem jugendgynäkologisch erfahrenen Frauenarzt, einem endokrinologisch erfahrenen Jugendarzt, einem Genetiker und/oder einem kompetenten Zentrum durchgeführt werden.

Von besonderer Bedeutung ist dabei, dass Mädchen eine primäre Amenorrhö als »Behinderung« erfahren. Während Gleichaltrige bereits im Schnitt mit 12,3 Jahren ihre 1. Periodenblutung erlebt haben, bleibt bei den amenorrhoischen Mädchen die Menarche als sichtbares Zeichen der Reproduktionsfähigkeit aus. Dieses »Anderssein« wird von den Mädchen in der Regel nicht positiv erlebt *(»Prima, ich habe noch keine Probleme mit der Regel«)*, sondern als belastende Einschränkung in der persönlichen Entwicklung bewertet.

Unterbauchschmerzen

Unterbauchschmerzen sind ein häufiges Symptom über das junge Mädchen in der Praxis klagen. Neben der Unterscheidung in akute und chronische Unterbauchschmerzen ist in der Jugendgynäkologie die Unterscheidung in zyklusabhängig bzw. zyklusunabhängig von besonderer Bedeutung. Eine korrekte Erfassung der Zyklusanamnese gehört daher in der Jugendmedizin zu den »Grundlagen«.

Zyklusabhängige Schmerzen

Bei den zyklusabhängigen Schmerzen sind Dysmenorrhö, prämenstruelles Syndrom, Ovulationsschmerzen, Endometriose und polyzystisches Ovarien-Syndrom zu differenzieren.

Ovulationsschmerzen sind bei jungen Mädchen als mitzyklisches Schmerzereignis selten. Manche Mädchen spüren den Eisprung durch einen leichten Schmerz im Unterbauch (Mittelschmerz) aufgrund der Kapselspannung oder akuter Einblutungen. Ist eine Therapie erforderlich, werden bei zusätzlichem Verhütungswunsch orale Kontrazeptiva eingesetzt.

Zyklusunabhängige Schmerzen

Akute zyklusunabhängige Unterbauchschmerzen haben in der Regel ein organisches Korrelat.

- Pelvic inflammatory Disease (PID), Adnexitis, Salpingitis, Endometritis;
- Ovarialzysten, Ovarialtumoren, Myome;
- Stieldrehungen Ovar/Myom, Fehlbildungen (Hymenalatresie, Vaginalaplasie usw.);
- Tubargravidität, Schwangerschaft;
- Harnverhaltung, Zystitis, »Honeymoon-Zystitis«, Uretherstein;
- Appendizitis, Enteritis, Enterokolitis, Divertikulitis, MECKEL-Divertikel, Volvulus, mechanischer Ileus, akuter Schub M. CROHN, Colon irritabile;
- Mesenterialvenenthrombose, Aneurysmen;
- Inguinalhernien, Beckenbodenmyalgien;
- Bandscheibenvorfall, Ileokokzygealschmerzen;
- Trauma (Schlag, Verletzung).

Chronische zyklusunabhängige Unterbauchschmerzen stellen in der Jugendmedizin und Jugendgynäkologie eine komplexe Problematik dar, da, wie bei akuten Beschwerden, unterschiedliche Organsysteme beteiligt sein können:

- gastrointestinales Organsystem mit Magen, Ileum, Kolon;
- urogenitales Organsystem mit Urethra, Blase, Uretheren, Nieren;
- knöcherne Organsysteme, wie Lendenwirbelsäule, Kreuzbein, Becken;
- muskuläre Organsysteme, wie Beckenboden, M. psoas, Fibromyalgiesyndrom;
- venöse und arterielle Organsysteme;
- neurale Organsysteme; wie Rückenmark und periphere Nerven;
- psychisches Organsystem mit Somatisierungsbeschwerden;
- angeborene und erworbene Erkrankungen mit Unterbauchschmerzen;
- genitales Organsystem mit Uterus, Adnexen, Ovarien.

Psychisches Organsystem mit Somatisierungsbeschwerden: Unklare, rezidivierende Unterbauchschmerzen sind ein häufiges Symptom bei Somatisierungsstörungen Jugendlicher. Neben unbewältigten Konflikten in der Ablösung von den Bezugspersonen können pubertätsspezifische Konflikte die Ursache sein.

Gewaltanwendungen in der Kindheit und Jugend (z. B. sexuelle Übergriffe) können sich in Bauchschmerzen äußern. Die Übernahme der spezifisch weiblichen

Rolle mit den daran gekoppelten Erwartungen der Gesellschaft, der Peergroup und der Bezugspersonen, das einem Spagat zwischen sexuell attraktivem Individuum, verantwortungsbewusster junger Frau mit Engagement in der Schule, Lehrstelle oder Beruf und in Zukunft werdender Mutter und Hausfrau beinhaltet, kann sich in chronischen Schmerzen ausdrücken.

Soziale Belastungen, wie Mobbing in der Schule oder in der Gruppe der Peers, lösen häufig Somatisierungsbeschwerden im Unterbauch aus. Depressive Jugendliche geben desöfteren Unterbauchschmerzen als Symptom an. Unzufriedenheit mit dem sexuellen Erleben oder die Sexualität verneinende Erziehung, Konflikte mit der Geschlechtsidentität bzw. sexuelle Orientierungsstörungen können sich, wie auch Konflikte mit dem Freund, in Unterbauchschmerzen äußern (siehe auch Kapitel 17, »Somatisierungsstörungen bei Kindern und Jugendlichen«, Seite 285).

Diagnostik und Therapie in der Jugendarztpraxis

Häufig ist die Diagnose von Bauchschmerzen in der Praxis eindeutig und schnell gestellt. Die genannten Differenzialdiagnosen bei akuten und chronischen Erkrankungen müssen aber bei der Diagnostik sorgfältig berücksichtigt werden.

Die Instrumente der somatischen Diagnose sind eine sorgfältige Anamnese mit eventuell vorliegendem Schmerztagebuch, die komplette körperliche Untersuchung im Sinne eines Ganzkörperstatus sowie eine Ultraschalluntersuchung des Abdomens. Ergänzend können je nach Indikation laborchemische sowie weitere invasive Verfahren wie Endoskopien erforderlich sein. Die Instrumente der psychologischen Diagnose sind eine erweiterte kinder- und jugendpsychiatrische Anamnese und psychometrische Fragebögen.

Bei organischen Erkrankungen ist eine dem Jugendalter adaptierte spezifische Therapie der einzelnen Grunderkrankung (medikamentös oder operativ) einzuleiten.

Im Vordergrund der Bemühungen des Jugendarztes kann aber auch die Symptomkontrolle stehen, das Erarbeiten von Behandlungskonzepten und Behandlungsplänen sowie notwendige Kriseninterventionen.

Bei psychischen Erkrankungen wird durch eine kurzfristige stabilisierende Gesprächstherapie, die bei Notwendigkeit eine längerfristige Psychotherapie nach sich zieht, interveniert.

Von besonderer Bedeutung für die Praxis ist die Prävention medizinischer und psychischer Störungen, eine Verbesserung der Selbstakzeptanz und der Verhinderung einer ökonomischen und sozialen Isolation.

Probleme der vorzeitigen oder verzögerten Pubertät

Eine der Grundvoraussetzungen zur Beurteilung der Pubertätsentwicklung ist die genaue Kenntnis des Pubertätsablaufes und dessen Variationsbreite. Grundlegend für die Beurteilung ist auch heute noch die Zürcher Longitudinalstudie, Wachstums-, Gewichts- und Wachstumsgeschwindigkeitskurven von PRADER sowie die TANNER-Stadien, die einzelne Entwicklungsstufen deskriptiv festlegen. Aktuelle Daten gehen von einem Menarchealter in Deutschland von 12,6 Jahren aus.

In Repräsentativerhebungen bei Jugendlichen in Deutschland fand KLUGE (4) für den Zeitraum von 1981–1994 sogar einen Rückgang des mittleren Menarchealters auf 12,2 Jahre. Noch deutlicher fiel dieser epochale Trend für das mittlere Alter der Ejakularche bei Jungen aus, das sich zwischen 1981 und 1994 um 1,7 Jahre von 14,2 auf 12,5 Jahre verschob.

Vorzeitige Pubertät

In den letzten Jahren wurde vor allem in Studien aus Amerika eine Vorverlagerung des Pubertätsbeginns vor das 8. Lebensjahr – bisherige Definition entsprechend einer zentralen Pubertas praecox <8. Lebensjahr – beschrieben. Diese »frühnormale Pubertät« und akzelerierte Pubertätsentwicklung fand man auch bei Mädchen, die aus Entwicklungsländern nach Westeuropa oder den USA adoptiert wurden. Die Ursache hierfür ist unbekannt. Umwelteinflüsse, wie eine exogene Östrogenzufuhr, über Ernährung oder Umweltgifte wurden diskutiert. Vor allem dunkelhäutige Mädchen mit einer afrikanischen oder hispanischen Herkunft sind von dieser frühnormalen Entwicklung betroffen.

Frühreife Mädchen und spät entwickelte Jungen sind eine Herausforderung für jeden Betreuer, da sie sehr leicht Probleme unterschiedlichster Art bereiten können, obwohl beide sich durchaus innerhalb der Normgrenzen befinden (±2 SD).

Bei den Mädchen findet sich häufig früher als bei Altersgenossinnen üblich ein Leistungsabfall in der Schule und die Aufnahme von Risikoverhalten. Auch die sexuelle Aktivität setzt früher ein, bei gleichzeitig schlechterem kontrazeptivem Wissen und Schutz. Hingegen scheint kein Einfluss in Bezug auf die Anzahl der Freunde, auf die wahrgenommene Akzeptanz oder auf die Beliebtheit bzw. Unbeliebtheit zu bestehen (5).

Frühreife Jungen und Mädchen scheinen mehr an somatischen Beschwerden zu leiden. Nach STEINBERG (7) leiden früh pubertierende Mädchen eher an Anpassungsstörungen einschließlich Depressionen, Angsterkrankungen und Essstörungen. Sie beschäftigen sich auch intensiver mit ihrem Körper. Frühreife Mädchen zeigen in mehreren Studien eine Umkehr im späteren Entwicklungsverlauf. Sie entwickeln im Erwachsenenalter ein höheres Maß an sozialer Kompetenz und zeigen eine stärkere situationsangemessene Flexibilität im Verhalten (8).

Spätreife Mädchen zeigen keine signifikanten Unterschiede im Hinblick auf Selbstwert, depressive Verstimmungen, problematisches Essverhalten und psychosomatische Probleme. Der Substanzgebrauch scheint häufiger als in der »Normal-Gruppe« zu sein (9).

Zufriedenheit mit dem eigenen Körper steht bei Jungen meist in Zusammenhang mit Körpergröße und Muskelmasse. Bei Mädchen ist die Unzufriedenheit mit dem eigenen Körper meist eine Unzufriedenheit mit dem Gewicht oder Aussehen. Zufriedenheit bzw. Unzufriedenheit kann vom sozialen Kontext stark beeinflusst werden, so z. B. durch den Klassen- und Schulgeist (5).

Das Verständnis, in welchem Stadium sich der individuelle Jugendliche befindet, ist Grundvoraussetzung für entwicklungsgemäße Unterstützung und Hilfe. Die Entwicklung einer Frühpubertät ist mit Risiken im sozialen und psychosozialen Bereich assoziiert. Besonders für Jugendliche mit einem vom Durchschnitt abweichenden Entwicklungstempo können Peerbeziehungen in Risiken für eine positive Entwicklung münden. Suchen sich beispielsweise Frühpubertierende Freunde und nehmen deren Normen an, die dem eigenen Entwicklungsstand entsprechen (und folglich zumeist älter sind), kann es dazu kommen, dass sie sich verfrüht wie Erwachsene und damit für ihr chronologisches Alter inadäquat verhalten (z. B. Substanzgebrauch) (6).

Auch das Verhalten von Müttern gegenüber frühreifen Jugendlichen ist unterschiedlich. Diese Mütter geben eine geringere (leicht unterdurchschnittliche) Aufgeschlossenheit ihrer Familien für intellektuelle und kulturelle Inhalte an, verglichen mit den Müttern von Normalentwicklern. Bei frühreifen Jugendlichen werden eher materielle Belohnung und Verstärkung eingesetzt. Aber auch Bestrafung durch Entzug dieser Privilegien ist in dieser Gruppe häufiger. Eine frühe Pubertät kann mit stärkeren Konflikten in der Familie einhergehen, z. B. drücken die Mütter von Frühpubertierenden gegenüber ihren Töchtern häufiger Ärger und Geringschätzung aus (10).

Für die Praxis des Jugendarztes ist es wichtig, bei frühpubertären Mädchen (Mädchen zu Jungen 5:1) (11) auf die körperlichen und sozialen Probleme antizipatorisch hinzuweisen. Dies betrifft eine umfassende Information der Eltern, aber auch der Schule über Hygienemaßnahmen und den Umgang mit der Menarche, die von frühpubertierenden Mädchen als Belastung erlebt wird.

Verzögerte Pubertät

Eine verzögerte Pubertät besteht, wenn bei Mädchen bis etwa zum 13. Lebensjahr und bei Jungen bis etwa zum 14. Lebensjahr noch keine Pubertätszeichen aufgetreten sind. Die verzögerte Pubertät wird auch Pubertas tarda genannt. Sie tritt häufiger als die Frühpubertät auf. Im eigentlichen Sinn ist die Pubertas tarda keine eigenständige Krankheit, sondern ein Symptom.

Mädchen und Jungen, deren Entwicklung verzögert verläuft, sind verunsichert und stellen sich bewusst und unbewusst immer wieder die Frage: *»Bin ich normal? Werde ich auch einmal so wie die anderen?«*

Spätentwickler, die weniger erwachsen erscheinen, sehen sich eher als Verlierer im Wettbewerb um soziale Anerkennung der Gleichaltrigen und Erwachsenen.

Die wichtigsten Ansprechpartner in der Adoleszenzzeit sind die Peers, die aber, vor allem bei schwerwiegenden Problemen, häufig nicht über ausreichende Kompetenz zur Hilfestellung verfügen. Während für Jungen Probleme erst dann beginnen, wenn sie zu einer funktionalen Beeinträchtigung führen, stehen bei Mädchen emotionale und psychische Belastungen im Vordergrund.

Dem gesprächsorientierten Hilfeverständnis der Mädchen (wichtig ist jemand, mit dem man Probleme besprechen kann) steht das handlungsorientierte Hilfeverständnis der Jungen gegenüber, das sich an einer möglichst schnellen Wiederherstellung der alten Funktionalität orientiert. Mädchen nehmen körperliche sowie psychische Symptome und auch Probleme deutlich früher wahr als Jungen, mit deren männlichem Rollenverständnis eine größere Toleranz gegenüber Unwohlsein und eine Neigung zu ausweichendem Verhalten verbunden ist. Bei beiden Geschlechtern lassen sich allerdings Scham und Angst vor Stigmatisierung (z. B. durch Mitschüler etc.) erkennen.

In die frühe Adoleszenz fällt die Zeit der Autonomiefindung, der Ablösung vom Elternhaus, der Berufswahl und der ersten Erfahrung mit der Sexualität, d. h., zu den oben beschriebenen einschneidenden körperlichen und seelischen Veränderungen kommen zusätzliche soziale Stressfaktoren. Die Familie wird von der Gleichaltrigen- oder Gleichgesinntengruppe (auch Peergroup genannt) abgelöst. Dieser Schritt ist zur Autonomiefindung wichtig.

Um in die Peergroup, sei es in der Schule oder im Jugendklub, aufgenommen zu werden, gilt es, deren Regeln und Hierarchien zu akzeptieren. Dies zeigt sich in der heutigen Zeit deutlich an der sog. Uniformierung (identischer Kleidungsstil und gleiche Modetrends) gewisser Jugendgruppen. Jugendliche, die aus dem Rahmen fallen, sei es durch ihr Aussehen, durch Verzögerung der Pubertät, Kleinwuchs, chronische Erkrankung oder die Zugehörigkeit zu einer fremden Kultur, werden schnell zu Außenseitern in der Schule und in der Freizeit.

Jungen

Nach wie vor werden aktuelle Empfehlungen und Herausforderungen der Gesundheitsförderung weitgehend ohne eine nach Geschlechtern differenzierte Betrachtungsweise genannt. Berichte aus der medizinischen und pädagogischen Praxis wie auch Studien aus dem Bereich der Sozialwissenschaften weisen jedoch auf einen mehr oder weniger deutlichen Unterschied im Morbiditätsspektrum wie auch im Gesundheitsverhalten hin. Dabei zeigen internationale Vergleichsstudien, dass die Muster der Geschlechtsunterschiede nicht universell sind, sondern zum Teil auch kulturellen Prägungen unterliegen (12).

Stand in den vergangenen Dekaden der Fortschritt der Frauengesundheit im Zentrum des Interesses, so zeigen die zum Teil deutlichen Unterschiede zuungunsten der Jungen gegenüber den Mädchen, dass Jungengesundheit für die Zukunft ein Schwerpunkt von Gesundheitsförderung werden muss, will man im allgemeinen Gesundheitsverhalten innerhalb einer Gesellschaft weitere Fortschritte erzielen (Tab. 2).

Weitere Daten zum Risiko, männlich zu sein:

- durchschnittliche Lebenserwartung: 75 Jahre (♂), 81 Jahre (♀);
- Jungen werden später sauber, lernen später sprechen, sitzen und laufen;
- Jungen stottern 4-mal häufiger als Mädchen;
- Jungen leiden 4-mal häufiger an Tics, Zwangsvorstellungen und Zwangshandlungen;
- Jungen werden in der Schule häufiger ermahnt;
- doppelt so viele Jungen wie Mädchen verfehlen das Klassenziel;
- 60% der Schüler an Förderschulen sind Jungen;
- Alkoholmissbrauch im Jugendalter ist zu 70–80% ein Jungenproblem;
- Jungen zwischen 10 und 20 Jahren vollenden 3-mal häufiger den Suizid.

Dennoch beschreiben 88,4% der Jungen ihren Gesundheitszustand als ausgezeichnet. Im Gegensatz dazu sind es bei den Mädchen 82%. Wer sich mit Jungengesundheit näher auseinandersetzt, findet gerade in der Pubertät einen offensichtlichen Widerspruch zwischen geschlechtsbezogenen Morbiditätsdaten und der Inanspruchnahme medizinischer Hilfe und Unterstützung.

In das Bild von Männlichkeit in unserer Gesellschaft passt Krankheit nicht hinein. Gesundheit wird von Jungen als »normal« betrachtet, und es bestehen die Erwartung und der Druck, sich als gesund zu präsentieren. Gesund und fit zu sein gilt als ein »Muss«. Dies gilt selbst dann, wenn ein Junge im Moment akut krank ist (14). Noch mehr als bei Mädchen ist man daher bei Jungen auf Kenntnisse versteckter Botschaften und ihren psychosomatischen Hintergrund angewiesen. Jungen verbalisieren von sich aus – trotz aller Ängste, die pubertäre Veränderungen mit sich bringen – viel seltener körperliche und psychische Probleme. Sie verfügen zudem in viel geringerem Ausmaß als ihre Altersgenossinnen über gleichgeschlechtliche soziale Unterstützungssysteme, mit denen sie sich tiefergehend austauschen können.

Jungen sind in ihrer pubertären Entwicklung im Vergleich zu Mädchen um etwa 1–2 Jahre retardiert. So ist auch zu berücksichtigen, dass nicht nur die Altersbereiche der biologischen, sondern auch der psychosozialen Entwicklung von denen der Mädchen abweichen, was gerade auch im pädagogischen Kontext häufig zu Problemen führt.

Die meisten Jungen machen – zumeist in der frühen Pubertätsphase – Erfahrungen mit gleichgeschlechtlicher Anziehung und Homosexualität. Die Entwicklung der Sexualität, der Spermarche und der

Tab. 2
Das Risiko, männlich zu sein (13)

	Jungen	Mädchen
Schwerbehinderte Kinder < 15 Jahre	1,13%	0,87%
Asthmamedikation	6,1%	3,4%
Diabetes mellitus Typ 1	8,5%	7,7%
Adipositas (18–19-Jährige)	7,5%	4,9%
Krebserkrankung/100 000	14,6	12,7%
Psychische Auffälligkeiten (18-Jährige)	14,8%	17,2%
Psychische Auffälligkeiten/ Schwere Formen	6,8%	1,1%
Entwicklungsstörungen	66%	33%
Hyperkinetische Störungen (11–15-Jährige)	3,04%	0,75%

ubiquitär vorkommenden Selbstbefriedigung werden zumeist verdeckt behandelt.

Besonders die verschiedenen urologischen Probleme und Fragestellungen verdienen bei Jungen in der Pubertät vermehrte Aufmerksamkeit, da sie häufig mit Ängsten in Bezug auf die Normalität körperlicher und sexueller Entwicklung respektive auch der sexuellen Potenz und Zeugungsfähigkeit verbunden sind. Besonders in der Pubertät können verschiedene urologische Krankheiten, Probleme und Fragestellungen auftreten. Jungen scheuen sich, die Probleme, z. B. an Skrotum, Hoden und Penis direkt anzusprechen. Bauchschmerzen und sonstige psychosomatische Beschwerden werden immer wieder vorgeschoben, ohne dass das eigentliche Problem – selbst bei Hodentorsion oder Tumorverdacht – konkret erwähnt wird.

Eine genaue Anamnese und eine gründliche einfühlsame Untersuchung sind unerlässlich.

Probleme mit Hodengröße und Penislänge, die Fruchtbarkeit und Potenz betreffend, können Ursache unklar angegebener Beschwerden sein.

Probleme und Beschwerden beim Geschlechtsverkehr werden selten konkret verbalisiert und müssen bedacht werden, wenn Behandlungen im Genitalbereich im Kindesalter vorausgegangen sind (z. B. bei Hodenhochstand, Hodentorsion oder Hypospadie).

Veränderungen am Penis

Phimose

Von einer Vorhautverengung (Phimose) spricht man, wenn sich die Vorhaut nicht über die Glans zurückstreifen lässt. Diese Verengung (etwa 1–3% [15]) kann Beschwerden, z. B. schmerzhaftes Spannungsgefühl bei der Erektion, machen. Die erschwerte Reinigung kann zu abgeschilferten Hautrückständen (Smegma) führen, die durch eine bakterielle Besiedelung eine lokale Entzündung (Balanitis) hervorrufen kann.

Die totale Entfernung der Vorhaut stellt für Jungen heutzutage kaum noch ein Problem dar, da das dementsprechende Aussehen sowohl bei Mädchen wie bei Jungen hinreichend bekannt ist und akzeptiert wird. Hingegen ist die subtotale Entfernung mit Bestehenbleiben einer »Restschürze« der Vorhaut problematisch, da dies ein ungewohnter Anblick ist und peinliche Fragen aufwirft, die Jungen in der neuen Situation, z. B. beim Petting oder beim Geschlechtsverkehr, belasten und zu Verweigerungshaltung führen können.

Balanitis

Eine Vorhautentzündung (Balanitis) ist eine Entzündung der Glans penis, oft verbunden mit einer Entzündung des äußeren und inneren Präputiums (Balanoposthitis). Ursächlich ist eine bakterielle Infektion der mangels Hygiene angesammelten Zellen des mehrschichtigen unverhornten Plattenepithels (Smegma), Verletzungen bei Masturbation oder eine Urethritis. Eine sexuell übertragene Erkrankung muss ausgeschlossen werden. Noch immer glauben viele Jungen nicht, dass es Infektionen mit Gonorrhö, Herpes genitalis und Chlamydien gibt, ohne dass klinische Symptome darauf hinweisen. Informationen hierüber sollten in jede Behandlung mit einfließen.

Priapismus

Eine schmerzhafte Dauererektion (Priapismus) ist bei Jugendlichen eher selten. Es ist zu berücksichtigen, dass betroffene Jugendliche sich aus Scham meist sehr spät beim Arzt melden. Jeder Patient, bei dem der Priapismus länger als 1–2 Stunden anhält, sollte einen Urologen aufsuchen.

Penisverkrümmung

Eine Penisverkrümmung im jugendlichen Alter ist angeboren. Dabei ist der Penis durch ein unterschiedliches Größenwachstum der Schwellkörper (Corpora cavernosa) nach ventral (nach vorne) oder nach dorsal (hinten) gebogen. Selten kann auch eine Verdrehung (Torsion) bestehen. Schmerzen bei Erektion bestehen in der Regel nicht, jedoch kann der Geschlechtsverkehr schmerzhaft sein. Jungen erleben ihre »Andersartigkeit« in der Peergroup, beim Sport oder auch beim Petting bzw. beim Geschlechtsverkehr belastend.

Pseudohypogenitale (»buried penis« – Pseudomikropenis)

Die mittlere erektile Penislänge liegt im Stadium TANNER 5 bei etwa 15 cm (5. Perzentile 11 cm / 95. Perzentile 18 cm). Bei übergewichtigen bzw. adipösen Jungen erscheint der Penis häufig im schlaffen Zustand klein, bei Erektion liegt eine normale Penislänge vor. Dabei »verschwindet« der Penisansatz mehr oder weniger tief im Fettgewebe. Wird das Fettgewebe zurückgeschoben gibt es den Einblick auf eine normale Penisgröße frei. Die Penislänge ist in der Vorstellung der Jungen eng verbunden mit Männlichkeit und Potenz. Gerade ein Vergleich der Penislänge in der Peergroup, z. B. beim Duschen nach dem Sport belastet Jungen und wird gemieden. Weder die Sexualfunktion noch ein erfülltes Sexualleben korrelieren mit der Penislänge.

Veränderungen an Skrotum und Hoden / Nebenhoden

Epididymitis

Die bis zur Pubertät sehr seltene Nebenhodenentzündung wird bei jungen Männern am häufigsten durch sexuell übertragene Erreger (40–60% Chlamydien!) hervorgerufen. Schon in kurzer Zeit kann die betroffene Skrotalhälfte anschwellen und stark druckschmerzhaft werden.

Die Haut ist gespannt und überwärmt, die zunehmenden Schmerzen strahlen typischerweise nach inguinal aus. Häufig bestehen Begleitbefunde, wie leichtes Fieber und schmerzhafte Miktion (Dysurie). Differenzialdiagnostisch ist immer eine Hodentorsion auszuschließen.

Therapeutisch ist neben einer Ruhigstellung mit Hochlagerung des Hodensacks eine testgerechte Antibiose notwendig. Kommt es innerhalb von 14 Tagen zu keiner Besserung, muss ein Tumor ausgeschlossen werden (etwa 10% der Patienten).

Orchitis

Die Entzündung des Hodens hat eine ähnliche Ursache wie die Nebenhodenentzündung und tritt häufig in Kombination mit ihr auf (Panorchitis). Die Mumpsorchitis (bei etwa 30% der Mumpserkrankungen) ist eine ausschließlich in der Postpubertät vorkommende Erkrankung (gewöhnlich einseitig!).

Varikozele

Unter einer Varikozele (Vorkommen etwa 15–20%) versteht man eine Krampfader des Hodens. Ursache ist eine Insuffizienz der Venenklappen durch den orthostatischen Druck, sodass das Blut in den skrotalen Venenplexus zurückfließt. Aufgrund fehlender Symptomatik (selten unangenehmes Gefühl im Bereich des Hodens oder Wachstumsretardierung des Hodens) werden Varikozelen häufig übersehen. Die Diagnose kann einfach und nicht invasiv gestellt werden. Bei rechtsseitigem Befund muss unbedingt ein Nierentumor ausgeschlossen werden. Die Behandlung ist neben der Gefahr der Infertilität auch indiziert bei Beschwerden. Sie erfolgt operativ bzw. durch Sklerosierung des varikösen Venengeflechtes.

Hydrozele / Hydrocele funiculi spermatici

Bei einer Hydrozele handelt es sich um eine Ansammlung seröser Flüssigkeit in der Tunica vaginalis oder in einem nicht verklebten Anteil des Processus vaginalis (Hydrocele funiculi spermatici). Während es sich bei kleinen Jungen um einen offenen Verbindungsgang zwischen Skrotum und Bauchraum (offener Processus vaginalis) handelt (angeboren), kann eine Hydrocele auch idiopathisch vorkommen, z. B. nach Entzündungen sowie Verletzungen.

Spermatozele

Von einer Spermatozele spricht man bei einer Retentionszyste am Nebenhoden, gefüllt mit spermahaltiger Flüssigkeit. Die Spermatozele macht keine Beschwerden und ist häufig ein Zufallsbefund. Nicht selten findet sie sich beidseitig bzw. kann sie multipel auftreten.

Die Diagnostik erfolgt durch Palpation (gut abgrenzbare schmerzlose Raumforderung im Bereich des Nebenhodens). Sofern keine Beschwerden bestehen, ist keine Therapie erforderlich.

Hodentorsion

Die Hodentorsion ist die häufigste Ursache für einen Hodenverlust im Jugendalter. Meist ist sie traumatischer Genese, z. B. Verletzungen beim Radfahren oder anderen Sportarten. Ursache ist eine deutlich erhöhte Kremasterkontraktilität. Entscheidend für die Prognose sind Grad und Dauer der Torsion. Die Therapie besteht in einer chirurgisch durchgeführten Detorquierung und Fixation. Wegen der erheblichen Konsequenzen sollte die Indikation zur Detorquierung großzügig gestellt werden. Eine bilaterale Orchidopexie ist zu erwägen.

Hodentumor (etwa 1–2% aller Tumoren)

In der Pubertät, als Übergangsphase vom Kindesalter zum Erwachsenenalter, kommen sowohl Tumoren des Kindesalters wie auch solche des Erwachsenenalters vor. Bei einer schmerzlosen, harten Vergrößerung des Hodens ist immer sofort eine Kontrolle beim Kinder- und Jugendarzt oder Urologen notwendig. Bestätigt sich der Befund eines malignen Hodentumors, so wird der Hoden entfernt. Das weitere Vorgehen richtet sich nach dem Ergebnis der gesamten Untersuchungsbefunde.

Eine Kryospermakonservierung sollte bedacht werden. Die Aufklärung des Patienten sollte immer auch den Hinweis auf die Möglichkeit einer späteren Hodenphantomimplantation beinhalten.

Urogenitalbereich

Harnweginfekt

Harnweginfektionen sind Infektionen des unteren Harntraktes (Zystitis) und des oberen Harntraktes (Pyelonephritis). Der Nachweis erfolgt z. B. durch eine Harnkultur von steril gewonnenem Harn oder durch einen Urethralabstrich. Im Jugendalter muss unbedingt an sexuell übertragene Erkrankungen gedacht werden.

Sexualfunktion

Erektionsstörungen sind nach neueren Untersuchungen die häufigsten Ursachen für sexuelle Dysfunktion bzw. Impotenz bei Jugendlichen. Die Ursachen liegen zumeist in Infektionen mit Chlamydia trachomatis und Neisseria gonorrhoeae (Prostatitis/Prostatavergrößerung). Auch psychische Probleme oder schmerzhafter Geschlechtsverkehr (Phimose?) kommen als Ursache vor. Besonders bei chronischen Erkrankungen (Diabetes mellitus, kardiopulmonale, hämatologische, onkologische und neurologische Erkrankungen etc.) ist an eine Störung der sexuellen Aktivität zu denken, die selten direkt geäußert wird, sondern sich eher in psychosomatischen Beschwerden bemerkbar macht. Ebenso sollte an eine sexuelle Orientierungsstörung (z. B. im Zusammenhang mit Homosexualität) gedacht werden.

Grundsätzlich kommt eine sexuelle Dysfunktion bei homosexuellen gleich häufig wie bei heterosexuellen Jugendlichen vor. In der Phase der sexuellen Orientierung kann es jedoch zur deutlichen Beeinträchtigung des Sexuallebens kommen. Dabei spielen u. U. auch sexuelle Praktiken (z. B. Analverkehr) eine Rolle (16).

Probleme der Entwicklung bei Jungen

Frühzeitige Pubertät

Frühreife Jungen besitzen einen höheren Status, sind sportlich erfolgreicher und werden eher mit Verantwortung betraut als ihre Altersgenossen. Insgesamt machen sie soziale Erfahrungen, die das Selbstwertgefühl stärken. Allerdings verliert sich die selbstwertfördernde Bedeutung früher sexueller Reifung bei Jungen nicht nur, sondern kehrt sich im weiteren Verlauf sogar um. Die enge Identifikation mit einem stereotypen männlichen Rollenbild, die den Statusgewinn im Jugendalter ausmacht, steht im Erwachsenenalter der Ausbildung einer flexibleren Geschlechtsrollenorientierung entgegen (8).

Verspätete Pubertät

Spätreife Jungen gehen weniger aus. Bei Vorliegen eines Substanzgebrauchs ist dieser stärker als in der »Normalgruppe«. Später sind sie beruflich erfolgreicher und kompetenter, kreativer, sensibler und toleranter, haben allerdings häufig ein negatives Selbstkonzept und höhere Neurosewerte in entsprechenden Tests (17).

Störungen in der sexuellen Entwicklung von Jugendlichen

Geschlechtsspezifische Identitätsbildung

In unserem kulturellen System der Zweigeschlechtlichkeit gilt die eigene Zuordnung zu einem Geschlecht als Voraussetzung zur Identitätsbildung. Diese entwickelt sich aufgrund des komplexen Zusammenwirkens von biologischen und psychischen Einflüssen ab der Geburt eines Kindes, wenn die Eltern mit ihrer Geschlechtszuweisung zumeist geschlechtsrollen-stereotyp auf ihre Kinder als Mädchen oder Jungen reagieren.

Mädchen

Mädchen erleben ihren Körper sehr früh als etwas, dem mit Vorbehalten, Einschränkungen und Nichtbeachtung begegnet wird. Selbst wenn im familiären Raum durch die Mutter dem Mädchen geschlechtsrollenunabhängige Freiräume gewährt wurden, erfährt es mit Eintritt in den Kindergarten geschlechtsspezifisch orientierte Erwartungen und Verhaltensanforderungen. So sind z. B. Misstrauen und Angst vor physischen Übergriffen *(»Spiel doch nicht mit den Jungen du weißt doch, dass sie dir nur weh tun«)* Lernerfahrungen, die das Selbstbild von Mädchen negativ beeinflussen.

Oder Mädchen werden, besonders wenn sie älter werden, von der Mutter dazu angehalten, sich in der Nähe oder gar in der Wohnung aufzuhalten, da nur dort verantwortliche Erwachsene einen Überblick über das Geschehen haben. Unter dem Eindruck der aktuellen Ereignisse mit sexuellem Missbrauch geraten Mädchen ganz unbeabsichtigt unter den Druck und die Kontrolle der Erwachsenen. Es behindert die weitere Ausbildung von Zutrauen zu sich selbst und von Sicherheit bezüglich der Selbstbestimmung über den eigenen Körper, wenn dem Mädchen unbewusst und stumm mitgeteilt wird, dass die Welt von diffuser Gefährlichkeit ist.

Jungen

Wenn es um Geschlechterfragen ging, blieben Jungen »als Jungen« mit ihrem eigenen Geschlechterbezug lange Zeit unsichtbar. Jungen galten als das Allgemeine, Mädchen als das Besondere; Probleme hatten Mädchen, Probleme machten ihnen Jungen. Die feministische Perspektive löste Mädchen aus dem Allgemeinen heraus. Jungen wurden erst allmählich in den vergangenen 3 Jahrzehnten »entdeckt« und selbst zum Thema gemacht (18).

In der soziologischen Fachliteratur wurde problemorientiert der Frage nach einer »männlichen Sozialisation« nachgegangen (19). Dieser Prozess fand seinen vorläufigen End- und Höhepunkt in der breiten Debatte in den Medien zum Thema benachteiligte, »arme« Jungen (20). Die fachliche Geschlechterdiskussion ist heute bei einer einfachen Differenzierung angelangt: Mädchen sind etwas Besonderes, u n d : Jungen sind etwas Besonderes.

Wird nach diesem Besonderen der Jungen gefragt, werden meist Verhaltensweisen benannt, die mit traditionellen Männlichkeitsvorstellungen in Verbindung stehen; oder es werden Merkmale angeführt, die Jungen anscheinend von Mädchen unterscheiden. Dies ist ein alltagsorientierter, gleichsam »gefilterter« Blick Erwachsener auf Jungen (21).

Sexuelle Entwicklung

Sexualität Jugendlicher entwickelt sich und erreicht neue Qualität in einem Lebensabschnitt, der neben starken körperlichen Veränderungen, die zur Geschlechtsreife führen, auch eine tiefe Verunsicherung im Selbstbild und im Rollenverhalten nach sich ziehen kann.

Die Lebensbedingungen für Jugendliche haben sich in den letzten 20 Jahren wesentlich verändert. Jugend ist nicht mehr eindeutig von Kindheit und Erwachsensein begrenzt, sondern es haben sich fließende Übergänge ausdifferenziert.

Organische Pubertät

Bei der körperlichen Reifung realisiert sich ein körperlicher Umwandlungsprozess mit der größten Zunahme der Längenentwicklung, einer deutlichen Gewichtszunahme, einer Umwandlung des Körperbildes und der Ausbildung und Reifung der primären und sekundären Geschlechtsmerkmale. Dazu kommen die auslösenden endokrinen Veränderungen, die die Entwicklung in der Pubertät prägen und für den generativen Abschnitt menschlichen Lebens bestehen bleiben. Zu diesen Veränderungen kommt es bei Jungen im Vergleich zu Mädchen um etwa 1–2 Jahre verzögert.

Soziokulturelle Pubertät

Die sozialen Reaktionen und Einstellungen im Elternhaus, in der Schule, in der Gruppe der Gleichaltrigen und die Art und Weise, wie die Gesellschaft den Übergang ins Erwachsenenleben sozial organisiert, beeinflussen, ob die Jugendlichen die Pubertät als lästig, unangenehm und peinlich erleben oder ob ihnen genug Zeit gelassen wird, die körperlichen, seelischen und sozialen Veränderungen zu beobachten, zu verstehen und zu verarbeiten. So konnte EWERT (22) nachweisen, dass Jugendliche in gesicherten wirtschaftlichen Verhältnissen mehr Zeit und Möglichkeiten haben, vielfältige Formen der Liebe und Partnerschaft sowie des Umgangs mit Sexualität zu erfahren und folgern daraus eine »privilegierte, gestreckte« Pubertät.

Im Gegensatz dazu steht die »verkürzte« Pubertät, die häufig Jugendliche erleben, die aus wirtschaftlichen Verhältnissen zu einer frühzeitigeren Aufnahme der Erwerbstätigkeit gezwungen werden. Sie erleben Pubertät in einer zeitlich komprimierten Form und müssen möglicherweise eher auf traditionelle Geschlechtsrollen zurückgreifen.

Altersstufen der Entwicklung

Vorpubertät

Die 10–14-jährigen Kinder bzw. Jugendlichen sind vorwiegend mit ihren körperlichen Veränderungen konfrontiert. Mädchen erleben ihre Menarche mit 12,2–13,1 Jahren, je nach herangezogener Untersuchung, und damit 1–2 Jahre früher als ihre Mütter. Die Ablösung vom Kindesalter findet in dieser Phase statt. Die Jugendlichen erobern sich ihre eigenen Freiräume gegenüber der Familie. Wichtige Erfahrungen werden als intimes Geheimnis bewahrt und erste hetero- und homosexuelle Erfahrungen in den neu entstehenden Jugendgruppen erworben. In diesen Peergroups entwickeln sich längerfristige gleichgeschlechtliche Freundschaften und entstehen neue Normen. Dabei müssen Jugendliche ein entsprechendes Sach- und Orientierungswissen erwerben, um die notwendige Entscheidungs- und Handlungskompetenz zu erreichen. Jungen und Mädchen beginnen mit ersten heterosexuellen Verabredungen und erleben die ersten Küsse.

Typische Fragen von Jugendlichen dieser Entwicklungsstufe sind:

»Bin ich normal?« »Halten mich die anderen für normal?« »Macht Schwulsein Spaß?« »Was ist Petting, wie geht es?« »Ist Abtreibung Mord?« »Wird man durch Onanie impotent?«

Pubertät

In der Altersstufe zwischen 15 und 17 Jahren dominiert das sexuelle Lernen. So liegt das durchschnittliche Alter, indem der erste Geschlechtsverkehr erfahren wird, heute bei etwa 15 Jahren. Entsprechend werden auch andere Formen sexueller Aktivität früher erlebt. Bei beiden Geschlechtern hat die Häufigkeit der Selbstbefriedigung zugenommen, der Zeitpunkt wurde um 1–2 Jahre vorverlegt. Sexuelle Vorerfahrungen des Partners oder der Partnerin werden toleriert oder auch positiv gewertet. Mädchen und Jungen gehen feste Beziehungen ein, es beginnt die Pettingphase, an deren Ende der erste Koitus steht.

Typische Fragen dieser Entwicklungsstufe sind:

»Was ist eigentlich Fellatio und Cunnilungus?« »Wie sieht der Geschlechtsverkehr von Homosexuellen aus?« »Sind alle Eltern in bezug auf Sex so langweilig wie meine?« »Soll ich meinen Freund verlassen, weil er mit einer anderen geschlafen hat?«

Spätpubertät

Die Gruppe der 18–21-Jährigen gehört zu den Adoleszenten oder jungen Erwachsenen. Sie sind in ihrer sexuellen Entwicklung bereits erwachsen und probieren Sexualität in ihren unterschiedlichen Erlebensweisen intensivierter und differenzierter mit ihrem Partner aus. Die elterliche Kontrolle hat abgenommen. Es bestehen häufig Beziehungen über einen längeren Zeitraum, die als Möglichkeit genutzt werden, sich den Einflussmöglichkeiten des Elternhauses zu entziehen. Junge Erwachsene tolerieren verschiedene Lebensformen. Die Mehrheit (etwa 70–80%) hält jedoch an der monogamen Institution Ehe und Gründung einer Familie mit Kind bzw. Kindern fest.

Neue Sexualtechniken – Oralverkehr, Analverkehr, manuelle Befriedigung – werden erprobt. Ausgefallene Sexualpraktiken, wie Sadomasochismus oder Sexualfetische, werden in den Medien konsumiert. Erste jugendliche Beziehungen werden aufgelöst und durch neue Beziehungen mit veränderter Struktur ersetzt.

Typische Fragen dieser Entwicklungsstufe sind:

»Gibt es einen analen Orgasmus?« »Bin ich als Frau normal, wenn mich ein Pornovideo erregt?« »Welchen Typ Mann wollen die Frauen eigentlich?« »Warum reden Männer beim Sex eigentlich nicht?« »Braucht man unbedingt eine ›Ehe‹, um miteinander zu leben?«

Einfluss von Familie, Schule und Peergroup auf das Sexualverhalten

Familie

Die große Bedeutung der Eltern für den sexuellen Lernprozess von Kindern und Jugendlichen kann gar nicht häufig genug herausgestellt werden. Das Verhalten der Familie definiert die Erfassung, Wahrnehmung und Verarbeitung von Informationen über Sexualität von der Geburt an. In diese Informationen gehen natürlich auch Besonderheiten des Konzeptes Familie mit ein, wie z. B. allein erziehende Familien oder durch Armut oder Arbeitslosigkeit belastete Familien usw.

Schule

Die Schulen haben seit den Empfehlungen der Kultusministerkonferenz entsprechend den Richtlinien und Lehrplänen zur Sexualerziehung den Auftrag, Sexualkunde fachübergreifend zu unterrichten. Nach wie vor beteiligen sich in den meisten Institutionen 2 Fächer an der Verbreitung der Sexualkunde, nämlich Biologie und Religion/Ethik. Biologische Sachinformationen bestimmen den Hauptteil des Sexualkundeunterrichtes, der in erster Linie als Wissenschaft und abprüfbares Wissen gelehrt wird. Themen, wie Empfängnisverhütung, Geschlechtskrankheiten, sexuelle Praktiken, Schwangerschaftsabbruch, Partnerschaft, Liebe, Verantwortung oder Sexualität und Behinderung, werden nach Angaben der Jugendlichen überhaupt nicht, zu oberflächlich oder nur als Sachinformation behandelt.

Wichtige Bereiche der Sexualität, mit denen Jugendliche tagtäglich konfrontiert werden, wie Sexualität und Gewalt, sexuelle Ausbeutung, Homosexualität und viele andere Bereich mehr, werden in den Schulen tabuisiert.

Die Rolle der Medien

Immer wieder wird die Frage gestellt, welche Rolle die Medien in der Aufklärung von Jugendlichen spielen. Daher verwundert es nicht, wenn Jugendzeitschriften, Aufklärungsbroschüren und Illustrierte von den Jugendlichen als die wichtigsten Medien, abgesehen vom Fernsehen, genannt werden. Videokassetten, aber auch Computerprogramme spielen für Jugendliche keine wesentliche Rolle. Das Internet hat in den letzten Jahren eine deutlich höhere Nutzung durch Jugendliche erfahren.

Gerade Portale, die sich mit Themen der Jugendsexualität befassen, wie Vermeidung von übertragbaren Erkrankungen, Anwenden von kontrazeptiven Mitteln, körperlichen, seelischen und sozialen Problemen von Jugendlichen in der Pubertät, haben eine deutliche Verbreitung im Internet erfahren.

Dies trifft nicht nur für kommerzielle Anbieter von Information, wie z. B. Pharmaindustrie, sondern auch staatliche oder private Organisationen, wie die Bundeszentrale für gesundheitliche Aufklärung oder Pro Familia zu, die immer häufiger von Jugendlichen »angeklickt« werden.

Im Internet gibt es eine große Anzahl von Anbietern sexualmedizinischer Informationen ebenso wie unendliche Angebote mit erotischen, pornographischen, sadomasochistischen oder sexuell abartigen Angeboten. Es gibt nahezu keinen geschützten Bereich, in den medienerfahrene Jugendliche nicht gelangen können. Daneben gibt es ein unüberschaubares Angebot von Chat-Foren zu allen möglichen Themen, an denen anonym jeder teilnehmen kann.

Einfluss der Peergroups

Dem Funktionsverlust oder Funktionswandel der klassischen Sozialisationsinstanzen Eltern und Schule entspricht ein Bedeutungszuwachs durch die Gruppe der Gleichaltrigen bzw. der Clique. Die Peergroup tritt heute häufig an die Stelle von Interessensgemeinschaften, die früher eine Sozialisationsinstanz darstellten, wie z. B. der Sportverein, Pfadfinder, Musikgruppen oder Trachtenvereine.

Gruppennormen und Sexualität

Die Gruppe unterwirft sich bestimmten, durch den Gruppenkonsens definierten Regeln. Die Gruppe wird geprägt durch einen auch nach außen vermittelten Konformitätsdruck, z. B. bestimmte Kleidungsvorschriften und markenspezifische Attribute. Die Gruppe grenzt sich von anderen gleichgeschlechtlichen, aber noch deutlicher von gegengeschlechtlichen Gruppierungen ab.

In der Peergroup werden die familiären, schulischen und gesellschaftlichen Vorgaben über Sexualität, die medial vermittelten Bilder von Lust und Liebe geprüft, gefiltert, korrigiert und partiell realisiert.

Teenagerschwangerschaften

In der Beratung von Jungen und Mädchen in der Sprechstunde des Kinder- und Jugendarztes sowie des Frauenarztes hat die Information über Schwangerschaftsverhütung einen besonderen Stellenwert. Dabei kommt es darauf an, Problemfelder bei der Verhütungsberatung zu identifizieren und betroffene Jugendlichen möglichst individuell und situationsangepasst zu beraten. Dies betrifft vor allem

Abb. 1
Geschlechtsverkehr-erfahrungen 2001

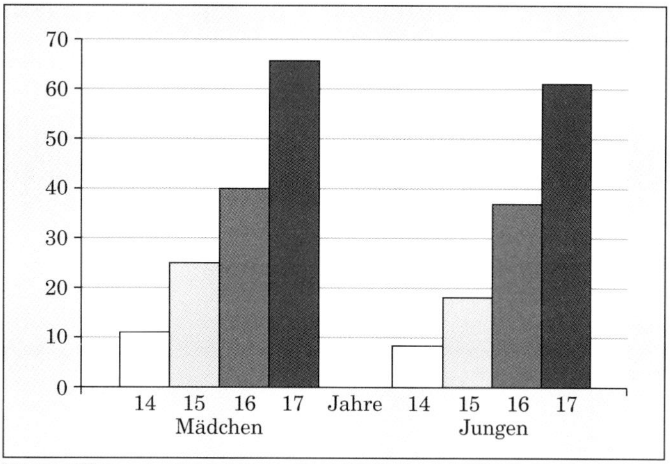

Abb. 2
Zu- und Abnahme der Abtreibungen von 1994–2004

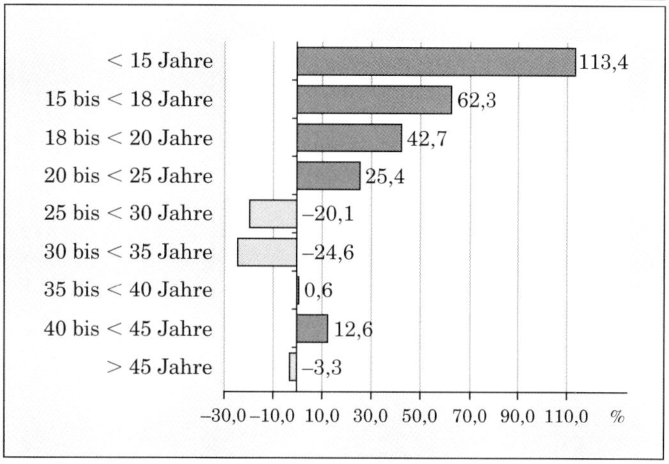

Mädchen und Jungen mit sehr jugendlichem Alter, Mädchen mit »latentem Kinderwunsch«, Migranten und Aussiedler, religiös und weltanschaulich von unserer Kultur abweichende Jugendliche, drogenabhängige sowie behinderte und chronisch kranke Jugendliche.

Wie ist das sexuelle Verhalten von Mädchen in der Adoleszenz? Der Vergleich der Erfahrungen von Jungen und Mädchen im Trend von 1980–2003 macht deutlich, dass seit 1994 in den Altersstufen 14–16 Jahre zu einer leichten Zunahme der Jugendlichen mit Erfahrung im Geschlechtsverkehr gekommen ist, wobei die Erfahrung der Jungen sich in den letzten Jahren der der Mädchen angeglichen hat.

Auch die zentralen Wertvorstellungen haben sich nicht wesentlich verändert. Heute binden junge Männer die Sexualität sogar noch stärker an eine feste Liebesbeziehung mit Treue als vor einer Generation. Ähnlich wie vor 30 Jahren haben mit 16 oder 17 Jahren erst zwei Drittel der Jungen und Mädchen den ersten Geschlechtsverkehr erlebt.

Während das durchschnittliche Alter des ersten Geschlechtsverkehrs sich bei Mädchen in den letzten Jahren kaum geändert hat, hat sich der Anteil der sehr jungen Mädchen, die bereits Erfahrung im Geschlechtsverkehr haben, von 1994 bis 2003 erhöht (Abb. 1).

Auch der Anteil der sehr jungen Mädchen an den Abtreibungen hat in den letzten Jahren deutlich zugenommen (Abb. 2).

Die Initiative zum Sexualkontakt geht deutlicher von Mädchen als von Jungen aus. Dabei ist bei beiden Geschlechtern die Koitushäufigkeit (»Probierphase«) im 1. Jahr nach der Kohabitarche so hoch wie erst wieder im 4. Jahr nach Aufnahme des Geschlechtsverkehrs. Gerade in dieser Altersgruppe finden wir aber das geringste Verhütungsverhalten und die am häufigsten wechselnden Partnerschaften.

Bei der Beratung müssen neben medizinischen Aspekten (körperliche Reife, Längenwachstum, Knochenreifung, »Zyklusausreifung«), soziale Aspekte (geistig, seelische und sittliche Reife, vorausschauendes Denken, Planung und Disziplin in der Anwendung) und rechtliche Aspekte berücksichtigt werden. Häufig bestehen bei den Mädchen Ängste vor Unfruchtbarkeit, vor Selbstbeschädigung oder auch vor Krebs. Mädchen akzeptieren zwar eine sichere Kontrazeption, wie z. B. die Pille als Garant für Unabhängigkeit, sexuelle Erfahrung und Frausein, andererseits löst die sexuelle Verfügbarkeit und Medikamentalisierung des eigenen Körpers Ängste und damit auch Verweigerung aus. Diese Ängste werden durch einen Mangel an Sexualerziehung und Aufklärung noch verstärkt.

Ungeplante, aber nicht ungewollte Schwangerschaft und Mutterschaft Jugendlicher stellen Versuche der Jugendlichen dar, Lebenskrisen zu bewältigen, indem sie auf eine Aufwertung des sozialen Status hoffen, fehlende Perspektiven mit Kind und Mutterschaft versuchen auszufüllen, vor Schulproblemen und Arbeitslosigkeit fliehen; sie glauben an einen sekundären Gewinn, durch die Schwangerschaft der Ursprungsfamilie oder der Gewalt in der Familie zu entkommen und dem Wunsch nach eigener Familie und Geborgenheit zu entsprechen.

Durch die Flucht in die frühe Teenagerschwangerschaft vor dem 18. Lebensjahr entsteht häufig eine neue Problemfamilie mit mangelnden Perspektiven, Schul- oder Lehrstellenproblemen, da die Ausbildung unterbrochen wird oder gar nicht abgeschlossen werden kann.

In diesem Teufelskreis kann es zu definitiver Verarmung und sozialem Abstieg der Jugendlichen kommen. Zusätzlich besteht die Gefahr der Vereinsamung, wenn u. U. der jugendliche Vater, die Beziehungspersonen oder die Peergroup sich von dem Mädchen distanzieren oder abwenden. Daraus resultiert eine deutliche Überforderungsproblematik der Jugendlichen mit weiterem sozialen Rückzug, depressiver Verstimmung oder auch entsprechend der psychischen Grundstruktur und Ressourcen aggressives bzw. autoaggressives Verhalten. Mädchen fühlen sich und werden in diesen Problemsituationen häufig ohne Hilfe allein gelassen, und es kann zu körperlicher, sozialer und emotionaler Vernachlässigung der Kinder kommen.

Medizinisch stellt eine Teenagerschwangerschaft nach neuen Veröffentlichungen keine Risikoschwangerschaft dar (23).

Präventive Strategien

Beratung und Untersuchung beim Arzt

Die Morbidität und Mortalität bei Jugendlichen haben sich in den letzten Jahrzehnten so gewandelt, dass daraus eine Gesundheitskrise für die heutige Jugend geworden ist. Psychische sowie chronische Erkrankungen, unerwünschte Schwangerschaft oder Geschlechtskrankheiten, einschließlich HIV, sind nur einige der Probleme, denen eine stetig größer werdende Zahl von Jugendlichen aus allen Gesellschaftsschichten gegenübersteht.

Demgegenüber müssen wir die Förderung einer gesunden körperlichen, sozialen und psychosexuellen Entwicklung, die Verhütung von gesundheitsschädlichem Sexualverhalten und die Verhütung von Infektionskrankheiten propagieren.

Alle Jugendlichen sollten einmal jährlich eine Gesundheitsberatung mit folgenden Inhalten erhalten:

- Beratung über wirksame Verhütung von Schwangerschaften.
- Bestärkung des verantwortungsvollen sexuellen Verhaltens auch von Jugendlichen, die momentan sexuell nicht aktiv sind, und von Jugendlichen, die Empfängnisverhütung und Kondome richtig anwenden.
- Beratung über die Notwendigkeit, sich selbst und den Partner vor Schwangerschaft, sexuell übertragbaren Krankheiten einschließlich HIV-Infektion und sexueller Ausbeutung zu schützen.
- Beratung über Risikoverhalten bei Konsum von legalen (Nikotin, Alkohol), illegalen Drogen (Haschisch, Heroin, Marihuana), bei sportlichen Aktivitäten (Snowboard, Skaten, Rollern), im Verkehr (Fahrrad, Mofa, Moped, Roller).
- Beratung über die körperliche Entwicklung mit Kontrolle des Entwicklungsfortschritts.
- Beratung bei sozialen und psychosozialen Risikofaktoren.

Alle Jugendlichen sollten einmal jährlich bei einer Vorstellung beim Kinder- und Jugendarzt, Frauenarzt oder Allgemeinarzt befragt werden, ob einer der erwähnten Risikobereiche relevant ist. Weisen Jugendliche Risikofaktoren auf, sollte ihnen ein weiteres Gespräch angeboten werden, in dem zu den einzelnen Faktoren konkrete präventive Vorschläge oder Therapieformen angeboten werden. Das Gespräch sollte sich immer an den aktuellen Bedürfnissen der Jugendlichen ausrichten und sich an einer offenen, keinesfalls belehrenden oder investigativen Gesprächsführung orientieren.

Die Information über die Vor- und Nachteile unterschiedlicher diagnostischer oder therapeutischer Maßnahmen (shared decision making) sollte ebenso selbstverständlich sein wie eine Übereinstimmung und Einwilligung des Jugendlichen bei der Wahl der Maßnahme (informed consense) und ist Voraussetzung für jede Untersuchung. Von besonderer Bedeutung ist dabei die Besprechung vor und nach einer Untersuchung bzw. Beratung sowie die resultierenden präventiven Maßnahmen.

Gewinnt der beratende Arzt den Eindruck, dass bei dem Jugendlichen ein Verhaltensrisiko oder andere Riskofaktoren bestehen, sollte konkret darüber beraten werden, wie das Risiko für den Jugendlichen vermindert werden kann.

Bei regelmäßig sexuell aktiven Jugendlichen sollte das Vorliegen einer sexuell übertragbaren Erkrankung ausgeschlossen werden. Diese Untersuchungen können beim Kinder- und Jugendarzt, z. B. durch eine Analyse des Harns mittels einer Ligasekettenreaktion (ligase chain reaction = LCR) zum Ausschluss einer Gonorrhö oder zum Ausschluss einer Chlamydieninfektion im Genitalbereich, durchgeführt werden. Bei Jugendlichen, bei denen das Risiko einer HIV- oder Hepatitis-B-Infektion besteht, sollte ein vertraulicher HIV-Test mittels ELISA und Bestätigungstest bzw. Hepatitisserologie angeboten werden. Die Jugendlichen sind über alle diese Maßnahmen und Möglichkeiten zu informieren.

Empfehlenswert ist eine jährliche Gesundheitsberatung für alle Jugendlichen, um ihnen zu helfen, mit den Herausforderungen der Entwicklung fertig zu werden, eine gesunde Lebensweise zu entwickeln und beizubehalten und Infektionen und ungewollte Schwangerschaften zu verhüten. Weibliche Jugendliche, die sexuell aktiv sind oder generell Mädchen über 20 Jahre, sollten einmal jährlich von einem Gynäkologen zum Ausschluss von zervikalen Dysplasien untersucht werden.

Das Konzept der First-Love-Ambulanz München

In Zusammenarbeit mit dem Gesundheitsreferat der Stadt München, Profamilia München, IMMA (Initiative Münchner Mädchen Arbeit), den staatlichen Schwangerschaftsberatungsstellen sowie dem Ministerium für Arbeit und Sozialordnung, Familie und Frauen der Bayerischen Landesregierung sowie Kinder- und Jugendärzten und Frauenärztinnen aus Praxis und Klinik wurde unter der Leitung einer der Autoren ein Konzept erarbeitet, das präventive und kurative Aspekte der Sozial- und Sexualpädagogik, Jugendmedizin sowie Jugendgynäkologie umfasst. Kooperationspartner sind dabei die Kinderklinik und die Frauenklinik im Krankenhaus Schwabing der Stadt München, in deren räumlicher Nähe die Ambulanz arbeitet. Dem Team der First-Love-Ambulanz in München gehören Arzthelferinnen, Sozialpädagogen, Frauenärztinnen sowie Kinder- und Jugendärzte an.

Die Vorstellung in der Ambulanz erfolgt primär anonym, d. h. die Jugendlichen werden nicht nach persönlichen Daten gefragt. Die Vorstellung ist kostenfrei und an keinen Termin gebunden, d. h. der Jugendliche muss keinen Nachweis über eine Versicherung führen und kann zu den Ambulanzzeiten einfach vorbeikommen. Alle Jugendlichen, die während der Öffnungszeiten eintreffen, werden aufgenommen und beraten.

Von besonderer Bedeutung ist dabei der Hinweis, dass alle Mitarbeiter der Schweigepflicht unterliegen und Informationen von oder über Jugendliche nicht ohne Absprache weiter gegeben werden. Beim Gespräch mit der Sozialpädagogin kann präventive Gesundheitsförderung (Kontrazeption, HIV, sexuell übertragbare Krankheiten, sexuelle Gewalt, Rauchen, Drogen usw.) thematisiert werden. Die eventuell folgende jugendmedizinische oder »erste« jugendgynäkologische Untersuchung wird durch ein einführendes Gespräch begleitet (Entängstigen, Informieren, Vorbereiten, Begleiten).

Bei gut der Hälfte der Jugendlichen liegen nach den Erfahrungen der First-Love-Ambulanz in Wien Fragestellungen und Probleme aus dem jugendmedizinischen, psychischen, psychosomatischen und psychosozialen Bereich vor. Dies betrifft vor allem unklare Bauchschmerzen, Essstörungen, schulische Probleme sowie Schwierigkeiten im Umgang mit Freundin bzw. Freund oder Eltern. Nach Einschätzung der Beraterinnen liegen in 3% psychotherapeutisch/kinder- und jugendpsychiatrisch unbedingt behandlungsbedürftige Krankheitsbilder vor, in weiteren 20% Symptome, die zumindest eine jugendmedizinische Behandlung und Begleitung sinnvoll erscheinen lassen.

Eine Jugendambulanz mit offenen Sprechstunden für Mädchen und Jungen stellt ein differenziertes Angebot von jugendgynäkologischer, jugendmedizinischer, psychosomatischer und psychosozialer Betreuung dar, die durch eine Kooperation von Kinder- und Jugendärztinnen und -ärzten, Frauenärztinnen und -ärzten sowie Sozialpädagoginnen und -pädagogen gewährleistet wird.

Jugendgesundheitstag (JGT)

Der Jugendgesundheitstag versteht sich als Prozess, der ein regionales, interdisziplinäres Netzwerk der Gesundheitsanbieter und Schulen zur Förderung der Gesundheit und des Gesundheitsbewusstseins von Jugendlichen schafft. Die Idee wurde von »Team für Jugend und Gesundheit« (JuMed), den beiden Autoren und KONSTANZE KÜPPER (PR-Fachfrau) entwickelt und seit 2000 in Kooperation mit der Bundeszentrale für gesundheitliche Aufklärung in der Praxis umgesetzt.

Der Jugendgesundheitstag verfolgt 3 Hauptziele:

○ Jugendliche zwischen 12 und 16 Jahren, die in der Zielregion (z. B. in einem Sozialen Brennpunkt) von Gesundheitsanbietern u. U. nicht erreicht werden, sollen mit dem Thema Gesundheit in Kontakt gebracht werden.

○ Setting Schule: Die Schulen in der Zielregion sollen sich für das Thema Gesundheit öffnen und werden dabei von einem Netzwerk der umliegenden Gesundheitsanbieter auf ihrem Weg zur »gesundheitsfördernden Schule« unterstützt.

○ Der Jugendgesundheitstag soll zu einer Vernetzung der Gesundheitsanbieter mit den Schulen und zu einer Stärkung der interdisziplinären Kooperation beitragen.

Die Schulen spielen in diesem Projekt eine große Rolle. Gemeint sind vor allem die Schulen im Zielgebiet, d.h. in der Region oder in dem Stadtteil (z. B. einem Entwicklung & Chancen-Gebiet [E&C] oder Sozialem Brennpunkt), in dem der Jugendgesundheitstag stattfinden wird.

Im Projekt gibt es keine Einschränkung hinsichtlich des Schultyps, solange die Altersgruppe der 12–16-Jährigen erreicht wird. Auch und gerade die Beteiligung von Schulen für Behinderte können eine echte Bereicherung für einen Jugendgesundheitstag sein. Schulen können an einem Jugendgesundheitstag passiv teilnehmen und das Angebot konsumieren.

Eigentliches Ziel ist es jedoch, sie zu Akteuren zu machen, die aktiv an der Gestaltung des Tages teilhaben. Dabei profitieren die Schulen vom Netzwerk der Gesundheitsanbieter, das sich im Zuge des Jugendgesundheitstages bilden wird.

Der Jugendgesundheitstag fördert ein Netzwerk aus Schulen und den sie umgebenden Gesundheitsangeboten bzw. die Zusammenarbeit von Lehrern und Gesundheitsanbietern.

Den organisatorischen Rahmen bildet der Gesundheitsmarkt, eine messeähnliche Veranstaltung mit einem breiten Themenspektrum und einer Vielfalt an unterschiedlichen Darbietungsformen (Aktionsstände, Workshops, Theater, Musik). Ergänzend werden Kontakt- und Vernetzungsmöglichkeiten für Erwachsene gefördert. Unter dem Arbeitsbegriff »Forum« werden speziell auf Erwachsene (Lehrer, Gesundheitsanbieter, Eltern), ausgerichtete Workshops, Vorträge und/ oder Diskussionsforen auf der Basis der »open space technology« zusammengefasst. Letzteres empfiehlt sich im zeitlichen Abstand vor oder nach dem Jugendgesundheitstag.

Das Angebot an Themen und Informationen kann alle Interessens- und Risikobereiche umfassen, wie sie für das Pubertätsalter typisch sind, wie gesunde Ernährung, Bewegung bzw. Fitness, Stressbewältigung, Impfungen, Jugendgesundheitsberatung (J1) und die Bereiche Pubertät, Sexualität, legale und illegale Drogen. Individuell können Themen mit besonderer regionaler Bedeutung, Initiativen oder Projekte der Schulen integriert werden.

Die Zielgruppen des JGT sind Jugendliche im Alter zwischen 12 und 16 Jahren, Lehrer und Eltern, Ärzte (ÖGD, Praxis, Krankenhaus) und Gesundheitsanbieter und Partner aus dem Bereich Jugendprävention.

Ziel des Jugendgesundheitstages ist, Jugendliche zwischen 12 und 16 Jahren mit dem Thema »Gesundheit« in Kontakt zu bringen. Die Schulen der Zielregion sollen sich für das Thema Gesundheit öffnen und dabei von einem Netzwerk der umliegenden Gesundheitsanbieter auf ihrem Weg zur »gesunden Schule« unterstützt werden. Der Jugendgesundheitstag soll

Tab. 3

Beschreibung	Zielgruppe	Webadresse
Deutsches Jugendinstitut in München. Im Bereich von Forschung über Kinder, Jugendliche, Frauen und Familien ist das Deutsche Jugendinstitut das größte außeruniversitäre Forschungsinstitut der Bundesrepublik – mit derzeit 125 wissenschaftlichen Mitarbeiterinnen und Mitarbeitern	Sozialwissenschaftler, Sozialpädagogen, Lehrer, Fachleute in Eltern- und Erziehungsberatung, Medienpädagogen	http://www.dji.de
Gut drauf – Informationen zur Kampagne der BZgA zur Förderung gesundheitsbewussten Verhaltens	Multiplikatoren	http://www.bzga-ausstel lungen.de/gutdrauf/
Umfangreiche Gesundheitstipps für junge Leute (nur Englisch) mit Quiz, Material, Rat und Forum	Jugendliche	http://www.teenage healthfreak.org/ homepage/index.asp
Beratung und Information für Jugendliche rund um Themen zu Erwachsenwerden, Pubertät, Freundschaft, Partnerschaft und (Homo)-sexualität, Zukunft … Träger: Kinderschutz und Mutterschutz e.V.	Jugendliche	www.kids-hotline.de
Medien und Unterrichtsmaterial bei der BZgA	Multiplikatoren	http://www.bzga.de/ service/medien/index.php 3?sid=l
Gib AIDS keine Chance – Webseite zur Kampagne der BZgA	Schüler, Jugendliche	http://www.gib-aids-keine-chance.de
Kampagne der BZgA zu Safersex und Kondomen	Schüler, Jugendliche	http://www.machsmit.de
AIDS-Beratung der BZgA – persönliche, anonyme Beratung zu HIV/Aids und Safersex online und telefonisch	Schüler, Jugendliche	http://www.aidsbera tung.de
Drugcom.de – alles über legale und illegale Drogen (BZgA)	Schüler, Jugendliche	http://www.drugcom.de/

Tab. 3

Beschreibung	Zielgruppe	Webadresse
BZgA-Kampagne zur Stärkung des Selbstvertrauens, der Konflikt- und Kommunikationsfähigkeit	Schüler, Jugendliche, Erwachsene	http://www.kinderstarkmachen.de
Bist du stärker als Alkohol? – BZgA-Kampagne	Schüler, Jugendliche	http://www.bist-du-staerker-als-alkohol.de
Rauchfreikampagne der BZgA	Jugendliche, Erwachsene	http://www.rauchfrei-kampagne.de
Jugendhomepage zu Liebe, Partnerschaft, Sexualität und Verhütung (BZgA)	Jugendliche	http://www.loveline.de
Forum für die Kinder-/Jugendgesundheitsdienste im ÖGD, im Archiv zahlreiche Fundstellen und Informationen rund um Gesundheit bei Kindern und Jugendlichen	Jugendliche, Erwachsene	http://www.kinder-jugendgesundheit.de
Deutsche Gesellschaft für Kinder- und Jugendpsychiatrie und Psychotherapie	Informationen für Familien zu Schulangst, Alkohol, Bettnässen, psychisch kranke Kinder und Eltern …	http://www.dgkjp.de/
Feelok ist ein internetbasiertes Computerprogramm: Rauchen, Stress, Selbstvertrauen, Liebe, Sexualität und Internet, Tests	Jugendliche	www.feelok.ch
Go2Life – Schülerheft, Band 1: Ich und meine Gesundheit	Schüler	http://www.go2life.ch/d/buch/band1/index.shtml
American Academy of Pediatrics	Größter pädiatrischer Ärzteverband der USA. Viele Materialien und Informationen	www.aap.org
Arbeitsgemeinschaft Kinder- und Jugendgynäkologie e.V.	Lehrer, Ärzte, Jugendliche	www.Kindergynaekologie.de

Tab. 3
Internetplattformen zum Jugendgesundheitstag

BZgA = Bundeszentrale für gesundheitliche Aufklärung
ÖGD = Öffentlicher Gesundheitsdienst

zu einer Vernetzung der Gesundheitsanbieter untereinander und mit den Schulen sowie zu einer Stärkung der interdisziplinären Kooperation beitragen.

Von besonderem Wert ist ein Aktionsstand zur Bewerbung der J1, der im Mittelpunkt des Konzeptes steht.

Die Bundeszentrale für gesundheitliche Aufklärung fördert die Realisierung von Jugendgesundheitstagen durch finanzielle und strukturelle Unterstützung. Potenzielle Veranstalter, wie z. B. Gesundheitsämter, Städte und Gemeinden, Krankenversicherungen oder Kammern werden bei der Planung und Umsetzung eines Jugendgesundheitstages durch JuMed beraten und unterstützt (www.jumed.de). Die Evaluationsergebnisse haben gezeigt, dass sich über zwei Drittel der Jugendlichen beim Jugendgesundheitstag »sehr gut« oder »gut« informiert fühlten. Vor allem Mitmachaktionen und Gespräche mit geschultem Personal tragen zu einer hohen Aufmerksamkeit und einer entsprechend guten Bewertung der Stände bei. Dies bestätigen auch die Ergebnisse der Befragung zum Stand der Bundeszentrale für gesundheitliche Aufklärung. Neue Kontakte und Projekte konnten zu über 60% initiiert werden. Die komplette Evaluation kann über die Website eingesehen werden (www.jugendgesundheitstage.de).

Der Jugendgesundheitstag wird durch ausgesuchte Medien (Plakate, Programmheft, »Handout« für Schüler), eine Schulbroschüre, eine Anbieterbroschüre sowie einen Veranstaltungsleitfaden und Projektmappe unterstützt.

Die Internetplattform www.jugendgesundheitstag.de kombiniert überregionale und allgemeine Informationen zum Jugendgesundheitstag. Sie fungiert als Ideen- und Kontaktbörse für alle folgenden Projekte und spielt für die regionalen Jugendgesundheitstage während der gesamten Vorbereitungszeit eine wichtige Rolle als Planungsinstrument.

Fazit für Klinik und Praxis

- Kinder- und Jugendärztinnen und -ärzte haben die Aufgabe, in der Praxis über psychosomatische Probleme in der Adoleszenz optimal zu beraten. Sie sollen im Hinblick auf eine erweiterte Diagnostik und Therapie eine Kooperation mit Frauenärzten sowie Kinder- und Jugendpsychiatern aufbauen, die in den spezfischen medizinischen, psychosozialen und psychischen Problemen der Jugendgynäkologie erfahren sind.

- Die sexuelle Entwicklung von Jugendlichen steht in einem direkten Zusammenhang mit der Adoleszenz und der sozialen Entwicklung. Angesichts der großen Vielfalt sexueller Verhaltensweisen gibt es heute nicht »die Sexualität«, genauso wenig wie angesichts der Pluralität jugendlicher Lebenswelten von »der Jugend« gesprochen werden kann.

- Für die vielfältigen Problembereiche der Adoleszenz gibt es eine Reihe von Präventionsmöglichkeiten. Empfehlenswert ist eine jährliche Gesundheitsberatung für alle Jugendlichen, um ihnen zu helfen, mit den Herausforderungen der Entwicklung fertig zu werden, eine gesunde Lebensweise zu entwickeln und beizubehalten und Infektionen und ungewollte Schwangerschaften zu verhüten.

- Die First-Love-Ambulanz in München ist die 1. Institution in Deutschland, die in Kooperation unterschiedlicher Berufsgruppen aus dem medizinischen und sozialpädagogischen Bereich ein niedrigschwelliges Angebot für Jugendliche aller sozialer Schichten und Bevölkerungsgruppen anbietet.

Literatur

1. Bundesministerium für Familie, Senioren, Frauen und Jugend. 11. Kinder- und Jugendbericht 2002.
2. Bundeszentrale für gesundheitliche Aufklärung (BZgA). Jugendsexualität. Wiederholungsbefragung 2001 der BZgA; 2001.
3. Bundeszentrale für gesundheitliche Aufklärung (BZgA). Sexualforschung. BZgA Forum; 2002.
4. Kluge N. Sexualverhalten Jugendlicher heute. Weinheim: Juventa; 1998.
5. Petersen AC. Pubertal development as a cause of disturbance: Myths,realities and unanswered questions. Genetic, Social and General Psychology. Monographs 1985; 11: 205–232.
6. Flammer A, Alsaker FD. Entwicklungspsychologie der Adoleszenz. Bern: Huber; 2002.
7. Steinberg C, Morris AS. Adolescent development. Ann Rev Psychol 2001; 52: 83–110.
8. Moore SM, Rosenthal DA. Sexuality in adolescence. London: Routledge; 1993.
9. Weichhold K, Silbereisen RK. Biopsychosoziale Mechanismen der Entwicklung von Fehlanpassung bei Mädchen in der Pubertät und Adoleszenz. Projektbericht, Jena: Friedrich-Schiller-Universität; 1999.
10. Weichold K, Silbereisen RK. Short term and long-term consequences of early versus late physical maturation in adolescents. In: Hayward C, editor. Gender differences at puberty. Cambridge: University Press; 2003.
11. Hofmann AD, Greydanus DE, Hrsg. Adolescent Medicine 3rd ed. Stamford: Appleton & Lange; 1997.
12. Kolip P. Geschlechtsspezifisches Risikoverhalten im Jugendalter. Bundesgesundheitsbl – Gesundheitsforsch – Gesundheitsschutz 2002; 45: 885–888.
13. Schubert I, Horch K. Schwerpunktbericht der Gesundheitsberichterstattung des Bundes. Gesundheit von Kindern und Jugendlichen. Berlin: Robert Koch-Institut; 2004.
14. Neubauer G. Wie geht's den Jungs. Jungengesundheit und Aspekte einer jungenbezogenen Gesundheitsförderung. Der Mann 2003; 1: 24–28.
15. Brown MR, Cartwright PC, Snow BW. Common office Problems in Pediatric Urology and Gynecology. In: Rushton HG, Greenfield SP. Pediatric Urology. Philadelphia: Saunders; 1997.
16. Greydanus DE, Pratt HD, Baxter T. Sexual dysfunction and the primary care Physician. In: Dyment PG. Male Reproductive Health. Adolescent Medicine: STARS, Vol. 7 (1). Philadelphia: Hanley & Belfus; 1996.
17. Kracke B. Pubertät und Problemverhalten bei Jungen. Weinheim: Beltz; 1993.
18. Schnack D, Neutzling R. Kleine Helden in Not. Jungen auf der Suche nach Männlichkeit. Reinbek: Rowohlt; 1990.
19. Böhnisch L, Winter R. Männliche Sozialisation. Bewältigungsprobleme männlicher Geschlechtsidentität im Lebenslauf. Weinheim: Juventa; 1993.
20. Rose L, Schmauch U, Hrsg. Die neue Rede von starken Mädchen und armen Jungen. Königstein/Taunus; 2005 (i.E.).
21. Winter R, Neubauer G. Ich sehe was, was Du nicht siehst! Jungenperspektive und Erwachsenensicht in Bezug auf Körper, Gesundheit, Sexualität und Sexualaufklärung von Jungen. In: Bundeszentrale für gesundheitliche Aufklärung, Hrsg. Wissenschaftliche Grundlagen. Teil 2: Jugendliche. Köln; 1999.
22. Ewert O. Zur Identität von Jugendlichen. In: Remschmidt H, Hrsg. Jugend und Gesellschaft. Stuttgart: Wissenschaftliche Verlagsgesellschaft; 1986. S. 119–132.
23. Haerty A, et al. Schwangerschaften bei Jugendlichen. Vortrag auf dem 5. Symposium für Kinder- und Jugendgynäkologie München; 2003.
24. Amendt G. Das Sexbuch, Berlin: Rowohlt; 1996.
25. Baacke D. Peers, Medienwelten und neue Konfigurationen, BzgA Forum 3; 1997.
26. Braverman PK, Rosenfeld WD. Adolescent Medicine Clinics. Sex Transm Infec 2004; 15/2.
27. Friese K, Schäfer A, Hof H. Infektionskrankheiten in der Gynäkologie und Geburtshilfe, Berlin-Heidelberg-New York: Springer; 2003.
28. Fritz J. Was hat Sexualaufklärung mit Computerspielen zu tun? BzgA Forum 3; 1997.
29. Greydanus DE, Torres DA. Genitourinary and Renal Disorders. In: Hofmann AD, Greydanus DE. Adolescent Medicine. Stamford: Appleton & Lange; 1997.
30. Hamajima N, et al. Collaborative Group on hormal factors in breast cancer. Br J Cancer 2002; 87: 1224–1245.
31. Hurrelmann K, et al. Jugendgesundheitssurvey. Internationale Vergleichsstudie im Auftrag der Weltgesundheitsorganisation WHO. Weinheim: Juventa; 2003.
32. Krahe B. Sexualität im Jugendalter. In: Silbereisen RK, Hasselhom M. Psychologie des Jugendalters. Enzyklopädie der Psychologie. Göttingen: Hogrefe; 2004.
33. Largo RH, Prader A. Pubertal development in swiss girls. Helv Pediatr Acta 1983; 38: 229–243.

34. Largo RH, Prader A. Pubertal development in swiss boys. Helv Pediatr Acta 1983; 38: 211–228.
35. Laven JSE, et al. Effects of varicocele treatment in adolescents: a randomized study. Fertil Steril 1993; 58: 756–762.
36. Rosen DS , Rich M. The Adolescent Male. Adolescent Medicine: STARS, Vol.14 (3). Philadelphia: Hanley & Belfus; 2003.
37. Roth C. Hormonelle Kontrolle der Pubertät. pädiat prax 2003/2004; 64: 221–233.
38. Sanfillipo JS. Adolescent pelvic pain. Best practise Res. Clin Obstet Gynecol 2003; 17: 93–101.
39. Schöppe A. Sexualberatung im Internet, BzgA-Forum 4; 1997.
40. Seiffge-Kranke I. Stress, Coping and relationship in adolescence. Mahwah-New Jersey Hove: Lawrence Erlbaum Associates Publishers; 1995. p. 94–129.
41. Sielert U. Sexualpädagogik. Weinheim: Beltz; 1993.
42. Sigusch V. Von der Wollust zur Wohllust. BzgA-Forum 1; 2002.
43. Weissenrieder N. Jugendgynäkologie in der Praxis umsetzen. Gynäkologie und Geburtshilfe 5/2001. München: Urban & Vogel; 2001.
44. Weissenrieder N. Kinder- und Jugendgynäkologie in der Praxis. pädiat prax 2001/2002; 60: 317–321, 541–558 und 689–700, sowie pädiat prax 2002; 61: 287–296, 511–529 und 645–654.

4

Juveniler Diabetes mellitus im Kindes- und Jugendalter

BERNHARD BLANZ

Diabetes mellitus Typ 1 ist die häufigste Stoffwechselerkrankung im Kindes- und Jugendalter. Zur Zeit bestehen noch keine Alternativen zur lebenslangen Insulinsubstitution, jeweils angepasst an die Ernährung, den Bewegungsumfang und die aktuelle Stoffwechsellage. Die Therapieziele umfassen aber nicht nur das Erreichen einer normnahen Stoffwechsellage, das Vermeiden akuter Stoffwechselentgleisungen und die Prävention diabetesbedingter Folgeerkrankungen, sondern auch die normgerechte körperliche und psychosoziale Entwicklung des Betroffenen.

Wegen dieser Charakteristika kann Diabetes mellitus auch als ein Paradigma für den Umgang mit Kindern und Jugendlichen mit chronischen Erkrankungen gesehen werden. Die Behandlungsmaßnahmen erfordern nämlich ausgeprägte Veränderungen im Alltagsverhalten der Betroffenen, was sowohl kurzfristige als auch langfristige Auswirkungen zur Folge hat. Der Einzelne bestimmt also durch sein erkrankungsbezogenes Verhalten oder seine Compliance das individuelle Ausmaß der Langzeitfolgen seiner Erkrankung.

Das Befolgen von Verhaltensregeln richtet sich jedoch vor allem im Kindes- und Jugendalter nur begrenzt nach dem Wissen um deren Notwendigkeit, hinzu treten wesentliche andere Faktoren und subjektive Zuschreibungen. Um gegenwärtigen Entwicklungsaufgaben gerecht zu werden, haben vor allem Jugendliche häufig die Tendenz, künftige Aufgaben eher zu vernachlässigen, sofern das keine erkennbar negativen Folgen hat.

Nur Patienten, denen es gelingt, die Erkrankung zu akzeptieren und in ihren Alltag einzubeziehen, werden in der Lage sein, die komplexen therapeutischen Anforderungen erfolgreich zu bewältigen. Dabei spielt die familiäre Unterstützung eine entscheidende Rolle, die von den betroffenen Jugendlichen aber nicht selten als Beschränkung ihrer Autonomiebestrebungen erlebt und deshalb abgelehnt wird. Umgekehrt behindert hohe Autonomie die familiären Unterstützungsangebote.

Somatische Grundlagen

Definition und Diagnose

Dem Diabetes mellitus Typ 1 liegen eine autoimmunologisch vermittelte Zerstörung der insulinbildenden β-Zellen der LANGERHANS-Inseln des Pankreas und ein dadurch vermittelter Ausfall der endogenen Insulinproduktion zugrunde. Die durch den absoluten Insulinmangel determinierten Leitsymptome sind Hyperglykämie, Glukosurie, gegebenenfalls Azetonurie, Polyurie, Polydipsie, Gewichtsverlust, Abgeschlagenheit, Mattigkeit, Leistungs- und Konzentrationsschwäche sowie Heißhungerzustände. In der Regel wird bei Kindern und Jugendlichen die Diagnose vor einer schwerwiegenden Stoffwechselentgleisung gestellt.

Epidemiologie

Die Häufigkeit des manifesten Diabetes mellitus (Typ 1 und Typ 2) wird in Industrieländern auf etwa 2% geschätzt. Der Anteil des Diabetes mellitus Typ 1 liegt unter 10%. Die Prävalenz des Diabetes mellitus Typ 1 beträgt in den USA 1,7/1 000 Kinder und Jugendliche, in Mitteleuropa 0,5–1/1 000. Im Alter unter 18 Jahren streuen die Inzidenzraten in verschiedenen Regionen zwischen 4–38/100 000 Kinder und Jugendliche. Dafür sind neben genetischen auch Umweltfaktoren, u. a. Ernährungsgewohnheiten, verantwortlich. So ist das Erkrankungsrisiko in Skandinavien signifikant höher als in Mitteleuropa, während Asiaten im Vergleich zu Mitteleuropäern ein deutlich geringeres Risiko aufweisen (1).

Diabetes mellitus ist zusammen mit bösartigen Erkrankungen die häufigste schwerwiegende chronische Krankheit im Kindes- und Jugendalter und etwa 4-mal häufiger als zystische Fibrose, juvenile rheumatoide Arthritis oder multiple Sklerose (2).

Die Erkrankung kann in jedem Lebensalter auftreten, hat aber im Kleinkind- und frühen Pubertätsalter jeweils einen Häufigkeitsgipfel. Etwa 30% der Patienten erkranken im Alter zwischen 12 und 16 Jahren. Es gibt Hinweise dafür, dass die Erkrankungshäufigkeit in den letzten Jahren zugenommen hat (3).

Ätiologie

Genetische Faktoren spielen eine Rolle. Das Risiko von Kindern eines insulinpflichtigen Elternteils, an Diabetes mellitus zu erkranken, beträgt etwa 5%, das Erkrankungsrisiko unter Geschwistern etwa 6,5%. Daneben spielen Autoimmunprozesse sowie möglicherweise Viruserkrankungen eine Rolle. Wie diese Faktoren zusammenwirken, ist noch unklar (der bedeutendste Risikofaktor beim Diabetes mellitus Typ 2 ist Übergewicht infolge von Fehlernährung und Bewegungsarmut).

Therapie

Neben den 3 klassischen Säulen der Therapie des Diabetes mellitus Typ 1 – Insulinsubstitution, Diät und körperliche Aktivität – werden heute Schulung und psychologische Betreuung als gleichrangig angesehen (4). Behandlungsziele sind eine ausgeglichene Stoffwechsellage mit Glukosewerten zwischen 60 mg/dl und 160 mg/dl sowie die Vermeidung von Glukosurien, hypoglykämischen oder ketoazidotischen Zuständen, krankheitsbezogenen Klinikaufenthalten und von Spätschäden.

Das Erreichen dieser Behandlungsziele ist schwierig, weil die physiologische Steuerung der endogenen Insulinsekretion durch exogene Insulinzufuhr nur mit großem Aufwand und auch dann nur in Annäherung kopiert werden kann, denn therapiebedingt ist eine periphere Hyperinsulinämie bei gleichzeitig zu niedrigen Insulinspiegeln im Pfortadersystem unvermeidlich.

Moderne Behandlungskonzepte haben zur intensivierten Insulintherapie geführt, bei der vor den Hauptmahlzeiten Insulin in Abhängigkeit vom aktuellen Blutglukosewert appliziert wird. Dabei werden verschiedene Behandlungsschemata mit unterschiedlichen Kombinationen von basalem und prandialem Insulin angewendet. Die intensivierte Insulintherapie gestattet einen flexibleren Umgang mit dem Energiebedarf, der innerhalb von kurzen Zeiträumen starken Schwankungen unterliegen kann, auf Kosten häufigerer Blutglukosekontrollen und Insulinanpassungen.

Zur Kontrolle der mittelfristigen Stoffwechseleinstellung wird der Anteil des glykosylierten Hämoglobins (HbA_{1c}) am Gesamthämoglobin bestimmt. Dieser Parameter spiegelt die Stoffwechseleinstellung der letzten 6–10 Wochen wider. Bei Gesunden beträgt der durchschnittliche HbA_{1c}-Anteil etwa 5%, bei Kindern und Jugendlichen mit Diabetes mellitus zwischen 6% und 15%.

Jugendliche mit Diabetes mellitus tendieren dabei zu höheren HbA_{1c}-Werten als Kinder. Dies ist auch dadurch bedingt, dass sich die endokrinen Umstellungen in der Pubertät auf die insulinabhängigen Metabolisierungsschritte im Kohlenhydrat-, Eiweiß- und Fettstoffwechsel auswirken. In Verbindung mit der vermehrten Wachstumshormonsekretion kommt es zu einer relativen Insulinresistenz und damit zu einer Abnahme der Insulinempfindlichkeit von Fett- und Muskelgewebe, den wesentlichen Orten der insulinabhängigen Glukosemetabolisierung.

Deshalb benötigen Pubertierende häufig eine erhöhte Insulinzufuhr bis zu 2 Einheiten Insulin/kg KG/d. Der aufgrund der rapiden körperlichen Entwicklung in der Pubertät sowohl interindividuell als auch intraindividuell sehr unterschiedliche Energiebedarf und die daraus resultierende Nahrungszufuhr erfordern kurzfristige Anpassungen der notwendigen Insulinmengen.

Diese therapeutischen Implikationen und die damit verbundenen Mehrbelastungen können bei den betroffenen Jugendlichen auf Ablehnung stoßen, vor allem bei Jugendlichen mit Diabetesmanifestation im Kindesalter, die weniger aufwändige Therapiemodalitäten und deren Steuerung durch die Bezugspersonen gewohnt sind (5–7).

Der in der Pubertät erhöhte Insulinbedarf begünstigt Gewichtszunahme. Aufgrund der gesellschaftlich verankerten Schönheitsideale kann dies bei pubertierenden Mädchen die Akzeptanz der Erkrankung einschränken und dazu führen, dass die therapeutisch notwendigen Insulinapplikationen reduziert oder gar unterlassen werden, um Glukosurie mit dem entsprechenden Kalorienverlust mit dem Ziel herbeizuführen, das Körpergewicht zu reduzieren (8). Nimmt dieses Verhalten extreme Formen an, kann dies Symptomatik einer Anorexia nervosa sein; dann sollte rechtzeitig eine jugendpsychiatrische Konsultation veranlasst werden.

Akute Komplikationen

Bei Hypoglykämien sinkt der Blutzuckerspiegel unter 60 mg/dl. Solche Zustände sind bei den zur Verfügung stehenden Behandlungsmethoden grundsätzlich nicht zu vermeiden. Häufigste Ursache sind Ernährungsfehler, wie ausgelassene Mahlzeiten oder gesteigerte körperliche Aktivität. Weitere Ursachen können überhöhte Insulingaben durch Dosierungsfehler, Fehleinschätzungen des Kohlenhydratgehalts von Nahrungsmitteln oder durch Alkoholkonsum gehemmte Glukoneogenese sein.

Hypoglykämische Zustände sind durch typische Symptome der adrenergen Gegenregulation gekennzeichnet, dazu gehören Unruhe, Schwitzen, Zittern und Blässe. Werden dann keine Kohlenhydrate aufgenommen, können zerebrale Funktionsstörungen wie Müdigkeit, Sehstörungen, verwaschene Sprache und Verhaltensveränderungen (glukopenische Phase) auftreten (9).

Bei den meisten Patienten handelt es sich um leichte Hypoglykämien, deren Symptome vom Betroffenen festgestellt und durch die Aufnahme schnell resorbierbarer Kohlenhydrate problemlos behoben werden können. Schwere Hypoglykämien sind dagegen von dem Betroffenen alleine nicht mehr beherrschbare Zustände mit Bewusstseinsbeeinträchtigungen und Störungen der Selbstwahrnehmung, die schlimmstenfalls zu Bewusstlosigkeit und zerebralen Anfällen führen können.

Bei vollständiger Bewusstlosigkeit kann durch i.m. oder s.c. Applikation von Glukagon der Blutzuckerspiegel durch die Mobilisierung der hepatischen Glykogenreserve in der Regel soweit angehoben werden, dass der Betroffene das Bewusstsein wiedererlangt und dann schnell resorbierbare Kohlenhydrate zu sich nehmen kann. Solche Maßnahmen sind obligate Bestandteile von Schulungsinhalten für Bezugspersonen (10).

Auch wenn hypoglykämiebedingte letale Verläufe bei Kindern und Jugendlichen wegen des Fehlens von Sekundärerkrankungen ausgesprochen selten sind, können die hypoglykämieassoziierten Symptome ausgesprochen aversiv erlebt werden und zu ausgeprägten Verunsicherungen und Ängsten führen. Die Vermeidung solcher Symptome kann Betroffene dazu veranlassen, eine optimale Stoffwechseleinstellung wegen des damit verbundenen erhöhten Hypoglykämierisikos zu vermeiden (11).

Zur Hyperglykämie kommt es, wenn aufgrund von Insulinmangel Kohlenhydrate nicht metabolisiert und zur Energiegewinnung herangezogen werden können. Solche Zustände führen zu Polyurie und zur gesteigerten Lipolyse mit Anhäufung saurer Stoffwechselprodukte (Azetoazetat). Relativer Insulinmangel kann durch gesteigerten Energiebedarf (u. a. bei Infekten oder in Stresssituationen mit Anstieg von kontrainsulinär und lipolytisch wirkenden Hormonen) entstehen.

Ursache absoluten Insulinmangels ist in der Regel unterlassene oder unzureichende Insulinapplikation. Solche Hyperglykämien können in eine ketoazidotische Stoffwechseldekompensation münden, die schon bei Blutzuckerwerten ab etwa 400 mg/dl auftreten kann. Erste Symptome sind Übelkeit und Schwächegefühl. Die Kombination von erhöhten Blutglukosespiegeln und Ketonurie belegt den Insulinmangel und den daraus resultierenden Insulinbedarf. Zu ketoazidotischen Stoffwechseldekompensationen kommt es deutlich seltener als zu ausgeprägten hypoglykämischen Zuständen.

Diabetesbedingte Folgeerkrankungen

Neurovaskuläre Folgeerkrankungen determinieren die Langzeitprognose der Patienten mit Diabetes mellitus Typ 1. Die Folgen der diabetischen Mikroangiopathie (Retinopathie, Nephropathie) sind beim Diabetes mellitus Typ 1 die führende Todesursache; im Vordergrund stehen kardiale und nephrologische Komplikationen. Weiterhin sind Übergewicht, Rauchen, Hypertonie und Hyperlipidämie mit der Entwicklung einer diabetischen Polyneuropathie assoziiert (12). Deren wesentliche Determinanten sind die Erkrankungsdauer und die Langzeitstoffwechsellage; die signifikante Korrelation zwischen den HbA_{1C}-Werten und dem Auftreten von Spätkomplikationen gilt empirisch als gesichert. Der Güte der Stoffwechseleinstellung kommt damit prognosedeterminierende Bedeutung zu (13).

Wichtigstes Behandlungsziel, vor allem bei Kindern und Jugendlichen, ist deshalb eine normnahe Stoffwechselsituation unter gleichzeitiger Vermeidung schwerer hypoglykämischer Reaktionen. Prinzipiell kann dies mit den modernen Therapiemethoden erreicht werden. Wesentliche Voraussetzung dafür ist die optimale Kooperation der Patienten, wie u. a. Untersuchungen an Schwangeren mit Diabetes mellitus Typ 1 gezeigt haben.

Entwicklungspsychologische Aspekte der Krankheitsbewältigung

Erkrankungsbedingte psychische Belastungen

Chronische Erkrankungen implizieren grundsätzlich die Nichtheilbarkeit, den unberechenbaren Verlauf mit der Möglichkeit des Auftretens von Akutkomplikationen und von Folgeerkrankungen, eine möglicherweise reduzierte Lebenserwartung sowie erkrankungs- und behandlungsbedingte Modifikationen der üblichen Alltagsroutine (14). Gleichwohl werden die Betroffenen ermutigt, ein »normales Leben« zu führen (Stichwort: bedingte Gesundheit), was auch dadurch unterstützt wird, dass adäquate Behandlungsmaßnahmen Symptomfreiheit bedingen, wodurch sich die Betroffenen als gesund erleben.

Im Gegensatz zu zahlreichen anderen chronischen Erkrankungen ist Diabetes mellitus nicht sichtbar, sodass die Betroffenen auf die bei chronisch Kranken üblichen Konzessionen und Rücksichtnahmen weitgehend verzichten müssen. Spätestens im Jugendalter wird schließlich die Übernahme der Verantwortung im täglichen Umgang mit der Krankheit erwartet; aus dieser Verantwortung heraus sind dann Behandlungsentscheidungen zu treffen, die sowohl für Akut- als auch im Hinblick auf Spätkomplikationen von entscheidender Bedeutung sind.

Die Bewältigung dieser erkrankungsimmanenten Belastungen fällt vor allem im Pubertätsalter schwer, weil in dieser Entwicklungsphase eine Reihe von Entwicklungsaufgaben zu bewältigen sind. Diese Altersstufe ist sowohl durch biologische Umstellungen als auch durch massive Veränderungen des sozialen Rollengefüges und der Beziehungsmuster geprägt. Die Möglichkeiten der Selbstwahrnehmung werden differenzierter, was zu einem veränderten Selbstbild und zur Entwicklung von ersten Lebensentwürfen führt.

Diese Phase wird weiterhin durch die Auseinandersetzungen mit Autoritäten, Traditionen sowie gesellschaftlichen Normen bestimmt mit dem Ziel, autonom zu werden.

Kennzeichnend sind die Auseinandersetzungen mit dem elterlichen Werte- und Normensystem, der Rückzug aus der Familie und der hohe Konformitätsdruck Gleichaltrigen gegenüber. Mit der inneren und äußeren Ablösung von den Eltern ist das dominante Bedürfnis verbunden, von Gleichaltrigen akzeptiert zu werden und sexuelle Beziehungen aufzunehmen. Viele betroffene Jugendliche haben in dieser Phase Schwierigkeiten, diese Entwicklungsaufgaben mit den Erfordernissen im Umgang mit ihrer Erkrankung in Einklang zu bringen (15).

Psychopathologische Auffälligkeiten

Die erkrankungs- und behandlungsimmanenten Belastungen werden von der Mehrzahl der Betroffenen ohne gröbere psychische Beeinträchtigungen bewältigt, bei einer Reihe von Kindern und Jugendlichen führen sie aber zu psychischen und psychiatrischen Problemen (16). Auch wenn sich diese auf das gesamte Spektrum kinder- und jugendpsychiatrischer Störungen beziehen können, sind Kinder und Jugendliche mit Diabetes mellitus vor allem von introversiven Störungen bedroht (vor allem depressive und Zwangssymptome, Einschlaf- sowie Somatisierungsstörungen), Mädchen zusätzlich von Essstörungen.

Da solche Störungsbilder psychotherapeutischen und psychopharmakologischen Interventionen relativ gut zugänglich sind, sollte bei ausgeprägten Syndromen professionelle Hilfe bzw. Behandlung aufgesucht und akzeptiert werden (17). Bei milderen Problemen genügt meist die Inanspruchnahme eines Beratungsangebotes. Wesentliche Voraussetzung ist in jedem Fall, psychische Probleme zu besprechen, beispielsweise mit Eltern oder Freunden, aber auch mit dem die Grunderkrankung behandelnden Arzt, weil er das zur Verfügung stehende Betreuungsangebot am besten überblickt.

Determinanten der Compliance

Die Compliance, also die Qualität der Durchführung der notwendigen Behandlungsmaßnahmen, wird von verschiedenen Faktoren beeinflusst, deren Konstellation beim Diabetes mellitus Typ 1 aber eher ungünstig ist: Der Komplexitätsgrad der Behandlungsvorschriften ist hoch (Selbstkontrolle des Blutglukosespiegels und die sich daraus ergebende Anpassung der Insulindosierung unter Berücksichtigung der vorgesehenen Nahrungsmenge und der körperlichen Aktivität).

Die Verhaltensreglementierungen, vor allem bezogen auf die Ernährung, werden nicht selten als deutliche Einschränkung der Lebensqualität erlebt; dies betrifft sowohl den Umgang mit im Kindes- und Jugendalter attraktiven Nahrungsmitteln (Pizza, Hamburger, Eis etc.) als auch die Beschränkungen bezogen auf die sozialen Funktionen des Essens, wenn auf entsprechende Verabredungen wegen des unpassenden Zeitpunkts oder der möglicherweise nicht diätgerechten Zusammensetzung des Essens nur bedingt eingegangen werden kann.

Das Einhalten der Diätempfehlungen stellt für die meisten Betroffenen die größte Belastung dar. Angemessene Compliance führt bei vielen Erkrankungen zur Reduzierung der Symptomatik und wird auf diese Weise verstärkt. Da beim Diabetes mellitus die Compliance vorrangig die Langzeitprognose beeinflusst, fehlt dieses unmittelbare Verstärkungselement. Darüber hinaus kann eine normnahe (»scharfe«) Stoffwechseleinstellung über das gesteigerte Hypoglykämierisiko aversive Konsequenzen haben.

Diese Faktoren tragen in ihrer Gesamtheit dazu bei, dass beim Diabetes mellitus insgesamt ungünstige Symptomkontingenzen vorliegen. Weil das Jugendalter durch Autonomiebestrebungen, Rückzug aus der Familie und hohen Konformitätsdruck Gleichaltrigen gegenüber gekennzeichnet ist und Gleichaltrigengruppen überwiegend von Gesunden und deren in der Regel kontratherapeutischen Normen beherrscht werden, muss ein Jugendlicher mit Diabetes mellitus ein hohes Maß an sozialer Kompetenz aufbringen, um sich von Gleichaltrigen vor allem in Bezug auf sein Ess- und Trinkverhalten abzugrenzen.

Diese Bedingungen sind dafür verantwortlich, dass die Stoffwechseleinstellung beim Diabetes mellitus im Jugendalter aufgrund von Complianceproblemen bei ausgeprägter individueller Variation generell als schwierig zu beurteilen ist.

Jugendliche mit guter Compliance und daraus resultierender guter Stoffwechseleinstellung sind dadurch charakterisiert, dass sie mit der medizinischen Betreuung zufrieden sind, ihre Erkrankung akzeptieren, ernst nehmen und sich in der Lage sehen, die behandlungsbedingten Aufgaben grundsätzlich erfüllen zu können und dies auch für sinnvoll erachten, sowie die damit verbundenen Belastungen für erträglich halten. Daraus folgt, dass adäquates Krankheitsverhalten mit einer Reihe von Kognitionen, Attributionen und emotionalen Faktoren assoziiert ist bzw. in Wechselwirkung steht.

Gelingt dem Betroffenen die Akzeptanz der Erkrankung nicht, kann die Negierung der krankheitsbezogenen Eigenverantwortung, verbunden mit der Ablehnung von angebotener Unterstützung durch Dritte, sowohl zu einer Häufung akuter somatischer Komplikationen als auch zu einer dauerhaften psychischen Fehlentwicklung führen.

Daraus ergibt sich, dass bei unbefriedigender Stoffwechseleinstellung bzw. suboptimaler Compliance auch diese Kognitionen, Attributionen und emotionale Faktoren zu berücksichtigen sind und verbalisiert werden müssen, beispielsweise eine eventuell bestehende Unzufriedenheit mit der medizinischen Betreuung, Sinn und Unsinn von krankheitsspezifischen Verhaltensanforderungen oder als nicht mehr ertragbar empfundene erkrankungs- bzw. behandlungsbedingte Belastungen.

Die Rolle der Familie

Grundsätzlich sind Eltern in die Behandlung ihrer Kinder eingebunden. Dies hat vielfältige Implikationen und betrifft sehr unterschiedliche Bereiche (18, 19):

- Der Alltag wird durch medizinische Routinemaßnahmen, wie Blutzuckerkontrollen und Insulininjektionen sowie Vorausplanung und Kontrolle der Mahlzeiten strukturiert. Der Verlust an Spontaneität in der Alltagsgestaltung betrifft die ganze Familie.
- Die Diabeteserkrankung eines jüngeren Kindes macht ständige Aufmerksamkeit und Verfügbarkeit der Eltern notwendig. Dies kann zu einem Konflikt zwischen Kontrolle einerseits und Erziehung zur Selbständigkeit andererseits führen.
- Wechselhafter Appetit, vor allem bei Klein- und Vorschulkindern, erschwert die Einhaltung der Ernährungsvorgaben und erhöht die Belastung der Bezugspersonen (20).
- Angst vor einer ausgeprägten Hypoglykämie stellt weiteres Belastungspotenzial der Eltern dar, vor allem bei jüngeren Kindern.
- Hyperglykämien sind mit Sorgen bezogen auf diabetesbedingte Folgeerkrankungen assoziiert.
- Irrationale Schuldgefühle, weil die Erkrankung aufgetreten ist, können weiteres Belastungspotenzial darstellen.
- Der Zugang zu Hilfsangeboten, wie Kinderbetreuung, kann durch die Erkrankung eingeschränkt sein.
- Die Vermittlung einer disziplinierten Lebensweise kann Erziehungsprobleme vor allem in der Pubertät zur Folge haben.
- Die erkrankungsbedingten Anforderungen können dazu führen, dass Bezugspersonen, vor allem Mütter, individuelle und familiäre Pläne und Ziele, beispielsweise eigene Berufsperspektiven, zurückstellen.
- Die Rolle der Bezugspersonen als Vermittler zwischen den Anforderungen des behandelnden Arztes und den Bedürfnissen des Kindes kann ebenfalls Konfliktpotenzial bergen (21).

Wenn Kinder früh erkranken, erwerben die Eltern in der Regel gute Kompetenzen im Diabetesmanagement, das zur zentralen Lebensaufgabe wird. Die alterstypische Distanzierung von der Familie in der Pubertät und die kritische Auseinandersetzung mit dem elterlichen Werte- und Normensystem kann auch zur Ablehnung der durch die Eltern repräsentierten Managementanforderungen führen.

Verbunden mit den daraus resultierenden Sorgen bezogen auf die Langzeitfolgen wird diese Zurückweisung von den Bezugspersonen nicht selten als Kränkung und Undankbarkeit erlebt. Die daraus resultierende Vorwurfshaltung kann ein negatives Familienklima begünstigen, ungünstigenfalls geprägt von gegenseitigen Vorwürfen, aggressiver Spannung und Schuldgefühlen.

In der Regel führt dies dazu, dass sich der betroffene Jugendliche aus der Familie noch mehr zurückzieht und der Gleichaltrigengruppe zuwendet, unter dem Konformitätsdruck dort aber seine Erkrankung herunterspielt oder sogar verleugnet. Für die Eltern dieser Jugendlichen bedeutet dies, auf dem schmalen Grad zwischen Überbehütung, Vernachlässigung und aktiver Zurückweisung durch den Jugendlichen die dem jeweiligen Entwicklungsstand angemessene, in Bezug auf die Stoffwechseleinstellung optimale Betreuungsform zu finden.

Dieser Adaptationsprozess wird durch ungünstige familiäre Faktoren, wie familiäre Konflikte, unvollständige Familie, dysfunktionale Kommunikationsformen, Zugehörigkeit zu Minoritäten, belastende Lebensereignisse und psychiatrische Erkrankungen beeinträchtigt.

Empirisch belegt ist, dass Mütter stärker in das Diabetesmanagement eingebunden sind als Väter. Der krankheitsbezogene Verhaltensstil von Müttern ist in der Regel durch Unterstützung und Ermutigung gekennzeichnet, der von Vätern überwiegend durch Forderungen. Mütter haben häufig auch ein ausgeprägteres diabetesbezogenes Wissen als Väter. So verwundert auch nicht, dass Mütter diabeteskranker Kinder eher als Väter durch die erkrankungs- und behandlungsimmanenten Belastungen psychisch alteriert sind; sie zeigen dann depressive Symptome, Mangel an Selbstvertrauen und Rückzugsverhalten.

Schulung

Das notwendige erkrankungsspezifische Wissen sowie die praktischen Fertigkeiten werden durch adäquate und qualitätskontrollierte Diabetesschulung vermittelt. Diese umfasst anfangs die Behandlungsgrundlagen (Insulinapplikation, Blutzucker messen, ermitteln des Kohlenhydratgehaltes in Lebensmitteln), theoretisches Basiswissen und die Fähigkeit, Akutkomplikationen (Hypoglykämie, Hyperglykämie, Ketoazidose) rechtzeitig zu erkennen und zu behandeln.

Die Schulungsprogramme unterstützen die betroffenen Kinder und Jugendlichen sowie ihre Eltern bei der Integration der Erkrankung in den Familienalltag. Aufgrund der sehr unterschiedlichen Voraussetzungen können Inhalt und Ablauf der Schulung nicht allgemein gültig festgelegt werden, sie orientieren sich an dem Wandel der Lebensumstände sowie an den Bedürfnissen und Fähigkeiten heranwachsender Kinder und ihrer Eltern. Dafür stehen standardisierte Programme zur Verfügung.

Ziele der modernen Diabetesbehandlung und der Folgeschulungen sind die Erweiterung des theoretischen und praktischen Behandlungswissens und die Förderung des Selbstmanagements der Kinder bzw. der Jugendlichen. Die Vermittlung von kognitivem Wissen und von praktischen Fähigkeiten wird in der Regel durch individuelle Beratung ergänzt (22).

Hinweise für Bezugspersonen

Die erkrankungsbedingten Belastungen können bei Kindern und Jugendlichen mit Diabetes mellitus zu psychiatrischen Symptomen und behandlungsbedürftigen Erkrankungen führen. Für ihre Eltern bedeutet dies, darauf zu achten und im Zweifels- oder Bedarfsfall Ansprechpartner zu sein. Gegebenenfalls sollte eine adäquate Beratung oder Behandlung unterstützt werden.

Der angemessene Umgang mit den Erkrankungs- und Behandlungsanforderungen ist vom Elternverhalten abhängig. Die enge Beziehung zwischen Compliance, Stoffwechseleinstellung und elterlichem Unterstützungsverhalten relativiert die Forderung nach forcierter Verselbständigung diabeteskranker Kinder und Jugendlicher, wenn damit deren zu frühe Übernahme der Alleinverantwortung für die Behandlungsmaßnahmen gemeint ist, was zu Überforderungssituationen führen kann.

Selbstverständlich soll sich das entwicklungsbedingte Autonomiestreben von Kindern und Jugendlichen auch auf den selbstständigeren Umgang mit den notwendigen Behandlungsmaßnahmen ausdehnen. Für die Eltern schließt das aber nicht die Abgabe der Verantwortung ein, sondern die Umstellung auf veränderte Unterstützungsformen, die der jeweiligen Entwicklungsphase angemessen sind. Bei Schwierigkeiten helfen Aufklärung, Beratung und Schulung.

Fazit für Klinik und Praxis

○ Kinder- und jugendpsychiatrisch relevante Symptome bzw. Erkrankungen können die Compliance beeinträchtigen. Diese Aspekte sollten in die Grundversorgung integriert werden. Neben dem Erkennen psychischer Auffälligkeiten fällt den Behandlern von diabeteskranken Kindern und Jugendlichen der wesentliche Teil der Motivationsarbeit für eine gegebenenfalls erforderliche spezifische Beratung oder Behandlung zu; ohne diese kommt die Inanspruchnahme der entsprechenden Dienste in der Regel nicht zustande, weil die betroffenen Kinder- und Jugendlichen ohne entsprechende Vorbereitung kaum in der Lage sind, zusätzlich zu ihrer chronischen Erkrankung auch noch eine psychische Beeinträchtigung zu akzeptieren. Nur ausgeprägt psychiatrisch auffällige Kinder und Jugendliche bedürfen einer spezifischen psychiatrisch-psychotherapeutischen Behandlung, beispielsweise durch Kinder- und Jugendpsychiater. Ein solcher Behandlungsversuch erscheint auch deshalb lohnenswert, weil vor allem die begleitenden emotionalen Störungen eine relativ günstige Behandlungsprognose aufweisen.

○ Die Compliance ist die entscheidende Determinante für die Stoffwechseleinstellung. Bei der Suche nach den Ursachen für eine schlechte Stoffwechseleinstellung vor allem in der Pubertät müssen deshalb Aspekte der Compliance neben somatischen Ursachen, wie wachstumsbedingte Insulinanpassung, Insulinresistenzentwicklung oder pubertätsbedingte hormonelle Umstellungen, maßgeblich berücksichtigt werden. Da gerade bei mangelhafter Compliance das Risiko wächst, von Patienten ungenaue Angaben zu erhalten, kann die ergänzende Befragung von engen Bezugspersonen, meist der Mütter, sinnvoll sein.

○ Die Zufriedenheit mit der medizinischen Versorgung korreliert maßgeblich mit der Compliance. Die Beziehung zum Behandler ist entscheidend, weil mit dem Behandler zufriedene Jugendliche offensichtlich dessen Empfehlungen besser beachten (16). Neben seiner fachlichen Kompetenz kommen damit Persönlichkeitsmerkmale des Behandlers und Interaktions- bzw. Beziehungsaspekte ins Spiel. Dies spricht für die Berücksichtigung von psychologisch-psychotherapeutisch orientierten Übertragungs- und Behandlungselementen in der Betreuung von Kindern und Jugendlichen mit Diabetes mellitus Typ 1, weil sie die Pflege der als bedeutsam erkannten Interaktions- und Beziehungsaspekte erleichtern. Ist die irreparabel gestörte Beziehung eines betroffenen Jugendlichen zum Behandler möglicherweise Teilursache seiner schlechten Stoffwechseleinstellung bzw. Compliance, sollte ein Arztwechsel erwogen werden.

○ Eltern mit Schwierigkeiten, ihre Kinder altersadäquat zu unterstützen, bedürfen der Aufklärung, Beratung und Schulung mit dem Ziel, ihr Unterstützungsverhalten zu optimieren.

Literatur

1. Blanz B. Psychische Störungen und Compliance beim juvenilen Diabetes mellitus. Heidelberg-Leipzig: Barth; 1995.
2. Blanz B. Die psychischen Folgen chronischer Krankheiten im Kindes- und Jugendalter. Kindheit und Entwicklung 1994; 3: 6–15.
3. Burger W, v. Aster M. Diabetes mellitus. In: Palitzsch D, Hrsg. Jugendmedizin. München-Jena: Urban & Fischer; 1999. S. 236–257.
4. Brink SJ, Miller M, Moltz KC. Education and multidisciplinary team care concepts for pediatric and adolescent diabetes mellitus. J Pediatr Endocrinol Metab 2002; 15: 1113–1130.
5. Powers SW, et al. Parent report of mealtime behaviour and parenting stress in young children with type 1 diabetes and in healthy control subjects. Diabetes Care 2002; 25: 318–328.
6. Sullivan-Bolyai S, et al. Constant vigilance: mothers work parenting young children with type 1 diabetes. J Pediatr Nurs 2003; 18: 21–29.
7. Wysocki T, et al. Adjustment to diabetes mellitus in preschoolers and their mothers. Diabetes Care 1989; 12: 524–529.
8. Jones JM, et al. Eating disorders in adolescent females with and without type 1 diabetes: Cross sextional study. BMJ 2000; 320: 1563–1566.
9. Huerter P. Diabetes bei Kindern und Jugendlichen. Berlin: Springer; 1992.
10. Delameter AM. Critical issues in the assessment of regimen adherence in children with diabetes. In: Drotar D, editor. Promoting adherence to medical treatment in chronic childhood illness. London: Erlbaum; 2000. p. 173–195.
11. Hauser ST, et al. Psychological aspects of diabetes mellitus in children and adolescents: Implications and interventions. In: Alessi NA, editor. Handbook of child and adolescent psychiatry, Vol. 4. New York: Wiley; 1997. p. 340–354.
12. Tesfay S, et al. for the EURODIAB Prospective Complications Study Group. Vascular risk factors and diabetic neuropathie. N Engl J Med 2005; 352: 341–350.
13. Danne T, et al. Prävention der Langzeitfolgen des Diabetes mellitus. Monatsschr Kinderheilkd 2001; 149: 670–677.
14. Seiffge-Krenke I, Nieder T. Stress, Krankheit und Bewältigung: Bewältigen Jugendliche mit Diabetes Alltagsstressoren weniger kompetent als gesunde Jugendliche? Kindheit und Entwicklung 2001; 10: 206–215.
15. Wertlieb D, Hauser ST, Jacobson AM. Adaptation to diabetes: Behavior symptoms and family context. J Pediatr Psychol 1986; 11: 463–479.
16. Blanz B, et al. Insulin-dependent diabetes mellitus is a risk factor for psychiatric disorders in adolescence. Diabetes Care 1993; 16: 1579–1587.
17. Blanz B, Schmidt MH, Esser G. Familial adversities and child psychiatric disorders. J Child Psychol Psychiatry 1991; 32: 939–950.
18. von Sengbusch S, et al. Mobile Diabetesschulung Schleswig-Holstein (MDSH). Ein neues Schulungs- und Versorgungskonzept für Kinder und Jugendliche mit Diabetes Typ I und seine Auswirkung auf die familiäre Belastung. Kindheit und Entwicklung 2005; 14: 96–102.
19. Goldbeck L, et al. Anpassung von Eltern an die Diagnose einer chronischen Erkrankung bei ihrem Kind. Psychother Psychosom Med Psychol 2001; 51: 62–67.
20. Roth R. Kinder mit Diabetes: die ganze Familie ist betroffen. In: Lange K, Hirsch A, Hrsg. Psycho-Diabetologie. Mainz: Kirchheim; 2002. S. 98–114.
21. Hanson CL, et al. Associations between family members perceptions of the health care system an the health of youths with insulin-dependent diabetes mellitus. J Pediatr Psychol 1988; 13: 543–554.
22. Grey M, et al. Coping skills training for youth with diabetes mellitus has long-lasting effects on metabolic control and quality of life. J Pediatr 2000; 137: 107–113.

5

Psychiatrische Komorbidität und Essstörungen bei adipösen Kindern und Jugendlichen

BEATE HERPERTZ-DAHLMANN und JOHANNES HEBEBRAND

Nach Laienmeinung werden Entstehung und Aufrechterhaltung von Übergewicht und Adipositas mit psychischen Störungen, vor allem mit depressiven und ängstlichen Symptomen, in Verbindung gebracht (»Frustesser«, »Kummerspeck«). Im Gegensatz dazu gibt es keine eindeutigen empirischen Belege, dass psychische Störungen bei Adipositas häufiger auftreten, solange sie nicht mit Essstörungen assoziiert sind. Allerdings muss zwischen Untersuchungen an Inanspruchnahmepopulationen und Feldstudien unterschieden werden.

Übereinstimmend wird in klinischen Populationen eine erhöhte Rate psychischer Störungen gefunden, während die Ergebnisse in repräsentativen Erhebungen widersprüchlich sind. Vor allem wird diskutiert, ob das Risiko für depressive und somatoforme Störungen sowie Angsterkrankungen bei adipösen Erwachsenen erhöht ist. Während in einigen Studien z. B. eine erhöhte Rate von Angsterkrankungen (1) bei jungen Erwachsenen gefunden wurde, bestätigten andere dieses Ergebnis nicht (2). Ähnlich widersprüchlich sind die Befunde für affektive Erkrankungen.

Die mangelnde Vergleichbarkeit dieser Studien beruht u. a. darauf, dass unterschiedliche BMI-Klassen verglichen wurden, nicht immer eine standardisierte psychiatrische Untersuchung zur Feststellung psychiatrischer Komorbiditäten vorlag, Probanden mit Essstörungen nicht separat betrachtet wurden und bei multiplen statistischen Vergleichen eine Korrektur für multiples Testen fehlte. Auch Faktoren, wie die vielfach mit einer antidepressiven Therapie assoziierte Gewichtszunahme sowie vice versa eine medikamenteninduzierte Depression infolge einer Behandlung gewichtsbedingter medizinischer Probleme, müssen hier berücksichtigt werden.

Eine große Metaanalyse (3) hat jüngst aufgezeigt, dass die meisten übergewichtigen oder adipösen Erwachsenen einer Feldstichprobe keine affektive Störung haben, wobei auf bestimmte Bevölkerungsgruppen differenziertere Feststellungen zutreffen. Die Prävalenz von major depressive disorder ist bei jungen adipösen Frauen erhöht. Auch bei sog. atypischen Depressionen (z. B. saisonale Depression), die mit erhöhtem Appetit und psychomotorischer Verlangsamung einhergehen, findet sich beim weiblichen Geschlecht eine erhöhte Rate von Gewichtszunahme, Übergewicht und Adipositas. Darüber hinaus scheint der Zusammenhang zwischen abdomineller Adipositas (Taillenhüftumfang) und depressiven Störungen bei beiden Geschlechtern stärker zu sein als der zwischen allgemeiner Adipositas (BMI) und Depression.

Die Befunde bei Kindern und Jugendlichen entsprechen im Wesentlichen denen bei Erwachsenen. In repräsentativen Studien der Allgemeinbevölkerung lässt sich keine erhöhte psychiatrische Morbidität bei übergewichtigen und adipösen Kindern und Jugendlichen nachweisen (2). Allerdings zeigen Langzeitstudien auf, dass chronisches Übergewicht (erhöhtes Körpergewicht sowohl als Kind als auch als Jugendlicher) mit oppositioneller Störung des Sozialverhaltens und depressiven Störungen (letzteres nur bei Jungen) verbunden war (4).

In unserer Feldstudie bei Vorschulkindern zeichnete sich ein Trend für erhöhte Häufigkeitsraten von Trennungsangst und Enkopresis bei adipösen Individuen ab, der aber aufgrund der kleinen Patientenzahl nicht signifikant war. Bei jugendlichen Inanspruchnahmepopulationen lässt sich hingegen eine deutlich erhöhte Rate psychiatrischer Störungen nachweisen.

Bei adipösen Jugendlichen, die sich einer Langzeitrehabilitationsmaßnahme zur Gewichtsreduktion unterzogen, fand die Arbeitsgruppe von HEBEBRAND eine zweifach erhöhte Prävalenz von Angsterkrankungen und affektiven Störungen bei extrem adipösen Jugendlichen (Durchschnitts-BMI 42 kg/m^2) im Vergleich zu altersentsprechenden Kontrollen (5).

Jugendliche und junge Erwachsenen beiden Geschlechts mit den höchsten BMI-Werten (n = 47) von insgesamt 1655 untersuchten Probanden zeigten in einer Feldstudie des gleichen Altersspektrums keine vergleichbaren Symptome. Allerdings hatten die Probanden aus der Feldstichprobe deutlich niedrigere BMI-Werte.

Bei einer weiteren Untersuchung an 5–17-jährigen Kindern und Jugendlichen, die aufgrund ihrer Adipositas vorgestellt wurden und mit einem standardisierten diagnostischen Interview untersucht wurden, wiesen mehr als die Hälfte eine psychiatrische Störung auf, in der Mehrzahl eine Angststörung (6).

Zusammenfassend: Inanspruchnahmepopulationen adipöser Kinder und Jugendlicher zeigen übereinstimmend eine erhöhte Rate psychiatrischer Störungen im Vergleich zu normalen Probanden, während sich dies in Feldstichproben nicht nachweisen lässt. Dabei ist nicht klar, ob die psychiatrischen Störungen der klinischen Stichproben dazu führen, Behandlung zu suchen oder die psychiatrische Morbidität der Inanspruchnahmepopulationen durch den höheren Schweregrad der Adipositas bedingt ist.

Psychiatrische Störungen und Adipositas

In jüngster Zeit wurde dem Zusammenhang zwischen einer psychiatrischen Störung im Kindes- und Jugendalter und späterer Adipositas zunehmend mehr Beachtung geschenkt. Mehrere Studien konnten aufzeigen, dass eine Depression im Kindes- oder Jugendalter mit einem höheren BMI im Erwachsenenalter assoziiert ist. Dieser Zusammenhang war unabhängig von einer etwaigen medikamentösen Behandlung, Zigaretten- und/ oder Alkoholabusus, Geschlecht und sozioökonomischem Status (7). Zwischen Dauer der Depression und BMI im Erwachsenenalter zeigte sich eine signifikante positive Korrelation, d. h. je länger die Depression im Jugendalter anhielt, desto höher war der spätere BMI.

Diese Beziehung zwischen jugendlicher Depression und Adipositas wurde in der Dunedin-Studie, einer Verlaufsstudie in Neuseeland, allerdings nur für das weibliche Geschlecht bestätigt (8). In einer weiteren Untersuchung waren erhöhte CBCL-Scores unabhängig von internalisierenden oder externalisierenden Symptomen mit späterem Übergewicht assoziiert (9).

Demnach stellt nicht nur die Adipositas im Kindes- und Jugendalter einen Risikofaktor für psychiatrische Störungen dar; vielmehr bringen psychiatrische Störungen im Kindes- und Jugendalter ein erhöhtes Risiko für eine Adipositas im Erwachsenenalter mit sich. Dies ist vor allem für die Prävention von Bedeutung. Mediatoren könnten eine veränderte körperliche Aktivität und Ernährung bei Kindern mit psychiatrischen Störungen sein. So konnten wir z. B. bei hyperaktiven Kindern einen erhöhten BMI im Vergleich zu Normalprobanden nachweisen (10).

Essstörungen bei Adipositas

Die beiden häufigsten Essstörungen bei Adipositas sind das Binge-eating-Syndrom (binge eating disorder) und das sog. Night-eating-Syndrom. Das Binge-eating-Syndrom wurde zunächst bei Erwachsenen untersucht und fand erst in jüngster

- ○ Wiederholte Episoden von »Fressanfällen«. Eine Episode von »Fressanfällen« ist durch 2 Kriterien charakterisiert:
  - Essen einer Nahrungsmenge in einem abgrenzbaren Zeitraum;
  - Gefühl des Kontrollverlustes über das Essen während der Episode.
- ○ Die Episoden von »Fressanfällen« treten gemeinsam mit mindestens 3 der folgenden Symptome auf:
  - Wesentlich schneller essen als normal
  - Essen bis zu einem unangenehmen Völlegefühl
  - Essen großer Nahrungsmengen, wenn man sich körperlich nicht hungrig fühlt
  - Alleine essen aus Verlegenheit über die Menge, die man isst
  - Ekelgefühle gegenüber sich selbst, Deprimiertheit oder große Schuldgefühle nach dem übermäßigen Essen
- ○ Es besteht deutliches Leiden wegen der »Fressanfälle«
- ○ Die »Fressanfälle« treten im Durchschnitt an mindestens 2 Tagen in der Woche für 6 Monate auf
- ○ Die »Fressanfälle« gehen nicht mit dem regelmäßigen Einsatz von unangemessenen kompensatorischen Verhaltensweisen einher (z. B. »Purging-Verhalten«, Fasten oder exzessive körperliche Betätigung), und sie treten nicht ausschließlich im Verlauf einer Anorexia nervosa oder Bulimia nervosa auf

Tab. 1
Forschungskriterien für die Binge-eating-Störung nach DSM-IV

Zeit Beachtung bei Kindern und Jugendlichen. Die Forschungskriterien nach DSM-IV gehen aus Tab. 1 hervor.

In der ICD-10 findet sich keine dem Binge-eating-Syndrom entsprechende Erkrankung. Die unter der Kategorie F 50.4 aufgeführten »Essattacken bei anderen psychischen Störungen« sind mit dem Binge-eating-Syndrom nicht gleichzusetzen, da die ICD-10-Kategorie Essattacken ausschließlich als Reaktion auf belastende Ereignisse beschreibt.

Tab. 2
Provisorische Forschungskriterien zum Binge-eating-Syndrom für Kinder (13)

- ○ Wiederkehrende Episoden bei Binge-eating-Syndrom
  Das Binge-eating-Syndrom ist wie folgt charakterisiert:
  - Essen ohne Hungergefühl (z. B. nach einer Mahlzeit)
  - Kontrollverlust über das Essen (z. B. das Gefühl *»wenn ich einmal angefangen habe zu essen, kann ich nicht mehr aufhören«)*
- ○ Das Binge-eating-Syndrom ist mit einem oder mehreren der folgenden Merkmale assoziiert:
  - Essen als Affektantwort (z. B. Traurigkeit, Langeweile, Unruhe)
  - Essen als Belohnung
  - Heimliches Essen oder Verstecken von Essen
- ○ Die Symptome bestehen für eine Zeitspanne von 3 Monaten

Essen ist nicht verbunden mit dem regelmäßigen Einsatz von kompensatorischen Verhaltensweisen (z. B. Erbrechen, Fasten, exzessive Bewegung) und tritt nicht ausschließlich bei einer Anorexia oder Bulimia nervosa auf

Differenzialdiagnostisch muss das Binge-eating-Syndrom von der Bulimie abgegrenzt werden. Beide zeichnen sich durch rezidivierende Heißhungerattacken aus. Allerdings werden beim Binge-eating-Syndrom keine zusätzlichen Maßnahmen zur Gewichtsreduktion ergriffen; während eine bulimische Attacke oftmals durch Erbrechen beendet wird und damit zeitlich abgrenzbar ist, ziehen sich die Essattacken beim Binge-eating-Syndrom oft über viele Tage hin. Beiden Essstörungen ist eine hohe Rate komorbider psychiatrischer Auffälligkeiten gemeinsam.

Die Forschungskriterien nach DSM-IV für das Binge-eating-Syndrom werden einer Essstörung im Kindes- und gegebenenfalls frühen Jugendalter nicht gerecht, obwohl »binge eating« auch bei adipösen Kindern bekannt ist. Jüngere Kinder sind in der Mehrzahl nicht in der Lage, ein Gefühl von Kontrollverlust zu erleben und/oder zu verbalisieren und darüber Scham oder Schuld zu empfinden. In den letzten Jahren wird daher häufig empfohlen, die Kriterien des Binge-eating-Syndroms für das Kindes- und Jugendalter zu modifizieren (11). In jüngster Zeit vorgestellte provisorische Forschungskriterien zum Binge-eating-Syndrom für Kinder nennt Tab. 2.

Studien, die retrospektiv den Beginn des Binge-eating-Syndroms erfassen, konnten aufzeigen, dass Kinder und Jugendliche, die nur einen Teil der Definitionskriterien erfüllen, später oft das Vollbild einer Essstörung entwickeln (12).

Epidemiologie

Bei Untersuchungen zu psychiatrischer Komorbidität bei Adipositas muss zwischen Feldstudien und klinischen Stichproben unterschieden werden. In Feldstudien bei Erwachsenen liegt die Prävalenz des Binge-eating-Syndroms bei 2–4%, in klinischen Populationen (z. B. bei extrem Adipösen, die eine chirurgische Intervention zur Behandlung ihrer Adipositas anstreben) bei 25–50% (14). Männer erkranken ähnlich häufig wie Frauen (15).

○ Ausgeprägteres Übergewicht
○ Früherer Beginn der Adipositas
○ Früherer Diätbeginn
○ Häufigere Diätphasen
○ Ausgeprägtere Psychopathologie
○ Schlechteres Ansprechen auf Therapiemaßnahmen

Tab. 3
Merkmale der Adipositas mit Binge-eating-Störung im Vergleich zu »einfacher« Adipositas

Für Kinder und Jugendliche liegen nur vereinzelte epidemiologische Angaben vor. In einer repräsentativen Studie, bei der 98% aller Vorschulkinder der Stadt Aachen erfasst werden konnten, wurde das Binge-eating-Syndrom (ohne alle Kriterien nach DSM-IV zu erfüllen) bei 2% aller Vorschulkinder und bei 6% der adipösen Kinder (BMI >90. Perzentile) gefunden. Kinder von Müttern, die selbst an einer Binge-eating-Störung litten, hatten deutlich häufiger Heißhungerattacken (16).

Eine weitere Feldstudie, bei der die Prävalenz des Binge-eating-Syndroms nach DSM-IV bei Jugendlichen erfasst wurde, zeigte eine Häufigkeit von 3,1% bei den Mädchen und 0,9% bei den Jungen auf (12). Die Prävalenzraten bei den Mädchen entsprachen demnach denen bei Bulimie.

In Untersuchungen, die Patienten einer stationären oder ambulanten Einrichtung zur Gewichtsreduktion einschlossen, fand sich eine Prävalenz für das Binge-eating-Syndrom, das alle Klassifikationskriterien nach DMS-IV erfüllte, von 1%. Bei 9% der Klientel wurden objektive Essattacken mit Kontrollverlust beobachtet, ohne dass alle übrigen Kriterien für das Binge-eating-Syndrom nach DSM-IV erfüllt waren; 12% der adipösen Kinder und Jugendlichen berichteten von Essattacken ohne Kontrollverlust (17). Bei den Patienten, die Essattacken mit Kontrollverlust hatten, waren fast immer Essattacken ohne Kontrollverlust vorausgegangen (18).

In einer Studie bei Jugendlichen, die aufgrund extremer Adipositas an einer Langzeitrehabilitationsmaßnahme teilnahmen, litten 57% der Mädchen und 35% der Jungen an einer Binge-eating-Störung (5).

Symptomentwicklung

Ein großer Teil der Erwachsenen mit Binge-eating-Syndrom war schon in der Kindheit übergewichtig (19). Bei den meisten Patienten scheint das Übergewicht dem Binge-eating-Syndrom vorauszugehen, wobei Diät- oder Fastenphasen keine notwendige Bedingung für die Entwicklung von Essattacken zu sein scheinen. Bei Kindern und Erwachsenen konnte ein Zusammenhang zwischen (altersadjustiertem) BMI und dem Binge-eating-Syndrom gefunden werden (17). Tab. 3 zeigt die Unterschiede zwischen »einfacher« Adipositas und Adipositas mit Binge-eating-Störung auf.

Komorbidität

Ähnlich wie Patienten mit Bulimia nervosa weisen Erwachsene mit Binge-eating-Syndrom eine erhöhte Prävalenz an Angststörungen, affektiven Erkrankungen und Persönlichkeitsstörungen auf. Im Vergleich zu adipösen Individuen ohne Binge-eating-Syndrom haben sie ein dreifach erhöhtes Risiko, an depressiven Symptomen zu leiden und berichten über Probleme bei der Arbeit, der sozialen Interaktion und eine schlechtere Lebensqualität (20, 21).

Die häufigsten Persönlichkeitsstörungen betreffen den Cluster-B- (impulsiv-antisoziale Persönlichkeitsstörungen) und Cluster-C- (ängstlich-vermeidende Persönlichkeitsstörungen)-Formenkreis (22). Für das Kindes- und Jugendalter liegen keine ausreichenden empirischen Belege für die Komorbidität des Binge-eating-Syndroms mit anderen psychiatrischen Störungen vor.

In der Studie von BRITZ et al. (5), die extrem adipöse Jugendliche in einer Rehabilitationseinrichtung untersuchten, litten Jugendliche mit Binge-eating-Syndrom vermehrt an komorbiden affektiven und Angststörungen.

In einer epidemiologischen Studie an 12–17-jährigen Jugendlichen zeigte sich ein enger Zusammenhang von Essattacken mit depressiver Verstimmung und niedrigem Selbstwertgefühl. Kinder und Jugendliche, die über Essattacken mit und ohne Kontrollverlust berichteten, hatten den höchsten BMI, die häufigsten Diätphasen im letzten Jahr und maßen Figur und Gewicht die größte Bedeutung bei. Patienten, die darüber hinaus alle Klassifikationskriterien für ein Binge-eating-Syndrom erfüllten, zeigten die höchsten Depressionsscores und das niedrigste Selbstwertgefühl auch nach statistischer Kontrolle für den BMI. Darüber hinaus hatten 28,6% der Mädchen und 27,8% der Jungen bereits einen Suizidversuch verübt – im Vergleich zu weniger als 10% der Kinder, die nicht über Essanfälle berichteten (12).

Diagnose und Differenzialdiagnose

Liegt eine Adipositas vor, sollten Kinder und Jugendliche sowie ihre Eltern nach folgenden Symptomen befragt werden:

- Hat das Kind bzw. der Jugendliche Essanfälle, d. h. stopft er große Mengen Nahrung anfallsartig und ohne sich zu beherrschen in sich hinein?
- Treten diese Essanfälle auch im gesättigten Zustand, z. B. nach einer Mahlzeit auf, und gehen sie mit Kontrollverlust einher? (»Wenn du anfängst zu essen, isst du dann immer weiter, ohne aufhören zu können?«)
- Treten die Essanfälle im Zusammenhang mit Verstimmungen auf (z. B. bei Enttäuschung, Langeweile), oder wird Essen als Belohnung eingesetzt?
- Wird Nahrung gehortet oder versteckt?

Differenzialdiagnostisch muss ein PRADER-WILLI-Syndrom ausgeschlossen werden, das aber im Allgemeinen durch die typische Anamnese und spezifische Dysmorphiezeichen gekennzeichnet ist.

Behandlung und Prävention

Psychotherapie

Auch hierzu gibt es für das Kindes- und Jugendalter noch keine Untersuchungen. Bei Erwachsenen wurden kognitiv-behaviorale, dialektisch-behaviorale und interpersonale Psychotherapie angewendet: Obwohl bei etwa der Hälfte der Patienten eine Reduktion der Heißhungerattacken erreicht werden konnte, ließ sich kein Effekt auf das Gewicht nachweisen. Hingegen erzielten unspezifische Verfahren zur Gewichtsreduktion eine ähnliche Reduktion der Heißhungerattacken.

Insofern stellt sich die Frage, ob das Binge-eating-Syndrom überhaupt einer spezifischen psychotherapeutischen Behandlung bedarf oder ob nicht vielmehr die begleitende Psychopathologie (Angst und Depression) störungsspezifisch behandelt werden sollte.

Pharmakologische Behandlung

Auch hier liegen für Kinder und Jugendliche keine Empfehlungen vor. Bei Erwachsenen mit Binge-eating-Syndrom wurden

Serotoninwiederaufnahmehemmer (SSRI) und Antikonvulsiva (Topiramat und Sibutramin) eingesetzt (23). Auch wenn bei SSRI im Erwachsenenalter Erfolge nachgewiesen werden konnten, bedarf es hier weiterer intensiver Forschung, bevor Behandlungsrichtlinien gegeben werden können.

Wir haben zufrieden stellende Erfolge bei einem an die Behandlung der Bulimie angelehnten Vorgehen gefunden, das eine mäßige und langsame Gewichtsabnahme mit regelmäßigen und strukturierten Mahlzeiten und körperlicher Bewegung impliziert.

Verlauf und Prognose

Prospektive Studien mit einem kurzen Verlauf sowie retrospektive Erhebungen verweisen auf einen progressiven Verlauf der Essstörung. Während im jüngeren Lebensalter Heißhungerattacken ohne Kontrollverlust und in geringerer Frequenz auftreten, nehmen die Essattacken im Laufe der Entwicklung an Häufigkeit, Ausmaß und Kontrollverlust zu (24).

Nächtliches Essen (Night-eating-Syndrom)

In etablierten Klassifikationssystemen lässt sich noch keine Definition finden. Von der Arbeitsgruppe um Birketvedt et al. (25) wurden vorläufige Kriterien erarbeitet (Tab. 4).

- Morgendliche Appetitlosigkeit (auch wenn der Patient ein Frühstück zu sich nimmt)
- Abendliche Hyperphagie (wenigstens 50% der täglichen Kalorienmenge wird nach der letzten Abendmahlzeit zu sich genommen)
- Mindestens einmaliges nächtliches Erwachen in mindestens 3 Nächten/ Woche
- Bei der nächtlichen Nahrungsaufnahme häufig Verzehr hochkalorischer Nahrungsmittel
- Die beschriebenen Symptome werden über einen Zeitraum von mindestens 3 Monaten beobachtet

Tab. 4
Vorläufige Kriterien für das Night-eating-Syndrom (25)

Während gesunde Erwachsene bis zum frühen Abend mehr als zwei Drittel ihrer täglichen Kalorien zu sich nehmen, essen Patienten mit Night-eating-Syndrom zwischen 20 Uhr abends und 6 Uhr früh mehr als die Hälfte ihrer täglichen Nahrungsmenge. Die Schlafstörungen äußern sich meist als Einschlaf- oder Durchschlafstörungen. Bei vielen Betroffenen findet sich darüber hinaus eine morgendliche depressive Verstimmung, die zum Abend hin abnimmt.

In einer Feldstudie konnte das Night-eating-Syndrom bei 1,5% der Bevölkerung nachgewiesen werden; bei Behandlung suchenden Adipösen ist die Prävalenz deutlich höher. In einer Studie bei 11–19-jährigen Mädchen wurden ähnliche Prävalenzraten wie bei Erwachsenen gefunden. Legte man die Birketvedt-Kriterien zugrunde, fand sich das Night-eating-Syndrom bei 1,5% der 11-Jährigen und bei 3,5% der 19-Jährigen (26).

In der Aachener Vorschulkinderstudie fanden wir eine Häufigkeit von 1%, ohne einen eindeutigen Zusammenhang zur Adipositas herstellen zu können (16). Auch retrospektive Studien verweisen darauf, dass der Beginn der Night-eating-Störung im Kindesalter liegt.

Als Ursache des Night-eating-Syndroms wird eine Phasenverschiebung des biologischen Rhythmus angesehen (27).

Dies würde sowohl die Appetitlosigkeit am Morgen als auch den verstärkten Hunger am Abend erklären. Weiterhin ließ sich eine Störung des zirkadianen hormonellen Sekretionsmusters finden mit fehlendem nächtlichen Anstieg von Leptin und erhöhtem Kortisolspiegel, unabhängig vom zirkadianen Rhythmus (25). Diese Befunde bedürfen allerdings der Replikation.

Ähnlich wie beim Binge-eating-Syndrom ist die Komorbidität an psychiatrischen Störungen hoch, vor allem an affektiven Störungen und Substanzmissbrauch.

Zur Behandlung liegen keine gesicherten Ergebnisse vor. Erste Erfolge konnten offenbar durch SSRI erreicht werden. In jedem Fall empfiehlt sich eine Behandlung der komorbiden psychiatrischen Störungen.

Fazit für Klinik und Praxis

○ Bei allen adipösen Kindern und Jugendlichen, die in der pädiatrischen Praxis vorgestellt werden, sollte an das Auftreten von Heißhungerattacken gedacht werden.

○ Bei adipösen Kindern mit Schlafstörungen muss ein Night-eating-Syndrom ausgeschlossen werden.

○ Es empfiehlt sich, sowohl die Bezugsperson als auch das Kind selbst zu befragen.

○ Kinder und Jugendliche, die ein Binge-eating-Syndrom oder ein Night-eating-Syndrom aufweisen, bedürfen in jedem Fall einer gründlichen kinder- und jugendpsychiatrischen Diagnostik, um eine psychiatrische Störung zu diagnostizieren und zu behandeln.

Literatur

1. Becker ES, et al. Obesity and mental illness in a representative sample of young women. Int J Obes Relat Metab Disord 2001; 25: 55–59.

2. Lamertz CM, et al. Are obese adolescents and young adults at higher risk for mental disorders? A community survey. Obes Res 2002; 10: 1152–1160.

3. McElroy SL, et al. Are mood disorders and obesity related? A Review for the Mental Health Professional. J Clin Psychiatry 2004; 65: 634–651.

4. Mustillo S, et al. Obesity and psychiatric disorder: developmental trajectories. Pediatrics 2003; 111: 851–859.

5. Britz B, et al. Rates of psychiatric disorders in a clinical study group of adolescents with extreme obesity and in obese adolescents ascertained via a population based study. Int J Obes Relat Metab Disord 2000; 24: 1707–1714.

6. Vila G, et al. Mental disorders in obese children and adolescents. Psychosom Med 2004; 66: 387–394.

7. Pine DS, et al. The association between childhood depression and adulthood body mass index. Pediatrics 2001; 107: 1049–1056.

8. Richardson LP, et al. A longitudinal evaluation of adolescent depression and adult obesity. Arch Pediatr Adolesc Med 2003; 157: 749–745.

9. Lumeng JC, et al. Association between clinically meaningful behavior problems and overweight in children. Pediatrics 2003; 112: 1138–1145.

10. Holtkamp K, et al. Overweight and obesity in children with Attention- Deficit/Hyperactivity Disorder. Int J Obes Relat Metab Disord 2004; 28: 685–689.

11. Nicolls D, Charter R, Lask B. Children into DSM don't go: A comparison of classification systems for eating disorders in childhood and early adolescence. Int J Eat Disord 2000; 28: 317–324.

12. Ackard DM, et al. Overeating among adolescents: prevalence and associations with weight-related characteristics and psychological health. Pediatrics 2003; 111: 67–74.

13. Marcus MD, Kalarchian MA. Binge eating in children and adolescents. Int J Eat Disord 2003; 34: 47–57.

14. Stunkard AJ, Allison KC. Two forms of disordered eating in obesity: binge eating and night eating. Int J Obes 2003; 27: 1–12.

15. Striegel-Moore RH, Franko DL. Epidemiology of binge eating disorder. Int J Eat Disord 2003; 34: 19–29.

16. Lamerz A, et al. Prevalence of obesity, binge eating, and night eating in a cross-sectional field

survey of 6-year-old children and their parents in a German urban population. J Child Psychol Psychiatry 2005; 46: 385–393.
17. Decaluwé V, Braet C. Prevalence of binge-eating disorder in obese children and adolescents seeking weight-loss treatment. Int J Obes Relat Metab Disord 2003; 27: 404–409.
18. Herpertz-Dahlmann B. Verhaltensauffälligkeiten, psychiatrische Komorbidität und Essstörungen. In: Wabitsch M, et al., Hrsg. Adipositas bei Kindern und Jugendlichen. Berlin-Heidelberg-New York: Springer; 2005. S. 223–233.
19. Fairburn CG, et al. Risk factors for binge eating disorder: a community-based, case-control study. Arch Gen Psychiatry 1998; 55: 425–432.
20. Wilfley DE, Wilson GT, Agras WS. The clinical significance of binge eating disorder. Int J Eat Disord 2003; 34: 96–106.
21. Reichborn-Kjennerud T, et al. Psychiatric and medical symptoms in binge eating in the absence of compensatory behaviors. Obes Res 2004; 12: 1445–1454.
22. Stunkard AJ, Allison KC. Binge Eating Disorder: Disorder or Marker? Int J Eat Disord 2003; 34: 107–116.
23. Herpertz-Dahlmann B, Lamerz A. Essstörungen bei Adipositas im Kindes- und Jugendalter. Monatsschr Kinderheilkd 2004; 152: 1295–1301.
24. Stice E, Presnell K, Spangler D. Risk factors for binge eating onset in adolescent girls: a 2-year prospective investigation. Health Psychol 2002; 21: 131–138.
25. Birketvedt GS, et al. Behavioral and neuroendocrine characteristics of the night-eating syndrome. JAMA 1999; 282: 657–663.
26. Striegel-Moore RH, et al. Definitions of night eating in adolescent girls. Obes Res 2004; 12: 1311–1321.
27. O'Reardon JP, et al. Circadian eating and sleeping patterns in the night eating syndrome. Obes Res 2004; 12: 1789–1796.

Erschienen in:
HERPERTZ-DAHLMANN B, et al., Hrsg.
Entwicklungspsychiatrie. 2. Auflage.
Stuttgart: Schattauer (in Druck).
Autoren und Verlag danken wir für die Nachdruckgenehmigung.

6

Beitrag der Psychosomatik zur Organtransplantation im Kindes- und Jugendalter

Fiona Scheder-Bieschin und Ulrike Lehmkuhl

Eine lebensbedrohliche akute oder chronische schwere Erkrankung, daraus folgend die Vorbereitung auf eine Organtransplantation, Wartezeit, die Verpflanzung selbst und die Zeit danach bedeuten für Organempfänger aller Altersgruppen und ihre Angehörigen eine enorme körperliche und seelische Belastung (1).

Aus kinder- und jugendpsychiatrischer Sicht sind psychosomatische und psychiatrische Symptome und Erkrankungen in ähnlicher Weise zu erwarten, wie bei Personen, die mit Organtransplantationen nicht in Zusammenhang stehen, d. h. unabhängig von der Grunderkrankung und der Organtransplantation. Andererseits können die besonderen Belastungen und Umstände der Organersatztherapie bestehende Dispositionen bei Kindern, Jugendlichen und Eltern verstärken oder erstmals Symptome hervorrufen.

Vielfach wird erst in einer Krisensituation der psychosomatische oder psychiatrische Konsiliardienst hinzugezogen, was den Handlungsspielraum erheblich einschränkt.

Definition

Unter dem Begriff Organtransplantation versteht man die Verpflanzung des gesunden Organs eines Menschen in einen anderen Menschen, dessen erkranktes oder funktionsuntüchtiges Organ dabei meist entfernt wird. Es werden entweder

Organe von lebenden Spendern, die mit den Empfängern eng verwandt, verheiratet oder befreundet sind, verwendet, oder von hirntoten Spendern, die vor ihrem Tod selbst oder deren Verwandte nach Eintritt des Todes zustimmten. Lebendspenden kommen für die Übertragung von Nieren und Leberteilsegmenten in Betracht; sog. Kadaverspenden für Nieren, Leber, Lunge, Herz, Pankreas und Dünndarm. Die Übertragung von z. B. Hornhautgewebe gilt hingegen als Gewebespende und unterliegt anderen Bestimmungen.

In Deutschland regelt das 1997 verabschiedete neue Transplantationsgesetz mit erweiteter Zustimmungslösung den Umgang mit Transplantationen, darin wurde auch die psychologische Nachbetreuung der Patienten durch die Transplantationszentren festgeschrieben.

Seit Einführung der immunsuppressiven Behandlung in den 60er-Jahren des vergangenen Jahrhunderts, der Entdeckung der immunsuppressiven Wirkung des Cyclosporin A im Jahre 1976 und des Immunsuppressivums Tacrolimus im Jahre 1985 haben sich die Langzeitüberlebensraten auch dank verbesserter Operationsmethoden deutlich verbessert, sodass der limitierende Faktor der Organtransplantation heute der Mangel an zur Verfügung stehenden Organen ist. Transplantiert wird in Deutschland in 51 Transplantationszentren, die meisten Kadaverspenden werden über *Eurotransplant* vermittelt.

Epidemiologie der Organtransplantation

Eurotransplant vermittelte für Deutschland 2004 insgesamt 280 Organtransplantationen bei Kindern und Jugendlichen bis 18 Jahre, den größten Anteil stellten Nieren (121) und Lebern (107). Bei den Säuglingen überwogen Lebertransplantationen (32), bei den Jugendlichen Nierenspenden (63). Herz- (36), Lungen- (15) und Pankreastransplantationen (1) sind im Vergleich bei Kindern und Jugendlichen bis 18 Jahre seltener. 325 Kinder und Jugendliche standen Ende 2004 weiterhin auf der Warteliste.

Im Jahr 2003 lebten 439 Kinder unter 15 Jahren und 248 Jugendliche zwischen 15 und 18 Jahren mit einem funktionierenden Nierentransplantat, unter den Erwachsenen waren es 19 702 (2).

2 Kinder/1 Million Einwohner in Mitteleuropa werden jährlich terminal niereninsuffizient. Zwei Drittel der Erkrankungen sind angeboren (z. B. Dysplasien, Missbildungen der Harnwege) bzw. vererbt. Einem Drittel liegen chronische Glomerulonephritis, hämolytisch-urämisches Syndrom oder Nephritiden zugrunde. Etwa 150 Kinder müssen jährlich in Deutschland mit einer Nierenersatztherapie beginnen. Eine Nierentransplantation ist im Hinblick auf eine annähernd normale Lebens- und Wachstumsentwicklung das bevorzugte Behandlungsverfahren.

Die Wartezeit auf Spenderorgane beträgt etwa 1–3 Jahre: Kinder werden gegenüber Erwachsenen bevorzugt behandelt.

Indikationen für Herztransplantationen sind bei Neugeborenen und Kleinkindern angeborene Herzfehler (46%), bei größeren Kindern Kardiomyopathien (44%). Als idealer Transplantationszeitpunkt gilt, wenn die Überlebenszeit des Kindes unter ½–1 Jahr liegt.

Herzlungentransplantationen und isolierte Lungentransplantationen werden weltweit wesentlich seltener durchgeführt. Hauptindikationen sind zystische Fibrose, Folgeschäden angeborener Herzlungenfehler oder primäre Hypertonie. Die 5-Jahres-Überlebensrate beträgt 50%.

Lebertransplantationen werden bei Zirrhosen aufgrund von Gallengangsatresien, chronischer Hepatitis, kongenitaler Fibrose oder bei angeborenen Stoffwechselstörungen durchgeführt. Rasches Handeln ist bei akutem Leberversagen infolge von Virusinfekten oder Vergiftungen notwendig.

Nach überstandener postoperativer Phase entspricht die Mortalität jener der gesunden Bevölkerung.

Einzige Indikation für die Pankreastransplantation ist die erwünschte Normalisierung der endokrinen Funktion des Diabetes mellitus Typ 1.

Die Verpflanzung eines Organs beim Kind wirft im Vergleich zu der beim Erwachsenen besondere Probleme auf. Es gilt ein Organ zu finden, das der Größe des Kindes entspricht: Die versorgenden Blutgefäße sind sehr klein, postoperativ können leichter Gefäßthrombosierungen auftreten. Andererseits scheinen gerade Säuglinge aufgrund des nicht so differenziert entwickelten Immunsystems bessere Chancen zu haben. Kinder reagieren jedoch immunologisch stärker als Erwachsene.

Der Transplantation folgt eine intensive Überwachung der Patienten:

- Unmittelbar postoperativ: Stabilisierung der Vitalparameter und Ausschluss chirurgischer Komplikationen. Gefürchtet werden postoperativ hyperakute und frühe Abstoßungen.
- Im Übergang von stationärer zu ambulanter Betreuung: Bewältigung von eventuellen akuten Abstoßungsreaktionen, Reduzierung der Immunsuppression auf eine Dauertherapie.
- Die späte Phase erstreckt sich über Jahre. Es können immer wieder Abstoßungsreaktionen auftreten. Transplantierte bleiben ein Leben lang von immunsuppressiver Therapie abhängig.

Limitiert wird die langfristige Funktionsdauer des Organs durch den Grad der immunologischen Übereinstimmung von Spender und Empfänger, Schweregrad, Häufigkeit und Behandelbarkeit von Abstoßungskrisen, Art der Grunderkrankung, Folgeschäden von Grund- und Zweiterkrankungen und Schädigungen des Transplantates durch Vorerkrankungen des Organspenders sowie der Ischämiezeit. Hypertonie, Hyperlipidämie und Diabetes mellitus können zu kardiovaskulären Erkrankungen führen.

Nach der Transplantation sind virale Infektionen ein Risikofaktor (Varizellen, Hepatitis A und B, CMV, EBV, Masern, Mumps), für die Kinder entweder keinen ausreichenden Impfschutz besitzen oder für die es keine Prophylaxe gibt. Bei infektiösen »endemischen« Kinderkrankheiten muss frühzeitig an eine Freistellung von Kindergarten bzw. Schule und an eine kritische Überwachung gedacht werden.

Nach 10 Jahren funktionieren 65% der Nierentransplantate und leben über 95% der Patienten, bei Herztransplantationen beträgt die 5-Jahres-Überlebensrate 75%.

Langzeitprobleme der Nierentransplantation im Kindes- und Jugendalter sind vermindertes Wachstum, Bluthochdruck, vermehrte Harnwegsinfekte in der Pubertät, das »post transplantation lymphoproliferative disease – CPTLD), die chronische Transplantatglomerulopathie und der Übergang in die Erwachsenenmedizin, d. h. der sog. Transfer von der medizinischen Betreuung durch Pädiater zum selbstverantwortlichen Umgang und zur Betreuung durch Internisten (2).

Hormonelle und körperliche Veränderungen während der – meist verzögerten – Pubertät stellen durch veränderten Medikamentenabbau und Stoffwechsel neben psychosozialen Problemen eine Herausforderung für einen erfolgreichen Transfer in die Erwachsenenmedizin dar. Die meisten pädiatrischen Zentren arbeiten mit kurzen Wiedervorstellungsterminen und sind oftmals personell besser ausgestattet, während auf der »erwachsenen« Seite Eigenverantwortung des Patienten vorausgesetzt wird, Wiedervorstellungstermine seltener sind und psychologische bzw. soziale Begleitung fehlen können.

Symptomentwicklung und Komorbidität

Es liegen bisher nur wenige Studien vor, die sich mit der Häufigkeit des Auftretens psychiatrischer bzw. psychosomatischer Symptome und Störungen bei auf Transplantationen wartenden oder bereits transplantierten Kindern und Jugendlichen und ihrer Eltern bzw. Betreuer befassen. Die Ergebnisse internationaler Studien weisen starke Schwankungen auf, begründet durch die erheblichen methodischen Probleme in der repräsentativen Stichprobengewinnung, das Fehlen zuverlässiger und gültiger Erhebungsinstrumente und dem Fehlen von Kontrollgruppen.

Die Prävalenzraten für psychische Störungen im Kindes- und Jugendalter in der Normalbevölkerung schwanken ebenfalls je nach Studie zwischen 8% und 20%, mit erhöhten Häufigkeiten in der städtischen Bevölkerung und 2 charakteristischen Altersgipfeln in der Gruppe der 6–10- und der 13–16-Jährigen. Im Kindesalter überwiegen psychische Störungen bei Jungen, im Jugendalter werden häufiger Mädchen vorgestellt.

Eine psychologische bzw. psychiatrische Erstuntersuchung aller in ein Organtransplantationsprogramm aufgenommenen Kinder und Jugendlichen, so es die körperliche Erkrankung und die Zeit erlauben, kann sowohl für die Familie als auch für das Behandlerteam von großem Gewinn sein, um ein Bild davon zu erhalten, wie die Familien bisher Stress verarbeitet haben, welche Hilfen bei der Bewältigung von Krisen benötigt werden, aber auch, ob neben der körperlichen Erkrankung psychosomatische bzw. psychiatrische Symptome bereits aufgetreten oder zu erwarten sind.

Bisher vorliegende Studien haben gezeigt, dass niereninsuffiziente und nierentransplantierte Kinder als Erwachsene einen Trend zu häufigeren depressiven Erkrankungen zeigen und über mangelndes Selbstwertgefühl klagen. Dies steht in direktem Zusammenhang mit einem frühen Beginn der Nierenerkrankung und mit sozialen und schulischen Schwierigkeiten durch die Erkrankung (3).

Bei lebertransplantierten Kindern und Jugendlichen zeigen sich prä- und postoperativ delirante Zustände, aber auch Angst, Regression, Todesängste und Hilflosigkeit. Dies trat im Vergleich öfter oder schwerwiegender auf als bei nierentransplantierten Patienten, vermutlich aufgrund der Auswirkungen einer schweren Lebererkrankung auf die Hirntätigkeit und des Mangels an alternativen Therapiemöglichkeiten, wie Dialyse (4). Symptome einer posttraumatischen Belastungsstörung scheinen bei den Eltern wie auch bei den transplantierten Kindern häufiger aufzutreten (5, 6).

Die Patientenzahlen der zitierten Studien sind verhältnismäßig klein und die Patientengruppen in Bezug auf die Grunderkrankung inhomogen. Neuere Studien befassen sich vornehmlich mit Fragen der Lebensqualität und der psychosozialen Bewältigung.

Eine besondere Schwierigkeit in der Diagnostik zeigt sich darin, dass sich sowohl psychosomatische bzw. psychiatrische Symptome und Symptome einer chronischen körperlichen Erkrankung, Nebenwirkungen bestimmter Medikamente als auch die Auswirkungen psychosozialer Probleme und die Bewältigung der medizinische Prognose überlappen können:

Antriebsschwäche, Müdigkeit, Reizbarkeit, negative Grundstimmung, Todesgedanken, öfteres Weinen, Wutausbrüche, Angst- und Panikzustände, Regression, manisches Verhalten, Schlafstörungen, Euphorie, sozialer Rückzug, Interessensverlust, unkooperatives Verhalten, vermehrte körperliche Schmerzen, Gewichtsverlust oder -zunahme, Schuldgefühle, Konzentrations- sowie Sprechstörungen, Einkoten und Einnässen etc.

Die Symptomentwicklung ist ein multifaktorielles Geschehen, das zur Bewältigung auch ein multidisziplinäres Team erfordert. Sind psychiatrische bzw. psychosomatische Symptome vorhanden, ist die Prognose der körperlichen Erkrankung selbst bei optimaler medizinischer Betreuung eingeschränkt (7).

Situation der Kinder

Aufgrund ihres Entwicklungsstandes präsentieren Säuglinge, Kleinkinder und Kinder sehr unterschiedliche Symptome in der Verarbeitung und Anpassung an eine lebensbedrohliche akute oder chronische Erkrankung, die zur Aufnahme in ein Transplantationsprogramm, zu Dialyse oder Hospitalisierung führt.

Säuglinge und Kleinkinder können auf seelische und körperliche Belastungen mit Fütter- und Schlafstörungen, öfterem Schreien oder Weinen und Trennungsängsten reagieren. Kleinkinder und Kinder zeigen oft ein regressives Verhalten und fallen in ihrer psychosozialen Entwicklung hinter bereits erreichte Meilensteine, z. B. im Toilettentraining zurück, möchten wieder einen Schnuller oder eine Flasche benutzen oder lutschen vermehrt am Daumen.

Kinder können in Kindergarten und Schule mit Leistungsverweigerung, sozialem Rückzug oder häufigeren verbalen wie körperlichen Aggressionen reagieren. Auch autodestruktives Verhalten, wie Aufkratzen der Haut, Vernachlässigung der Körperhygiene und vermehrte Unfallneigung, kommen vor. Im Klinikalltag wird die Einnahme von Medikamenten verweigert, es kommt zu Problemen bei Untersuchungen und zu ansprüchlichem und regressivem Verhalten. Nicht selten resultieren durch die chronische Belastung Interaktionsstörungen zwischen Eltern und Kind, das sich dann im Klinikalltag kompetent darstellen kann, zu Hause sich aber trotzig, wütend, gelangweilt, leicht irritierbar, müde oder antriebslos zeigt.

Eine andere Art der Bewältigung von Todesängsten zeigt sich auch in dem Streben nach Perfektion, ein möglichst »normales« Kind zu sein mit allen Leistungsmöglichkeiten, die auch zu Überforderung, Essstörungen, Panikattacken etc. führen können. Häufiger findet sich bei Kindern jedoch eine »Verleugnung«. Wenn sie nicht durch Krankenhausaufenthalt, Untersuchungen oder Medikamenteneinnahme direkt mit der Erkrankung konfrontiert sind, denken sie einfach gar nicht an sie, verdrängen die Konsequenzen und überlassen die Verantwortung dritten Personen, meist den Müttern.

Gerade junge Kinder sind in hohem Maße in der eigenen Bewältigung von Trennung, Schmerz oder Ungewissheit von den Bewältigungsmöglichkeiten der Eltern und Familien abhängig (8). Ihre Erkrankung ist für sie dann bewältigbar, wenn sie die soziale Unterstützung der Eltern haben und ein Gefühl der Kompetenz entwickeln können.

Oft fragen sich Eltern und Behandler, wie viel Wahrheit gerade jungen Kindern zuzumuten ist. Nicht selten wird Eltern geraten, erst über eine Transplantation zu reden, wenn sie wirklich bevorsteht. Die Ergebnisse der Säuglingsforschung und der psychoanalytischen Arbeit mit Säuglingen zeigen jedoch, dass sich selbst die Kleinsten, obwohl noch nicht der Sprache mächtig, durch sprachliche Erklärungen beruhigen lassen. Kinder aller Altersgruppen nehmen nonverbale wie verbale Kommunikationen der Erwachsenen untereinander auf und wissen oft mehr als ihnen direkt mitgeteilt wurde. Halbwissen erhöht jedoch die Angst.

Schon 4- und 5-jährige chronisch kranke Kinder setzen sich durchaus mit der Angst vor dem Tod auseinander und versuchen, Antworten zu finden. Eine offene Umgangsweise wirkt oft sehr erleichternd für alle Beteiligten.

80% der nachgeburtlichen Hirndifferenzierung läuft innerhalb der ersten 4 Lebensjahre ab und wird natürlich beeinflusst durch Traumen, Schmerzen und Angst. Chronische Krankheit ist ein besonderes Risiko für eine erschwerte psychosoziale Entwicklung. Andererseits sind Kinder sehr viel anpassungsfähiger und besitzen höhere Kompensationsfähigkeiten als Erwachsene.

Bei Kindern im Vorschulalter herrscht oft eine Art magisches und sehr praktisches Denken vor. Ihnen erscheint es viel selbstverständlicher als Erwachsenen, dass man Organe in einen anderen Menschen verpflanzen kann. Da sie noch kein klassisches Konzept vom Tod entwickelt haben, ist der Gedanke einer Kadaverspende möglicherweise weniger erschreckend. Kinder akzeptieren in der Regel elterliche Autorität, sie identifizieren sich mit mächtigen, kompetenten und geliebten Personen und nehmen deren Normen und Verhaltensweisen auf, sodass es weitaus weniger Probleme mit der Compliance bei Kindern als bei Jugendlichen gibt.

Nicht zu unterschätzen ist jedoch, dass auch ihr Konzept von Zeit weniger entwickelt ist, eine Wartezeit von 2 Monaten erscheint wie 2 Jahre, die Ungeduld ist größer. Neid und Eifersucht auf früher transplantierte Kinder können sehr groß sein, wie auch das Gefühl, von *Eurotransplant* vergessen zu werden. Alleinsein und Langeweile durch das Herausgerissensein aus sozialen Zusammenhängen nagen schwer an ihnen. Hospitalisierungen und der Verlust der vertrauten Umgebung lösen größere Ängste aus als bei Erwachsenen.

Gerade bei Kindern ist es wichtig, gut und anschaulich zu informieren und auch praktische Materialien zu nutzen (Bilderbücher, Malen, Knete, Puppenspiel). Stationäre Aufenthalte sollten möglichst kurz gehalten werden. Die Lebensqualität und Anpassungsfähigkeiten nach einer geglückten Transplantation sind in hohem Maße davon abhängig, wie »normal« das Leben der Kinder gestaltet werden kann in Bezug auf Kindergarten, Schule, Sport oder Zusammensein mit Freunden etc.

Beispiel 1

Die notfallmäßig hinzugezogene Kinderpsychiaterin findet auf der Nierenstation einen Trümmerhaufen vor: Der 8-jährige S. kletterte auf einem Schrank und versuchte, durch das geöffnete Oberlicht aus dem Fenster zu springen. Unter ihm lagen Nachtschrank, Bücher, Kleider, Trinkbecher, Spielzeug in wüster Unordnung auf dem Boden. Ein Pfleger versuchte, ihn vom Schrank zu ziehen, S. trat nach ihm. Nach einiger Zeit kam der Junge herunter, nahm ein Beruhigungsmittel und schlief ein.

Hintergrund des Ausbruchs war eine verweigerte Wochenendbeurlaubung. S. unterzog sich einer Bauchfelldialyse und wartete auf eine Ersatzniere. Das Team berichtete, er verhalte sich immer mehr wie ein Tyrann, alle Einschränkungen führten zu Wutausbrüchen und Verweigerung, zu Hause sei es ebenso.

Auch der weitere Kontakt mit der Kinderpsychiaterin war schwierig. S. weigerte sich, mit ihr zu sprechen, zu malen, versteckte sich und lief weg.

Zur Kontrolle seiner Wutausbrüche wurden ein niedrig dosiertes Antipsychotikum und die Aufnahme in die kinderpsychiatrische Tagesklinik veranlasst, die er nach anfänglicher Verweigerung gern besuchte.

Nach erfolgreicher Nierentransplantation überraschte S. das gesamte Team: er war freundlich, zugewandt und kannte seine Medikamente. Die Mutter berichtete glücklich, nun habe sie ihr früheres Kind zurück. Das Antipsychotikum wurde langsam reduziert und schließlich abgesetzt. S. besuchte mit Erfolg seine frühere Schule.

6 Monate nach der Transplantation berichtete S. der Kinderpsychiaterin, er habe sich so schwierig verhalten, weil er wütend und so eifersüchtig gewesen sei, dass andere Kinder früher eine Niere bekommen hatten als er.

Situation der Jugendlichen

Die Gruppe der 14–20-Jährigen erleidet am häufigsten chronische Abstoßungsreaktionen. Ein Viertel ist verursacht durch Boykottverhalten, mangelnde Compliance bei Medikamenteneinnahme, Diäteinhaltung und/oder Versäumnisse bei den Nachuntersuchungen.

Die Anforderungen, die Grunderkrankung und Organtransplantation an einen Jugendlichen stellen, interferieren mit der Erfüllung alterstypischer Entwicklungsaufgaben (9–13).

Jugendliche haben enorme Entwicklungsaufgaben zu bewältigen: Integration von körperlichen Veränderungen, Sexualität, Identität, Idealismus, Eigenständigkeit und Selbstverantwortung, Einfügen in eine Gleichaltrigengruppe, Auseinandersetzung mit Eltern und Autorität sowie Loslösung vom Elternhaus. Die Sorgen um körperliche Attraktivität und große Ängste, anders zu sein, aus dem Rahmen zu fallen, stehen neben Omnipotenz- und Unsterblichkeitsfantasien. Große Sensibilität und Verletzlichkeit gehen mit Rigidität, Härte und Extremismus einher. Massive hormonelle Umschwünge und eine veränderte Stoffwechselsituation führen zu Stimmungsschwankungen, aber auch zu veränderter Pharmakodynamik, sodass nicht immer mangelnde Compliance Ursache von Abstoßungsreaktionen ist.

Mangelnde Compliance jedoch kann interpretiert werden als Verdrängungsversuch der eigenen Krankheit und Sterblichkeit (14) – als Versuch, Unabhängigkeit und Kontrolle wieder zu erlangen. Mangelndes Wissen über Medikation und Krankheit oder die große Entfernung des Wohnortes von der Klinik werden erstaunlich oft als Gründe benannt. Eine kritische Schwellensituation ist die Aufnahme intimer Beziehungen, da die Erkrankung dem Partner gegenüber zunächst oft verschwiegen wird (15).

Häufige Krankenhausaufenthalte, Schulversäumnisse, eingeschränkte körperliche Leistungsfähigkeit und Mobilität sowie verändertes Aussehen erschweren dem Jugendlichen die Integration in die Gleichaltrigengruppe (13, 16). Zudem haben sie durch ihre Erkrankung Erfahrungen gemacht, die andere Jugendliche kaum nachvollziehen können (15, 17). So wirken sie häufig jünger als ihre Altersgenossen und bleiben in stärkerem Maße auf die Hilfe Erwachsener angewiesen.

Interessanterweise scheint die verzögerte soziale Entwicklung jedoch nicht mit vermehrten psychiatrischen Problemen einherzugehen (3, 16), sondern eher mit Schwierigkeiten in der Aufnahme intimer Beziehungen und einem verminderten Selbstwertgefühl.

Ein fremdes Organ muss in das Selbstkonzept mit einbezogen und der Funktionsverlust des eigenen Organs betrauert werden (14, 18). Nicht zu vergessen ist die symbolische Besetzung eines Organs, z. B. des Herzens als Sitz der Gefühle und der Persönlichkeit (17, 19, 20). Besondere Schwierigkeiten bereitet offenbar die Integration eines Organs vom anderen Geschlecht.

Vor dem Hintergrund der normalen geforderten Identitätsfindung und Auseinandersetzung mit den Wünschen und Wertvorstellungen der Eltern für das eigene Leben als Jugendlicher und junger Erwachsener ist zu vermuten, dass z. B. eine Lebendspende von einem Elternteil ambivalente Gefühle auslösen kann, wenn aggressive Wünsche, die eigentlich an die Eltern gerichtet sind, auf das erhaltene Organ verschoben werden oder eventuell das transplantierte Organ Projektionsfeld der Ambivalenzen wird und dann nicht »gut« und fürsorglich behandelt wird. Die missglückte Transplantation eines elterlichen Organs kann ebenso enorme Schuldgefühle auslösen.

Jugendliche, die plötzlich schwerst erkranken und aus ihrem gesunden aktiven Leben heraus unerwartet ein Organ benötigen, tun sich oft schwerer, die Umstellung auf eine chronische Erkrankung zu bewältigen (21). Sie zeigen sich enttäuscht, dass die erhoffte Wiederherstellung ihres früheren Gesundheitszustandes nun eingetauscht wird mit lebensbegleitender Medikamenteneinnahme und möglichen körperlichen Veränderungen, wie z. B. Gewichtszunahme. Häufige Kontrolluntersuchungen, Einschränkungen im täglichen Leben (Schule, Sport) sowie sichtbare Narben bewirken Zorn und Ärger, die kaum geäußert werden, da die Familie und die Behandler Dankbarkeit und Erleichterung über die Lebensrettung erwarten. Gerade unterschwellige Wut gilt jedoch als Risikofaktor für die Verweigerung der Medikamenteneinnahme (22).

Jugendliche, die z. B. schon als Kinder chronisch nierenkrank wurden, leiden hingegen oft sehr an ihrem Kleinwuchs und plumpen kurzen Gliedmaßen, tun sich hingegen manchmal leichter, nach einer erfolgreichen Organtransplantation die weiteren Einschränkungen zu akzeptieren, die doch leichter zu ertragen sind als lange Zeiten der Dialyse.

Beispiel 2

Die 16-jährige V. wurde als »hoffnungsloser Fall« zur kinder- und jugendpsychiatrischen Untersuchung überwiesen. 3 Jahre zuvor war ihr eine Leber transplantiert worden, sie lebte schon seit längerem mit zunehmender Funktionseinschränkung des Organs. V. »vergisst« oft, ihre Medikamente zu nehmen, versäumte häufig die Schule, lief immer wieder von Zuhause fort, trank Alkohol und experimentierte mit Drogen. Sie hatte wechselnde intime Freunde und ungeschützten Geschlechtsverkehr.

Bis zur Transplantation hatte V. eine behütete und verhätschelte Krankenrolle eingenommen. Sie war häufig stationär im Krankenhaus, es wurden wenige Anforderungen an sie gestellt. Nach der geglückten Operation erwarteten das Behandlerteam und auch die Eltern, dass sie nun ein normales Leben beginnen und mit zunehmendem Alter auch eigenverantwortlich mit Medikamenten und Nachsorgeuntersuchungen umgehen würde.

»Plötzlich ist man ganz allein«, sagt V. Sie schwankt zwischen dem Wunsch, in die alte Abhängigkeit zurückzukehren und völlig autonom und frei zu sein – auch von Einschränkungen durch die Krankheit. Ihr Wunsch als normal zu gelten ließ sie Konkurrenz fürchten und Wettbewerb vermeiden. Über lange Phasen erlebte sie sich selbst als depressiv und suizidal.

V. lässt sich nur sehr zögerlich auf eine Einzelgesprächstherapie ein und versäumt oft die Stunden. Der Versuch, sie in eine ambulante Gruppentherapie für Jugendliche einzubinden, misslingt. Stationärer psychotherapeutischer Behandlung verweigert sie sich. Die Eltern reagieren erst wütend, dann zunehmend gleichgültig. Das Team diskutierte, ob V. eine 2. Spenderleber erhalten sollte.

Omnipotenz- und Unsterblichkeitsfantasien führen häufig dazu, dass Jugendliche die Gefahren einer drohenden Abstoßung durch ihr Verhalten verdrängen. Der Wunsch, Kontrolle über das eigene Leben zu erlangen, kann bewirken, sich der Kontrolle durch Ärzte, Eltern und Krankheit zu entziehen. Gleichzeitig wird nicht selten mit der Möglichkeit des eigenen Todes in Krisen gespielt und getestet, ob die Erwachsenen sich wirklich für einen interessieren.

Für Jugendliche stellt sich die Behandlung in einer Kinderklinik häufig schwierig dar. Das Behandlerteam ist gewohnt, mit den Eltern jüngerer Patienten Entscheidungen zu treffen, bezieht die Jugendlichen oft ungenügend in die Entscheidung zur Transplantation mit ein, und sie können die Folgen nur schwer überblicken. Bei Hospitalisierungen finden sie sich neben Kleinkindern und Säuglingen wieder und benötigen eigentlich eine spezielle Jugendlichenstation.

Beispiel 3

Der 18-jährige M. erhält aufgrund einer angeborenen Nierenerkrankung eine Spenderniere und entwickelt als Komplikation einen insulinpflichtigen Diabetes. ½ Jahr später (er hat gerade begonnen, sein Abitur auf der Abendschule nachzuholen), wird ein Lymphom im Bauchraum entdeckt, ausgelöst vermutlich durch die immunsuppressive Therapie. M. verweigert sich zunächst der Chemotherapie. Zu diesem Zeitpunkt wird ein jugendpsychiatrisches Konsil erbeten.

M. berichtet, dass zeitgleich mit der Entdeckung des Lymphoms sein bester Freund bei einem Autounfall verstorben war, er wolle auch nicht mehr leben. Er habe das Gefühl, dass es immer nur schwieriger würde, er wolle seine Ruhe haben und könne Krankenhäuser nicht mehr sehen. Die Ärzte würden ihn nur überreden und er könnte ohnehin nichts selbst entscheiden.

Es gelingt, mit M. ein therapeutisches Bündnis einzugehen.

Ihn beschäftigen zunächst ganz andere Fragen als die Behandlung des Lymphoms: Hilft Haschischrauchen gegen Schmerzen? Wird er eine Freundin finden, kleinwüchsig wie er ist? Kann er nicht selbst entscheiden zu sterben?

M. ist bereit, über einen begrenzten Zeitraum ein Antidepressivum einzunehmen, er beginnt die Chemotherapie. 1 Jahr später ist er rezidivfrei, studiert wieder an der Abendschule, hat seinen Führerschein gemacht und ist von Zuhause ausgezogen.

Jugendliche entwickeln auf dem Weg zur eigenen Identitätsfindung sehr rigide, extreme moralische und ethische Vorstellungen. Der Gedanke, *»Ich wünsche mir, dass jemand stirbt, damit ich sein Organ bekomme«,* kann große Schuldgefühle auslösen, allerdings auch bei den Eltern. Bei Lebendspenden findet sich auch oft die Sorge um die Gesundheit des spendenden Verwandten.

Fantasien über die Persönlichkeit des Spenders und die Begleitumstände seines Todes können belastend sein, ebenso der Gedanke, durch das Organ fremd bestimmt und beeinflusst zu werden.

Symptomatik der Eltern

Chronisch und akut schwer kranke Kinder und Jugendliche sind in ganz besonderer Weise von ihren Eltern abhängig. Viele Untersuchungen über Bewältigungsmechanismen haben gezeigt, dass Kinder dann die eigene Erkrankung bewältigen können, wenn die Eltern erfolgreiche Bewältigungsstrategien besitzen. Eine positive Familienatmosphäre mit niedrigem Konfliktniveau, hohe und direkte emotionale Verfügbarkeit sowie Unterstützung im erweiterten Familienkreis können Stressoren durch die Krankheit abpuffern (8).

Trotzdem ist bekannt, dass sich Eltern häufig in der Transplantationssituation überfordert fühlen (23). Oft tragen die Eltern schwere Schuldgefühle, trauern über den Verlust einer normalen Kindheit und einer normalen, gemeinsamen Zukunft (24).

Elterliche Schwierigkeiten mit der Bewältigung der Erkrankung ihres Kindes sind wahrscheinlicher, wenn finanzielle Probleme bestehen, der Patient mehrere und jüngere Geschwister hat, sehr jung erkrankt ist, häufige Krankenhausaufenthalte notwendig sind, die Eltern mit der medizinischen Betreuung unzufrieden sind, die Eltern selbst psychisch erkrankt sind und die Erkrankung des Kindes größere funktionelle sowie soziale Einschränkung des Kindes mit sich bringt. Solche Verhältnisse führen zu vermehrten Klagen über Verhaltensauffälligkeiten und Stimmungsveränderungen der Kinder (7).

Erschwerte Krankheitsbewältigung und die Entwicklung von depressiven Symptomen bei den Eltern beeinflussen in hohem Maße, wie die medizinische Versorgung genutzt wird (Versäumnisse von Nachsorge, Medikamenteneinnahme, Einhalten von Diätvorschriften), aber auch, wie das soziale Leben gestaltet wird (25).

Eltern dienen als Vermittler zwischen den Bedürfnissen des Kindes und den Angeboten der Behandler. Innerhalb kürzester Zeit müssen sie sich ein enormes medizinisches und praktisches Wissen über die Erkrankung aneignen, Entscheidungen für ihr Kind treffen, erklären, trösten, Wut, Trotz, Traurigkeit und Schmerz des Kindes aushalten und ertragen können, kompetent und sicher gegenüber dem

Kind auftreten, Hoffnung vermitteln und gleichzeitig die Verantwortung für ihr Kostbarstes an fremde Menschen abtreten.

Auf der anderen Seite reagieren Eltern auf die Bitte um Organspende nach Hirntod wesentlich offener als bei vergleichbaren Situationen im Erwachsenenalter. Oft ist für die Eltern der Wunsch ausschlaggebend, dass der Tod des Kindes noch etwas Positives bewirken und ein Teil ihres Kindes weiterleben kann.

Auch sind Lebendspenden von Eltern auf ihre Kinder weitaus häufiger, erklärlich durch den enormen Leidensdruck der Eltern durch ihr schwerkrankes Kind (26, 27).

Eltern müssen einen Weg allein, einen weiteren als Partner sowie einen Weg als Elternteil für gesunde Geschwister finden. Sie müssen mit den eigenen Emotionen, Schuldgefühlen, enttäuschten Hoffnungen, Fragen, finanziellen Belastungen, eventuell beruflichen Einschränkungen und der Angst vor dem Tod des Kindes in Einklang kommen.

Die Familien leben mit großer Unsicherheit: Wann wird ein Spenderorgan verfügbar? Wird unser Kind die Wartezeit aushalten, überleben? Wird das Transplantat gut arbeiten? Wie gestalten wir in Unnormalität ein annähernd normales Leben für unsere Familie?

Symptome der posttraumatischen Belastungsstörung lassen sich relativ häufig bei Eltern transplantierter Kinder nachweisen (5). Es gibt auch Hinweise, dass sich diese Symptome noch stärker bei den betroffenen Kindern und Jugendlichen finden (6). Nicht selten verschärfen sich Partnerkonflikte und eigene seelische Konflikte unter dieser Extremsituation.

Häufig geben die Mütter ihre Berufstätigkeit auf. Dies kann eine überenge Bindung erhöhen, den Vater und Geschwister ausschließen und Neid, Rivalität und Schuldgefühle hervorrufen (10).

Die Sorge um den Gesundheitszustand des Kindes oder Jugendlichen kann bei den Eltern zu überprotektivem Verhalten führen, was mit zusätzlichen Einschränkungen des Bewegungsradius und der Autonomie verbunden ist und zu Konflikten führen kann (12, 13, 17, 28).

Beispiel 4

K. ist ein 4-jähriges Mädchen, das 1 Jahr lang stationär hämodialytisch behandelt wurde. Seit ½ Jahr lebt es mit einer erwachsenen Spenderniere. Die Größe des Organs erfordert, dass K. 2 Liter Flüssigkeit am Tag zu sich nimmt. Nun zeigen sich erste Abstoßungsreaktionen. Es wird deutlich, das K. zu Hause zu wenig trinkt und ihre Medikamente wieder hochwürgt. Auf der Station folgt es den Anweisungen des Pflegepersonals, zu Hause *»macht sie, was sie will«*. Nun soll eine dauerhafte Magensonde gelegt werden. In dieser Notsituation wird ein kinderpsychiatrisches Konsil erbeten.

Das nephrologische Team ist verärgert und enttäuscht über die Unfähigkeit der Mutter, ihr Kind zu disziplinieren, auch ist sie nicht zuverlässig mit Nachsorgeuntersuchungen.

Die hinzugezogene Ärztin findet eine schwer depressive Mutter vor, allein erziehend, ohne Berufstätigkeit, die aufgrund der Erkrankung ihres Kindes den Wohnort wechselte und nun keinerlei familiäre Unterstützung besitzt. Sie fühlt sich überfordert von ihrem lebensbejahenden Kind, das auf der Station verwöhnt und verhätschelt wird. In Gegenwart der Mutter verhält sich K. oft wie ein Säugling, gibt Babylaute von sich, will an der Brust einschlafen und lässt die Mutter nicht aus den Augen, während sie ohne die Mutter altersadäquat spielen und kommunizieren kann.

Die zugespitzte Situation verändert sich, als die Mutter bereit ist, ein Antidepressivum einzunehmen und eine eigene Psychotherapie beginnt. Es ist möglich, K. in einen Kindergarten mit hohem Betreuungsschlüssel zu vermitteln. Dies gibt der Mutter Zeit für sich und ermöglicht eine altersentsprechende Entwicklung.

Eltern, die sich in zu großer Abhängigkeit mit dem Behandlerteam befinden, tendieren dazu, sich bei Krisen und Enttäuschungen gegen das Team zu wenden und Behandlungen zu boykottieren.

Die Abhängigkeit der Eltern von den Ärzten wird gemindert durch Informiertheit über die Krankheit, Möglichkeiten eigenverantwortlichen Handelns und die Verfügbarkeit eines sozialen Netzes außerhalb der Klinik.

Viele betroffene Familien scheinen das Erlebte eher kognitiv auf der Vernunftebene zu verarbeiten und lassen die affektive Ebene nur erschwert zu. Sie fühlen sich gedrängt, für ihre Kinder zu funktionieren und stark zu sein, eigene Bedürfnisse und die der anderen Familienmitglieder werden nicht berücksichtigt. Es ist wichtig, den Eltern Möglichkeiten zu eröffnen, Affekte zuzulassen und sorgenfreie Zeiten zu ermöglichen.

Medikamentenwirkung

Im psychosomatischen Konsiliardienst ist es wichtig, geschilderte seelische Symptome im Zusammenhang mit der Grunderkrankung und der Medikation zu sehen. Abgeschlagenheit, Konzentrationsmangel, Schlafstörungen, verminderter Appetit, depressive Grundstimmung, Schwäche, Reizbarkeit und Gedächtnisstörungen können sowohl als Nebenwirkungen der Medikamente, als Symptome der Grunderkrankung, aber auch als Abstoßungshinweise oder als seelische Symptome auftreten. Im Besonderen muss beachtet werden, dass gerade immunsuppressive Medikamente psychische oder neurologische Symptome hervorrufen können.

Kortikosteroide

Kortikosteroide werden oft sowohl vor als auch nach einer Transplantation eingesetzt. Im Allgemeinen steigern sie die Erregbarkeit des Gehirns, es kann zu Euphorie, Unruhe, erhöhter motorischer Aktivität, Schlafstörungen, aber auch zu Dysphorien bis hin zu Psychosen kommen, die im Kindes- und Jugendalter nicht unbedingt dosisabhängig sind. Muskelschwäche und rasche Ermüdbarkeit können depressiven Zuständen ähneln. In hohen Dosen führen Kortikosteroide zu Wachstumsstörungen bei Kindern und Osteoporosegefahr, auch kann sich ein insulinpflichtiger Diabetes entwickeln, und die Infektionsgefahr ist erhöht. Eine Gewichtszunahme kann gerade für Jugendliche sehr belastend sein.

Zytotoxische Immunsuppressiva

Cyclophosphamid, Methothrexat und Azathioprin zeigen in der Regel keine psychischen Nebenwirkungen, können sich aber zytotoxisch selbst auf die transplantierten Organe auswirken. Ciclosporin zeigt neurotoxische Effekte wie Tremor und kann zu Hypertonie, Transaminasenerhöhung und Erhöhung von Kreatinin und Harnstoff im Plasma führen. Da diese Werte der Kontrolle von Abstoßungsreaktionen dienen, kann es fälschlicherweise dazu kommen, dass die regelmäßige Medikamenteneinnahme des Patienten bezweifelt wird.

Pharmakotherapie

Die medikamentöse Therapie psychiatrischer bzw. psychosomatischer Symptome bei organtransplantierten oder auf eine Transplantation wartenden Kindern und Jugendlichen orientiert sich an der diagnostizierten Symptomatik, den körperlichen Organeinschränkungen (dies kann eine Verminderung oder Erhöhung der Dosierung nötig machen) und möglichen Wechselwirkungen mit weiteren Medikamenten der Grunderkrankung. Als Antidepressivum sind selektive Serotoninwiederaufnahmehemmer trizyklischen Antidepressiva vorzuziehen.

Psychotherapie und sozialintegrative Maßnahmen

Bei Ärzten und betroffenen Familien bestehen häufig sehr unterschiedliche Maßstäbe für Normalität (29). Am Beispiel von Kindern und Jugendlichen nach Nierentransplantation wird in dem zitierten Beitrag deutlich gemacht, wie die Behandler angesichts der rasanten medizinischen Entwicklung vor allem im Blick haben, in welchem Maße sich die Lebensqualität dieser Patientengruppe im Vergleich zu früher »normalisiert« hat (die körperliche Rehabilitation verläuft gut, regelmäßiger Schulbesuch ist möglich) und inwieweit heute deren gesellschaftliche Integration möglich ist.

Eltern und Patienten sollen sich nach geltenden Maßstäben normal fühlen. Trotzdem bleiben Belastungen, die mit denen von Kindern und Jugendlichen mit anderen chronischen Krankheiten vergleichbar sind (17, 30). Besonders jugendliche Patienten vergleichen sich eher mit gesunden Gleichaltrigen (29). Die erheblichen Diskrepanzen können zu Verleugnung führen und Konflikte zwischen Behandlern und Familien entstehen lassen.

Das medizinische Behandlerteam sollte die Kompetenz der Eltern und Jugendlichen stärken, ausreichend Zeit für Fragen einräumen und die medizinischen Interventionen transparent darstellen, damit kein Misstrauen entsteht und Eigenverantwortung erhöht wird. Informationen sollten möglichst mündlich u n d schriftlich gegeben werden (31).

Unrealistische positive Erwartungen vom Leben nach der Transplantation sind schon im Vorfeld zu korrigieren. Es empfiehlt sich, auch unangenehme Informationen offen auszusprechen, auch wenn dies zunächst eine erhöhte Unsicherheit bei den Betroffenen erzeugt.

Auch die Betreuung pädiatrischer Organspender auf einer Intensivstation ist eine große praktische und emotionale Herausforderung an das beteiligte medizinische Personal.

Sicherlich sollte jedes an Organtransplantationen beteiligte medizinische Team überlegen, ob eine monatliche externe Supervision oder eine BALINT-Gruppe erwünscht ist, um mit den enormen Belastungen leichter umzugehen.

Eine Transplantation ist eine Extremsituation, die derart hohe Anforderungen der Bewältigung stellt, dass es ratsam erscheint, wenn durch kinder- und jugendpsychiatrische Konsile routinemäßig Gesprächsangebote gewährleistet sind. Die Betroffenen suchen selten von sich aus psychologische Hilfe und sind eher auf somatische Belange fixiert. Die psychologische Nachbetreuung ist nicht nur im neuen Transplantationsgesetz festgeschrieben, auch hat sie eine große Bedeutung für Lebenserwartung und -qualität (32–34).

Wird erst in einer Krise psychologische Unterstützung vom medizinischen Behandlerteam angefordert, kann dies zum Gefühl der Stigmatisierung führen und mindert die Möglichkeiten der Intervention.

Entscheidend sind Gespräche im Rahmen der präoperativen Evaluation, um Einblick in die psychosoziale Situation der Patienten und ihrer Familien zu erhalten: Sorgen, Ängste, aber auch Stärken und Bewältigungsstrategien in früheren Krisen können herausgearbeitet und genutzt werden. Nur dann ist es möglich, unterstützende Maßnahmen zu entwickeln und ein Vertrauensverhältnis zwischen dem Behandlungsteam und den Betroffenen herzustellen (32–34).

Die Familien stehen solchen Gesprächen anfangs ambivalent gegenüber – aus der Sorge heraus, das Aufdecken von Problemfeldern könne zur Verweigerung der Transplantation führen.

Oft ist es für die Eltern leichter, in einem informellen Rahmen ihre Gedanken zu äußern, z. B. in einem Elterncafé einmal wöchentlich, angegliedert an die Ambulanz oder Station, begleitet von Sozialarbeitern, Kinder- und Jugendpsychiatern oder Psychologen.

Eine enge Kooperation der beteiligten medizinischen und psychologischen Experten ist unabdingbare Grundlage (32, 34). In vielen Transplantationszentren finden zumindest einmal monatlich psychosoziale Visiten und Fallvorstellungen statt.

Weiterhin gilt es, kreative Ideen zur Unterstützung der Eltern in der Bewältigung der Erkrankung und im Umgang mit ihren Kindern zu entwickeln und ihnen Materialien zum Spielen, Lesen und Informationen auf Video- und Audiokassetten anzubieten (35).

Im englischsprachigen Ausland sind eine Reihe Bilderbücher und Spiele zur Auseinandersetzung der Kinder mit Organtransplantationen erschienen. In Deutschland werden diese Medien leider kaum genutzt.

Da chronisch kranke Jugendliche eine Risikogruppe für die Entwicklung psychopathologischer Störungen sind (36–38), ist eine frühzeitige Intervention besonders wichtig. Eine Möglichkeit ist die Einrichtung besonderer Adoleszentensprechstunden, zu denen die Jugendlichen zu Kontrolluntersuchungen kommen, aber gleichzeitig auch immer die Möglichkeit haben, mit einem kinder- und jugendpsychiatrischen oder psychologischen Mitarbeiter zu sprechen. Jugendliche sind häufig nicht bereit, zusätzliche Therapieangebote anzunehmen, zeigen sich aber erfreut über kontinuierliche Begleitung.

Bewährt haben sich weltweit Ferienlager oder Wochenenden für Kinder und Jugendliche nach Transplantation, aber auch z. B. im Dialyseprozess, ohne die Eltern, aber mit einem vertrauten Betreuerteam. Das Schulungsprojekt »Endlich erwachsen« aus einer Zusammenarbeit der Kinderklinik mit dem Kuratorium für Heimdialyse ist ein erfolgreiches Beispiel. Ein einwöchiges Seminar, vertiefende Workshops, Elternseminare, die Bereitstellung eines Computerprogramms zu den Themenkomplexen Medikamente und Transplantation, ein Tutorenprogramm für die Jugendlichen und eine eigene Website helfen Jugendlichen und Eltern den Übergang in die Erwachsenenmedizin zu erleichtern.

Selbsthilfegruppen werden von den Eltern zögerlich, von den Jugendlichen in der Regel nicht wahrgenommen. Attraktiver erscheinen Angebote, wie z. B. sich über das Internet in Chatrooms mit Betroffenen auszutauschen.

Verhaltenstherapeutische Maßnahmen können gerade im Stationsalltag bei Verhaltensauffälligkeiten den Umgang mit Kindern sehr erleichtern, da diese auf positive Verstärkung und Belohnersysteme oft gut ansprechen. Je nach Ausprägung der Symptomatik kommen familientherapeutische Interventionen, Angebote zur Gruppentherapie wie auch einzeltherapeutische Arbeit mit der Bezugsperson oder dem betroffenen Kind bzw. Jugendlichen in Betracht. Psychiatrische Tageskliniken und stationäre psychiatrische Aufenthalte stehen bei schweren Störungen zur Verfügung.

Fazit für Klinik und Praxis

○ Eine psychologische bzw. psychiatrische Erstuntersuchung der auf eine Transplantation wartenden Kinder und Jugendlichen kann sowohl für die Familien wie für das Behandlungsteam von großem Gewinn sein, um zu erfahren, wie die Familien Stress verarbeiten, welche Hilfen bei der Bewältigung von Krisen benötigt werden, aber auch, ob neben der körperlichen Erkrankung psychosomatische bzw. psychiatrische Symptome bereits aufgetreten oder zu erwarten sind.

○ Sowohl psychosomatische bzw. psychiatrische Symptome sowie Symptome einer chronischen körperlichen Erkrankung, Nebenwirkungen bestimmter Medikamente wie auch die Auswirkungen psychosozialer Probleme und die Bewältigung der medizinischen Prognose können sich überlappen, was in der Diagnostik besondere Schwierigkeiten bereiten kann.

○ Die Symptomentwicklung ist ein multifaktorielles Geschehen, das zur Bewältigung auch ein multidisziplinäres Team erfordert. Liegen psychiatrische bzw. psychosomatische Symptome vor, ist die Prognose der körperlichen Erkrankung selbst bei optimaler medizinischer Betreuung eingeschränkt.

○ Eine Tansplantation ist eine Extremsituation und stellt hohe Anforderungen an die Bewältigung. Es ist deshalb ratsam, durch kinder- und jugendpsychiatrische Konsile routinemäßig Gesprächsangebote zu gewährleisten. Die Betroffenen sind eher auf somatische Belange fixiert und suchen selten von sich aus psychologische Hilfe.

○ Die psychologische Nachbetreuung ist nicht nur im neuen Transplantationsgesetz festgeschrieben, sie hat auch eine große Bedeutung für die Lebenserwartung und die Lebensqualität.

○ Eine enge Kooperation der beteiligten medizinischen und psychologischen Experten ist unabdingbare Grundlage.

○ Die psychosomatische Arbeit mit chronisch kranken und organtransplantierten Kindern und Jugendlichen erfordert hohes Einfühlungsvermögen und die Fähigkeit, in einer krisenhaften Extremsituation Halt für Behandler, Familien und Erkrankte anzubieten. Gelingt die Arbeit als Team, kann nicht vor Schmerz und Leid bewahrt werden; es wird aber eine Atmosphäre des Begleitens geschaffen, die im Sinne WINNICOTTS »gut genug« ist.

Literatur

1. Moran PJ, et al. Family environment, intrusive ideation, and adjustment among renal transplant candidates. Ann Behav Med 1999; 21: 311–316.

2. Offner G. Transfer begleiten. Niedersächsisches Ärzteblatt 2005; 78: 22–23.

3. Morton MJ, et al. Psychiatric adjustment in end-stage renal disease: a follow up study of former paediatric patients. J Psychosom Res 1994; 38: 293–303.

4. House R, et al. Psychiatric aspects of hepatic transplantation. Transplantation 1983; 36: 146–150.

5. Young GS, et al. Symptoms of posttraumatic stress disorder in parents of transplant recipients: incidence, severity, and related factors. Pediatrics 2003; 111: e725–731.

6. Walker AM, et al. Post-traumatic stress responses following liver transplantation in older children. J Child Psychol Psychiatry 1999; 40: 363–374.

7. Fielding D, Brownbridge G. Factors related to psychosocial adjustment in children with end-stage renal failure. Pediatr Nephrol 1999; 13: 766–770.

8. Soliday E, et al. Psychosocial Adjustment in children with kidney disease. J Pediatr Psychol 2000; 25: 93–103.

9. Lavigne J, Faier-Routman J. Psychological adjustment to paediatric physical disorders: A meta-analytic review. J Pediatr Psychol 1992; 17: 133–157.

10. Noeker M, Petermann F. Interventionsverfahren bei chronisch kranken Kindern und deren Familien. In: Petermann F, Hrsg. Lehrbuch der klinischen Kinderpsychologie und -psychotherapie. 4. Aufl. Göttingen: Hogrefe; 2000. S. 514–540.

11. Melzer SM, et al. Characteristics of social networks in adolescents with end-stage renal disease treated with renal transplantation. J Adolesc Health Care 1989; 10: 308–312.

12. Resch F. Entwicklungspsychopathologie des Kindes- und Jugendalters. Weinheim: Psychologie Verlags Union; 1996.

13. Stewart SM, et al. Cognitive function in children who receive organ transplantation. Health Psychol 1994; 13: 3–13.

14. Levenson J, Olbrisch M. Psychiatric aspects of heart transplantation. Psychosomatics 1993; 34: 114–123.

15. Seiffge-Krenke I. Selbstkonzept und Körperkonzept bei chronisch kranken Jugendlichen. In: Wahn U, et al. Hrsg. Chronisch kranke Kinder – Krankheitsbewältigung und Lebensqualität. Stuttgart: Rupp; 1995. S. 23–52.

16. Reynolds JM, et al. Psychological adjustment of adult survivors of a pediatric dialysis and transplant programme. Arch Dis Child 1993; 68: 104–110.
17. Slater J. Psychiatric Aspects of Organ Transplantation in Children and Adolescents. Consultation-liaison in Pediatrics 1994; 3: 557–598.
18. Kratz-Albers K. Der Einfluss von Rehabilitationsmaßnahmen auf die Lebensqualität von Kindern und Jugendlichen nach Organtransplantationen. Rundbrief Verein leberkrankes Kind e.V. 1; 1996. S. 30–39.
19. Bunzel B, et al. Lebensqualität und Lebenszufriedenheit nach Herztransplantationen: ein Indikator des Behandlungserfolges. Herz 1991; 16: 257–266.
20. Karrfelt HM, et al. Renal transplantation: long-term adaptation in children's own reflections. Pediatr Transplant 2003; 7: 69–75.
21. Sokal EM. Quality of life after orthotopic liver transplantation in children. An overview of physical, psychological and social outcome. Eur J Pediat 1995; 154: 171–175.
22. Penkower L, et al. Psychological distress and adherence to the medical regimen among adolescent renal transplant recipients. Am J Transplant 2003; 3: 1418–1425.
23. Mielke-Egelhofer B, et al. Bewältigungsformen von Eltern im Transplantationsprozess ihrer jugendlichen Kinder. In: Johann B, Treichel U. Beiträge der Psychosomatik zur Transplantationsmedizin. Lengerich: Pabst Science Publishers; 2000. S. 136–142.
24. Doherty W, McDaniel S, Hepworth J. Medizinische Familientherapie bei Kindern mit chronischer Krankheit. Prax Kinderpsychol Kinderpsychiatr 1998; 47: 1–18.
25. Kimmel PL. Depression in patients with chronic renal disease. What we know and what we need to know. J Psychosom Res 2002; 53: 951–956.
26. Franklin PM, Crombie AK. Live related renal transplantation: psychological, social, and cultural issues. Transplantation 2003; 76: 1247–1252.
27. Karrfelt HM, Berg UB, Lindblad FI. Renal transplantation in children: psychological and donation-related aspects from the parental perspective. Pediatr Transplant 2000; 4: 305–312.
28. Wellendorf E. Eine Herztransplantation ist mehr als ein Auswechseln des Organs. In: IDHK-Nachrichten. Zeitschrift der Interessengemeinschaft das herzkranke Kind e.V.; 1997. S. 488–493.
29. Wolff G. Die seelischen und sozialen Auswirkungen lebensbedrohlicher Nierenerkrankungen und ihre Behandlung auf die betroffenen Kinder, Jugendlichen und ihre Familien. In: Schmitt GM, Kammerer E, Harms E, Hrsg. Kindheit und Jugend mit chronischer Erkrankung. Göttingen: Hogrefe; 1996. S. 312–329.
30. Sexon S, Rubenow J. Transplants in children and adolescents. In: Craven J, Rodin GM, Hrsg. Psychiatric Aspects of Organ Transplantation. Oxford: University Press; 1992. p. 33–49.
31. Terzioglu P, et al. Herz- und Lebertransplantationen bei Jugendlichen. Ergebnisse einer Expertenbefragung. Z Kinder Jugendpsychiatr Psychother 1999; 27: 259–266.
32. Johann B, Erhard J, Lange R. Ein integratives Versorgungskonzept zur Betreuung von Lebertransplantationspatienten. Das Essener Modell. In: Johann B, Erhard J, Hrsg. Psychosomatische Betreuung von Transplantationspatienten. Lengerich: Pabst Science Publishers; 1997. S. 123–131.
33. Nobel-Jamieson G, et al. Coping strategies in parents of children receiving liver transplants. Clin Child Psychol Psychiat 1996; 1: 563–573.
34. Ullrich G, et al. Psychological support for children undergoing liver transplantation and their parents: a single centre experience. Pediatr Rehabil 1997; 1: 19–24.
35. Melnyk BM, et al. Creating Opportunities for Parent Empowerment: Program Effects on the Mental Health/Coping Outcomes of critically ill young children and their mothers. Pediatrics 2004; 113: e597–607.
36. Hürter A. Psychische und soziale Belastungen und der Wunsch nach professioneller Hilfe bei verschiedenen chronischen Erkrankungen. In: Seiffge-Krenke I, Hrsg. Krankheitsverarbeitung bei Kindern und Jugendlichen. Jahrbuch der medizinischen Psychologie. Berlin: Springer 1990; 4: 127–149.
37. Hürter A. Bedarf nach psychologischer Hilfe bei chronischen Erkrankungen im Kindes- und Jugendalter. In: Michels HP, Hrsg. Chronisch kranke Kinder und Jugendliche – Psychosoziale Betreuung und Rehabilitation. Tübingen: dgvt-Verlag; 1996. S. 49–65.
38. Remschmidt H. Psychiatrie in der Adoleszenz. Stuttgart: Thieme 1992.
39. Erim Y, Schulz KH, Hrsg. Beiträge der Psychosomatik zur Transplantationsmedizin. Lengerich: Pabst Science Publishers; 2003.
40. Furth SL, et al. Effects of patient compliance, parental education and race on nephrologist's recommendations for kidney transplantation in children. Am J Transplant 2003; 3: 28–34.
41. Johann B, Treichel U, Hrsg. Beiträge der Psychosomatik zur Transplantationsmedizin. Lengerich: Pabst Science Publishers; 2000.

42. Lavigne J, Faier-Routman J. Psychological adjustment to pediatric physical disorders: A meta-analytic review. J Pediatr Psychol 1992; 17: 133–157.
43. Levenson J, Olbrisch M. Psychiatric aspects of heart transplantation. Psychosomatics 1993; 34: 114–123.
44. Manificat S, et al. Quality of life of children and adolescents after kidney or liver transplantation: child, parents and caregiver's point of view. Pediatr Transplant 2003; 7: 228–235.
45. Mielke-Egelhofer B, Terzioglu P. Biographische Konzepte und Lebensqualität von Jugendlichen nach Herz- bzw. Lebertransplantationen. Abschlussbericht des Forschungsprojektes 7/97, gefördert durch die Berlin-Forschung; 1999.
46. Mielke-Egelhofer B, et al. Soziale Interaktionen Jugendlicher nach Herz- bzw. Lebertransplantationen. In: Johann B, Treichel U. Beiträge der Psychosomatik zur Transplantationsmedizin, Lengerich: Pabst Science Publishers; 2000. S. 143–161.
47. Nevins TE. Non-compliance and its management in teenagers. Pediatr Transplant 2002; 6: 475–479.
48. Rodeck B, Melter M, Kardorff R. Lebertransplantation – Die kinderärztliche Nachbetreuung. Kinderärztl Prax 1997; 68: 346–355.
49. Snethen JA, et al. Coping strategies utilized by adolescents with end stage renal disease. Nephrol Nurs J 2004; 31: 41–49.
50. Watson AR. Non-compliance and transfer from pediatric to adult transplant unit. Pediatr Nephrol 2000; 14: 469–472.

7

Asthma bronchiale

Reiner Frank

Die Behandlung und die Bewältigung chronischer Erkrankungen stellen an die Betroffenen, ihre Angehörigen und an die Behandler hohe Anforderungen. Im Auftrag des Bundesgesundheitsministeriums wurden von der Bundesärztekammer, der Arbeitsgemeinschaft der Wissenschaftlichen Medizinischen Fachgesellschaften und der Kassenärztlichen Bundesvereinigung die »Volkskrankheiten« Asthma bronchiale, Diabetes mellitus, koronare Herzkrankheit und Brustkrebserkrankungen ausgewählt, um Disease-Managementprogramme zu entwickeln.

Deren Ziel ist es, Diagnostik und Behandlung auf der Grundlage gesicherter Evidenz zu strukturieren und zu standardisieren, um damit die Versorgung zu verbessern und auch Kosten im Gesundheitssystem einzusparen.

Die Leitlinien »Asthma im Kindesalter« (2) und die »gemeinsame Stellungnahme der Ärzte für Kinder- und Jugendmedizin« (3) sind das Ergebnis intensiver Bemühungen von Vertretern aus Forschung, Klinik und Praxis für eine bestmögliche Behandlung von Kindern und Jugendlichen. Das Disease-Managementprogramm Asthma wurde unter dem Titel »Nationale Versorgungs-Leitlinie Asthma« im September 2005 publiziert (1). Dessen Konzepte berücksichtigen die Besonderheiten von Kindern im Vergleich zu Erwachsenen.

Die Handlungsprinzipien für eine chronische Erkrankung des Kindes- und Jugendalters sind (1):

- Gleichwertige Einbeziehung somatischer und psychischer Faktoren bei Diagnostik und Behandlung.
- Enge Kooperation mit Patienten und Familien.
- Patientenbezogene Kooperation von Experten aus medizinischen, psychosozialen und nicht-medizinischen Bereichen.

Die Diagnostik und Behandlung der körperlichen Symptomatik sind in allen Leitlinien sehr klar und detailliert ausgeführt. Wir übernehmen in diesem Kapitel in weiten Teilen die Ausführungen der Nationalen Leitlinie, soweit sie sich auf Kinder und Jugendliche beziehen. Die mit Asthma verbundenen Probleme der psychischen und geistigen Entwicklung bei Kindern und Jugendlichen und die Auswirkungen auf die Familie werden ergänzend ausführlicher dargestellt.

Definition und Epidemiologie

Asthma ist eine chronische Entzündung der Atemwege, die durch eine bronchiale Hyperreagibilität und eine variable Atemwegsobstruktion charakterisiert ist (1). Sie ist gekennzeichnet durch eine anfallsartig auftretende Atemnot, die häufig von Angst, sogar Todesangst, begleitet ist.

Es handelt sich um eine der häufigsten chronischen Erkrankungen, die bei etwa 10% der kindlichen und 5% der erwachsenen Bevölkerung in Deutschland vorkommt. Im Kindesalter ist es die häufigste chronische Erkrankung überhaupt.

Pathophysiologie

Eine erhöhte Empfindlichkeit der Atemwege gegenüber verschiedenartigen Reizen (Hyperreagibilität) beruht auf einer chronischen Entzündung der Bronchialschleimhaut vor allem im Bereich der kleinen Atemwege. Es findet sich eine komplexe Interaktion von endogenen Faktoren (genetisch bedingten) und exogenen Reizen physikalischer, chemischer, pharmakologischer und immunologischer Art. Asthma bronchiale und atopische Disposition sind eng miteinander verknüpft (2). Allergien sind der stärkste prädisponierende Faktor bei der Entwicklung von Asthma im Kindesalter. Infektionen der Atemwege sind häufige Auslöser. Asthmaattacken können bei Kindern durch akuten und chronischen Stress ausgelöst werden (4).

Symptomatik

Klinische Symptome sind häufig anfallsartig auftretende Atemnot, Giemen, ein Gefühl der Brustenge und Husten. Bei der körperlichen Untersuchung hört und sieht man ein Giemen, Pfeifen, Brummen, eine verlängerte Ausatmung und eine schnelle Atmung. Asthma tritt wiederholt anfallsartig, häufig nachts und während oder nach körperlicher Belastung auf (1).

Die klinische Untersuchung und Messverfahren der Lungenfunktion zielen auf den Nachweis einer Obstruktion der Atemwege und einer bronchialen Hyperreagibilität mittels verschiedener Provokationsverfahren ab.

Schweregrade des Asthmas bei Kindern und Jugendlichen

Die Zuordnung der Schweregrade orientiert sich neben der Klinik an den Ergebnissen der Lungenfunktionsdiagnostik (1, 5).

Intermittierendes Asthma

- Intermittierend Husten, jahreszeitlich begrenzt.
- Leichte Atemnot.
- Symptomfreies Intervall länger als 2 Monate.
- Lungenfunktion in Ruhe normal.

Leichtes Dauerasthma

- Symptome treten monatlich, noch nicht wöchentlich auf.
- Geringgradig, persistierend.
- Intervall zwischen den Episoden kürzer als 2 Monatc.
- Lungenfunktion normal.

Mittelschweres Asthma

- Symptome treten wenigstens wöchentlich auf.
- Persistierend an mehreren Tagen pro Woche und auch nächtliche Symptome.
- Lungenfunktion vor allem morgens eingeschränkt.

Schwergradiges Asthma

- Dauernd oder täglich Atemnot.
- Körperliche Aktivität dauerhaft eingeschränkt.
- Tageszeitliche Schwankungen oder anhaltende tägliche Symptome.
- In Ruhe eingeschränkte Lungenfunktion.

Die höheren Schweregrade einer Asthmaerkrankung sind überzufällig häufig in sozioökonomisch benachteiligten Familien anzutreffen. Ethnizität und Armut sind unabhängige Risikofaktoren (6–8).

Lebensbedrohliche Situationen

Lebensbedrohliche Situationen von Kindern und Jugendlichen sind in Deutschland glücklicherweise selten geworden. Auf ein erhöhtes Mortalitätsrisiko im Asthmaanfall weisen folgende Aspekte hin:

- Vorgeschichte eines beinahe tödlichen Asthmaanfalles.
- Eine notfallmäßige oder stationäre Behandlung des Asthmas im zurückliegenden Jahr.
- Vorherige Intubation und mechanische Beatmung wegen Asthma.
- Laufende systemische Kortikosteroidmedikation oder kürzliches Absetzen einer systemischen Kortikosteroidmedikation.
- Übermäßiger Einsatz von β-2-Sympathomimetika zur Symptomlinderung.
- Psychosoziale Probleme oder Negation von Asthma oder seines Schweregrades.
- Mangelnde Befolgung des Therapieplanes in der Vergangenheit.

Auf Nachfrage berichten jedoch häufig Kinder und Jugendliche und ihre Eltern über die Angst, im Asthmaanfall zu sterben.

Differenzialdiagnosen

Differenzialdiagnostisch sind eine Reihe von somatischen Problemen zu beachten (1). Unter diesen haben Hyperventilation und Stimmbanddysfunktion eine ausgeprägte psychische Komponente.

Hyperventilation ist häufig Ausdruck einer Angsterkrankung. Bei einer Stimmbanddysfunktion verschließen sich die Stimmbänder »krampfartig« und bewirken Luftnot, ohne dass eine Entzündung vorliegt. Die Stimmbanddysfunktion (im englischen Sprachgebrauch vocal-cord-dysfunction – VCD) kann als eine Reaktion auf Stress, somit als eine Somatisierungsstörung aufgefasst werden.

Krankheitsverlauf

Verhaltensanalyse

Krankheitsverlauf und Einstellungen zur Krankheit können durch folgende Fragen systematisch erfasst werden (5):

- Treten Atemnot und pfeifende Atemgeräusche auf?

- Hat das Kind Anstrengungsbeschwerden? Nur bei Infekten oder auch ohne Infekt?
- Hat es nächtliche Beschwerden? Nur bei Infekten oder auch sonst?
- Wann haben die Beschwerden besonders stark zugenommen?
- Vorboten eines Asthmaanfalls?
- In welchen Situationen nahmen die Beschwerden zu?
- Wie haben sich die Peak-Flow-Werte geändert?
- Was dachten Sie, als die Beschwerden zunahmen?
- Durch welche Maßnahmen konnten die Beschwerden gelindert und die Peak-Flow-Werte normalisiert werden?

Verlauf und Beurteilung der Behandlung

Der Verlauf einer Asthmaerkrankung hängt von einer Reihe von Faktoren ab: Liegt eine Allergie vor? Wie ist der Schweregrad der Allergie? Wie ist der Schweregrad der Asthmaerkrankung, und der bronchialen Hyperreagibilität?

Zur Beurteilung des Verlaufes dienen Symptomschilderung, Lungenfunktion und Medikamentenverbrauch (9). Weitere Verlaufsindikatoren sind die Inanspruchnahme von Notarzteinsätzen, die Häufigkeit von krankheitsbedingten, nicht geplanten Arztbesuchen und Klinikaufenthalten, sowie eine Beschreibung der Lebensqualität, die die Bereiche körperliche Gesundheit, die sozialen Aktivitäten des Kindes, der Familie, die emotionale Gesundheit des Kindes und der Familie umfasst (8, 10).

Auswirkungen der Erkrankung und Lebensqualität

Eine chronische Erkrankung kann sich auf die körperliche und seelische Entwicklung und auf das familiäre und soziale Umfeld auswirken.

Kognitive Probleme

Bei Erwachsenen wurden als Folge nächtlicher Asthmaanfälle häufiger Ermüdung und Konzentrationsprobleme festgestellt (10). Im Vergleich zu Kontrollkindern hatten Kinder mit Asthma häufiger Schlafprobleme, tendenziell mehr psychologische Probleme und größere Schwierigkeiten in Gedächtnisaufgaben und Konzentration. Einer Besserung der nächtlichen Asthmasymptomatik durch die Behandlung folgte eine Verbesserung von Schlaf und neuropsychologischen Fähigkeiten in den darauf folgenden Wochen (11).

Die medikamentöse Behandlung kann bei Kindern zu leichten Verbesserungen der Aufmerksamkeit führen, aber auch dazu beitragen, dass sich Gedächtnisfunktionen verschlechtern (12).

Melfsen et al. (13) beschreiben einen Zusammenhang zwischen Asthma bronchiale und der Aufmerksamkeitsdefizit-Hyperaktivitätsstörung im Kindesalter. Zur Erklärung eines solchen Zusammenhangs sind verschiedene Interpretationen möglich: es handelt sich möglicherweise um Komorbidität, d. h. um gleichzeitiges Auftreten von zwei Krankheitsbildern. Die Aufmerksamkeitseinschränkung kann auch Ausdruck des Schweregrades des Asthmas und Ausdruck der inneren Anspannung sein. Auch die Wirkung der langfristigen Gabe von Medikamenten, die auf das sympathische Nervensystem einwirken, ist mit zu berücksichtigen.

Emotionale Probleme und Lebensqualität

Nach der internationalen Klassifikation psychischer Störungen handelt es sich um »psychologische und Verhaltenseinflüsse«, die in der Ätiologie körperlicher Erkrankungen eine wesentliche Rolle spielen, aber nicht die Zuordnung zu einer psychiatrischen Störung rechtfertigen, obwohl Sorgen und emotionale Belastungen lang anhaltend sein können (14).

In einer Längsschnittstudie mit 150 Kindern mit einer atopischen Erkrankung zeigten Kinder, die im Alter von 53 Monaten die Symptome einer Asthmaerkrankung entwickelten, schon zuvor im Alter von 35 Monaten Verhaltensauffälligkeiten (15). Die Verhaltensauffälligkeiten wurden von den Autoren als Hinweis für den durch die Atopie bedingten Stress aufgefasst.

Eine Befragung von Kindern im Childhood Asthma Management Program, einer multizentrischen Studie für Kinder mit leichtem und mittelschwerem Asthma, im Alter von 5–12 Jahren zeigte, dass aus Sicht der Kinder die Lebensqualität am stärksten durch die Höhe des Angstpegels der Kinder bestimmt wird. Weitere Prädiktoren der Lebensqualität waren das Alter, das Geschlecht und die Tendenz des Kindes, die Symptome zu bagatellisieren oder zu übertreiben (16).

Bei leichtem und mittelschwerem Asthma waren Einschränkungen neuropsychologischer Funktionen eher mit der Gesamtsituation des Kindes in Verbindung zu bringen (17). In dieser Studie wurden Angst, Depression, Verhaltenskompetenz, soziale Unterstützung von Eltern und Kindern und das Funktionsniveau der Familie bestimmt. Es zeigte sich ein enger Zusammenhang zwischen den Problemen und Fähigkeiten der Kinder und der Funktionsfähigkeit der Familie insgesamt (18).

GÜNTHER et al. (19) fanden einen Zusammenhang zwischen dem Schweregrad der Asthmaerkrankung und der Wahrnehmung des eigenen Körpers. Bei Kindern und Jugendlichen mit leichtem und schwerem Ausprägungsgrad der Asthmaerkrankung war die Körperwahrnehmung kaum beeinträchtigt, hingegen schon bei solchen mit mittelschwerem Asthma. Die Autoren folgern, dass bei schwerem Asthma Verleugnungsstrategien zur Bewältigung eingesetzt werden.

Nachts auftretende Notfälle und Klinikaufnahmen sind Ausdruck des Schweregrades der Erkrankung. Sie können durch die damit verbundene Angst und Aufregung ihrerseits zu einer Belastung werden. Nach einem schweren und lebensbedrohlichen Asthmaanfall ist mit einer »akuten Belastungsreaktion« zu rechnen. Die Symptome Schlafstörungen sowie hoher Erregungszustand und Konzentrationsprobleme können auch einer »posttraumatischen Belastungsstörung« zugeordnet werden.

Schule und Sport

Kinder mit Asthma haben vermehrt Schulversäumnisse und Schulrückstände (5). Sie versäumen häufiger den Sportunterricht. Einflüsse auf die Schulleistungen sind zu erwarten, wenn die Kinder unzureichend behandelt werden, wenn sie – bei den schweren Verlaufsformen – mit Steroiden behandelt werden und wenn sie kognitive und emotionale Probleme haben.

Bei portugiesischen Schulkindern wurde ein Zusammenhang zwischen Asthma und einer erhöhten Rate an Schulversäumnissen und Fehlen im Sportunterricht im Vergleich zu einer Kontrollgruppe festgestellt. Die Kinder machten sich mehr Gedanken um ihr körperliches Aussehen, hatten mehr Verhaltensprobleme und ein geringeres Selbstbewusstsein (20).

Einflussfaktoren

Familiäre Einflüsse – Auswirkungen auf die Familie

Eine schwedische Gruppe fand eine negative Korrelation zwischen Schulversäumnissen aufgrund von Asthma und psychosozialen Problemen, hingegen einen Zusammenhang zwischen dem Schweregrad des Asthmas und dem Ausmaß an psychosozialen Problemen, die durch die Erkrankung für die Familie hervorgerufen werden (21).

In Familieninterviews zeigten Familien mit einem Kind mit Asthma eine Tendenz zu emotional enger Verbundenheit. Eine gute Beziehung zum Interviewer bei der Befragung wies auf gute Problemlösefähigkeiten, Kommunikationsfähigkeiten und eine affektive Verbundenheit innerhalb der Familien hin.

Für die Familien macht es einen Unterschied, ob Eltern eigene Erfahrung mit einer Asthmaerkrankung oder mit einer atopischen Erkrankung haben. In einer Längsschnittstudie hatten bei 3-jährigen Kindern mit den Frühzeichen einer Asthmaerkrankung die Eltern ohne eigene Asthma- oder Atopieerfahrung einen größeren Bedarf an Unterstützung bei den Verhaltensproblemen ihrer Kinder als Eltern mit eigener Krankheitserfahrung (22). Ungünstig für die Entwicklung der Kinder sind ein überprotektives Verhalten der Eltern, das Kinder aus Angst vor Anfällen vom Sportunterricht zu befreien versucht, oder aber eine Haltung, die mit einer Tendenz zur Bagatellisierung den Schweregrad des Asthmas ignoriert.

Ein großes Problem in der Praxis ist die »Steroidphobie« der Eltern, hinter der sich sicher oft andere Ängste verbergen, die aber eine wesentliche Hemmschwelle für die Compliance ist.

Verständigungsprobleme ergeben sich vor allem dann, wenn krankheitsbedingte psychologische und soziale Probleme und die Lebenssituation der Betroffenen nicht ausreichend beachtet werden.

Bei ausländischen Familien sind sprachliche Hürden zu überwinden. Die Symptomatik und der Schweregrad der Erkrankung des Kindes werden von den Eltern häufiger unterschätzt.

Problemgruppen

Die Teilnehmer einer Längsschnittstudie von Jugendlichen mit Asthma nahmen über einen Zeitraum von 4–6 Jahren weniger häufig Termine wahr, je älter sie waren und je länger die Behandlung andauerte. Jugendliche brauchen aber weniger Termine, da der Verlauf mit zunehmendem Alter leichter wird und die Patienten bzw. Eltern dann wissen, was zu tun ist. Schwierigkeiten, Termine einzuhalten, standen in Zusammenhang mit Aufmerksamkeitsproblemen, dem Ausmaß an Angst und dem familiären Zusammenhalt (23, 24).

Kinder aus niedrigen sozialen Schichten waren häufiger in Notfallambulanzen, hatten häufigere Klinikaufenthalte, eine eingeschränkte Aktivität und mehr nächtliche Probleme (9).

Erfahrungen aus anderen Ländern zeigen, dass durch eine nachgehende, aufsuchende Betreuung auch Problemgruppen erreicht werden können. Für diese Gruppen ist aber ein besonderer Betreuungsaufwand erforderlich, der im Disease-Managementprogramm bisher nicht gewährleistet ist.

Beispiele erfolgreicher gemeindebezogener Ansätze aus den USA sind an Schulen angesiedelte mobile Dienste (29), schulbezogene Interventionen für Jugendliche im Einzelkontakt und in Kleingruppen durch Krankenschwestern (30), spezielle Schulungen für Jugendliche (31) und Beratung und Betreuung durch ein Zentrum (32). Ein individuelles Betreuungsprogramm mit einem Erinnerungssystem (33) führte dazu, dass die betroffenen Kinder nicht nur die Notfallmedikation, sondern eine Dauermedikation einnehmen konnten, sich ihre Lebensqualität verbesserte und damit sowohl die Belastung durch die Krankheit als auch die Kosten erheblich eingrenzen ließen.

Ärzte

»Noncompliance« definiert mangelndes Befolgen von Behandlungskonzepten als ein Patientenproblem und weist unterschwellig den Patienten Schuld zu. Unzureichende Kommunikation ist jedoch in erster Linie ein Problem der Ärzte und der mit ihnen zusammenarbeitenden Berufsgruppen (3, 25).

Einer Tendenz zur Bagatellisierung der Krankheit von Seiten der Eltern entspricht eine Haltung von Ärzten, Kinder für voll belastbar zu erklären, ohne dass die psychische Belastbarkeit und vor allem die konzentrative Belastbarkeit und die Gedächtnisfunktionen überprüft wurden. Aus gut gemeintem Ansatz heraus ergibt sich eine Überforderung der Kinder.

Therapie

Die Nationale Leitlinie (1) beschreibt die Therapieziele des Asthmamanagements. In Abhängigkeit von Alter und Begleiterkrankungen des Patienten sind anzustreben:

- Vermeidung von akuten und chronischen Krankheitserscheinungen.
- Vermeidung einer krankheitsbedingten Beeinträchtigung der physischen, psychischen und geistigen Entwicklung bei Kindern und Jugendlichen.
- Vermeidung einer krankheitsbedingten Beeinträchtigung der körperlichen und sozialen Aktivitäten im Alltag.
- Fortschreiten der Erkrankung stoppen.
- Unerwünschte Wirkungen der Therapie fernhalten.

Positive Ziele sind:

- Normalisierung und Anstreben einer bestmöglichen Lungenfunktion und Reduktion der bronchialen Hyperreagibilität.
- Verbesserung der asthmabezogenen Lebensqualität.
- Reduktion der asthmabedingten Letalität.

Präventive Strategien

Vorbeugende Maßnahmen stehen an erster Stelle der ärztlichen Empfehlungen. Nach LECHELER und PETERMANN (5) lassen sich weitergehende Maßnahmen, vor allem medikamentöser Art manchmal reduzieren, wenn Asthmaauslöser vermieden werden. Dazu gehören die Erkennung und Behandlung von Allergien, wie Pollen-, Hausstaub- und Schimmelpilzallergien, die Vorbeugung von Infekten durch »gesunde Lebensführung« mit regelmäßigem körperlichem Training und Vermeiden von Rauchen bei Kindern und Jugendlichen und deren Angehörigen. Schulkinder mit Asthma sollen unter Berücksichtigung der individuellen und aktuellen Leistungsfähigkeit regelmäßig am Schulsport teilnehmen.

Die Dokumentation der Rauchgewohnheiten von Jugendlichen und von allen Familienmitgliedern sowie der personenbezogene Rat zur Abstinenz gehören zu den Elementarpflichten des behandelnden Arztes (1). Die Prinzipien der motivierenden Gesprächsführung können in der Arztpraxis vorteilhaft und effektiv eingesetzt werden (26).

Pharmakotherapie

Das Ziel der medikamentösen Therapie besteht in der Suppression der asthmatischen Entzündung und in der Verminderung der bronchialen Hyperreagibilität und der Atemwegsobstruktion. Die Medikamente werden in eine Dauermedikation zur Langzeitkontrolle und Entzündungshemmung (Controller) und eine Bedarfsmedikation (Reliever) von kurz wirksamen Bronchospasmolytika unterteilt (1).

Adrenalinabkömmlinge, die die β-2-Rezeptoren des sympathischen Nervensystems erregen, führen zu einer spezifischen Weitstellung der Atemwege. Sie bewirken eine Entkrampfung und Weitstellung der Atemwege durch Aufhebung eines Muskelspasmus, während die Entzündungskomponente nicht positiv beeinflusst wird (5).

Die medikamentöse Behandlung folgt einem Stufenkonzept, das sich am Schweregrad des Asthmas orientiert. Dabei müssen Schweregrad des Asthmas und Therapiestufe nicht übereinstimmen. Ziel ist es, unter Behandlung den Schweregrad 1 zu erreichen. Die Dauertherapie erfolgt am besten über Inhalationssysteme.

Die Bedarfstherapie ist in allen Stufen ein inhalatives, rasch wirksames β-2-Sympathikomimetikum.

Als unerwünschte Wirkung können u. a. ein feinschlägiger Skelettmuskeltremor, Unruhe, Tachykardie und Herzpalpitationen – vor allem bei Therapieeinleitung – auftreten. Es gibt keine systematischen Untersuchungen der Auswirkungen der medikamentösen Behandlung auf das sich entwickelnde Nervensystem.

Nicht-medikamentöse Maßnahmen

Nicht-medikamentöse Maßnahmen umfassen Patientenschulung, körperliches Training, Atem- und Physiotherapie, Tabakentwöhnung und psychosoziale Krankheits- und Behandlungskonzepte.

Patientenschulung

Das Asthmaverhaltenstraining umfasst 4 Bausteine (5):

○ Informations- und Wissensvermittlung sowie Training von Hilfstechniken, Benutzung von Dosieraerosolen, Handhabung von Inhaliergeräten oder auch von physiotherapeutischen Maßnahmen. Dazu gehört das Erlernen von atemerleichternden Körperstellungen und der Lippenbremse zur Vermeidung von unproduktivem Husten. Ein wesentlicher Punkt ist das Durchsprechen und Einüben eines funktionierenden Notfallplanes.

○ Schulung der Körperwahrnehmung, die 2 Ziele verfolgt: die Körperwahrnehmung und die Wahrnehmung der Asthmaauslöser. Instrumente und Hilfsmittel, wie das Peak-Flow, werden dabei eingesetzt.

○ Für die langfristige Wirkung der Schulung ist die Verhaltenseinübung entscheidend. Es werden Kommunikations- und Interaktionsfertigkeiten eingeübt und eigenverantwortliches Krankheitsmanagement vermittelt. Die Einübung optimalen Verhaltens bei Sport und Bewegung stellt ein eigenes Kapitel dar.

○ Einüben krankheitsspezifischer sozialer Fertigkeiten. Dazu gehört auch der Abbau krankheitsspezifischer Ängste und der Aufbau kooperativer Verhaltensweisen.

Die Wirksamkeit der Patientenschulung ist gut belegt. Patientenschulungen finden in Verbindung mit stationären Rehabilitationsbehandlungen und auch ambulant durch geschulte Trainer, meist in Kinderarztpraxen, statt. Auch die Eltern werden in die Schulung mit einbezogen (27).

Hilfen zur Krankheitsbewältigung

Aus kinderpsychiatrischer Sicht sind bei einem schwer verlaufenden Asthma folgende Schritte ergänzend notwendig:

○ Erfragen von Bewältigungsstrategien und von emotionalen Belastungen beim Kind oder beim Jugendlichen.

○ Untersuchung neuropsychologischer Funktionen, vor allem von Konzentration, Aufmerksamkeit, Gedächtnis, besonders bei Kindern und Jugendlichen mit einer schwer verlaufenden Erkrankung.

○ Auf die Familie bezogene Bestandsaufnahme: Erfragen von Bewältigungsstrategien und Belastungen.

Bei schwerwiegenden Asthmaverläufen können nach der klinischen Erfahrung des Verfassers zusätzliche Belastungen, wie eine Scheidungssituation oder eine Suchtproblematik bei einem Elternteil, vorliegen. Eine Kooperation zwischen Kinderärzten und Kinderpsychiatern kann zum Wohle von asthmakranken Kindern deshalb sehr wirksam sein (28).

Patientenbezogene Versorgungskoordination

Die Betreuung eines Asthmapatienten erfordert nach einem Stufenkonzept die Zusammenarbeit aller Sektoren, ambulanter und stationärer Einrichtungen. Eine qualifizierte Behandlung soll über die gesamte Versorgungskette hin gewährleistet sein. Die Langzeitbetreuung soll nach dem Konzept der Nationalen Leitlinie dem Hausarzt oder dem Kinderarzt anvertraut werden. Eine Überweisung an einen qualifizierten Facharzt oder an eine qualifizierte Einrichtung (Kinderarzt mit pneumonologischen Fachkenntnissen) sollte bei unzureichendem Therapieerfolg, bei einer Dauertherapie oder bei einer vorausgegangenen Notfallbehandlung erfolgen.

Rehabilitation

Ambulante und stationäre Rehabilitation soll den Patienten unterstützen, die individuelle bestmögliche physische und psychische Gesundheit zu erlangen und aufrecht zu erhalten. Voraussetzung hierfür ist die Zusammenarbeit eines multidisziplinären Teams. Sie geht von Zielvereinbarungen zwischen Arzt und Patient aus.

Eine stationäre Rehabilitationsmaßnahme ist bei schweren Asthmaformen, bei medikamentös bedingten Folgekomplikationen zu erwägen und auch, wenn eine Schulung oder eine Trainingstherapie ambulant nicht möglich ist. Das Bündel erforderlicher Maßnahmen bei stationärer Behandlung ist in Rehabilitationskliniken für Kinder in sehr kompetenten Händen.

Der größte Teil des Maßnahmenpaketes lässt sich prinzipiell auch ambulant durchführen. Dafür gibt es aber noch keine geeigneten Strukturen. Ein Schwachpunkt der Nationalen Leitlinie besteht darin, dass die für eine ambulante Versorgung erforderlichen interdisziplinären Strukturen noch nicht in ausreichendem Maße bestehen und mühsam organisiert werden müssen. Die Langzeitbehandlung muss über ein spezialisiertes Zentrum mit Besuchen alle 3–6 Monate erfolgen, hingegen soll das Management von Tag zu Tag bei niedergelassenen Ärzten bleiben.

Fazit für Klinik und Praxis

○ Die Einführung einer ersten Version einer Nationalen Leitlinie darf als ein Meilenstein in der Versorgung asthmakranker Kinder und Erwachsener gelten. Im Kindes- und Jugendalter muss die Familie in die Betreuung mit einbezogen werden. Damit ist der Betreuungsaufwand wesentlich größer als bei Erwachsenen.

○ Die Stellungnahme der pädiatrischen Fachgesellschaften bringt die Besorgnis zum Ausdruck, dass die Ziele der Nationalen Leitlinie (Standardisierung und Kostenersparnis) verfehlt werden, wenn es nicht gelingt, auch Patienten mit schwierigen Krankheitsverläufen und aus ungünstigen sozioökonomischen Bedingungen mit in das Programm einzubeziehen. Die ambulanten Versorgungsstrukturen scheinen noch nicht ausreichend auf die Bildung einer lückenlosen Versorgungskette ausgerichtet zu sein. Eine Gruppe von Kindern und Jugendlichen unter belastenden Lebensbedingungen bedarf einer besonderen Betreuung, um für eine regelmäßige Versorgung gewonnen zu werden.

○ Bei der Altersgruppe der Jugendlichen bedarf es besonderer Anstrengungen, um für ihre aktive Beteiligung an der Behandlung zu werben. Ein Schlüssel dafür liegt in der Schulung in motivierender Gesprächsführung des klinischen Personals: Krankenschwestern (34), medizinisches Personal (26, 35). Ein solcher zusätzlicher Aufwand ermöglicht eine angemessene Versorgung und führt letzten Endes auch zu einer Kostenersparnis.

Literatur

1. Bundesärztekammer und Arbeitsgemeinschaft der Wissenschaftlichen Medizinischen Fachgesellschaften (AWMF) und Kassenärztliche Bundesvereinigung. Nationale Versorgungs-Leitlinie: Asthma. Kurzfassung. 2005. Verfügbar unter: www.asthma.versorgungsleitlinien.de

2. Berdel D, et al. Asthma bronchiale. In: Deutsche Gesellschaft für Kinderheilkunde und Jugendmedizin, Leitlinien Kinderheilkunde und Jugendmedizin. München: Urban & Fischer; 2002. S. N13; 11–12.

3. Berufsverband der Kinder- und Jugendärzte e.V., et al. Disease-Management-Program für Asthma Bronchiale im Kindes- und Jugendalter; 2002.

4. Sandberg S, et al. The role of acute and chronic stress in asthma attacks in children. Lancet 2000; 356: 982–987.

5. Lecheler J, Petermann F. Stationäre Rehabilitation bei Asthma bronchiale. In: Petermann F, Warschburger P. Kinderrehabilitation. Göttingen: Hogrefe; 2001. S. 193–211.

6. Mielck A, Reitmeir P, Wjst M. Severity of childhood asthma by socioeconomic status. Int J Epidemiol 1996; 2: 388–393.

7. Litonjua AA, et al. Race, socioeconomic factors, and area of residence are associated with asthma prevalence. Pediatr Pulmonol 1999; 28: 394–401.

8. Moudgil H, Marshall T, Honeybourne D. Asthma education and quality of life in the community: A randomised controlled study to evaluate the impact on white European and Indian subcontinent ethnic groups from socioeconomically deprived areas in Birmingham, UK. Thorax 2000; 55: 177–183.

9. Zeiger RS, Dawson C, Weiss S. Relationships between duration of asthma and asthma severity among children in the Childhood Asthma Management Program (CAMP). J Allergy Clin Immunol 1999; 103: 376–387.

10. Bender BG, Annett RD. Neuropsychological outcomes of nocturnal asthma. Chronobiol Int 1999; 16: 695–710.

11. Stores G, et al. Sleep and psychological disturbance in nocturnal asthma. Arch Dis Child 1998; 78: 413–419.

12. Annett RD, Bender BG. Neuropsychological dysfunction in asthmatic children. Neuropsychol Rev 1994; 4: 91–115.

13. Melfsen S, et al. Zum Zusammenhang zwischen Asthma bronchiale und der Aufmerksamkeits- und Hyperaktivitätsstörung im Kindesalter. Verhaltensmodifikation und Verhaltensmedizin 1995; 2: 99–115.

14. Remschmidt H, Schmidt M, Poustka F. Multiaxiales Klassifikationsschema für psychische Störungen des Kindes- und Jugendalters nach ICD-10 der WHO. Bern: Huber; 2001.

15. Stevenson J. Relationship between behavior and asthma in children with atopic dermatitis. Psychosom Med 2003; 65: 971–975.

16. Annett RD, et al. Predicting children's quality of life in an asthma clinical trial: what do children's reports tell us? J Pediatr 2001; 139: 854–861.

17. Annett RD, et al. Neurocognitive functioning in children with mild and moderate asthma in the childhood asthma management program. The Childhood Asthma Management Program (CAMP) Research Group. J Allergy Clin Immunol 2000; 105: 717–724.

18. Bender BG, et al. Relationship between disease and psychological adaptation in children in the Childhood Asthma Management Program and their families. CAMP Research Group. Arch Pediatr Adolesc Med 2000; 154: 706–713.

19. Günter M, Hering E, Rebmann H. Krankheitsschwere und Körpererleben bei Kindern mit Asthma bronchiale. In: Lehmkuhl U. Therapie in der Kinder- und Jugendpsychiatrie: Von den Therapieschulen zu störungsspezifischen Behandlungen. Gemeinsamer wissenschaftlicher Kongress der Deutschen Gesellschaft für Kinder- und Jugendpsychiatrie und Psychotherapie, des Berufsverbands der Ärzte für Kinder- und Jugendpsychiatrie in Deutschland sowie der Österreichischen Gesellschaft für Kinder- und Jugendpsychiatrie und der Schweizerischen Gesellschaft für Kinder- und Jugendpsychiatrie und Psychotherapie. Wien, 2.–5. April 2003. Die Abstracts. Göttingen: Vandenhoeck & Ruprecht; 2003. S. 207.
20. Borrego LM, et al. Prevalence of asthma in a Portuguese countryside town: repercussions on absenteeism and self-concept. Allergol Immunopathol 2005; 33: 93–99.
21. Gustafsson D, et al. Effect of asthma in childhood on psycho-social problems in the family. J Psychosom Res 2002; 53: 1071–1075.
22. Calam R, et al. Childhood asthma, behavior problems, and family functioning. J Allergy Clin Immunol 2003; 112: 499–504.
23. Bender BG, et al. Minimizing attrition in a long-term clinical trial of pediatric asthma. Ann Allergy Asthma Immunol 2003; 91: 168–176.
24. Strunk RC, et al. Predictors of protocol adherence in a pediatric asthma clinical trial. J Allergy Clin Immunol 2002; 110: 596–602.
25. Sawyer SM, Aroni RA. Sticky issue of adherence. J Paediatr Child Health 2003; 39: 2–5.
26. Miller WR, Rollnick S. Motivierende Gesprächsführung. Freiburg: Lambertus; 2002.
27. Volkmar T, von Mutius E. Asthmaschulung. Beschreibung eines familienorientierten Therapiekonzeptes. pädiat prax 2003; 63: 241–248.
28. Godding V, Kruth M, Jamart J. Joint consultation for high-risk asthmatic children and their families, with pediatrician and child psychiatrist as co-therapists: Model and evaluation. Family Process 1997; 36: 265–280.
29. Jones CA et al. The breathmobile program: structure, implementation, and evolution of a large-scale, urban, pediatric asthma disease management program. Dis Manag 2005; 8: 205–222.
30. Anderson ME, et al. Successful school-based intervention for inner-city children with persistent asthma. J Asthma 2004; 41: 445–453.
31. Berg J, Tichacek MJ, Theodorakis R. Evaluation of an educational program for adolescents with asthma. J Sch Nurs 2004; 20: 29–35.
32. Battleman DS, et al. Dedicated asthma center improves the quality of care and resource utilization for pediatric asthma: a multicenter study. Acad Emerg Med 2001; 8: 709–715.
33. Beckham S, et al. A community-based asthma management program: effects on resource utilization and quality of life. Hawaii Med J 2004; 63: 121–126.
34. Evans D, et al. Improving care for minority children with asthma: professional education in public health clinics. Pediatrics 1997; 99: 157–164.
35. Byrne MK, et al. Enhancing medication adherence: clinician outcomes from the Medication Alliance training program. Aust N Z J Psychiatry 2004; 38: 246–253.

Der Verfasser dankt Frau Prof. Dr. Erika von Mutius für langjährige hervorragende Zusammenarbeit und für konstruktive Kritik am Manuskript.

8

Kopfschmerzen

RIEKE OELKERS-AX und FRANZ RESCH

Kopfschmerzen gehören zu den häufigsten körperlichen Beschwerden im Schulalter und werden von Eltern, Lehrern und Ärzten oft unterschätzt. Sie sind im Kindes- und Jugendalter meist »primär«, d. h. ohne zugrunde liegende Erkrankungen, wie Kopftraumen, Missbildungen etc. und gehören fast immer zum Formenkreis der Migräne oder der Spannungskopfschmerzen.

Epidemiologie

80–90% aller Schulkinder kennen das Symptom Kopfschmerz (1), das sind doppelt so viele wie in den 60er- und 70er-Jahren des vergangenen Jahrhunderts. Eine epidemiologische Studie an knapp 2000 schwedischen Schulkindern ergab für Migräne mit 11% und Spannungskopfschmerzen mit 9,8% ähnliche Prävalenzraten. Unter Zugrundelegung der neuen Kriterien der International Headache Society (IHS) erhöht sich die Prävalenz für Migräne auf 17% und für Spannungskopfschmerz auf 23% (2).

Auch wiederkehrender oder konstanter und damit behandlungsbedürftiger Kopfschmerz hat zugenommen und findet sich schon bei etwa 8% der Einschulungskinder (3, 4). Während der Grundschulzeit steigt die Prävalenz stark an, was für einen wesentlichen Einfluss der Schule spricht.

Neuere epidemiologische Untersuchungen ergeben alarmierende Zahlen: 26,6% von über 2000 kanadischen 12–13-Jährigen geben an, wöchentlich oder öfter unter Kopfschmerzen zu leiden (5). Die Zahlen liegen damit noch leicht höher als in einer ebenso großen isländischen

Stichprobe aus den frühen 90er-Jahren, bei denen eine mindestens wöchentliche Kopfschmerzhäufigkeit von 21,9% der Jugendlichen angegeben wurde (6).

Das Manifestationsalter von Migräne, aber auch von Spannungskopfschmerzen, ist in den letzten Jahrzehnten gesunken, der Inzidenzpeak liegt jetzt klar während des Kindes- und Jugendalters. Bei beiden Geschlechtern steigen die Prävalenzraten bis zum 11. Lebensjahr an, gefolgt von einem weiteren Anstieg nur für Mädchen. Vor der Pubertät sind geringfügig mehr Jungen als Mädchen betroffen, von der Pubertät an deutlich häufiger das weibliche Geschlecht.

Symptomatik

Die Diagnose der Kopfschmerzen erfolgt nach den (kürzlich revidierten) Kriterien der IHS (7) und berücksichtigt Kopfschmerzdauer, -stärke, -qualität, -lokalisation, Beeinflussung der Tagesaktivitäten sowie vegetative und neurologische Begleitsymptome. Voraussetzung für eine valide diagnostische Klassifikation ist ein beobachteter Verlauf über mindestens 6 Monate.

Migräne

Bei der typischen Migräne im Erwachsenenalter kommt es attackenweise zu heftigen, oft einseitigen und pulsierend-pochenden Kopfschmerzen, die bei körperlicher Betätigung schlimmer werden. Normale Tagesaktivitäten sind nur eingeschränkt oder gar nicht möglich.

Die einzelnen Attacken werden begleitet von Appetitlosigkeit (fast immer), Übelkeit (80%), Erbrechen (40–50%), Lichtscheu (60%), Lärmempfindlichkeit (50%) sowie Überempfindlichkeit gegenüber bestimmten Gerüchen (10%). Foto- und Fonophobie können bei jüngeren Kindern indirekt aus dem Verhalten erschlossen werden und gelten als erfüllt, wenn Kinder beispielsweise direkte Sonne oder helles Licht meiden.

Die Dauer der Attacken beträgt unbehandelt zwischen 4 und 72 Stunden, bei Kindern auch kürzer (IHS-Kriterien: 1–72 Stunden). Im Gegensatz zu Erwachsenen werden kürzere Anfälle auch dann berücksichtigt, wenn das Kind dabei einschläft und kopfschmerzfrei erwacht. Bei Kindern sind die Kriterien Einseitigkeit und pulsierender Schmerzcharakter nur selten erfüllt, der Migränekopfschmerz wird häufig als beidseitig drückend beschrieben.

Gerade für das Kindesalter wurden die Migränekriterien der ersten IHS-Klassifikation (1988) kritisiert, weil sie zwar sehr spezifisch, jedoch wenig sensitiv waren, kindliche Migränen also häufiger nicht erkannten. Die (gegenwärtig gültigen) revidierten Kriterien von 2004 haben diese Kritik aufgegriffen und sind deutlich sensitiver für kindliche Migräne als die 1. Version.

Bei schwerem und wiederkehrendem Kopfschmerz handelt es sich mit großer Wahrscheinlichkeit um eine Form von Migräne; er spricht daher auch auf eine antimigränöse Therapie an.

Bis zu etwa einem Drittel der Migränepatienten erleben zumindest bei einem Teil ihrer Attacken sog. »Auren«, d. h. reversible neurologische Symptome, die über mehrere Minuten progredient sind und meist das visuelle System (Verschwommensehen, »blinde Flecken«, Lichtblitze, gezackte Lichtlinien etc.) betreffen und seltener sensorischer oder motorischer Art sind (Taubheitsgefühle, Gefühlsstörungen, Lähmungen). Zusätzlich zu den Sehstörungen kann es zu Sensibilitätsstörungen, Paresen, Sprech- oder Sprachstörungen, Schwindel und Gleichgewichtsstörungen kommen.

Früher wurde diese Migräneform als Migraine accompagnée oder klassische Migräne bezeichnet. Es scheint, dass Migräne mit Aura im Kindes- und Jugendalter insgesamt nicht wesentlich seltener ist als im Erwachsenenalter, sich jedoch typischerweise einige Jahre später manifestiert und häufig nicht diagnostiziert wird, da die Kinder die aus ihrer Sicht »merkwürdigen« Symptome fast nie spontan, häufig jedoch auf gezielte Nachfrage berichten.

Bei der gegenwärtigen IHS-Klassifikation werden zyklisches Erbrechen und abdominelle Migräne innerhalb der »periodischen Syndrome des Kindesalters« klassifiziert und als Vorläufer einer späteren Migräne angesehen (7).

Kopfschmerzen vom Spannungstyp

Der Kopfschmerz vom Spannungstyp ist nach den Kriterien der IHS (7) charakterisiert durch einen meist bilateralen, dumpf drückenden bis ziehenden, nicht pulsierenden Schmerz leichter bis mittlerer Intensität, der durch körperliche Aktivitäten nicht verstärkt wird und Tagesaktivitäten manchmal behindert, nicht jedoch unmöglich macht. Die Patienten beschreiben häufig ein Schraubstock-, Helm- oder Bandgefühl um den Kopf. Vegetative Symptome fehlen bzw. spielen im Gegensatz zur Migräne nur eine untergeordnete Rolle.

Unterteilt wird der Spannungskopfschmerz nach seiner Häufigkeit: gelegentlich (bis zu 1 Tag im Monat), häufig (1–14 Tage pro Monat) und chronisch (mehr als die Hälfte aller Tage).

Diese Unterscheidung hat sich als sehr nützlich erwiesen, weil die psychosoziale Belastung klar mit der Häufigkeit zunimmt: »Gelegentlicher« Spannungskopfschmerz beeinträchtigt das Individuum kaum und ist daher auch fast nie Gegenstand ärztlicher Konsultationen. Der »häufige« Typ kann weitergehende therapeutische Interventionen, wie z. B. eine verhaltensmedizinische Therapie erfordern. »Chronischer« Spannungskopfschmerz schließlich ist eine schwere Erkrankung, die Lebensqualität und soziale Funktionen fast immer stark beeinträchtigt (7) und fast immer mit psychiatrischer Komorbidität einhergeht (8).

Diagnostik und Differenzialdiagnose

Die Diagnose von Migräne oder Spannungskopfschmerzen beruht vor allem auf einer gründlichen Anamnese (einschließlich Familien- und Sozialanamnese), am besten unter Berücksichtigung eines über 4–8 Wochen geführten Kopfschmerztagebuchs. Hierbei werden Kopfschmerzen (Dauer, Stärke, Begleitsymptome, Medikation), vermutliche Auslöser sowie Auswirkungen in einen geeigneten Kopfschmerzkalender eingetragen. Eltern unterschätzen die Kopfschmerzen ihrer Kinder häufig in Frequenz und Stärke, sodass das Tagebuch ein realistischeres Bild der Beschwerden liefern kann.

Die strukturierte Wahrnehmung und Dokumentation selbst kann sogar bei länger bestehenden Schmerzen zu einer deutlichen Besserung führen und ist eine wichtige Grundlage für die Beratung von Eltern und Familie: Sie fördert die Selbstbeobachtung, hilft, Auslösefaktoren und typische Muster zu identifizieren und kann so die Selbstwirksamkeit stärken. Kopfschmerztagebücher können über das Internet bezogen werden (z. B. www.dmkg.org, www.deutsche-schmerzhilfe.de, www.kopfschmerzen.de), spezielle Versionen für Kinder sind veröffentlicht (9, 10).

Vor allem bei jüngeren Kindern lassen sich Kopfschmerzen nicht immer klar als Migräne oder Spannungskopfschmerzen klassifizieren, da die Kriterien beider Kategorien unter Berücksichtigung der kindertypischen Besonderheiten weit überlappen: Beim (typischen) beidseitigen, drückenden, mittelstarken Kopfschmerz kann ein zusätzliches Symptom (z. B. Licht- oder Lärmempfindlichkeit) über die diagnostische Eingruppierung entscheiden. Mit steigendem Alter wird dabei die Kopfschmerzcharakteristik meist typischer, und mehr IHS-Kriterien sind erfüllt.

Eine organische Grunderkrankung muss in jedem Fall ausgeschlossen werden. Grundlage hierfür ist neben der Anamnese eine klinische Ganzkörperuntersuchung mit neurologischem Status. Eine weiterführende apparative Diagnostik (Elektroenzephalographie, Computertomographie, Kernspinresonanztomographie etc.) ist nur bei gezieltem Verdacht auf symptomatische Kopfschmerzen notwendig.

Indikationen für eine Bildgebung sind heftigste, bisher nicht bekannte Kopfschmerzen, eine deutliche Änderung einer bekannten Kopfschmerzcharakteristik oder zusätzliche Symptome neurologischer Dysfunktion (fokale Zeichen, Anzeichen von erhöhtem Hirndruck, wie z. B. Nüchternerbrechen, Bewusstseinsstörungen) sowie epileptische Anfälle (11).

Außerdem sollte bei sehr jungen Kindern (<3 Jahren) grundsätzlich eine weiterführende Diagnostik mit u. a. bildgebenden Verfahren eingesetzt werden. Okzipitaler ein- oder beidseitiger Kopfschmerz bei Kindern ist selten und sollte ebenso weiter abgeklärt werden; oft finden sich strukturelle Läsionen (7).

Ein EEG sollte bei jedem Verdacht auf ein epileptisches Geschehen (je nach Anamnese, eventuell auch als Differenzialdiagnose zur Migräneaura) durchgeführt werden. Es zeigt bei vielen Migränepatienten eine paroxysmale oder generalisierte Dysrhythmie. Diese Veränderungen finden sich auch im beschwerdefreien Intervall und sind weder spezifisch noch beweisend. Manchmal können jedoch die Eltern mit einem EEG beruhigt werden; das Kind wird regelrecht »gesundgeschrieben« und der Familie die Sorge einer schwerwiegenden und lebensbedrohlichen Erkrankung genommen.

Spannungskopfschmerz wird besonders bei okzipitaler Schmerzlokalisation oft als vermeintlich »HWS-bedingt« angesehen, ein Zusammenhang kann jedoch wissenschaftlich nicht bestätigt werden. Im Kindes- und Jugendalter können Entzündungen im HNO-Bereich (z. B. Sinusitiden) und Fehlsichtigkeit Ursachen für symptomatische Kopfschmerzen sein; bei Verdacht sollten daher augen- bzw. HNO-ärztliche Untersuchungen stattfinden.

Neben den organisch bedingten Kopfschmerzen ist auch die somatoforme Schmerzstörung eine seltene, aber wichtige Differenzialdiagnose: Sie ist charakterisiert durch die wiederholte Darbietung körperlicher Symptome in Verbindung mit hartnäckigen Forderungen (meist der Eltern) nach medizinischen Untersuchungen trotz wiederholter negativer Ergebnisse und Versicherung der Ärzte, dass die Symptome nicht oder nicht ausreichend körperlich begründbar sind.

Gewöhnlich besteht ein großer Widerstand gegen eine Beteiligung psychischer Faktoren, was die Arzt-Patient-Beziehung belastet und das Verhaltensmuster des »doctor shopping« begünstigt.

Psychiatrische Komorbidität

In der revidierten Kopfschmerzklassifikation der IHS wird eine relevante psychiatrische Komorbidität bei primären Kopfschmerzen ausdrücklich betont (7). Diese ist bei erwachsenen Patienten mit Migräne lange bekannt, besonders und sehr klar mit Depression und Angststörungen (vor allem Panikstörung und Phobien), ferner mit Suizidversuchen, affektiven Erkrankungen und Substanzmissbrauch.

Zusammenhänge scheinen für Migräne mit Aura jeweils stärker zu sein als für Migräne ohne Aura. Zwischen Migräne und Depression besteht dabei wahrscheinlich eine bidirektionale Beziehung, jede der beiden Erkrankungen erhöht die

Wahrscheinlichkeit des Auftretens der anderen. Als gemeinsame biologische Prädisposition kommen Veränderungen des serotoninergen Systems infrage. Das Ausmaß der psychiatrischen Komorbidität scheint bei Migräne und Spannungskopfschmerz ähnlich groß zu sein (12).

Auch im Kindesalter unterscheiden sich Migräne und Spannungskopfschmerz nur wenig hinsichtlich der beobachteten Komorbidität, nur die Assoziation von Angststörungen zu Migräne scheint stärker zu sein als zu Spannungskopfschmerz.

Chronischer Spannungskopfschmerz ist schon im frühen Kindesalter durch eine erhöhte (fast 100%ige!) psychiatrische Komorbidität gekennzeichnet und persistiert häufiger ins Erwachsenenalter (8). Entscheidend für die psychiatrische Komorbidität ist dabei wahrscheinlich die beinahe tägliche Kopfschmerzfrequenz und nicht der Kopfschmerztyp, denn auch bei der neu in die IHS-Klassifikation aufgenommenen Kategorie der »chronischen Migräne« finden sich bei fast allen Patienten psychische Probleme. Dabei kann der chronische Kopfschmerz sowohl Ursache als auch Ausdruck oder Folge einer Depression sein.

Kopfschmerzen sind im Kindes- und Jugendalter häufig mit den jeweils »geschlechtstypischen« psychiatrischen Störungen assoziiert, d. h. mit Depression und Angststörungen bei Mädchen und mit Verhaltensstörungen bei Jungen (13).

Psychiatrische Komorbidität betrifft dabei etwa jeden 2. Patienten von Kopfschmerzambulanzen. Die Angaben in der Literatur reichen von 30% klinisch relevanten emotionalen Problemen und Verhaltensstörungen (14) über 60% Komorbidität (davon ein Drittel mit multiplen Störungen) (8) bis zu mehr als 80% psychiatrischen Diagnosen (15).

Sicher ist, dass Wahrscheinlichkeit und Schwere der psychiatrischen Komorbidität mit steigender Kopfschmerzfrequenz zunehmen. Kopfschmerzen von einmal wöchentlich oder häufiger sind bei 12–13-Jährigen nicht nur assoziiert mit Symptomen von Depression oder Angst, sondern auch mit Suizidgedanken, negativem Selbstbild, dem Gefühl, von den Eltern zurückgewiesen zu werden, Diätversuchen und dem Probieren von Zigaretten oder Alkohol (5).

Kinder mit Kopfschmerzen entwickeln häufiger »Schulstörungen«, umgekehrt findet sich bei überproportional vielen Patienten mit einer Schulverweigerung (Schulangst oder Schulphobie) eine Kopfschmerzstörung mit vermehrt Fehltagen bei Symptombeginn. Möglicherweise dient der primäre Kopfschmerz als Modell für »schulvermeidende« körperliche Beschwerden. Bei 25–40% der Kinder mit Migräne treten Schlafstörungen auf (16).

Kopfschmerzen sind oft mit einer generellen Somatisierungsneigung vergesellschaftet. Dabei steigt die Wahrscheinlichkeit für psychiatrische Komorbidität mit der Anzahl der Körperbeschwerden an: So ist bei Mädchen mit Kopfschmerzen die Prävalenz einer Angststörung um das 2,6fache erhöht, bei Kopf- und begleitenden Bauchschmerzen um das 100fache (17).

Familiendynamik

Somatoforme Beschwerden können (vor allem bei älteren Jugendlichen und jungen Erwachsenen) auf familiäre Konflikte, elterliche emotionale Vernachlässigung sowie körperlichen und sexuellen Missbrauch hinweisen (18). Auch rezidivierende Bauchschmerzen als mögliche Migränevorläufer bzw. -äquivalente haben eine typische Komorbidität: Bei bis zu 70% der Kinder mit rezidivierenden Bauchschmerzen findet sich eine Trennungsangstsymptomatik.

Bei manchen Kindern entwickelt sich aufgrund dieser organischen Beschwerden eine somatoforme Störung. Kinder mit chronischem Spannungskopfschmerz haben weniger Freundschaften zu Gleichaltrigen als Gesunde, die Eltern sind häufiger geschieden. Mütter von Kindern mit rekurrierenden Kopfschmerzen schränken das Selbstständigkeitsverhalten ihrer Kinder stärker ein, drücken gegenüber ihren Kindern vor allem negative Emotionen stärker aus und sind eher emotional überinvolviert als Mütter gesunder Kinder, wobei dies auch eine Reaktion auf die Kopfschmerzerkrankung darstellen kann (15).

Sozioökonomische Folgen

Alarmierend sind die sozioökonomischen Folgen der Kopfschmerzen, die ebenfalls oft unterschätzt werden: Die Weltgesundheitsorganisation (WHO) hat kürzlich Migräne in einer Reihe mit Quadriplegie, Psychose und Demenz als eine der am meisten beeinträchtigenden chronischen Erkrankungen gewertet (19).

Bei Kindern und Jugendlichen, die wegen Migräne eine Kopfschmerzambulanz aufsuchten, war die Lebensqualität ähnlich stark beeinträchtigt wie bei Kindern mit Krebs oder rheumatoider Arthritis. Die Lebensqualität sinkt dabei mit der Häufigkeit der Kopfschmerzen.

Frühzeitige Diagnose der Kopfschmerzen und suffiziente Therapie sind daher wichtig, nicht nur, um den Kindern und Jugendlichen unmittelbare Erleichterung zu verschaffen, sondern auch, weil die Bewältigungsmuster, die in der Jugend entstehen, häufig bis ins Erwachsenenalter beibehalten werden.

Im Erwachsenenalter werden etwa drei Viertel der Kopfschmerzpatienten ungenügend behandelt, legt man z. B. die Richtlinien der Deutschen Migräne- und Kopfschmerzgesellschaft als Maßstab an; im Kindes- und Jugendalter liegt diese Zahl noch weit höher.

Migräne verursacht erhebliche direkte und indirekte volkswirtschaftliche Kosten: Direkte Kosten umfassen Ausgaben für Arzneimittel sowie ambulante und stationäre Behandlung. Indirekte Kosten werden vor allem von erwachsenen Patienten durch Arbeitsunfähigkeit und Produktivitätseinschränkungen bedingt und übersteigen die direkten Kosten um mehr als das 10fache (20). Dabei verursacht Migräne durchschnittlich 4 Tage Arbeitsausfall pro Jahr. Bei Kindern sind die Ausfallzeiten etwa doppelt so hoch. Kinder mit Migräne versäumen pro Jahr etwa 1½ Wochen mehr Schule als gesunde Kinder (21) und verursachen zusätzlich Arbeitsausfallzeiten der betreuenden Eltern.

Ätiopathogenese

Zur Ätiopathogenese primärer Kopfschmerzen gibt es umfangreiche Literatur, wobei zur Migräne mehr Erkenntnisse vorliegen als zum Spannungskopfschmerz. Trotzdem sind noch viele Fragen ungeklärt. Einige Aspekte der Erklärungsmodelle haben Implikationen für die Therapie und eignen sich als Einstieg für Beratungsgespräche mit Kindern und Eltern, weil sie eine gute theoretische Grundlage für Einflussmöglichkeiten der Betroffenen selbst darstellen.

Kopfschmerz vom Spannungstyp

Eine gestörte regionale Regulation des Muskeltonus (vor allem im Nackenbereich) mit erhöhter Muskelspannung wird schon lange mit Spannungskopfschmerzen in Verbindung gebracht. Hier greift das EMG-Biofeedback an, das sich beim Spannungskopfschmerz als wirksam erwiesen hat. Mittlerweile sind jedoch zunehmend auch zentrale Mechanismen in den Blick geraten, so z. B. die Schmerzdämpfungssysteme im Hirnstamm, wie Raphe-Kerne und periaquäduktales Grau.

Folgendes Modell wird gegenwärtig angenommen (22): Beim Gesunden wird die Schmerzverarbeitung über verschiedene Bahnen komplex geregelt, sodass der empfundene Schmerz für die Auslösesituation jeweils angemessen ist und schädigende Reize zu vermeiden hilft, indem z. B. eine unphysiologische Arbeitsposition geändert wird. Psychischer Stress führt möglicherweise u. a. über das gefühlsverarbeitende limbische System zu einer erhöhten Muskelspannung und gleichzeitig zu einer verstärkten Weiterleitung von Schmerzreizen.

Bei den meisten Menschen verlaufen diese Zustände aufgrund zentraler schmerzmodulierender Mechanismen und reparativer Prozesse selbstlimitierend und werden als abgegrenzte (»episodische«) Schmerzen erlebt. Bei Disposition können die lang anhaltenden Schmerzreize jedoch zu einer verstärkten Empfindlichkeit des ZNS gegenüber Schmerzreizen führen (»zentrale Sensitivierung«). Dies führt erneut zu einer verstärkten Erregung von motorischen Nervenzellen, die über erhöhte Muskelspannung im Sinne eines Teufelskreises verstärkten Input für schmerzleitende Nervenzellen erzeugen. Wahrscheinlich wird in diesem Stadium des ständigen (»chronischen«) Spannungskopfschmerzes eine normalerweise nicht schmerzhafte Muskelspannung schon als schmerzhaft erlebt.

Migräne

Migräne ist eine biologische Erkrankung, bei der psychologische bzw. Verhaltensfaktoren eine bedeutende Rolle spielen. Die Forschung hat sich dabei wesentlich auf den genauen Ablauf und ineinander greifende Prozesse des Migräneanfalls selbst (»Pathophysiologie«) konzentriert und weniger auf das komplexe Erkrankungsgeschehen (einschließlich des migränefreien Intervalls).

Ablauf der Attacken

Während der Migräneattacke reagieren zerebrale Blutgefäße, wobei eine anfängliche Gefäßverengung z. B. mit Aurasymptomen und eine nachfolgende Gefäßerweiterung mit der Schmerzphase in Verbindung gebracht wird (23). Auch wenn diese Zuordnung nicht vollständig stimmt, gilt die Beteiligung von Gefäßreaktionen als sicher. Möglicherweise ist hier ein Angriffspunkt für thermales Biofeedback, bei dem Patienten lernen, ihre Gefäßreaktionen willentlich zu beeinflussen.

Die Gefäßreaktion wird wahrscheinlich durch eine Aktivierung des N. trigeminus vermittelt (»trigeminovaskuläre Hypothese«) (24). Dieser Nerv innerviert motorisch die Kaumuskulatur, sensibel Haut und Schleimhäute des Gesichts und die Hirnhäute mit den inliegenden Blutgefäßen. Trigeminale Nervenfasern können durch verschiedene Trigger aktiviert werden und setzen dann verschiedene Neuropeptide frei (z. B. gengebundenes Kalzitoninpeptid = calcitonin gene-related peptide, Neurokinin A, Substanz P, vasoaktives intestinales Peptid), die eine Erweiterung der innervierten Hirnhautgefäße und eine sterile, »neurogene« Entzündung rund um diese Gefäße bewirken, die für den Schmerz verantwortlich ist.

Als solcherart aktivierender Trigger wirkt wahrscheinlich das Phänomen der »cortical spreading depression« (CSD) (25). Dabei wird durch spezielle Reizung an der Hirnrinde eine Depolarisation ausgelöst, die sich »kriechend« mit 3–5 mm/Minute von okzipital nach frontal bewegt, ein Zeitverlauf, der gut zur Ausbreitung neurologischer Symptome bei der Migräneaura passt.

Bei der CSD treten außerdem Eiweiße aus den Hirnhautgefäßen aus und aktivieren sensible Nervenendigungen der Hirnhäute. Diese Effekte führen kombiniert zu einer vermehrten Expression bestimmter Gene (z. B. cfos) in den Kernen des Trigeminusnerven im Hirnstamm. Eine CSD konnte mit modernen bildgebenden Verfahren (z. B. PET) bei Aurapatienten nachgewiesen werden (26) und wird als Schlüsselereignis für die Auraauslösung angesehen.

CSD-artige Phänomene können wahrscheinlich durch äußere Trigger ausgelöst werden, möglicherweise vermittelt durch eine veränderte Reizverarbeitung im Gehirn und verminderte mitochondriale Energiereserven (27). Als »äußere« Trigger kommen Umweltfaktoren (helles Licht, Lärm etc.) und innere Faktoren (hormonelle Rhythmen, Emotionen, Verhaltensmuster wie Perfektionismus etc.) infrage; der häufig als Auslöser gefundene »Stress« stellt dabei eine Kombination äußerer und innerer Faktoren dar.

Genetische Prädisposition

Für einen genetischen Hintergrund sprechen Zwillingsstudien (28) sowie die Entdeckung einer Genmutation bei der familiären hemiplegischen Migräne. Bei dieser speziellen Unterform der Migräne werden aufgrund einer Mutation des Chromosoms 19p13 pathologisch veränderte Kalziumkanäle ausgebildet (29). Möglicherweise spielen auch Mutationen weiterer Ionenkanäle eine Rolle, wobei u. U. unterschiedliche Gene mit der Aura einerseits und Kopfschmerz und Begleitsymptomen andererseits in Verbindung stehen. Zumindest eine Anfälligkeit (Vulnerabilität) für Migräneattacken scheint vererbt zu werden, wobei es sich eher nicht um einen einfachen Erbgang handelt und der Einfluss genetischer Faktoren bei der Migräne mit Aura größer ist als bei Migräne ohne Aura (30).

Erkrankungsgeschehen (Attacken und migränefreies Intervall)

Wichtig zum Verständnis, wie es immer wieder zu Migräneattacken kommt, ist das breit durch Untersuchungen (mit evozierten und ereigniskorrelierten Potenzialen sowie transkranieller Magnetstimulation) untermauerte Konzept von Migräne als einer Störung der zerebralen Informationsverarbeitung (31).

Die Informationsverarbeitungsstörung geht mit einer gestörten Habituation auf wiederholte Reize einher und wird durch erlernte Verhaltensmuster transformiert und aufrecht erhalten. Möglicherweise ist sie mit einer veränderten Reifung bestimmter Informationsverarbeitungsprozesse während Kindheit und Jugend assoziiert (32, 33).

Gestörte Habituation bedeutet, dass bei andauernder Stimulation durch einen definierten Reiz die zerebralen Antworten bei Migränepatienten an Intensität weniger abnehmen als bei gesunden Kontrollen, sich manchmal sogar noch steigern (Potenzierung). Mit der Habituation fehlt ein guter Schutzmechanismus gegen ein Zuviel an Information (»overflow«). Die Habituationsstörung wird mit einem verminderten Voraktivierungsniveau des sensorischen Kortex in Verbindung gebracht, das durch eine Unterfunktion bestimmter aufsteigender (subkortiko-kortikaler aminerger) Nervenbahnen bedingt sein könnte (34).

Während der Migräneattacke normalisieren sich einige der neurophysiologischen Befunde, die im kopfschmerzfreien Intervall typischerweise pathologisch sind, was für einen protektiven homöostatischen Mechanismus spricht: Der Informationsoverflow führt zu einem Zusammenbruch katecholaminerger Erregung mit nachfolgender Migräneattacke, während der defizitäre Energiereserven wieder hergestellt werden (31).

Eine gestörte oder leichter störbare mitochondriale Energiereserve wurde als charakteristisch für Migräne beschrieben. So kann eine Migräneattacke dem Gehirn helfen, seine Homöostase wiederherzustellen. Dieses Konzept kann Patienten helfen, Migräneattacken zunächst als eine Art »Erholung des Gehirns« zu akzeptieren und in einem 2. Schritt für ausreichend »Gehirnerholung« weit vor einer Migräneattacke zu sorgen.

Migräneattacken treten periodisch auf, wobei Stress mehr zur Vorbereitung einer Attacke beiträgt und die eigentlichen Anfälle typischerweise nach dem Stress auftreten (z. B. nach der Prüfung oder am Wochenende). Viele Migränepatienten erleben Stunden bis Tage vor einer Attacke vermehrte Aktivität, z. B. Euphorie, besonderen Arbeitseifer, Heißhunger auf Süßes oder Nervosität.

Dieses »Craving«-Verhalten erinnert an Selbststimulationsprozesse des Gehirns, wobei die Patienten möglicherweise im Sinne einer Protektion einen Anfall »unwillkürlich« geradezu provozieren (27). Möglicherweise zielt »Craving«-Verhalten im sozialen Bereich, Perfektionismus und das Streben nach Erfolg und Dominanz bei den Migränepatienten darauf ab, eine instabile neuronale Modulation unter Kontrolle zu bringen.

Aus dem Verständnis dieser Konzepte ergeben sich Anregungen für das therapeutische Vorgehen. Dabei sind die generelle Vermeidung von sensorischer Stimulation im Besonderen oder »Stress« im Allgemeinen genauso wenig sinnvoll wie die

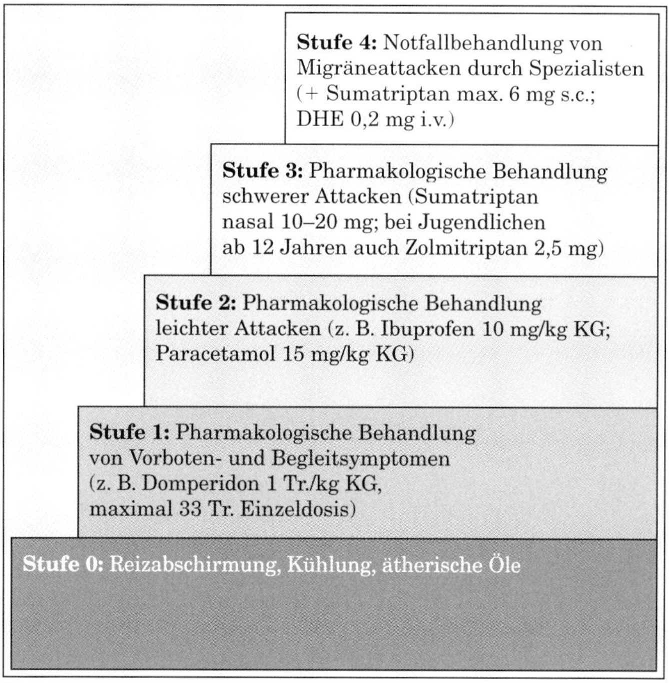

Abb. 1
Stufenschema der Deutschen Migräne- und Kopfschmerzgesellschaft (www.dmkg.org) zur Behandlung akuter Migräneattacken im Kindesalter. Das Stufenschema sollte auch im Kindesalter nach Möglichkeit stratifiziert und nicht schrittweise angewendet werden

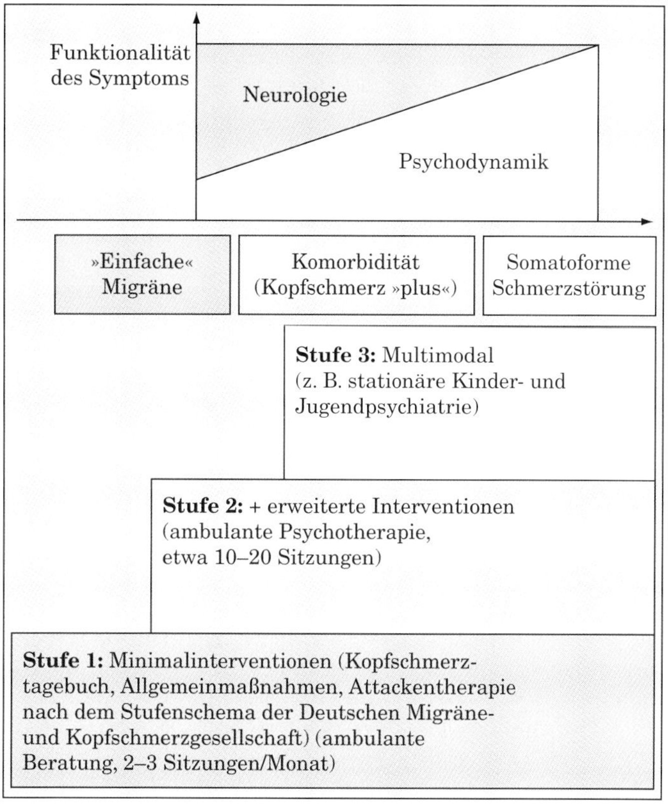

Abb. 2
Stufenschema zur Behandlung kindlicher Kopfschmerzstörungen in Abhängigkeit vom Ausmaß der begleitenden psychiatrischen Komorbidität: Bei einer »einfachen« Migräne ohne nennenswerte Komorbidität führen oft strukturierende Beratungen mit Führen eines Kopfschmerztagebuchs sowie Empfehlungen zu Allgemeinmaßnahmen und Attackenmanagement nach dem Stufenschema der Deutschen Migräne und Kopfschmerzgesellschaft zu einer erheblichen Reduktion der Attackenfrequenz. Bei relevanter psychiatrischer Komorbidität ist häufig eine begleitende Kurzzeitpsychotherapie angezeigt. Ist es schließlich zu einer Transformation in eine somatoforme Schmerzstörung gekommen, so sollte eine multimodale kinder- und jugendpsychiatrische Therapie einsetzen, oftmals ist zumindest zu Beginn ein intensiveres Setting (teil- bzw. vollstationär) erforderlich

schnelle Wiederherstellung der generellen Leistungsfähigkeit im Anfall. Vielmehr sollte der Patient über eine verbesserte Wahrnehmung des eigenen Körpers in die Lage versetzt werden, die sensorische Stimulation entsprechend seiner individuellen Belastungsfähigkeit zu steuern (27). Möglicherweise kann auch über eine Beeinflussung der Selbststimulationsprozesse im Vorfeld einer Attacke gelernt werden, die Kopfschmerzfrequenz zu vermindern.

Therapie

Nach Diagnosestellung sollte ein individueller Therapieplan aufgestellt werden, der verhaltensmedizinische Strategien und nicht-medikamentöse Ansätze ebenso wie pharmakologische Optionen (akut und prophylaktisch) berücksichtigt. Einige Kopfschmerzmedikamente sind für den Einsatz bei Kindern unter 18 Jahren noch nicht zugelassen.

Eine frühzeitige und suffiziente Behandlung von Kopfschmerzen bei Kindern ist von großer Bedeutung, da sowohl unkontrollierte Selbstmedikation als auch Chronifizierung das Risiko eines späteren Analgetikamissbrauchs mit medikamentös induzierten Dauerkopfschmerzen und weiteren Komplikationen erhöhen. Dabei ist Beratung von Eltern und Kind zu (medikamentösen und nicht-medikamentösen) Akutmaßnahmen sowie zu möglichen verhaltensmedizinischen Maßnahmen im Intervall ein wesentliches Grundelement, das oftmals schon zu einer ausreichenden Besserung der Beschwerden führt. Bei häufigen Kopfschmerzen haben sich psychologische Therapien bewährt.

Akuttherapie der Migräne

Die Akuttherapie der Migräne sollte sich am Stufenschema der Deutschen Migräne- und Kopfschmerzgesellschaft (www.dmkg.org) orientieren (Abb. 1 und 2).

Allgemeine Maßnahmen

Bei einer Migräneattacke sollte der Patient – wenn möglich – einen abgedunkelten, geräuscharmen Raum aufsuchen (Reizabschirmung). Bei leichten Anfällen kann diese Maßnahme ausreichend sein. Bei vielen Patienten ist Schlaf hilfreich, vor allem jüngere Kinder können die Migräneattacke häufig einfach »wegschlafen«: eine Medikation ist nicht notwendig. Lokale Eisbehandlung (Eisbeutel, kalter Waschlappen) wirkt unterstützend.

Leichte bis mittelschwere Attacke

Bei leichten Attacken, die selten auftreten, ist ein abwartendes Vorgehen sinnvoll. Einige der für Erwachsene von der Deutschen Migräne- und Kopfschmerzgesellschaft empfohlenen Medikamente sind für Kinder und/oder Jugendliche (noch) nicht zugelassen. Bei der medikamentösen Therapie der kindlichen Migräne gibt es weiterhin eine Diskrepanz zwischen der Erfahrung von Kopfschmerzexperten und der mangelnden Studienlage.

Kann die Attacke durch Hinlegen nicht zufriedenstellend kupiert werden, sollten Analgetika, und zwar Monopräparate, so früh wie möglich verabreicht werden. In Abhängigkeit von Alter und Symptomatik sollte u. U. ein Antiemetikum 10–20 Minuten vor dem Analgetikum gegeben werden.

Ab dem Alter von 14 Jahren kann eine leichte bis mittelschwere Attacke wie im Erwachsenenalter behandelt werden, nämlich durch Kombination eines prokinetischen Antiemetikums und eines ausreichend dosierten Analgetikums.

Die Gabe von Antiemetika, wie Metoclopramid oder Domperidon, bessert nicht nur die vegetativen Begleitsymptome, sondern führt über eine Wiederanregung der zu Beginn der Migräneattacke zum Erliegen gekommenen gastrointestinalen

Motilität zu einer besseren Resorption und Wirkung der anschließend gegebenen Analgetika. Metoclopramid hat darüber hinaus auch eine therapeutische Wirkung auf die Kopfschmerzen. Das gilt auch für andere »dopaminerge« Antiemetika und wird wahrscheinlich über die Dopamin-Rezeptor-Blockade vermittelt.

Die Antiemetika sollten 10–20 Minuten vor dem Analgetikum verabreicht werden; Metoclopramid *(Paspertin)* in einer Dosierung von 10–20 mg p.o. bzw. 20 mg rektal; Domperidon *(Motilium)* 20–30 mg p.o. Unter 14 Jahren besteht für beide Präparate eine Anwendungsbeschränkung wegen erhöhten Auftretens von Dyskinesien (in Einzelfällen), wobei das Risiko bei Metoclopramid etwas größer zu sein scheint.

Bei den Analgetika sollten Monopräparate bevorzugt werden, Ibuprofen und Paracetamol sind Medikamente der 1. Wahl (optimale Dosis: Ibuprofen 10 mg/kg KG, Paracetamol 15 mg/kg KG). Ibuprofen sollte bevorzugt in Form einer Brause- oder Kautablette eingenommen werden (schnellere Resorption). Paracetamol wird besser nach rektaler als nach oraler Gabe resorbiert und hat sich besonders bei initialer Übelkeit und Erbrechen als günstig erwiesen. Die bei Erwachsenen häufig eingesetzte Acetylsalicylsäure wird für Kinder unter 12 Jahren nicht empfohlen. Sollte sie dennoch genommen werden, darf eine Einzeldosis von 10 mg/kg KG und eine Tagesdosis von 25 mg/kg KG nicht überschritten werden.

Schwere Attacke

Für schwere Migräneattacken ab dem Schulalter wird Sumatriptan als Nasenspray (10–20 mg) empfohlen; es hat sich in Studien auch bei Kindern als wirksam und sicher erwiesen. Sumatriptan nasal ist in Deutschland mittlerweile ab dem 12. Lebensjahr zugelassen. Auch Zolmitriptan oral (u. a. als Schmelztablette erhältlich) hat sich bei der Akuttherapie von Kindern als wirksam erwiesen.

Beide Substanzen sind als sog. »Triptane« spezifische Migränemittel und wirken über Serotoninrezeptoren (5-HT1B/D-Rezeptoragonisten). Ihre Wirkung ist bei Erwachsenen durch viele Studien belegt, beim Spannungskopfschmerz sind sie unwirksam. Sie müssen nicht unbedingt unmittelbar zu Beginn der Attacke genommen werden und erfordern keine antiemetische Vorbehandlung. Alle Akutmedikamente können zu medikamenteninduzierten Kopfschmerzen führen und sollten an nicht mehr als 10 Tagen im Monat eingesetzt werden. Ergotaminpräparate haben im Kindesalter weitgehend an Bedeutung verloren. Bis zum Alter von 12 Jahren sollte auf ihren Einsatz verzichtet werden.

Psychiatrische Komorbidität kann Implikationen für eine medikamentöse Prophylaxe haben: Bei Erwachsenen mit Migräne und einer Depression wird so z. B. die Kombination eines trizyklischen Antidepressivums (z. B. Amitriptylin) mit einem SSRI empfohlen; bei Kindern gibt es noch keine ausreichende Studienlage.

Migräneprophylaxe

Migräneprophylaxe ist im Kindes- und Jugendalter durch nicht-medikamentöse oder medikamentöse Verfahren möglich. Ausschlaggebend für die Therapiebedürftigkeit ist der Leidensdruck, der vor allem dann angenommen werden kann, wenn die Kopfschmerzen häufig auftreten, stark sind oder lange anhalten und zu wiederholtem Schulausfall oder regelmäßiger Schmerzmitteleinnahme führen.

Nicht-medikamentöse verhaltensmedizinische und psychologische Verfahren sind im Kindes- und Jugendalter meist gut wirksam und medikamentösen Optionen sogar überlegen. Sie unterscheiden nicht oder nur marginal zwischen Migräne und

Spannungskopfschmerzen und sind daher im Folgenden für beide Diagnosen aufgeführt:

Nicht-medikamentöse Kopfschmerzprophylaxe

Vermeiden von Triggerfaktoren und Allgemeinmaßnahmen

In jedem Fall ist es sinnvoll, im ärztlichen Gespräch und mithilfe eines Kopfschmerzkalenders nach persönlichen Triggerfaktoren oder Auslösern zu suchen, die sich vermeiden oder einschränken lassen. Bei Triggerfaktoren handelt es sich um biologische Faktoren oder Umwelteinflüsse, die bei entsprechender innerer Reaktionsbereitschaft eine Attacke auslösen können (aber nicht müssen); sie sollten nicht mit Ursachen verwechselt werden. Migräneattacken werden häufig getriggert durch Schwankungen der Geschlechtshormone bei Mädchen und Frauen, Wetterumschwünge, Änderungen des Schlaf-Wach-Rhythmus, Licht, Lärm, Stress oder Entlastung von Stress, Schwankungen des Koffeinspiegels, seltener durch Rotwein, Käse oder Schokolade.

Bei Vorliegen der entsprechenden Triggerfaktoren kann z. B. durch einen regelmäßigen Schlaf-Wach-Rhythmus (auch am Wochenende zur gewohnten Zeit aufstehen) oder Meiden von direkter Lichtexposition (Sonnenbrille, Aufenthalt im Schatten) die Attackenfrequenz gesenkt werden. Beeinflussbare (z. B. Schlaf-Wach-Rhythmus) und unbeeinflussbare (z. B. Wetterumschwung) Triggerfaktoren sollten dabei unbedingt auseinander gehalten werden. Ziel ist es immer, beeinflussbare Faktoren ausfindig zu machen.

Wirksame Allgemeinmaßnahmen zielen auf Vermeidung dieser Triggerfaktoren und einen regelmäßigen Lebensrhythmus und können bei Kindern zu einer deutlichen Reduktion der Kopfschmerzen führen. Empfohlen werden ein regelmäßiger Schlaf-Wach-Rhythmus mit guter Schlafhygiene, regelmäßiges körperliches Training (besonders Ausdauertraining scheint hilfreich zu sein), regelmäßige Mahlzeiten (vor allem das Frühstück sollte nicht ausgelassen werden) und eine ausreichende Trinkmenge.

Sowohl bei Migräne als auch bei Spannungskopfschmerzen findet sich oft ein Zusammenhang zu Stress- und Überforderungssituationen, die sich in Schule, Elternhaus und Freizeit finden können. Viele Kinder haben einen regelrechten »Freizeitterminkalender«. Da kann es hilfreich sein, täglich bewusst unstrukturierte Zeit für freies Spiel und Entspannung einzuplanen.

Ernährungsoptimierung

Der Nutzen diätetischer Maßnahmen wird kontrovers diskutiert. Etwa ein Drittel der Kinder mit Migräne geben Nahrungsmittel als Triggerfaktoren an, meist handelt es sich um Käse, Schokolade und Zitrusfrüchte. Auch Fleischzubereitungen, Joghurt, Süßstoff, Geschmacksverstärker und Alkohol können Kopfschmerzattacken triggern.

Eine Ernährungsumstellung mit Vermeidung einer langen Liste von Nahrungsbestandteilen wird heute nicht mehr empfohlen. Sinnvoller ist es, mithilfe des Kopfschmerztagebuchs zu überprüfen, ob eine feste zeitliche Beziehung zwischen einzelnen Stoffen und Kopfschmerzattacken besteht (der Abstand liegt typischerweise zwischen 3 und 27 Stunden) und dann gegebenenfalls einzelne (!) Nahrungsbestandteile zu meiden.

Akupunktur und Homöopathie

Für die Wirkungen von Akupunktur und homöopathischen Verfahren bei Kopfschmerzen im Kindes- und Jugendalter gibt es bisher noch keine ausreichend kontrollierten Studien. Die Deutsche Migräne- und Kopfschmerzgesellschaft gibt keine klare abschließende Empfehlung für Akupunktur bei kindlicher Migräne, eine Wirksamkeit ist jedoch möglich.

Transkutane elektrische Nervenstimulation (TENS)

Dieses Verfahren wirkt bei Spannungskopfschmerzen wahrscheinlich besser als bei Migräne. Ab dem 6. Lebensjahr kann das Kind dazu selbst ein- bis zweimal am Tag für etwa 30 Minuten mit selbstklebenden Elektroden seinen Nackenbereich über ein batteriebetriebenes Taschengerät stimulieren, was wahrscheinlich körpereigene Schmerzkontrollsysteme aktiviert. Der Vorteil der TENS liegt auch in der Unabhängigkeit vom Therapeuten und damit in einer verbesserten Selbstkontrollüberzeugung.

Psychologische Therapie

Nicht-medikamentöse Verfahren (Entspannung, Biofeedback, psychologische Therapie etc.) sind bei Kindern gut prophylaktisch wirksam (35). Aus ökonomischen Gründen und aufgrund mangelnder Verfügbarkeit kommen sie in der Praxis meist jedoch nur für Kinder mit einer überdurchschnittlich starken Migräne in Betracht. Für progressive Muskelrelaxation nach Jacobson, kognitive Verhaltenstherapie und Biofeedback (z. B. Hauterwärmungstraining, EMG-Feedback) ist Wirksamkeit wissenschaftlich nachgewiesen.

Die Entspannungsverfahren haben den Vorteil, dass die Kinder von Geräten unabhängig sind und die Methoden direkt im Alltag, z. B. vor oder gar während einer Klassenarbeit, eingesetzt werden können. Die Biofeedbackverfahren sind für Kinder motivierend, da sie an dem heutigen Medienverhalten ansetzen. Besonders zu empfehlen sind multimodale Therapieansätze, die diese Elemente mit Stress- und Reizverarbeitungstraining und Schmerzbewältigungstechniken verbinden. Verschiedene solcher Programme sind veröffentlicht (36–39) und können im Einzel- oder Gruppensetting verwendet werden.

Insgesamt haben diese psychologischen Interventionen bei Kindern und Jugendlichen einen größeren Effekt als bei Erwachsenen, die Langzeitwirkung ist wahrscheinlich größer als bei medikamentöser Prophylaxe. Es besteht die Hoffnung, dass durch frühzeitige Modifikation der Bewältigungsmuster für Stress und Schmerzen eine Chronifizierung der Kopfschmerzen ins Erwachsenenalter hinein vermindert oder verhindert werden kann.

Beratung von Eltern und Kind

Für die routinemäßige Begleitung von Kindern mit chronischen Kopfschmerzen und ihren Familien erscheint es im Hinblick auf eine Schonung finanzieller und personeller Ressourcen sinnvoll, einige Elemente der multimodalen psychologischen Therapieverfahren in ein niederfrequentes Beratungssetting zu übernehmen, das von Ärzten der Primärversorgung angeboten werden kann. Die Wirksamkeit minimaler therapeutischer Interventionen in der Kopfschmerztherapie konnte sowohl bei Erwachsenen als auch bei Kindern in mehreren Studien belegt werden und erreichte oft die Wirksamkeit zeit- und personalaufwändigerer Interventionen.

Als sinnvolle Bausteine in der Beratung von Eltern und Kind werden empfohlen:

- Aufklärung über die Diagnose, Information über das vorliegende Krankheitsbild.
- Vermittlung pathophysiologischer Konzepte eines einfachen Schmerzmodells.
- Beruhigung und Rückversicherung (keine lebensbedrohliche Erkrankung!).

- Information über Allgemeinmaßnahmen und Akutmediation.
- Analyse der Triggerfaktoren (individuelle Lösung anhand des Tagebuchs) und Beratung über Kontrollmöglichkeiten.
- Anregungen für eine Haltung, die stärker auf Wahrnehmung des eigenen Körpers und der eigenen Bedürfnisse ausgerichtet ist (z. B. Ruhezeiten mit Schild an der Tür *»Jetzt bitte nicht stören«),* Erkennen eines Zusammenhangs von Stress und körperlichen Reaktionen, das Kind zum Rückzug bei Stresssymptomen ermuntern.
- Empfehlung von Entspannungsverfahren (z. B. progressive Muskelentspannung, Entspannungskassetten, aber auch Kinder-Yoga etc.).
- Beratung hinsichtlich individueller Belastungsfaktoren (z. B. Schulproblematiken, Zeitmanagement, Freizeitausgleich).
- Verstärkung erfolgreicher, schon bestehender Lösungsmuster.

Medikamentöse Migräneprophylaxe

Indikationen für eine medikamentöse Migräneprophylaxe sind eine Frequenz von mehr als 3 Migräneattacken pro Monat, hoher Leidensdruck, z. B. durch häufiges Schulversäumnis, sehr starke Schmerzen, lange Anfallsdauer (>48 Stunden) und fehlende Wirksamkeit einer geeigneten Akutbehandlung. Die Medikamente sollte ein Spezialist verordnen; sie sind oral über einen Zeitraum von 3–6 Monaten einzunehmen. Das Führen eines Kopfschmerzkalenders ist zur Verlaufsbeobachtung und Abschätzung des Effekts therapeutischer Maßnahmen unerlässlich.

Auch hier ist die Studienlage schlecht. Flunarizin muss als die am besten untersuchte wirksame Substanz für das Kindesalter gelten, weist jedoch ein hohes Nebenwirkungsspektrum auf. Ebenso kommen auch β-Blocker (Propranolol, 2 mg/kg KG, und mit geringerer Evidenz Metoprolol, 1–1,5 mg/kg KG) als Mittel der 1. Wahl in Betracht.

Diese Empfehlung stützt sich jedoch mehr auf Erfahrungen von Kopfschmerzexperten und auf die Analogie zum Erwachsenenalter als auf die aktuelle Studienlage.

Pizotifen und Acetylsalicylsäure werden als Substanzen der 2. Wahl empfohlen. Zusätzlich wird, jedoch ohne wissenschaftliche Evidenz, auch Valproat (300–600 mg/d) als Reservesubstanz empfohlen, da für den Einsatz dieser Substanz aufgrund von anderen Indikationen genügend Erfahrungen im Kindesalter vorliegen und eine Wirksamkeit auch im Kindesalter angenommen werden kann. Valproat sollte wegen der potenziellen hepatotoxischen Nebenwirkungen nur von einem mit dieser Substanz erfahrenen Arzt verschrieben werden. Auch Topiramat, Levetiracetam, Cyproheptadin und Amitriptylin sind vom klinischen Eindruck her vielversprechend.

Medikamentöse Therapie des Kopfschmerzes vom Spannungstyp

Kopfschmerzen vom Spannungstyp haben zumeist eine geringere Intensität als der Migränekopfschmerz, sodass bei Kindern häufig Allgemeinmaßnahmen wie Ruhe, eventuell Hinlegen und lokale Kälteanwendung zur Schmerzbekämpfung ausreichen. Lokale Applikation von Pfefferminzöl kann unterstützend wirken. Falls diese Maßnahmen nicht ausreichen, sollten Monoanalgetika (Paracetamol, Ibuprofen) verwendet werden.

Kombinationspräparate haben gegenüber Monopräparaten keine Vorteile, oft aber ungünstigere Nebenwirkungsprofile. Die Dosierung kann zumeist niedriger sein als bei einer Migräneattacke (Paracetamol 10 mg/kg KG, Ibuprofen etwa 5 mg/kg KG). Auch Flupirtin *(Katadolon),* Kapseln oder Suppositorien, Dosierung

50 mg im Alter von 6–8 Jahren und 100 mg im Alter von 9–12 Jahren), hat sich beim Spannungskopfschmerz in einer doppelblinden Vergleichsstudie als wirksam erwiesen.

Nicht angewendet werden dürfen beim Kopfschmerz vom Spannungstyp ergotaminhaltige Präparate und Triptane.

Für sämtliche empfohlenen Substanzen liegen allerdings keine doppelblinden und plazebokontrollierten Studien für diese Indikation vor; es handelt sich somit um eine Analogieempfehlung.

Von großer Wichtigkeit bei Kopfschmerzen vom Spannungstyp sind nicht-medikamentöse Verfahren im Intervall zur Bewältigung von Stress- und Überforderungssituationen. Beim chronischen Spannungskopfschmerz sollten diese Verfahren zusammen mit einer spezifischen Behandlung der dabei fast immer vorhandenen psychiatrischen Komorbidität ganz im Vordergrund stehen. Medikamentöse Akuttherapie birgt die Gefahr des Missbrauchs und sekundärer medikamenteninduzierter Kopfschmerzen.

Eine medikamentöse Prophylaxe kann zur Zeit nicht empfohlen werden; die bei Erwachsenen mit chronischem Spannungskopfschmerz empfohlenen trizyklischen Antidepressiva sind bei Kindern mit dieser Indikation nicht ausreichend untersucht, scheinen jedoch insgesamt nicht oder erheblich schlechter als im Erwachsenenalter zu wirken.

Prognose

Zur Prognose von kindlichen Kopfschmerzen gibt es bisher wenig Untersuchungen. Kindliche Migräne chronifiziert in etwa 60% ins Erwachsenenalter hinein, wobei es zwischendurch häufiger zu mehrjährigen beschwerdefreien Intervallen kommt (40). Im natürlichen Verlauf nehmen Häufigkeit und Schwere von Migräneattacken nach dem 45. Lebensjahr bei beiden Geschlechtern langsam ab.

Die Gefahr, dass sich aus einer episodischen Migräne eine chronische Migräne (mit 15 oder mehr Attacken pro Monat) entwickelt, ist nicht unerheblich: Bei 14% der erwachsenen Migränepatienten einer Kopfschmerzambulanz passiert dies innerhalb eines Jahres, wobei Risikofaktoren Kopfschmerz an mehr als 5 Tagen pro Monat und Missbrauch von Kopfschmerzmedikamenten waren (41).

Kindlicher Kopfschmerz vom Spannungstyp scheint etwas seltener zu persistieren, besteht 8 Jahre nach Erstauftreten immerhin noch bei 45% der Kinder. Kopfschmerzsubtypen sind dabei nicht stabil, aus Migräne kann sich ein Kopfschmerz vom Spannungstyp entwickeln und umgekehrt.

Vor der Pubertät leiden Jungen und Mädchen etwa gleich häufig an Kopfschmerzen, nach der Pubertät sind etwa 2mal mehr Frauen als Männer betroffen, was wahrscheinlich auf hormonelle Faktoren zurückzuführen ist. Bei Jungen kommt es während der Pubertät 2–3mal häufiger als bei Mädchen zu einer spontanen Remission der Kopfschmerzen.

Kopfschmerzen im Kindes- und Jugendalter persistieren eher bis ins Erwachsenenalter, wenn eine psychiatrische Komorbidität besteht. Dabei steigt das Chronifizierungsrisiko mit der Anzahl der psychiatrischen Störungen. In einer größeren Untersuchung blieb bei 85% der Kinder und Jugendlichen mit multiplen psychiatrischen Störungen der Kopfschmerz bestehen, dagegen nur bei 60% der psychiatrisch unauffälligen Patienten. Alle Kinder, bei denen der Kopfschmerz verschwand, waren frei von psychiatrischen Störungen (8). Es ist also dringend geboten, psychiatrische Komorbidität bei Kindern mit Kopfschmerzen (von jungem Alter an) frühzeitig zu erkennen und ausreichend zu behandeln.

Fazit für Klinik und Praxis

○ Pädiater sind meistens die 1. Anlaufstelle für Kinder und Jugendliche mit primären Kopfschmerzen. Grundlage jeder therapeutischen Intervention bildet eine gründliche multidimensionale Diagnostik, die neben körperlichen Aspekten (Schmerzanamnese sowie körperlich-internistisch-neurologische Untersuchung – und nur bei hinweisenden Befunden weitere apparative Untersuchungen) auch psychische und sozial-familiäre Aspekte berücksichtigen sollte. Dabei sollte besonderes Augenmerk auf psychiatrische Komorbidität gelegt werden, welche sich bei einem erheblichen Anteil der kindlichen Kopfschmerzpatienten findet, die dem Kinderarzt vorgestellt werden.

○ Standardisierte Elternfragebögen (z. B. Child Behavior Check List, CBCL) eignen sich besonders bei jüngeren Kindern (bis etwa in die Mittelstufe) gut als unterstützende Screeningverfahren. Außerdem empfiehlt es sich, das Kind oder den Jugendlichen über 4–8 Wochen ein Kopfschmerztagebuch führen zu lassen, was neben diagnostischem Nutzen (Einschätzung der gegenwärtigen Belastung und Funktionseinschränkung) häufig auch schon direkt therapeutische Effekte hat (Senkung der Kopfschmerzattackenfrequenz) bzw. therapeutisch genutzt werden kann (z. B. Identifikation von Triggerfaktoren und Stresssituationen).

○ Das Ausmaß von psychiatrischer Komorbidität sowie Funktionseinschränkung durch den Kopfschmerz (z. B. vermiedener Schulbesuch) und interaktioneller Folgen (z. B. ganze Familie »dreht« sich nur noch um das »kopfschmerzkranke« Kind) sind wesentliche Kriterien für die Therapieempfehlung.

○ Bei wenig »funktionseinschränkenden« Kopfschmerzen ohne relevante psychiatrische Komorbidität reichen oft 2–4 Beratungen des betroffenen Kindes oder Jugendlichen und seiner Eltern. Thematisiert werden eine suffiziente Akutmedikation sowie der Umgang mit Auslösefaktoren, Stress, Körpersignalen und Freizeitkalender etc. Bei deutlicher Funktionseinschränkung und/oder psychiatrischer Komorbidität empfiehlt sich eine begleitende Psychotherapie und/oder kinder- und jugendpsychiatrische Betreuung.

○ Dem Kinderarzt kommt eine wichtige Lotsenfunktion zu: Je mehr er über Schmerzstörungen und ihre Chronifizierung weiß, umso besser kann er Kind und Eltern Krankheitsmodelle nahe bringen, in denen Körper und Psyche in einer Wechselwirkung stehen und sie gegebenenfalls für eine indizierte Psychotherapie motivieren. Die interdisziplinäre Zusammenarbeit ist dabei umso wichtiger (und u. U. umso schwieriger), je stärker die Schmerzsymptomatik Züge einer somatoformen Störung aufweist. Bei einer somatoformen Störung haben sich sog. regelmäßige Feedbackkonferenzen unter Einbeziehung aller beteiligten Fachrichtungen (z. B. Pädiater, Kinder- und Jugendpsychiater, Psychotherapeut) bewährt, um der Familie ein »stützendes« Gesamtsetting zu bieten und Therapieabbrüche möglichst zu vermeiden.

○ Da viele Kinder mit Kopfschmerzen Eltern haben, die ebenfalls unter Schmerzen oder psychosomatischen Beschwerden leiden, ist die konstruktive Einbeziehung der Familie immer ein wesentlicher Baustein der Therapie.

Literatur

1. Pothmann R, et al. Epidemiology of Headache in children and Adolescents: Evidence of High Prevalence of Migraine Among Girls under 10. Int J Behavioral Med 1994; 1: 76–89.

2. Laurell K, Larsson B, Eeg-Olofsson O. Prevalence of headache in Swedish schoolchildren, with a focus on tension-type headache. Cephalalgia 2004; 24: 380–388.

3. Sillanpaa M, Anttila P. Increasing prevalence of headache in 7-year-old schoolchildren. Headache 1996; 36: 466–470.

4. Haffner J, et al. Veränderte Kindheit – Neue Wirklichkeiten. Verhaltensauffälligkeiten im Einschulungsalter. Ergebnisse einer epidemiologischen Studie. Gesundheitsamt Rhein-Neckar-Kreis, Heidelberg 1998.

5. Gordon KE, Dooley JM, Wood EP. Self-reported headache frequency and features associated with frequent headaches in Canadian young adolescents. Headache 2004; 44: 555–561.

6. Kristjansdottir G, Wahlberg V. Sociodemographic differences in the prevalence of self-reported headache in Icelandic schoolchildren. Headache 1993; 33: 376–380.

7. International Headache Society. The International Classification of Headache Disorders. 2nd ed. Cephalalgia 2004; 24: 8–160.

8. Guidetti V, et al. Headache and psychiatric comorbidity: clinical aspects and outcome in an 8-year follow-up study. Cephalalgia 1998; 18: 455–462.

9. Gerber WD, Gerber-von-Müller G. Kopf- und Bauchweh bei Kindern – Ein Elternratgeber. Bergisch Gladbach: Ehrenwirth; 2003.

10. Pothmann R, et al. Migränetagebuch für Kinder. München: Arcis; 1991.

11. Lewis DW. Toward the definition of childhood migraine. Curr Opin Pediatr 2004; 16: 628–636.

12. Radat F, Swendsen J. Psychiatric comorbidity in migraine: a review. Cephalalgia 2005; 25: 165–178.

13. Egger HL, Angold A, Costello EJ. Headaches and psychopathology in children and adolescents. J Am Acad Child Adolesc Psychiatry 1998; 37: 951–958.

14. Just U, et al. Emotional and behavioural problems in children and adolescents with primary headache. Cephalalgia 2003; 23: 206–213.

15. Liakopoulou-Kairis M, et al. Recurrent abdominal pain and headache – psychopathology, life events and family functioning. Eur Child Adolesc Psychiatry 2002; 11: 115–122.

16. Lewis DW, et al. Prophylactic treatment of pediatric migraine. Headache 2004; 44: 230–237.

17. Egger HL, et al. Somatic complaints and psychopathology in children and adolescents: stomach aches, musculoskeletal pains, and headaches. J Am Acad Child Adolesc Psychiatry 1999; 38: 852–860.

18. Brunner R, et al. Dissociation and somatization in psychiatrically disturbed adolescents: a pilot study with the german version of the dissociative experiences scale. In: 13. Kongress der IACAPAP, San Francisco; 1994.

19. Menken M, Munsat TL, Toole JF. The global burden of disease study: implications for neurology. Arch Neurol 2000; 57: 418–420.

20. Neubauer G, Ujlaky R. Migräne – eine Volkskrankheit und ihre Kosten. Pharm Unserer Zeit 2002; 31: 494–497.

21. Abu-Arafeh I, Russell G. Prevalence of headache and migraine in schoolchildren. BMJ 1994; 309: 765–769.

22. Bendtsen L. Central sensitization in tension-type headache-possible pathophysiological mechanisms. Cephalalgia 2000; 20: 486–508.

23. Wolff HG. Headache and other head-pain. New York: Oxford Univ. Press; 1963.

24. Moskowitz MA. The visceral organ brain: implications for the pathophysiology of vascular head pain. Neurology 1991; 41: 182–186.

25. Leao A. Spreading depression of activity in the cerebral cortex. J Neurophysiol 1944; 7: 359–390.

26. Diener HC. Positron emission tomography studies in headache. Headache 1997; 37: 622–625.

27. Gerber WD, Kropp P. Verhaltensmedizin der Migräne – eine interdisziplinäre Aufgabe (Behavioral medicine of migraine headache – an interdisciplinary task). In: Hoefert HW, Kröner-Herwig B, editors. Schmerzbehandlung. Psychologische und medikamentöse Interventionen. München: Reinhardt; 1999. S. 101–124.

28. Haan J, Terwindt GM, Ferrari MD. Genetics of migraine. Neurol Clin 1997; 15: 43–60.

29. Ophoff RA, et al. Familial hemiplegic migraine: involvement of a calcium neuronal channel. Neurologia 1997; 12: 31–37.

30. Russell MB, Iselius L, Olesen J. Migraine without aura and migraine with aura are inherited disorders. Cephalalgia 1996; 16: 305–309.

31. Gerber WD, Schoenen J. Biobehavioral correlates in migraine: the role of hypersensitivity and information-processing dysfunction. Cephalalgia 1998; 18: 5–11.

32. Kropp P, et al. Migraine – evidence for a disturbance of cerebral maturation in man? Neurosci Lett 1999; 276: 181–184.
33. Oelkers-Ax R, et al. Maturation of early visual processing investigated by a pattern-reversal habituation paradigm is altered in migraine. Cephalalgia 2005; 25: 280–289.
34. Ambrosini A, et al. Electrophysiological studies in migraine: a comprehensive review of their interest and limitations. Cephalalgia 2003; 23: 13–31.
35. Hermann C, Kim M, Blanchard EB. Behavioral and prophylactic pharmacological intervention studies of pediatric migraine: an exploratory meta-analysis. Pain 1995; 60: 239–255.
36. McGrath P, et al. Help yourself: A treatment for migraine headaches. Ottawa: University of Ottawa Press; 1990.
37. Kröner-Herwig B, Denecke H. Das Modellprojekt »Stop den Kopfschmerz«. Ein Training für Kinder und Jugendliche. Manual und Kursmaterialien: Techniker Krankenkasse; 1998.
38. Luka-Krausgrill U. Kognitive Verhaltenstherapie bei Kopfschmerzen im Kindes- und Jugendalter. In: Hautzinger M, editor. Verhaltenstherapie bei psychischen Störungen. Weinheim: Psychologische Verlagsunion Beltz; 1998. S. 477–516.
39. Denecke H, Kröner-Herwig B. Kopfschmerz-Therapie mit Kindern und Jugendlichen – Ein Trainingsprogramm. Göttingen: Hogrefe; 2000.
40. Bille B. Migraine in childhood and its prognosis. Cephalalgia 1981; 1: 71–75.
41. Katsarava Z, et al. Incidence and predictors for chronicity of headache in patients with episodic migraine. Neurology 2004; 62: 788–790.

9

Hörstörungen und psychische Störungen

Erika Lischka

Die Hörbehinderung ist nach Leonhardt (1) eine *»Herausforderung für Pädagogik, Psychologie und Psychiatrie«*. Die Bewertung der tatsächlichen Auswirkungen ist schwierig, da es ein objektives Maß nicht gibt.

Die Audiometrie bestimmt zwar den Grad der Hörschädigung, die psychosozialen Folgen werden jedoch nicht erfasst.

Hörgeschädigte können eine ganze Reihe von länger dauernden Auffälligkeiten – oder Nebenwirkungen (2, 3) – zeigen, bei denen man leicht in Zweifel darüber geraten kann, ob es sich um

- individuelle Besonderheiten einzelner Hörgeschädigter,
- Folgeerscheinungen der Hörschädigung oder
- Folgeerscheinungen einer zusätzlichen organischen Schädigung (oder eines komplexen organischen Schadens)

handelt.

In Steinhausens Lehrbuch der Kinder- und Jugendpsychiatrie werden Kinder mit Sinnesbehinderungen als *»in besonderer Weise für problematische Entwicklungen prädisponiert«* dargestellt (4). Nachdem die Sprache das wichtigste menschliche Kommunikationsinstrument ist, sind Kinder mit Taubheit und Hörminderung besonders behindert, zumal sie nach einem verzögerten Spracherwerb möglicherweise in ihrer sprachlichen Kompetenz eingeschränkt bleiben bzw. auf andere, weniger komplexe Kommunikationssysteme angewiesen sind, die nicht zum allgemeinen Kommunikationsrepertoire gehören.

So soll das Risiko für psychische Störungen bei tauben Kindern etwa 3–6-mal höher sein als bei hörenden. Mittelgradig hörgeschädigte Kinder zeigen angeblich keine erhöhte psychische Vulnerabilität.

Nach KAMMERER (5) sind erhebliche Verhaltensstörungen und/oder emotionale Auffälligkeiten als Zusatzbehinderung bei Hörschädigung unter Fachleuten unbestritten.

Definition

Prinzipiell unterscheidet man zwischen gehörlos, taub bzw. taubstumm und schwerhörig. Legt man das Lebensalter bzw. den Spracherwerb zugrunde, spricht man von prälingualer und postlingualer Taubheit.

Prälingual Ertaubte durchlaufen eine andere kognitive, sprachliche, emotionale und soziale Entwicklung als Hörende. Diese muss jedoch nicht zwangsläufig defizient sein (6).

Nach LEONHARDT (1) ist der Zeitpunkt des Eintretens des Hörschadens *»je früher, umso gravierender«*. Eine Sonderstellung haben hierbei gehörlose Kinder gehörloser Eltern, da sie von Anfang an durch Gebärden mit ihren Eltern ungehindert kommunizieren können.

Setzt die Hörschädigung nach Abschluss des Spracherwerbs oder später ein (etwa im 3./4. Lebensjahr), also postlingual, haben diese Kinder aufgrund ihrer lautsprachlichen Kompetenzen und bereits entwickelten kognitiven Funktionen bessere Chancen. Ein Risiko besteht jedoch in der meist plötzlichen Einschränkung der Kommunikation, was zu einer psychischen Belastung bzw. Traumatisierung führen kann.

Je nach Art und Ausmaß der Schädigung spricht man von

- Schallleitungsschwerhörigkeit, wobei Gehörgang, Trommelfell und Mittelohr betroffen sein können, und von
- Schallempfindungsschwerhörigkeit. Diese wird auch als sensorineurale und kochleäre Schwerhörigkeit bezeichnet, betroffen sind hierbei die Nervenbahnen.
- Schallleistungs- und Schallempfindungsschwerhörigkeit gemeinsam wird als kombinierte Schwerhörigkeit bezeichnet.

Das Ausmaß der Hörbehinderung wird mithilfe der Audiometrie festgestellt. Laut WHO werden die Grenzen zwischen den einzelnen Schweregraden bei 30, 60 und 90 Dezibel (dB) Hörverlust des besseren Ohres angegeben (leicht schwerhörig bis 30 dB, mittelgradig schwerhörig mehr als 30–60 dB, stark schwerhörig mehr als 60–90 dB, gehörlos mehr als 90 dB Hörverlust) (5).

Die psychiatrischen Störungen bei hörgeschädigten Kindern und Jugendlichen unterscheiden sich anhand unserer Erfahrungen kaum von denen der hörenden kinder- und jugendpsychiatrischen Patienten (siehe Abb. 16). An 1. Stelle stehen Anpassungsstörungen mit Auffälligkeiten im sozialen und emotionalen Bereich, gefolgt von depressiven und hyperkinetischen Störungen. Psychosen sind unerwartet häufig. Psychosomatische Besonderheiten scheinen vor allem bei depressiven Kindern und Jugendlichen eine Rolle zu spielen.

Epidemiologie

Zur Häufigkeit des Vorkommens von Hörbehinderungen liegen keine exakten Zahlen vor. Laut WHO gibt es weltweit 0,08–0,1% prälingual Gehörlose bzw. 4-mal so viel schwerhörig Geborene wie gehörlos Geborene (7). KAMMERER (5) nennt als grobe Häufigkeitsangaben für kindliche Hörstörungen aller Schweregrade 4%: *»Es* *gibt zu dieser wahrscheinlich auch kinderpsychiatrisch wichtigen Population keine repräsentativen Zahlen.«* Es ist sein Verdienst, *»kinderpsychiatrische Aspekte der schweren Hörschädigung«* zusammengetragen und kritisch bewertet zu haben.

Die New Yorker Arbeitsgruppe um ALTSHULER (8) fasste ihre Erfahrungen in der jahrelangen Therapie mit hörgeschädigten Jugendlichen wie folgt zusammen: Genereller Mangel an Verständnis und Empathie für andere, starker Drang nach rascher Bedürfnisbefriedigung, fehlendes Bewusstsein für die Effekte eigenen Verhaltens auf andere.

Im transkulturellen Vergleich mit jugoslawischen und amerikanischen tauben und hörenden Jugendlichen waren die tauben Jugendlichen (15–17 Jahre alt) deutlich impulsiver. SCHLESINGER und MEADOW (9) fanden in einer größeren Internatsschule 12% deutlich gestörte Kinder, die psychiatrischer Hilfe bedurften sowie 20% mäßig auffällige Schüler. Insgesamt wurden 516 Kinder und Jugendliche untersucht. Sie schlussfolgerten daraus *»eine 5- bzw. 2,5-mal höhere Rate an Auffälligkeiten«* gegenüber der entsprechenden hörenden Population.

FREEMAN et al. (10) unterrichteten 120 stark schwerhörige bis taube Kinder in Kanada und definierten 6,7% der Kinder als psychiatrisch »schwer gestört«. 16,5% erschienen »mäßig auffällig«. GENTILE et al. (11) beschreiben etwa 19% von mehr als 4200 sonderbeschulten, stark hörgeschädigten Kindern und Jugendlichen als verhaltens- oder emotional gestört. MAEDOW und TRYBUS (12) glauben anhand ihrer Untersuchungen, dass stark hörgeschädigte Kinder 3–6-mal mehr Verhaltens- und emotionale Probleme haben als hörende Kinder.

Die von KAMMERER (5) aufgezeigten Resultate zur kinderpsychiatrischen Morbidität stark hörgeschädigter Kinder scheinen die ausschließlich angloamerikanischen Studien zu bestätigen: Diese Kinder erkranken etwa 3–6-mal häufiger an interventionsbedürftigen Verhaltens- und emotionalen Störungen als gleichaltrige, nicht behinderte Kinder. Dabei spielt der Grad des Hörschadens gegenüber dem sozialen Umfeld und den damit verbundenen Kommunikationsmöglichkeiten sowie organischen Belastungsfaktoren eher eine untergeordnete Rolle. Dem hyperkinetischen Syndrom wird eine gewisse Bedeutung beigemessen.

In den Uchtspringer Schriften geben LISCHKA und LEONHARDT (13) unter dem Titel *»Wenn Hörbehinderte psychisch krank werden«* eine Übersicht zur Situation dieser Klientel in Deutschland. LEONHARDT (1) weist darauf hin, dass psychisch kranke Hörgeschädigte weltweit erst ab der 2. Hälfte des 20. Jahrhunderts schrittweise Beachtung fanden. In den USA entstand 1955 ein erstes Modellprojekt. Großbritannien und Skandinavien folgten in den 70er-Jahren.

In der Bundesrepublik Deutschland werden seit 1985 in Lengerich und seit 1988 in Erlangen hörgeschädigte, psychisch kranke Erwachsene behandelt. Am Deutschen Zentrum für Psychiatrie und Psychotherapie mit hörgeschädigten Kindern und Jugendlichen in Uchtspringe finden diese Mädchen und Jungen seit 1993 Hilfe.

Symptomentwicklung und Komorbidität

Zur Kommunikation Hörbehinderter

Die Kommunikationsbarriere ist ein entscheidender Faktor für die Herausbildung psychiatrischer Störungen bei Hörbehinderten. *»Das hörende Kleinkind lernt die Sprache unbewusst und auf natürliche Weise. Das hörgeschädigte Kind dagegen muss bewusst und über ein künstliches Verfahren zur Sprache geführt werden«* (14).

Gehörlose und Schwerhörige kommunizieren vorwiegend in der Gebärdensprache. Mimik und Mundbild haben eine vorrangige Bedeutung, es handelt sich um eine optische Sprache, das Denken ist mehr bildhaft, eine Eins-zu-Eins-Übersetzung ist nicht möglich (6).

Neben der Deutschen Gebärdensprache gibt es die sog. lautsprachbegleitende Gebärde und das Fingeralphabet. Beides ist nicht identisch mit der Deutschen Gebärdensprache, einige Elemente sind integriert, der Gebärdensprache entnommen, die Grammatik orientiert sich an der Lautsprache.

Auch die Lautsprache ist eine spezifische Kommunikationsform, vor allem für spät ertaubte Menschen. Sie können dadurch besser *»vom Mund absehen«* (7). Der Blickkontakt ist dabei von entscheidender Bedeutung.

Auch Zeichnungen und Schrift werden zur Verständigung genutzt, aber: Gehörlose müssen eine Schriftsprache erwerben, ohne auf die bereits erworbene, gesprochene Sprache (Lautsprache) zurückgreifen zu können.

Nach LEVEN (7) ist die Anerkennung bzw. Beherrschung der Gebärdensprache eine »Conditio sine qua non« für die Psychotherapie mit Hörgeschädigten.

Sicher ist die Anbahnung der Lautsprache für ein gehörloses Kind in Bezug auf eine Zukunft in der Welt der Hörenden von entscheidender Bedeutung. Es gibt jedoch Grenzen, denn Voraussetzung für eine ungehinderte Sprachentwicklung ist ein voll funktionsfähiges Gehör (15). Deshalb bleibt auch die Lautsprache der Gehörlosen gegenüber der Spontansprache der Hörenden oftmals deutlich verändert (16).

Es ist bekannt, dass sich gehörlose Kinder gehörloser Eltern besser entwickeln als jene mit hörenden Eltern. Hier ist eine uneingeschränkte Kommunikation von Geburt an möglich, während gehörlose Kinder nicht verstanden werden und nicht verstehen. Deshalb scheint es unumgänglich, dass sowohl diese Kinder als auch deren Eltern die Gebärde als *»gemeinsame kommunikative Basis«* anwenden (17). Eltern müssen sie sozusagen als »Fremdsprache« erlernen, was ein zusätzliches Hindernis und für viele eine schier unüberwindbare Barriere in der Beziehung zum Kind darstellt.

Misserfolgserlebnisse führen zu Vermeidungsverhalten, die Kommunikation wird zwangsläufig eingeschränkt, sodass die Verständigung oft über *»nonverbal vollzogene Verständigungs- und Handlungsroutinen«* abgewickelt wird (18).

Die Untersuchungen von GRUNERT (19) scheinen zu bestätigen, dass bereits in der Früherziehung darauf geachtet werden sollte, ob einseitige Ausrichtung auf die Lautsprache sinnvoll ist oder ob gegebenenfalls unterstützende Gebärden verwendet werden sollten. Sie weist auf die Verschiedenheit im Hinblick auf Voraussetzungen zum Erlernen der Lautsprache hin: *»Beizeiten müssen bei Mängeln in diesen Voraussetzungen Kompensationen in Form von Schrift oder manuelle Hilfen angeboten werden.«*

P., ein 10-jähriger Junge, kam zur stationären Aufnahme, weil er hochgradig aggressiv und angeblich nicht mehr zu beschulen war. Er hatte seine Lehrerin tätlich angegriffen. P. und seine Mutter waren unglücklich, auch der Lehrerin ging es nicht gut. In der neuen Umgebung war der Junge kaum auffällig. Es stellte sich heraus, dass er normal intelligent war und in seiner lautsprachlich orientierten Schule nur sehr eingeschränkt kommunizieren und sich nicht adäquat verständlich machen konnte.

Im Anschluss an den stationären Aufenthalt wechselte P. die Schule. Er durfte jetzt Gebärden anwenden und kam wesentlich besser zurecht, er konnte sich emotional und intellektuell adäquat mit seiner Umwelt auseinandersetzen (Abb. 1).

Persönlichkeitsentwicklung, Emotionalität und Identität

Jeder Mensch fragt sich im Laufe seines Lebens, wer er ist, woher er kommt und wohin er gehört. *»Für Hörgeschädigte mag sich hier die besondere Aufgabe ergeben, der Behinderung innerhalb ihres Lebens immer wieder neu den richtigen Stellenwert zuzuweisen.«* (20) Dies entspricht anderen chronischen Erkrankungen auch und ist zu verschiedenen Lebenszeiten

Abb. 1
»Universum«;
P., 10-jähriger Junge

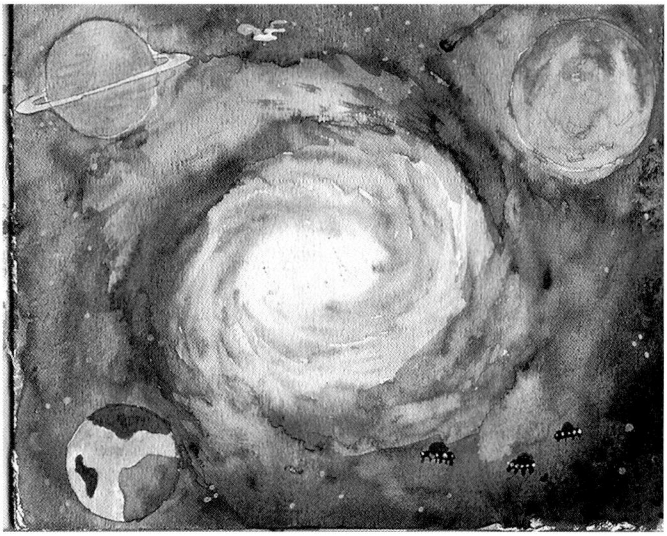

von unterschiedlicher Bedeutung. In der Pubertät und Adoleszenz erlangt diese Feststellung von ihrer grundsätzlichen Bedeutung her enorme Brisanz und aus kinder- und jugendpsychiatrischer Sicht besondere Bedeutung und einen höheren Stellenwert.

GOTTHARDT (17), selbst hörbehindert, schreibt in ihrer Dissertation: *»Die Gesamtentwicklung eines Kindes ist eng mit seiner sprachlichen Entwicklung verknüpft; von seinen kommunikativ-sprachlichen Möglichkeiten hängen seine geistige, soziale und emotionale Entwicklung ab.«*

Der hörgeschädigte Mensch ist auf das optische Erfassen dessen, was um ihn herum passiert, angewiesen. Seine Wahrnehmungen sind eingeschränkt, seine Erfahrungen einseitig, *»alles ist identisch mit dem Gesagten, den Unterschied zwischen ›gesagt‹ und ›gemeint‹ gibt es für den Gehörlosen nicht«* (21).

Viele Hörende glauben, der Gehörlose sei »emotional flach«, unreif, die Persönlichkeit sei »undifferenziert«, er habe kein Problembewusstsein, Affekte, Aggressionen werden ungehemmter geäußert. MAEDOW (22) führt die populäre Ansicht, stark Hörgeschädigte seien »misstrauisch«, auf die sachlich exakte Wahrnehmung der hörenden Majorität über den sozialen Rückzug dieser Minorität zurück.

In Fachkreisen wird vermutet, dass seelisches Leiden bei Gehörlosen oft übersehen wird, bis der Betreffende zu drastischeren Verhaltensweisen übergeht, da er sich verbal nicht differenziert ausdrücken kann (7). Auch die manchmal recht intensive Mimik und Gestik Hörgeschädigter kann zu Missverständnissen führen: Sie mutet aggressiv an und erregt Anstoß, Unverständnis, Betroffenheit und Unsicherheit gleichermaßen beim hörenden Gegenüber.

Achtet man auf feinere Signale, wird deutlich, dass der Hörgeschädigte sehr wohl seine emotionale Befindlichkeit und sein Bedürfnis nach Zuwendung ausdrücken kann, wie z. B. in der Zeichnung des 12-jährigen D.: Nach der 1. Therapiestunde malte er ein Bild mit der Unterschrift »Fisch an der Angel« – er hatte sich sozusagen fangen lassen und auf eine Therapie eingelassen (Abb. 2).

Hörbehinderte Menschen leben gewissermaßen zwischen 2 Welten: Die Integration in die Welt der Hörenden ist offenbar e i n e Bewegungsrichtung, die dazu beiträgt, dass Hörgeschädigte ein gleichberechtigtes Leben führen können. Daneben muss jedoch Raum für den Zusammenschluss der von der gleichen Behinderung Betroffenen bleiben (20). Demnach ist die Identitätsfindung ein dialektischer Prozess, Interaktion und Autonomie bedingen sich gegenseitig.

Entscheidend ist, ob die Erlebnisverarbeitung gelingt: Die jetzigen Fähigkeiten müssen zur Geltung kommen, die gegenwärtigen Möglichkeiten müssen ausgeschöpft werden.

Diese Maßstäbe decken sich mit dem Ziel einer erfolgreichen kinderpsychiatrisch-psychotherapeutischen Behandlung: Die Verarbeitung der Hörschädigung ist ein Prozess über Verleugnung, Depression bis hin zur Annahme der Behinderung (23).

Möge unserem früheren Patienten E. dies mit professioneller Hilfe gelingen (Abb. 3).

Ätiologie und Pathogenese

In Bezug auf die Ätiologie differenziert man zwischen ererbten und erworbenen Hörbehinderungen.

Die e r w o r b e n e n Störungen können prä-, peri- oder postnatal entstanden sein. Röteln spielen in der pränatalen Periode auch jetzt noch eine Rolle in der Genese von Hörschäden. Sie sind oft mit anderen Behinderungen, wie Sehstörungen, Herzmissbildung oder Intelligenzdefekt, vergesellschaftet.

Sauerstoffmangel unter der Geburt oder Rh-Inkompatibilität werden bei den perinatalen Schädigungsmöglichkeiten genannt. Später können Infektionskrankheiten und Verletzungen eine Rolle spielen.

Bei bis zur Hälfte der Hörschäden ist jedoch die Genese nach wie vor unbekannt (5, 17).

Erwähnung finden muss hier auch die zentrale auditive Wahrnehmungsstörung, eine auditive Verarbeitungsstörung, die in den vergangenen

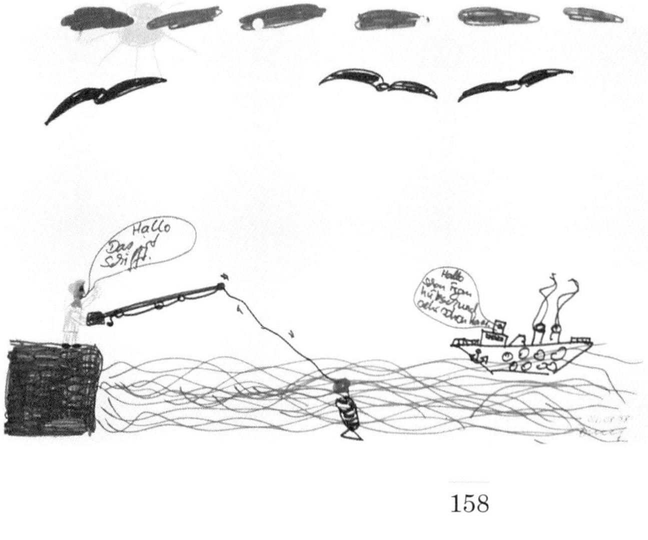

Abb. 2
»Fisch an der Angel«;
D., 12-jähriger Junge

Jahren mehr und mehr aktuell wurde, vor allem auch im Hinblick auf psychische Auffälligkeiten, die sich bei Nichterkennen der Störung entwickeln können. Diese Kinder sind nicht in der Lage, das Gehörte zu verarbeiten, obwohl das sog. periphere Hören intakt ist. Das bedeutet, dass sie bei der normalen Hörprüfung mittels Sinustönen und Sprache ein normales Gehör aufweisen. Erst bei Aufgaben, die Anforderungen an höhere auditive Verarbeitungsebenen stellen, kommt es zu Auffälligkeiten.

Als mögliche ursächliche Faktoren werden Hirnreifungsverzögerungen, frühkindliche Hirnschäden sowie häufige Otitiden im Kleinkindalter diskutiert.

Man unterscheidet verschiedene Teilleistungsstörungen: So kann die auditive Aufmerksamkeit gestört sein oder Gehörtes kann nicht kurzfristig gespeichert und in der richtigen Reihenfolge wiedergegeben werden.

Diagnose und Differenzialdiagnose

LEONHARDT (1) weist auf KRAEPELIN hin, der 1925 den Begriff der »Homilopathie« einführte als Ausdruck einer psychischen Störung mit Wahnbildern durch Sinnesbehinderungen, vor allem Schwerhörigkeit und Gehörlosigkeit. Er beschrieb auch die differenzialdiagnostische Abgrenzung zur Schizophrenie und zur Depression: Die Wahnbildungen bei Homilopathie reichen nicht über »ängstliche Befürchtungen« hinaus, den Sinnestäuschungen fehle die Reichhaltigkeit und die zwingende Deutlichkeit. Im Gegensatz zur endogenen Depression fehle den Homilopathen die Willenshemmung. Die Stimmungslage sei ängstlich-gereizt oder auch aggressiv-unzufrieden.

Die Autorin misst der eingeschränkten Kommunikation der Hörbehinderten im Zusammenhang mit der Entstehung von psychischen Störungen eine wesentliche Bedeutung bei. LEVEN (7) weist auf Fehldiagnosen im Kontext mit einer Hörbehinderung hin: So sei *»Gehörlosigkeit nicht gleich geistige Behinderung oder Minderbegabung«*. Oft werde aber auch eine zusätzliche geistige Behinderung nicht erkannt und für ein Begleitsymptom der Hörschädigung gehalten. Im Gegensatz dazu würden psychiatrische Erkrankungen mit entsprechenden Symptomen Hörschädigungen zugeordnet. Wenn sich ein Hörbehinderter auffällig verhalte, werden voreilig psychiatrische Diagnosen gestellt.

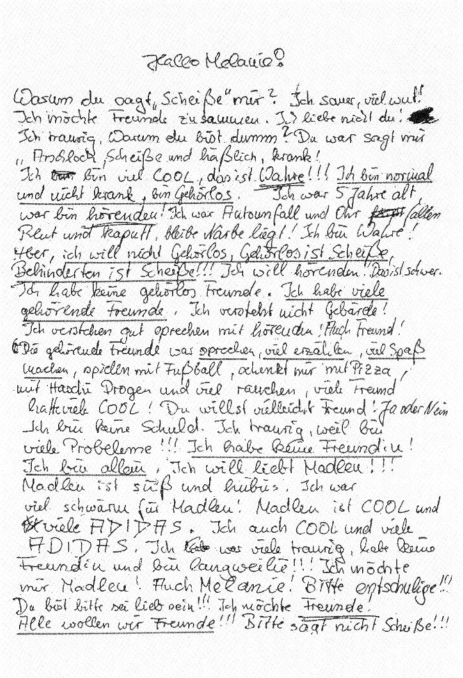
Hallo Melanie!
Warum du sagt „Scheiße" mir? Ich sauer, viel wut!
Ich möchte Freunde zusammen. Ich liebe nicht du!
Ich traurig. Warum du bist dumm? Du war sagt mir
„Arschloch, Scheiße und häßlich, krank!"
Ich bin viel COOL, das ist Wahre!!! Ich bin normal
und nicht krank, bin Gehörlos. Ich war 5 Jahre alt,
war bin hörenden! Ich war Autounfall und Ohr fallen
Blut und kaputt, bleibe Narbe liegt! Ich bin Wahre!
Aber, ich will nicht Gehörlos, Gehörlos ist Scheiße,
Behinderten ist Scheiße!!! Ich will hörenden! Das ist schwer.
Ich habe keine gehörlos Freunde. Ich habe viele
gehörende Freunde. Ich verstehst nicht Gebärde!
Ich verstehen gut sprechen mit hörenden! Auch Freund!
Die gehörende Freunde was sprechen, viel erzählen, viel Spaß
machen, spielen mit Fußball, schenkt mir mit Pizza,
mit Haschi Drogen und viel rauchen, viele Freund
hatte viele COOL! Du willst vielleicht Freund! Ja oder Nein
Ich bin keine Schuld. Ich traurig, weil bin
viele Probeleme!!! Ich habe keine Freundin!
Ich bin allein, Ich will liebt Madlen!!!
Madlen ist süß und hübsch. Ich war
viel schwärm für Madlen! Madlen ist COOL und
viele ADIDAS. Ich auch COOL und viele
ADIDAS. Ich was viele traurig, habe keine
Freundin und bin langweilig!!! Ich möchte
mir Madlen! Auch Melanie! Bitte entschuligt!!!
Du bist bitte sei lieb sein!!! Ich möchte Freunde!
Alle wollen wir Freunde!!! Bitte sagt nicht Scheiße!!!

Abb. 3
»Brief«; E., 17-jähriger Junge

Anhand eigener Erfahrungen zeigt GOTTHARDT (17) Aspekte auf, die in der Kinder- und Jugendpsychiatrie berücksichtigt werden sollten:

So könnten z. B. Aggressions- und Gewalthandlungen aus mangelhafter, allein auf akustisch-oraler Basis gegründeter intrafamiliärer Kommunikation resultieren. Hörgeschädigte Menschen leben zu 90% als Minderheit in hörenden Familien. Es findet eine »rudimentäre Kommunikation« statt.

Im »Deutschen Zentrum für Psychiatrie und Psychotherapie mit hörgeschädigten Kindern und Jugendlichen« findet vor der eigentlichen stationären Aufnahme in der Regel ein ambulantes Gespräch statt, zu welchem die Kinder mit ihren Eltern und häufig auch in Begleitung von Lehrern und Erziehern aus den entsprechenden Internaten kommen.

Zur Diagnostik gehört eine ausführliche Anamnese, die sich nicht nur auf ein Gespräch mit den Eltern beschränkt, sondern alle an der Erziehung und Bildung des Kindes Beteiligten einbeziehen sollte.

Die körperliche Untersuchung (pädiatrisch/neurologisch) und die neurophysiologische Befunderhebung einschließlich apparativer Diagnostik (EEG, CT, MRT) können in ihrer Gesamtheit wichtige Anhaltspunkte für die Genese der Störung liefern.

Der psychopathologische Befund sowie testpsychologische Maßnahmen sind für die Diagnostik unumgänglich; dazu gehören Leistungs- und Persönlichkeitsdiagnostik.

Bei der Leistungsdiagnostik kommen folgende Verfahren zur Anwendung: RAVEN (SPM), CFT 20, HAWIK-R, HAWIE-R, d2-Aufmerksamkeitsbelastungstest, K-ABC, Subtests verschiedener anderer Testverfahren, wie z. B. Entwicklungstests.

Die Persönlichkeitsdiagnostik mithilfe von Fragebögen ist bei Hörgeschädigten oft durch das schlechte Sprachverständnis erschwert. Es macht viel Mühe, ihnen die Aufgaben in Gebärdensprache zu übersetzen, und es ist nicht immer sicher, ob die Inhalte richtig verstanden werden, sodass die Antworten mit Vorsicht zu interpretieren sind. Bei Schwerhörigen mit gutem Sprachverständnis sind Fragebogenverfahren möglich, wie DIKJ, PFK, FPI, FAF, HANES-KJ und Satzergänzungstests.

Entscheidend ist jedoch immer das klinische Bild!

Anders ist die Situation bei den sog. projektiven Testverfahren, die seit Jahrzehnten in der Uchtspringer Klinik im Gesamtkonzept der Diagnostik eine wesentliche Rolle spielen. Sie gehören zum Standardrepertoire der Psychodiagnostik kindlicher Neurosen, und es ist erstaunlich, mit welcher Sicherheit die Gestaltungen der Kinder in Zeichnung und Spiel unbewusste Inhalte zur Darstellung bringen, die den zentralen Konflikt beschreiben. Sie sind nicht durch Sprache verfälscht und deshalb für die Diagnostik und auch die Therapie bei hörgeschädigten Kindern und Jugendlichen von besonderer Bedeutung.

Zu unserem Repertoire gehören:

- Familie in Tieren nach BREHM/GRÄSER.
- WARTEGG-Zeichentest nach AVÉ-LALLEMENT.
- Sceno-Test nach VON STAABS.
- Baum-Test nach KOCH.
- Mensch-Zeichen-Test nach ABRAHAM.
- »Rosenbusch« nach OAKLANDER.
- »Verzauberte Familie« nach KOS/BIERMANN.

In Bezug auf die Untersuchung bzw. Zuordnung der psychischen Störungen hörgeschädigter Kinder ist der Arzt auf die Mitarbeit des spezifisch ausgebildeten Lehrers angewiesen. Eine wesentliche Aufgabe des Pädagogen – neben der Unterrichtung des Hörgeschädigten und der Verbindung zu Eltern, Schulen, Internaten und Ämtern – besteht in der pädagogischen Diagnostik.

Diese beinhaltet die Beurteilung der Leistungsvorbedingungen und der Intelligenz der hörgeschädigten Kinder.

In einer etwa 4–6 Wochen dauernden Langzeitbeobachtung werden Konzentration, Ausdauer, Aufmerksamkeit, Wahrnehmung, Merkfähigkeit und Motorik geprüft. Darauf fußend erfolgt die Untersuchung der schulischen Leistungsfähigkeit durch altersgemäße, adäquate Aufgabenstellungen. In einem nahezu sprachfreien Test nach SNIJDERS-OOMEN wird das Denkvermögen eingeschätzt und mit den psychologischen Testergebnissen verglichen. Eine qualifizierte Befunderhebung ist nur mithilfe einer kollegialen Zusammenarbeit aller beteiligten Professionen möglich. Diese Voraussetzungen sind unabdingbar – auch für die sich anschließende Therapie.

Therapie

Technische Hilfen für Hörgeschädigte (24)

Hörgeräte

Nach dem Hörrohr verwendet man heute elektroakustische Geräte. Individuelle Hörgeräte sind klein und können hinter dem Ohr oder im Ohr getragen werden.

Im Unterricht kommen sog. Höranlagen zum Einsatz: Der Lehrer hat eine Sendeeinheit. Jeder Schüler verfügt über einen Empfangs- und Sendeteil. Der Lehrer kann direkten Einfluss auf die Kommunikation im Unterricht nehmen.

Das Kochleaimplantat

Das Kochleaimplantat ist eine Innenohrprothese, die seit den 70er-Jahren des 20. Jahrhunderts ertaubten und gehörlosen Menschen operativ eingesetzt wird. Ziel ist es, allen Kindern eine weitestgehend altersgemäße Entwicklung der Lautsprache zu ermöglichen.

Die Kinder bedürfen einer hörgeschädigtenspezifischen Betreuung. Als besonders geeignet erweist sich eine Versorgung mit einem Kochleaimplantat bei prä-, peri- und postnatal gehörlosen Kindern bis zum 2. Lebensjahr. Ältere Schulkinder jedoch zeigen nur dann noch Erfolge, wenn sie bereits eine erfolgreiche Hörerziehung und eine intensive Hör-, Sprach- und Sprecherziehung durchlaufen haben.

Bei Jugendlichen, die von Geburt an gehörlos waren, aber eine gute Lautsprachkompetenz hatten, waren die Implantationen nur selten erfolgreich.

Bildung und Erziehung hörbehinderter Kinder

In pädaudiologischen Beratungsstellen werden die Kinder so früh wie möglich fachspezifisch unterrichtet, um danach adäquat gefördert zu werden.

Die Vorschulerziehung schließt sich der Frühförderung an. Hier werden die Kinder auf die Schule vorbereitet. Hauptaugenmerk wird auf die *»Vervollkommnung einer kommunikativen Kompetenz«* gelegt, *»die dem Kind vielfältige Interaktionen sowie eine ungestörte emotionale Entwicklung ermöglichen soll«* (24).

In den Schulen für Hörgeschädigte lernen hörbehinderte Kinder, die in allgemeinen Schulen aufgrund ihres Hörschadens überfordert wären. Dabei geht die Tendenz deutlich zum gemeinsamen Lernen von hörgeschädigten und hörenden Kindern hin.

Psychiatrisch-psychotherapeutische Behandlung

Die Eckpfeiler in der Behandlung psychischer Störungen bei hörbehinderten Kindern und Jugendlichen bilden, wie auch bei hörenden kinderpsychiatrischen Patienten, die Psychotherapie und die Pharmakotherapie.

Die Medikamentenwirkung ist vordergründig auf die Stimmung des Patienten gerichtet, so z. B. auf eine traurige Ausgangslage, wie wir sie oft bei jugendlichen Patienten finden (siehe Behandlungsergebnisse). Bestimmte Medikamente beeinflussen die motorische Unruhe, wieder andere eine psychotische Symptomatik.

Ansonsten steht den hörgeschädigten Patienten das gesamte Therapieangebot der Klinik für Kinder- und Jugendpsychiatrie/Psychotherapie zur Verfügung, was sich wahrscheinlich kaum von den Möglichkeiten anderer Kliniken in Deutschland unterscheidet (Ergo-, Physio-, Musiktherapie, Malen, Gestalten, Entspannung u. a.).

Eine besondere Attraktion in der Ergotherapie mit den verschiedensten Gewerken ist für die hörgeschädigten Jugendlichen »TERRA U« (25). Sie können hier einen echten VW-Lupo nach allen Regeln der Kunst auseinander nehmen und dabei seine Mechanismen »erfassen«.

Die psychotherapeutische Einflussnahme auf die hörbehinderten Kinder und Jugendlichen ist überwiegend verhaltenstherapeutisch ausgerichtet, was jedoch keinesfalls bedeutet, dass das Unbewusste ausgegrenzt wird. Im Kontrast zur klassischen kann in der kognitiven Verhaltenstherapie insofern eine Weiterentwicklung gesehen werden, als in der Transparenz des Vorgehens auf Gesichtspunkte des aktiven und dynamischen Problemlösens besonderer Wert gelegt wird. Diese Vorgehensweise scheint auch für Hörbehinderte eine Methode zu sein, die sie »durchschauen« und auch nach der Entlassung aus der stationären Behandlung im ehemals krank machenden Umfeld erfolgreich anwenden können.

Beim operanten Konditionieren, bei dem die hörbehinderten Kinder fast fanatisch mitarbeiten, kommt es tatsächlich zu Korrekturen von gerade bei diesen Patienten sehr festgelegten Bewertungen, Einstellungen und Erwartungen (Abb. 4).

Mit der grafischen Darstellung ihrer Bemühungen um Erfolge »sehen« sie ihre Situation. Sie lernen am Modell und bauen neues Verhalten auf, gleichberechtigt und gleichwertig mit den Hörenden. Die

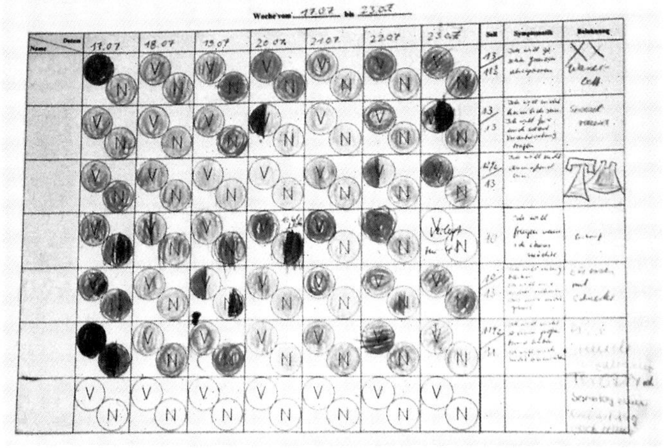

Abb. 4
Verhaltenstherapie (Übersicht)

Gruppe bietet ein geschütztes Umfeld, in dem neu erlernte Verhaltensweisen erprobt werden können. Videoaufnahmen mit Spiegelung sowohl der unerwünschten als auch der neu erworbenen Verhaltensweisen geben den hörgeschädigten Kindern die Möglichkeit, sich selbst zu »sehen« und aus diesen Bildern die notwendige Konsequenz zu ziehen.

Reichen die Wurzeln der Symptomatik bis in die frühe Kindheit, ist es oft unumgänglich, dass Erlebnislücken ausgefüllt werden müssen. Bei hörgeschädigten Kindern bietet sich hierzu projektives Arbeiten an: Sceno-Spiel, Handpuppenspiel, Sandspiel, Zeichnen und Malen sind Möglichkeiten, unbewusste Konflikte zum Ausdruck zu bringen und mithilfe der Therapeuten aufzuarbeiten.

Die folgende Bildergeschichte über F. (10-jähriges Mädchen aus dem Saarland) soll eine solche Therapie darstellen.

F. ist Adoptivkind. Die leibliche Mutter hatte viele »Freier«. F. verbrachte ihre ersten Lebensjahre in diesem Milieu, bis die Nachbarin mit ihr zum Jugendamt ging und F. in ein Heim kam. Die leibliche Mutter hatte wenig Zeit für ihr Baby. Sie wusste auch nicht, dass die Tochter nicht hören konnte. F. hatte niemanden, auf den sie sich verlassen konnte.

In der neuen Familie ging es ihr zunächst gut. Als sie 5 Jahre alt war, adoptierten die Eltern noch einen kleinen Jungen.

Bald darauf wurde F. auffällig: sie zerstörte, drohte sich umzubringen oder wegzulaufen; fing an zu lügen und zu stehlen, quälte Tiere, richtete ihre Aggressionen vor allem gegen den Vater, der offenbar die Beziehungsperson für das Mädchen war.

Während der Therapie wird F. ganz langsam selbstbewusst und schließlich erwachsen. Für einen kleinen hörgeschädigten Jungen hatte sie die Verantwortung übernommen.

Nach 12 Therapiestunden ist F. in der Schule. Im Liegestuhl liegt ein fauler Junge: K., ihr Bruder. Die Mutter ärgert sich über ihn. Neben dem Liegestuhl ein Baby, vielleicht F.? Das Baby hat es gut, es muss noch nicht zur Schule (Abb. 5).

In der 13. Therapiestunde zeichnet F. ein Haus, »... Straße 69«, ihr Elternhaus. Sie schaut mit ihrer Freundin durch das Fernrohr und erspäht »neue Menschen« in diesem Haus. Vielleicht neue Eltern? (Abb. 6).

F. ist auf Urlaub im Saarland. Sie steigt auf einen Berg und schaut ins Land, vielleicht auf der Suche nach neuen Eltern? (Abb. 7).

In diesem Sceno stellt F. auf der einen Seite Arzt und Krankenschwester, auf der anderen »neue Eltern« mit dem Bruder dar. Sie läuft zu den neuen Eltern, geht jedoch dann wieder zum Arzt und zur Schwester zurück (Abb. 8).

Wir hoffen, dass es F. mit unserer Hilfe gelungen ist, ihre Identität zu finden.

Im Sommer 2002 haben wir sie noch einmal für eine kurze Zeit aufgenommen. Sie hatte sich diesen Aufenthalt gewünscht. Es ging ihr sehr gut, und sie malte das Bild »Familie Z. – Heim« (Abb. 9).

Eigene Erfahrungen mit psychisch kranken, hörgeschädigten Kindern und Jugendlichen

Vorgeschichte

Das »Deutsche Zentrum für Psychiatrie und Psychotherapie mit hörgeschädigten Kindern und Jugendlichen« ist Teil der Klinik für Kinder- und Jugendpsychiatrie/Psychotherapie des Fachkrankenhauses Uchtspringe *(SALUS gGmbH)*. Es ist seit 1993 nach wie vor die einzige stationäre kinderpsychiatrische Einrichtung in Deutschland, welche diese Klientel behandelt. Die Mitarbeiter hatten Vorerfahrungen im Umgang mit mehrfachbehinderten hörgeschädigten Kindern und Jugendlichen. GRUNERT hatte in einer wissenschaftlichen Arbeit (26) nachgewiesen, dass die Kommunikation der mehrfachgeschädigten Kinder auf Gebärden basieren muss.

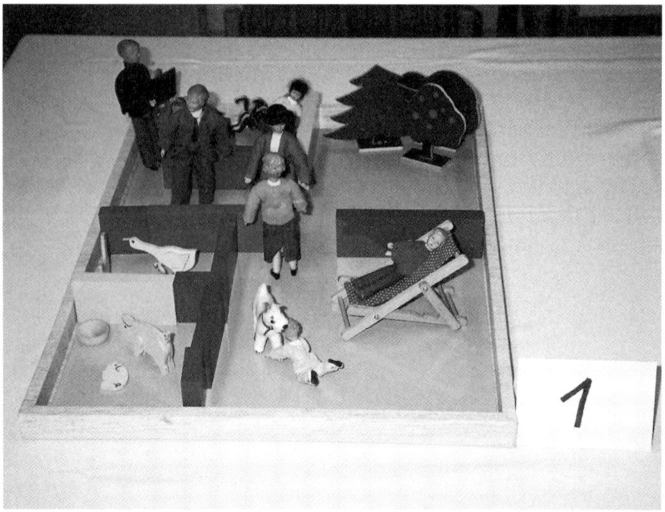

Abb. 5–9
Bildergeschichte;
F., 10-jähriges Mädchen

Abb. 5
Sceno »Baby«

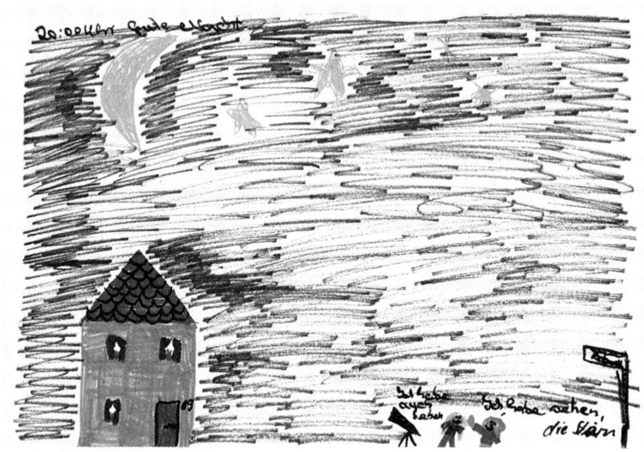

Abb. 6
Zeichnung
»... Straße 69«

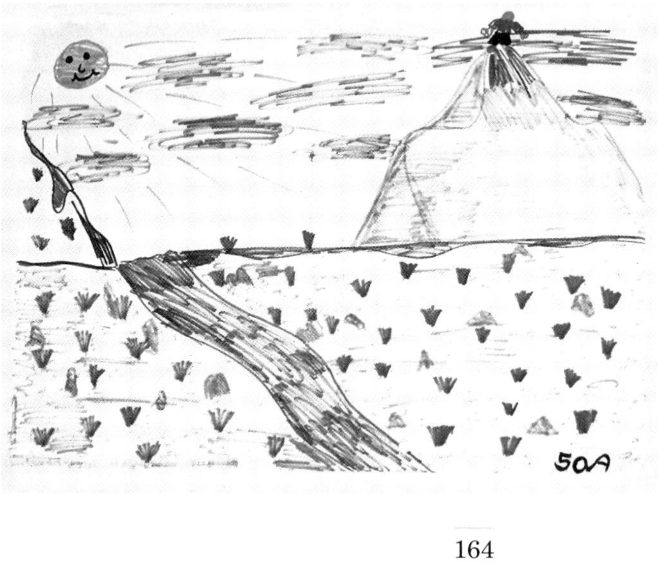

Abb. 7
Zeichnung
»Urlaub im Saarland«

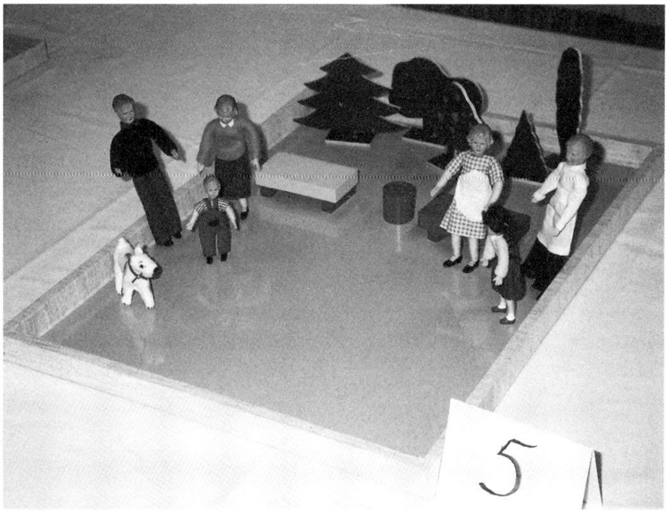

Abb. 8
Sceno
»Neue Eltern, Arzt und Schwester«

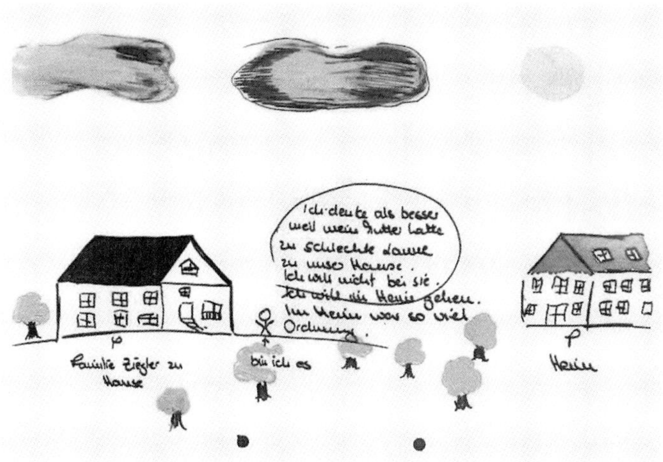
Ich denke als besser
weil mein Mutter hatte
zu schlechte Laune
zu unser Hause.
Ich will nicht bei sie.
Ich will ins Heim gehen.
Im Heim war so viel
Ordnung.
Familie Ziegler zu Hause
bin ich es
Heim

Abb. 9
Zeichnung
»Familie Z. – Heim«

Behandlungskonzept

Auf der Tradition fußend wurde das Konzept zur Diagnostik, Therapie und Förderung mehrfachbehinderter hörgeschädigter Kinder und Jugendlicher umgearbeitet bzw. neu erstellt für die Akutbehandlung psychisch gestörter, hörgeschädigter Jungen und Mädchen im Alter von 3–18 Jahren.

Dieses Konzept ist integrativ ausgerichtet, d. h., hörbehinderte und hörende Patienten werden zusammen behandelt. Alle an der Behandlung Beteiligten, einschließlich der hörenden Mädchen und Jungen, erlernen die sog. sprachbegleitende Gebärde. In einer Gruppe leben und lernen in der Regel 2 hörgeschädigte mit 4 hörenden Patienten zusammen.

Es stehen Mitarbeiter verschiedener Professionen zur Verfügung; daraus ergibt sich die unabdingbare enge Zusammenarbeit gerade in diesem sensiblen Bereich zwischen Arzt, Psychologe, Pädagoge sowie Fachschwestern, Erziehern, Ergotherapeuten, Physiotherapeuten, Musiktherapeuten, Sozialarbeitern und anderen Helfern.

Behandlungsergebnisse

Auf dem 16. Weltkongress der Internationalen Gesellschaft für Kinder- und Jugendpsychiatrie (IACAPAP) im August 2004 in Berlin konnten wir eine Übersicht zu 10 Jahren Therapie mit hörgeschädigten, psychisch kranken Kindern und Jugendlichen darstellen (25).

Von März 1993 bis März 2003 behandelten wir 144 hörbehinderte Mädchen und Jungen. Die Abb. 10–16 zeigen die Ergebnisse: Bei 39% aller Patienten war die Hörbehinderung im 1. Lebensjahr diagnostiziert worden (Abb. 10). 20% erhielten vor ihrem 2. Geburtstag eine adäquate Hilfe (Abb. 11 und 12).

Die meisten unserer Patienten waren bei der Einweisung 14 Jahre und älter (Abb. 13). Drei Viertel davon waren Jungen, ein Viertel Mädchen (Abb. 14). Erfreulicherweise scheinen sich Diagnostik und Therapie in den letzten Jahren zunehmend auf die jüngeren Jahrgänge zu verlagern.

Einweisungsgründe waren Verhaltensstörungen, hauptsächlich Aggressionen gegen Familienmitglieder, Mitschüler und Lehrer (Abb. 15).

Unsere Behandlungsdiagnosen spiegeln die des gesamten Spektrums der Kinder- und Jugendpsychiatrie/Psychotherapie wider. An 1. Stelle stehen Anpassungsstörungen mit Auffälligkeiten im sozialen und emotionalen Bereich, gefolgt von depressiven und hyperkinetischen Störungen (Abb. 16).

Frühkindliche Hirnschäden spielen offenbar eine nicht unbedeutende Rolle (27). Enuresis und Enkopresis sind in Abb. 16 dargestellt, weitere psychosomatische Besonderheiten konnten wir vor allem bei depressiven Kindern und Jugendlichen beobachten.

In einem Vergleich mit den hörenden Patienten der Klinik für Kinder- und Jugendpsychiatrie/Psychiatrie in Uchtspringe (Zeitraum Januar 2000 bis Mai 2003) fanden wir depressive Erkrankungen bei 25%, bei den Hörbehinderten waren es 19,4%.

Psychosen (Schizophrenien) sind bei den Hörgeschädigten mit 9% unerwartet häufig (4,8% im hörenden Bereich) und sollten uns nachdenklich machen.

Auch hyperkinetische Symptome spielen bei der hörgeschädigten Klientel mit

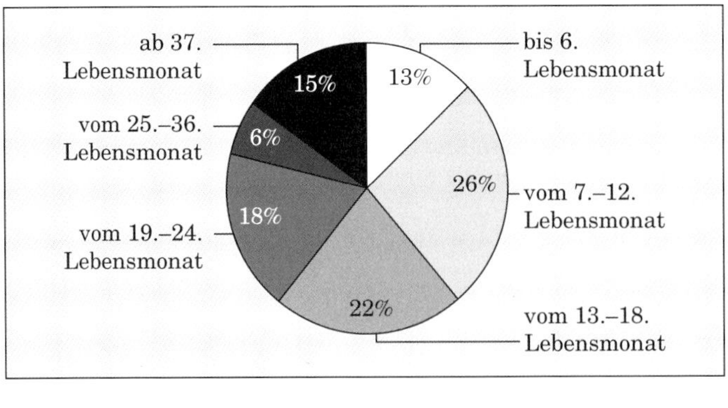

Abb. 10
Feststellung der Hörschädigung

11

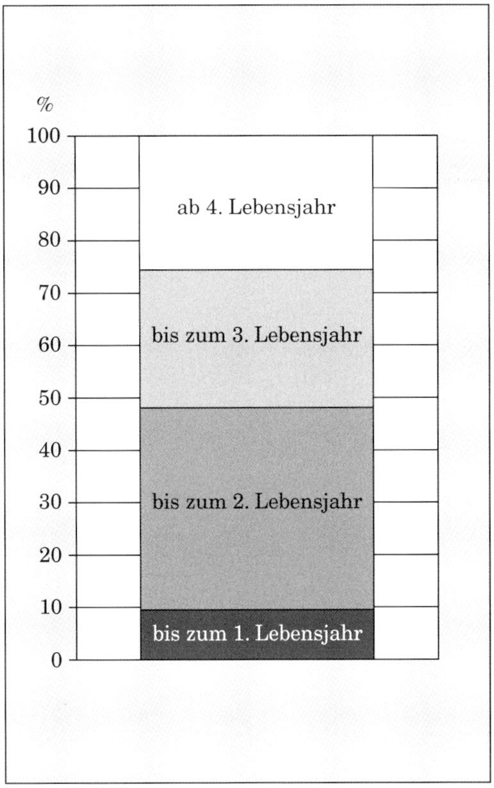

12

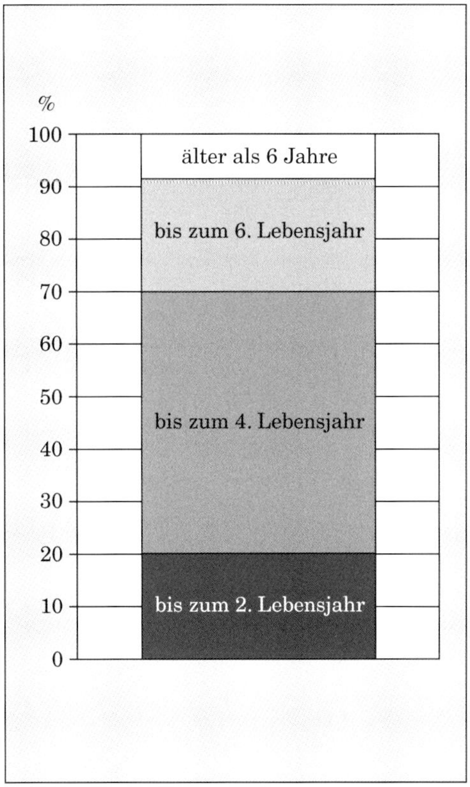

Abb. 11
Hörgeräteversorgung

Abb. 12
Beginn der Förderung

13

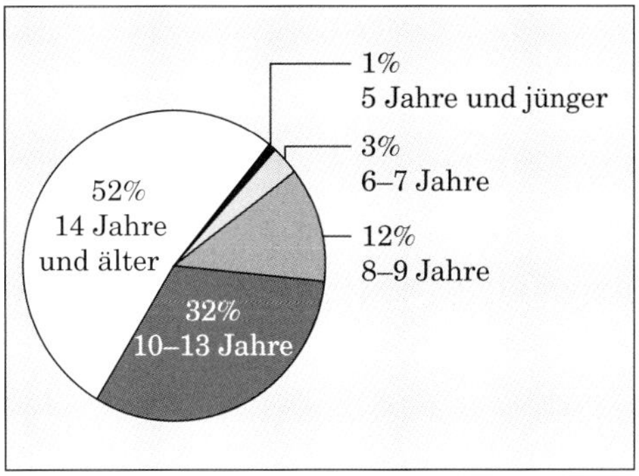

Abb. 13
Alter bei Einweisung

14

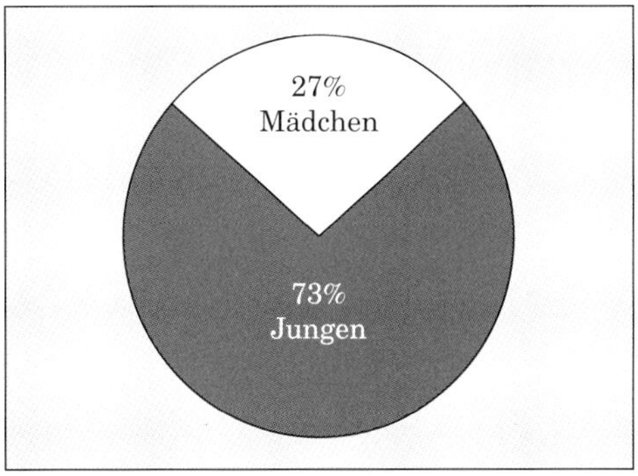

Abb. 14
Verteilung zwischen Jungen und Mädchen

15

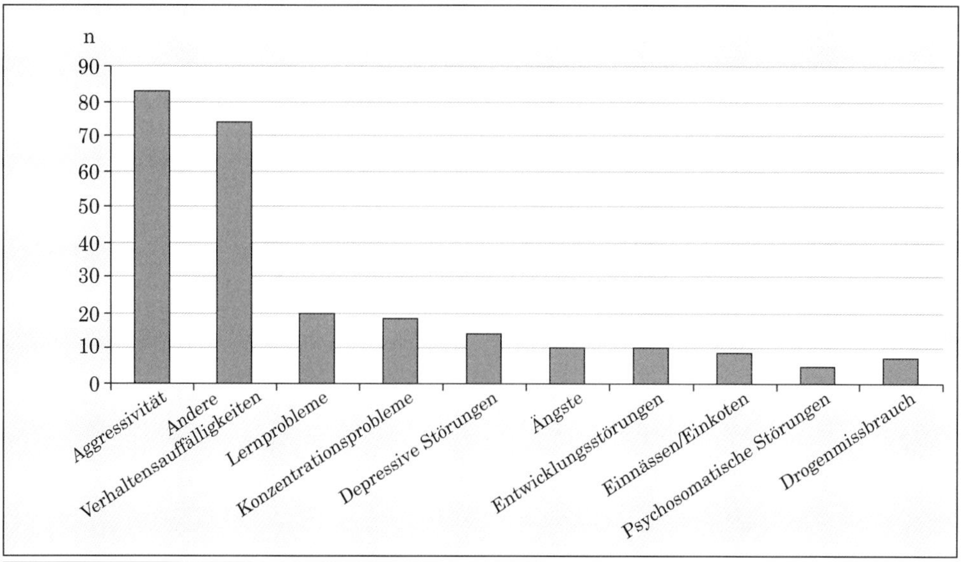

16

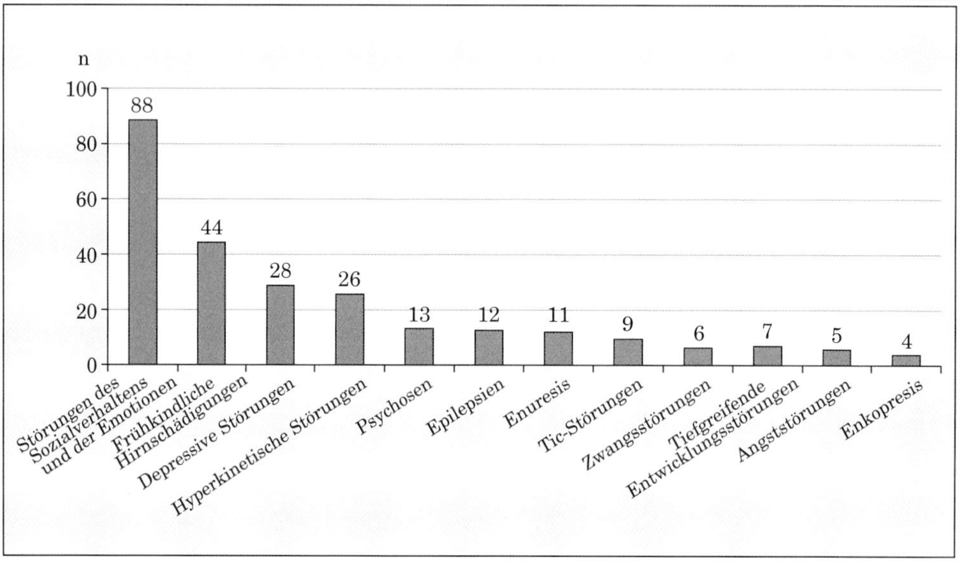

Abb. 15
Einweisungsgründe (Auswertungsgrundlage: 144 Patienten)

Abb. 16
Behandlungsdiagnosen (Auswertungsgrundlage: 144 Patienten)

18,1% eine weitaus größere Rolle als bei den übrigen Patienten der Klinik (3,3%), worin wir mit den Untersuchungsergebnissen von FENGLER (20) übereinstimmen.

Bemerkenswert erscheint der relativ große Anteil (16%) nicht deutschstämmiger Patienten, der bei unseren hörenden Kindern und Jugendlichen ansonsten keine Rolle spielt. Hierbei ist zu beachten, dass wir hörbehinderte Patienten aus der gesamten Bundesrepublik Deutschland aufnehmen (alte Bundesländer: 60%, neue Bundesländer: 40%).

Vielleicht ist diese Tatsache aber auch ein Hinweis darauf, dass es gerade die hörbehinderten Kinder in einem fremdsprachigen Umfeld noch schwerer als hörende Kinder haben, wenn sie nach ihrer Identität suchen:

Heimat ist dort, wo man verstanden wird.

Fazit für Klinik und Praxis

○ Nach mehr als 10 Jahren Arbeit mit hörgeschädigten, psychisch kranken Kindern aus der gesamten Bundesrepublik Deutschland resümieren wir, dass sich das Konzept der integrativen Behandlung dieser Patienten zusammen mit hörenden Patienten bewährt hat.

○ Die Therapiefortschritte, welche die hörbehinderten Kinder machen, wenn sie ihren Platz in der Gruppe gefunden haben, sind unübersehbar. Sie streben nach Anerkennung, sie suchen ihren Platz in der Welt der Hörenden, ohne die eigene »Kultur«, von welcher oft gesprochen wird, zu vernachlässigen. Sie wollen gleichberechtigt sein, wobei der Raum für »Zusammenschluss« bleiben muss, den wir ihnen gewähren und der auch von der Gesellschaft akzeptiert wird.

○ Hörbehinderte Kinder haben es unendlich schwer, ihre »Beeinträchtigung« zu verarbeiten – über Verleugnung, Depression bis hin zur Annahme. Misstrauen und sozialer Rückzug sind einfühlbar, wenn man nicht verstanden wird bzw. wenn man falsch versteht, die Kommunikation mit der Welt eingeschränkt ist, man sich über Sprache nicht oder nur sehr unvollkommen bemerkbar und verständlich machen kann. Abrupte impulsive Reaktionen, aggressiv erscheinende Mimik und Gestik werden all zu oft umgedeutet und falsch wahrgenommen.

○ Nur wenige Menschen aus der hörenden Umwelt bemühen sich, mit der Gebärdensprache umzugehen, die unabdingbar erscheint, wenn wir *mit* den hörbehinderten Menschen reden wollen und nicht nur *über* sie. Dass den Betroffenen diese Situation traurig macht, verwundert nicht, nur werden seine Signale offenbar oft nicht verstanden oder falsch interpretiert.

○ Sprache ist Voraussetzung für die Kommunikation zwischen den Menschen, für eine gesunde Entwicklung der Persönlichkeit, für das Finden der eigenen Identität. Gelingt die Lautsprache nicht oder nur mangelhaft, ist die Gebärdensprache unverzichtbar. Nur so kann die Erlebnisverarbeitung erfolgreich sein, können die gegenwärtigen Möglichkeiten ausgeschöpft werden. Die Kinder sind möglicherweise – neben anderen Ursachen – auch deshalb krank geworden, weil sie an diesem Vorhaben gehindert wurden, in Konflikte geraten sind, die sie nicht allein, nicht mithilfe ihrer Eltern oder Lehrer lösen konnten.

○ Ziel der kinderpsychiatrischen Intervention ist es, ihnen dabei zu helfen. Es gibt zu wenig ausgebildete (interessierte?) Therapeuten, die Wege sind weit, die Kinder kommen vielleicht deshalb, aber auch aus falschen Vorurteilen gegenüber der Psychiatrie, viel zu spät zur Therapie, oft erst dann, wenn die Störung chronifiziert ist.

○ Der Pädiater ist in der Regel die 1. Anlaufstelle für Eltern, wenn das Verhalten ihres Kindes »nicht der Norm entspricht«, was das auch immer heißen mag. Er sollte aufmerksam sein und wissen, dass diese Kinder spezifischer Hilfe bedürfen und dass diese erfolgreich sein kann, wenn sie rechtzeitig in Anspruch genommen wird.

Literatur

1. Leonhardt A. Hörbehinderung als Herausforderung von Pädagogik, Psychologie und Psychiatrie. In: Lischka E, Leonhardt A, Hrsg. Wenn Hörbehinderte psychisch krank werden. In: Tögel C, Lischka V, Hrsg. Uchtspringer Schriften. Bd. 2. Uchtspringe; 2004. S. 109–121.

2. van Uden A. Das gehörlose Kind – Fragen seiner Entwicklung und Förderung – Untersuchungen zur Körpersprache, Phonetik, Psycholinguistik und Soziologie. In: Gotthardt U. Gehörlosigkeit in Ehe und Familie. Inaugural-Dissertation. Frankfurt am Main; 1988.

3. van Uden A. Teilleistungsstörungen beim gehörlosen Kind. In: Grunert G, Lischka E. Psychisch kranke hörgeschädigte Kinder und Jugendliche. In: Leonhardt A, Hrsg. Mehrfachbehinderte mit Hörschäden. Neuwied-Kriftel-Berlin: Luchterhand; 1998. S. 61–81.

4. Steinhausen HC. Psychische Störungen bei Kindern und Jugendlichen: Lehrbuch der Kinder- und Jugendpsychiatrie. 3. Aufl. München-Wien-Baltimore: Urban & Schwarzenberg; 1996. S. 199–218.

5. Kammerer E. Kinderpsychiatrische Aspekte der schweren Hörschädigung. Stuttgart: Enke; 1988.

6. Richter I. Ein Netz für die Seele. Vernetzte Behandlungsstrategien für psychisch kranke Hörgeschädigte. In: Lischka E, Leonhardt A, Hrsg. Wenn Hörbehinderte psychisch krank werden. In: Tögel C, Lischka V, Hrsg. Uchtspringer Schriften. Bd. 2. Uchtspringe; 2004. S. 41–54.

7. Leven R. Zur psychotherapeutischen Versorgung hörgeschädigter Menschen mit psychischen Störungen. In: Lischka E, Leonhardt A, Hrsg. Wenn Hörbehinderte psychisch krank werden. In: Tögel C, Lischka V, Hrsg. Uchtspringer Schriften. Bd 2. Uchtspringe; 2004. S. 93–107.

8. Altshuler KZ. Toward a Psychology of Deafness? In: Kammerer E. Kinderpsychiatrische Aspekte der schweren Hörschädigung. Stuttgart: Enke; 1988. S. 38.

9. Schlesinger HS, Maedow KP. Sound and Signs: Childhood deafness and mental health. In: Kammerer E. Kinderpsychiatrische Aspekte der schweren Hörschädigung. Stuttgart: Enke; 1988. S. 38.

10. Freeman RD, et al. Psychiatric aspects of sensory disorders and intervention. In: Kammerer E. Kinderpsychiatrische Aspekte der schweren Hörschädigung. Stuttgart: Enke; 1988. S. 39.

11. Gentile A. Mc Carthy B. Additional handicapping conditions among hearing impaired students. In: Kammerer E. Kinderpsychiatrische Aspekte der schweren Hörschädigung. Stuttgart: Enke; 1988. S. 39.

12. Meadow KP, Trybus RJ. Behavioral and emotional problems oft deaf children. In: Kammerer E. Kinderpsychiatrische Aspekte der schweren Hörschädigung. Stuttgart: Enke; 1988. S. 40.

13. Lischka E, Leonhardt A, Hrsg. Wenn Hörbehinderte psychisch krank werden. In: Tögel C, Lischka V, Hrsg. Uchtspringer Schriften. Bd. 2. Uchtspringe; 2004. S. 35–121.

14. Hartmann N. Die Früherziehung des hörgeschädigten Kindes. In: Gotthardt U, Gehörlosigkeit in Ehe und Familie. Inauguraldissertation. Frankfurt am Main; 1988. S. 14.

15. Flehinghaus KH. Gehörlose im Kommunikationsfeld unter besonderer Berücksichtigung sprachtauber Erwachsener. In: Gotthardt U. Gehörlosigkeit in Ehe und Familie. Inauguraldissertation. Frankfurt am Main; 1988. S. 14.

16. Richtberg W. Hörbehinderung als psychosoziales Leiden. In: Gotthardt U. Gehörlosigkeit in Ehe und Familie. Inauguraldissertation. Frankfurt am Main; 1988. S. 15.

17. Gotthardt U. Gehörlosigkeit in Ehe und Familie – Beziehungs- und Umgangsformen kommunikativ Behinderter. Inauguraldissertation. Goethe-Universität Frankfurt am Main; 1988.

18. Prillwitz S. Zum Zusammenhang von Kognition, Kommunikation und Sprache mit Bezug auf die Gehörlosenproblematik. In: Gotthardt U. Gehörlosigkeit in Ehe und Familie. Inauguraldissertation. Frankfurt am Main; 1988. S. 17.

19. Grunert G. Laut- und schriftsprachliche Kompetenz bei psychisch kranken Hörgeschädigten. In:

Lischka E, Leonhardt A, Hrsg. Wenn Hörbehinderte psychisch krank werden. In: Tögel C, Lischka V, Hrsg. Uchtspringer Schriften. Band 2. Uchtspringe; 2004. S. 67–78.

20. Fengler I. Hörgeschädigt Menschen: Beratung, Therapie und Selbsthilfe. Stuttgart-Berlin-Köln: Kohlhammer; 1990.

21. Bodenheimer AR. Taubheit – Die Barriere als Brücke. In: Gotthardt U, Gehörlosigkeit in Ehe und Familie. Inauguraldissertation. Frankfurt am Main; 1988. S. 21.

22. Maedow KP. The Development of Deaf Children. In: Kammerer E. Kinderpsychiatrische Aspekte der schweren Hörschädigung. Stuttgart: Enke; 1988. S. 37.

23. Gilmore J. Interpersonal relations and haering loss. In: Fengler J. Hörgeschädigte Menschen: Beratung, Therapie und Selbsthilfe. Stuttgart-Berlin-Köln: Kohlhammer; 1990. S. 214.

24. Leonhardt A. Einführung in die Hörgeschädigtenpädagogik. 2. Aufl. München-Basel: Reinhardt; 2002.

25. Remschmidt H, Belfer M, editors. Book of Abstracts of the 16th World congress of the International Association for child and Adolescent Psychiatry and Allied Professions (IACAPAP). Darmstadt: Steinhoff; 2004.

26. Grunert G. Entwicklung der laut- und gebärdensprachlichen Kommunikationsfähigkeit beim schulbildungsunfähigen förderungsfähigen hörgeschädigten Kind durch rehabilitationspädagogische Einwirkung. Inauguraldissertation, Humboldt-Universität Berlin; 1977.

27. Grunert G, Lischka E. Psychisch kranke hörgeschädigte Kinder und Jugendliche. In: Leonhardt A, Hrsg. Mehrfachbehinderte mit Hörschäden. Neuwied-Kriftel-Berlin: Luchterhand; 1998. S. 61–81.

10

Sehstörungen

Jürgen Seifert

Die Bezeichnung »Sehschädigung« wird als Sammelbegriff für unterschiedliche Arten und Schweregrade der Beeinträchtigung von Sehfunktionen verwendet. Eine klare Abgrenzung von hochgradiger Sehbehinderung und Blindheit ist aufgrund der Variabilität der verschiedenen zugrunde liegenden funktionalen Beeinträchtigungen schwierig. Deshalb wird im pädagogischen Bereich auf sie verzichtet, da beide Gruppen auf blindengemäße Fördermaßnahmen und Blindenhilfsmittel angewiesen sind.

In den entwickelten Industrienationen ist der größte Teil der Sehbehinderungen auf erbliche oder angeborene Veränderungen des Auges zurückzuführen. Infektiöse Erkrankungen des Sehapparats spielen hier im Gegensatz zu den Dritte-Welt-Nationen nur eine untergeordnete Rolle.

Die Folgen schwerer Sehbehinderungen für die Entwicklung der betroffenen Kinder und Jugendlichen variieren je nach Grad der verbliebenen Sehfähigkeit, Art der Sehschädigung, Verlauf der Erkrankung und Zeitpunkt der Erblindung sowie eventuellen zusätzlichen Handicaps. Mehrfachbehinderungen sind nicht selten. Hochgradige Sehbehinderungen sind auch mit einem erhöhten Risiko für die Entwicklung seelischer Behinderungen oder komorbider psychiatrischer Erkrankungen verbunden. Die möglichst frühzeitige und differenzierte Diagnostik stellt dabei besondere Anforderungen an die behandelnden Pädiater, Ophthalmologen sowie Kinder- und Jugendpsychiater und setzt in der Regel eine enge interdisziplinäre Kooperation voraus.

Definition und Klassifikation

Sehschädigungen umfassen ein Kontinuum an qualitativen und quantitativen Beeinträchtigungen des Sehvermögens. Dabei werden Begriffe wie blind, sehgeschädigt, sehbehindert, früher auch sehgestört und sehschwach benutzt, um verschiedene Arten beeinträchtigten bzw. veränderten Sehvermögens zu beschreiben (englisch: blind, visually handicapped, visually impaired, partially sighted).

Zur Beurteilung des Sehvermögens wird vor allem die Sehschärfe oder der sog. Fernzentralvisus zugrunde gelegt (1). Die Sehschärfe ist definiert als Sehquotient aus dem Abstand, in dem ein Prüfobjekt gerade eben korrekt identifiziert wird, und jenem Abstand, aus dem es eigentlich von einem voll sehtüchtigen Menschen identifiziert werden sollte (2).

Blindheit wird nach der heutigen sozialrechtlichen Definition in Deutschland dann angenommen, wenn das Sehvermögen entweder vollständig verloren ist oder das verbliebene Sehvermögen bei optimaler Korrektur die Sehschärfe $^{1}/_{50}$ (d. h. 2%) nicht übersteigt.

Hochgradige Sehbehinderung wird mit einer Sehschärfe von $^{1}/_{50}$ bis $^{1}/_{20}$, Sehbehinderung bei einer Sehschärfe von $^{1}/_{20}$ bis $^{1}/_{3}$ und Normalsichtigkeit bei einer Sehschärfe zwischen $^{1}/_{3}$ und $^{1}/_{1}$ angenommen (2).

Darüber hinaus werden Personen als blind oder hochgradig sehbehindert beschrieben, wenn sie trotz höherer Sehschärfe andere schwerwiegende Funktionseinschränkungen des Sehvermögens, wie z. B. extreme Gesichtsfeldeinschränkungen, aufweisen (3).

Im internationalen Vergleich existieren unterschiedliche Definitionen für die verschiedenen Formen von Sehschädigungen. Dies gilt vor allem für die extreme Ausprägungsform der Blindheit (4). In den Vereinigten Staaten von Amerika werden beispielsweise Personen mit einer Sehschärfe von $^{20}/_{200}$ (d. h. 10% des normalen Sehvermögens) sozialrechtlich als blind eingestuft (5), während dieser Personenkreis nach den deutschen Beurteilungsgrenzen gerade als sehbehindert gilt. Diese Unterschiede in der Definition von Blindheit sind vor allem im Hinblick auf den Vergleich epidemiologischer, medizinischer und entwicklungspsychologischer Untersuchungen bedeutsam.

Epidemiologie

Nach Angaben der WHO (4) sind unter Zugrundelegung der amerikanischen Kriterien weltweit etwa 40 Millionen Menschen blind, darunter etwa 1,5 Millionen Kinder unter 15 Jahren. Ein Großteil dieser Personen stammt aus den sog. Entwicklungsländern, die auch bei den 500000 Neuerblindungen im Kindesalter deutlich stärker betroffen sind (6).

Die Prävalenz von blinden Personen liegt in Deutschland (ohne die neuen Bundesländer) bei etwa 0,12% der Gesamtbevölkerung (2). Unter Kindern und Jugendlichen beträgt die Blindheitsquote nur etwa 0,012% der Schüler im schulpflichtigen Alter (7). Weitere Untersuchungen zur Prävalenzrate blinder Kleinkinder (von der Geburt bis zum 6. Lebensjahr) können diese Daten grundsätzlich bestätigen (8). Eine etwas geringere Belastung (0,08%) geben Drawe, Schäfer und Schinderle (9) in einer großen bayerischen Studie an, allerdings ohne Berücksichtigung von mehrfach behinderten Kindern, deren Anteil etwa 50–70% beträgt (8, 10, 11).

Unter Zugrundelegung der genannten Daten ergibt sich eine Quote von 0,015–0,02% auf etwa 800000 Lebendgeborene pro Jahr in der Bundesrepublik Deutschland (12) mit einer Inzidenzrate von 1 blinden Kind auf etwa 4000–6000 Lebendgeburten oder etwa 120–160 blind geborenen Kindern in Deutschland pro Jahr.

Hieraus kann abgeleitet werden, dass für die entwickelten Industrienationen Blindheit oder hochgradige Sehbehinderung vorwiegend ältere Personengruppen (Erblindete) betrifft, die kongenitale Blindheit oder hochgradige Sehbehinderung einer der seltensten Behinderungsformen im Kindesalter darstellt und ein großer Anteil geburtsblinder Kinder zusätzliche Behinderungen aufweist.

Ätiologie und Pathogenese

Die Ursachen kongenitaler Blindheit sind vielfältig (13). Bezüglich der ätiopathogenetischen Umstände kann zwischen den eigentlichen ätiologischen Faktoren und der jeweiligen ophthalmologischen Diagnose (Sitz und Typ der Sehschädigung) unterschieden werden (2).

Anatomisch können verschiedene kortikale Schädigungen, Missbildungen des Auges (z. B. Anophthalmus u. a.) sowie Schädigungen des Sehnervs (z. B. Optikusatrophie, Hypoplasie, Papillenhypoplasie, Mikropapille u. a.), der Netzhaut (Retinopathia praematurorum, Amaurosis-Leber, tapetoretinale Dystrophien, Retinoblastom, retinale Dysplasie u. a.) und der äußeren Augenpartien (Katarakt, Glaukom) differenziert werden.

Ätiologisch spielen in den entwickelten Industrienationen vor allem erbliche und iatrogene Faktoren eine führende Rolle, während der Anteil infektiöser und entzündlicher Formen deutlich zurückgegangen ist (14). Deutlich zugenommen hat der Anteil von frühgeborenen blinden Kindern (Retinopathia praematurorum) (15). Ursächlich für diese Sehschädigung sind pathologische Wachstumsprozesse in der noch unreifen Netzhaut, die wesentlich auf die nötige hohe Sauerstoffzufuhr im Inkubator zurückzuführen sind.

Der Anstieg dieses Problems wird vornehmlich auf die verbesserten Überlebenschancen extrem frühgeborener Kinder (Geburtstermin <28. Schwangerschaftswoche mit einem Geburtsgewicht von deutlich unter 1000 g) in der modernen neonatalogischen Intensivmedizin zurückgeführt (16). In dieser Gruppe der sehr früh und unreif Geborenen weisen etwa 40% Netzhautschädigungen auf, von denen wiederum, nach der amerikanischen Blindheitsdefinition, 3–7% erblinden (17). Nach hieraus abgeleiteten Schätzungen unterliegen etwa 30% aller blinden Kinder dieser Diagnose (8) und repräsentieren damit die häufigste Blindheitsursache bei Kindern in den hoch entwickelten Industrienationen.

Symptomatik und Komorbidität

Die Besonderheiten der Entwicklung des blinden Kindes sind vielfältig und vom Grad und der Art der Mehrfachbehinderung bestimmt. Blindheit ist grundsätzlich als eine gravierende Behinderung einzuschätzen (18), da der visuellen Wahrnehmung zentrale Bedeutung für die menschliche Informationsverarbeitung zukommt. Hierzu zählen die Lokalisation und Identifikation räumlich entfernter Objekte, die Steuerung und Koordination zielgerichteter Bewegungen, die Integration von Informationen verschiedener Sinnesmodalitäten und die Wahrnehmung von nonverbalen Signalen in der zwischenmenschlichen Kommunikation als wesentliche Grundlage für das Lernen am Modell (19).

Der Ausfall des Gesichtssinnes ist mit verschiedenen Entwicklungsbesonderheiten und daraus resultierenden Entwicklungsrisiken und Beeinträchtigungen verbunden, wobei dem Schweregrad, der Ursache bzw. der Art der Sehschädigung sowie etwaigen weiteren Entwicklungsbeeinträchtigungen eine jeweils modifizierende Funktion zukommt (20–23).

Im Mittelpunkt der überwiegend entwicklungspsychologischen Forschung bei geburtsblinden Kindern steht die Erörterung von empirischen Untersuchungen zur frühkindlichen Entwicklung bis ins Vorschulalter. Im klinisch-psychiatrischen Forschungsbereich liegen bisher kaum systematische Daten vor.

Die folgende Darstellung bezieht sich auf die Entwicklungsbereiche »Objekt- und Raumwahrnehmung«, »motorische Entwicklung«, »kognitive Entwicklung«, »Sprachentwicklung«, »sozial-emotionale

Entwicklung«, »Verhaltensauffälligkeiten« sowie »besondere Erziehungsprobleme der Eltern«.

Objekt- und Raumwahrnehmung

Die Objekt- und Raumwahrnehmung entspricht den durch die Blindheit primär betroffenen Funktionsbereichen. Mit dem Ausfall des Gesichtssinnes gehen gravierende Einschränkungen der Umwelterfahrung einher, die durch andere Sinnessysteme nicht oder nur unzureichend kompensiert werden können. Das visuelle Sinnessystem erlaubt eine hochgradig differenzierte, präzise und unmittelbare Wahrnehmung (24). Über auditive und taktile Informationen können verminderte oder fehlende visuelle Reize lediglich partiell kompensiert werden und erfordern einen erheblichen Übungs- und Zeitaufwand (5).

Eine weitere Besonderheit des visuellen Informationssystems besteht darin, dass es die simultane Erfassung physikalischer Eigenschaften wie Größe, Farbe und Oberflächenbeschaffenheit erlaubt, wohingegen taktile und auditive Informationen überwiegend sukzessiv verarbeitet werden müssen. Neben der erschwerten Objektwahrnehmung sind zudem Beeinträchtigungen in der Raumwahrnehmung, der räumlichen Orientierung und im Verständnis räumlicher Beziehungen festzustellen. Auch hier sind taktile und auditive Informationen den visuellen unterlegen. Während der Tastsinn auf den Greifraum beschränkt bleibt, ist die auditive Wahrnehmung in der Richtungs- und Entfernungslokalisation in der Regel ungenauer (25). Die Nutzung auditiver und taktiler Signale für die räumliche Orientierung ist darüber hinaus mit einer erheblich höheren Belastung der Gedächtnisfunktionen verbunden (24).

Diese primären Wahrnehmungseinschränkungen und Erschwernisse bedingen die Schwierigkeiten blinder Kinder bei der Exploration der Umwelt und der räumlichen Orientierung, welche wiederum mit zeitlichen und qualitativen Veränderungen motorischer Entwicklungsprozesse einhergehen.

Zur Entwicklung von Explorations- und Orientierungsleistungen blinder Vorschulkinder liegen nur wenige empirische Untersuchungen vor, die sich vorwiegend mit der Frage befassen, ab welchem Lebensalter blinde Kinder in der Lage sind, Geräusche zur Lokalisation von Objekten im Greifraum zu nutzen (26–28). Den Untersuchungsergebnissen ist zu entnehmen, dass etwa bis zum 8. Lebensmonat ausschließlich taktile Hinweisreize genutzt werden, während sich die Fähigkeit zur Lokalisation von Objekten durch auditive Hinweise erst mit Ende des 1. Lebensjahres entwickelt. Die systematische Suche nach stummen Objekten manifestiert sich dagegen mehrheitlich erst im späteren Kleinkind- bzw. im Vorschulalter.

Demnach kann mit großer Wahrscheinlichkeit von einer deutlichen Verzögerung der Explorations- und Lokalisationsleistungen blinder Vorschulkinder im Vergleich zu sehenden Altersgenossen ausgegangen werden (29). Unklar ist jedoch, ob diese Verzögerungen nicht auch oder sogar ausschließlich auf Verzögerungen in der motorischen Entwicklung zurückzuführen sind. Besonders betroffen sind frühgeborene blinde Kinder. Während reifgeborene blinde Kinder durchschnittlich mit 18 Monaten in der Lage sind, Geräuschobjekte aufzufinden oder einer sprechenden Person nachzufolgen, erreichen frühgeborene blinde Kinder diese Leistungen erst mit etwa 36 Monaten (15).

Motorische Entwicklung

Zur motorischen Entwicklung blind geborener Kinder liegt eine Reihe von Untersuchungen vor (27, 30–36). Tröster und Brambring (34, 35) unterscheiden dabei zwischen unmittelbaren und mittelbaren Auswirkungen der Blindheit auf die motorische Entwicklung. Unmittelbare Auswirkungen umfassen die Steuerung und Koordination zielgerichteter Bewegungen (z. B. beim Greifen nach Objekten) und die Gleichgewichtsstabilisierung sowie die Haltungskontrolle (z. B. beim Sitzen und Stehen). Vor allem beim Erlernen zielgerichteter Bewegungen sind visuelle Informationen von zentraler Bedeutung und können nur unzureichend von anderen Sinnessystemen ersetzt werden (34, 35).

Ferner ist das visuelle System neben dem vestibulären und propriozeptiven System auf unterschiedliche Art an der Haltungs- und Gleichgewichtskontrolle beteiligt (37).

Danach dienen visuelle Informationen:

- zur Feinjustierung propriozeptiver und vestibulärer Lageinformationen;
- als objektive Indikatoren zur Ausrichtung des Körpers;
- als Informationsquelle für die relative Position des Körpers oder von Körperteilen nach Haltungsänderungen;
- zur umgebungsangepassten Gleichgewichtsstabilisierung während und nach Haltungsänderungen.

Durch den Ausfall visueller Informationen sind somit Beeinträchtigungen in der Entwicklung einer normalen Gleichgewichts- und Haltungskontrolle zu erwarten.

Neben diesen unmittelbaren Auswirkungen nennen TRÖSTER und BRAMBRING (34, 35) zusätzliche mittelbare Folgen des fehlenden Gesichtssinnes auf die motorische Entwicklung. Diese ergeben sich aus der Rolle der visuellen Wahrnehmung:

- für die motorische Stimulation (Aktivierung durch visuelle Stimuli);
- für die soziale Interaktion, Wahrnehmung nonverbaler Signale, Ausrichtung des Kopfes und des Körpers auf soziale Interaktionspartner;
- in Bezug auf emotional motivationale Voraussetzungen (Angstreduktion bei explorativem Verhalten);
- in Bezug auf kognitive Voraussetzungen für die motorische Entwicklung (Integration sensorischer Informationen, Entwicklung von kognitiven Konzepten von Objektpermanenz über die Auge-Hand-Koordination).

Auch diese Funktionsbereiche sind durch andere sensorische Stimuli gar nicht oder nur unzureichend zu kompensieren.

Sowohl die grob- als auch die feinmotorische Entwicklung blinder Kinder weist zum Teil erhebliche Verzögerungen auf. In Längsschnittuntersuchungen konnte festgestellt werden, dass bei blinden Kindern lokomotorische Fertigkeiten (Krabbeln, Laufen) und feinmotorische Funktionen (Greifen) deutlich später auftraten als bei sehenden Kindern (27). Bei den statomotorischen Fertigkeiten (Sitzen, Stehen) zeigten die blinden Kinder dagegen keine gravierenden Entwicklungsrückstände.

TRÖSTER und BRAMBRING (34, 35) fanden in einem Vergleich von blinden und sehenden Kindern bis zum 1. Lebensjahr nicht nur signifikante geringere lokomotorische und feinmotorische Leistungen bei blinden Kindern, sondern auch Verzögerungen in der statomotorischen Entwicklung.

In einer weiteren Längsschnittuntersuchung zeigte sich, dass Frühgeburtlichkeit ein zusätzlicher Risikofaktor hinsichtlich der Entwicklung motorischer Fähigkeiten ist (15, 36). So zeigten z. B. reifgeborene blinde Kinder nur in Teilbereichen der statomotorischen Entwicklung (Haltungs- und Lageänderungen, wie z. B. allein Sitzen, allein Aufstehen) größere Entwicklungsrückstände im Vergleich zu nicht behinderten Kindern (etwa 4,4–5 Monate), während sie bei anderen statomotorischen Fähigkeiten (Sitzen, Stehen) keine gravierenden Beeinträchtigungen aufwiesen (etwa 2 Monate Verzögerung). Bei den frühgeborenen blinden Kindern konnten dagegen in allen 3 statomotorischen Entwicklungsbereichen ausgeprägtere Entwicklungsverzögerungen (beispielsweise 4 Monate beim eigenständigen Sitzen, etwa 20 Monate beim freien Stehen und etwa 23 Monate beim selbstständigen Aufstehen) festgestellt werden.

Darüber hinaus ergaben sich auch differenzielle Befunde bei lokomotorischen Fertigkeiten (Krabbeln, Laufen, Treppensteigen und Hüpfen). Reifgeborene blinde Kinder zeigten insgesamt durchschnittliche Entwicklungsverzögerungen von etwa 3 Monaten beim eigenständigen Laufen (Erwerb mit etwa 16 Monaten), während bei frühgeborenen blinden Kindern weitaus größere Verzögerungen festzustellen waren (Erwerb mit etwa 32 Monaten).

Zusammenfassend: Blinde Kinder weisen vor allem im fein- und lokomotorischen Bereich gravierende Entwicklungsrückstände auf. Dies trifft frühgeborene blinde Kinder in weit stärkerer Ausprägung als reifgeborene, sodass die Verzögerungen nicht mehr allein auf die Blindheit zurückgeführt werden können (15). Darüber hinaus zeigen frühgeborene Kinder auch Entwicklungsrückstände im statomotorischen Bereich, in dem sich reifgeborene, blinde Kinder annährend normal entwickeln.

Die genannten Entwicklungsverzögerungen in den feinmotorischen und manuellen Fertigkeiten haben wiederum Auswirkungen auf das Erlernen lebenspraktischer Fertigkeiten, wie z. B. selbstständiges Essen oder Anziehen (29). Diese Fertigkeiten entwickeln sich bei frühgeborenen blinden Kindern im Durchschnitt nicht vor dem 3. Lebensjahr (15).

Kognitive Entwicklung

Auch in Bezug auf die kognitive Entwicklung zeigen sich in den meisten der hierzu vorliegenden Untersuchungen Entwicklungsrückstände blinder Kinder im Vergleich zu sehenden Vorschulkindern (27, 29). Ursächlich für die verspätete Entwicklung intellektueller Fähigkeiten wird vor allem die Schwierigkeit gesehen, eine notwendige Vielfalt von Umwelterfahrungen in der präverbalen Entwicklungsphase zu sammeln und entsprechende kognitive Repräsentationen der Umwelt aufzubauen (27, 38, 39).

Arbeiten zur Entwicklung der sog. sensomotorischen Intelligenz zeigen, dass blinde Kinder deutliche Verzögerungen von bis zu 12 Monaten in der Entwicklung der Objektpermanenz aufweisen (27, 31). Differenzierte Untersuchungen zum Spielverhalten blinder Klein- und Vorschulkinder lassen ebenfalls auf Verzögerungen der kognitiven Entwicklung schließen (27, 40, 41). Der Umgang mit Spielobjekten beschränkt sich bei den sehgeschädigten Kindern längere Zeit auf die Mundexploration und auf undifferenzierte Objektmanipulationen, während funktionsgerechtes und vor allem das Symbolspiel bis zu 2 Jahren später auftreten als bei altersgleichen, sehenden Kindern.

Der Entwicklungsrückstand verschiedener kognitiver Entwicklungsbereiche blinder Kinder beginnt nach einer Untersuchung von Reynell (29) etwa im Alter von 8–10 Monaten, wenn sehende Kinder sowohl erste Stufen der Objektpermanenz erreichen und sich darüber ein Verständnis räumlicher Beziehungen entwickelt. Die Verzögerungen kognitiver Entwicklungsfunktionen werden dabei auf Einschränkungen des visuellen Erfahrungslernens zurückgeführt, welche erst nach der Entwicklung abstrakter Denkstrukturen kompensiert werden können.

Es muss jedoch diskutiert werden, inwieweit die genannten Entwicklungsbesonderheiten tatsächlich auf umschriebene kognitive Entwicklungszustände zurückgeführt werden können. So sind z. B. Verzögerungen bei der Entwicklung der Objektpermanenz alternativ auch durch inadäquate Operationalisierungen erklärbar. Warren (23) argumentiert, dass eine wenig ausdauernde Suche nach Objekten weniger ein Indikator für mangelnde Objektpermanenz als vielmehr Folge einer mangelnden räumlichen Orientierung sei.

BRAMBRING und TRÖSTER (40) erklären Verzögerungen im Symbolspiel mit Substituten damit, dass die Beurteilung von Ähnlichkeiten zwischen dem Substitut und dem Realobjekt ohne visuelle Informationen in der Regel schwieriger, zum Teil überhaupt nicht möglich sei. Hieraus könne gefolgert werden, dass es sich bei blinden Kindern fast ausnahmslos um Symbolspiel mit unähnlichen Substituten handle, welches auch bei sehenden Kindern erst im späten Vorschulalter zu beobachten sei.

Darüber hinaus sind methodische Beschränkungen bei der standardisierten Untersuchung intellektueller Fähigkeiten bei sehgeschädigten Kindern zu berücksichtigen. Vermeintliche Unterschiede zwischen blinden und sehenden Kindern im Vorschulalter sind in diesem Zusammenhang möglicherweise auf gravierende Validitäts- und Instruktionsprobleme kognitiver Testaufgaben zurückzuführen (22, 42, 43). So enthalten z. B. einige Testaufgaben visuelle oder feinmotorische Komponenten, sodass für blinde und sehende Kinder jeweils unterschiedliche Entwicklungsaspekte beurteilt werden (22, 42).

Ein weiteres methodologisches Problem besteht in der angemessenen Durchführung von Testaufgaben vor dem Erwerb eines differenziellen Sprachverständnisses, welche primär über Demonstrationen oder nonverbales Verhalten erklärt werden müssen. Entsprechende Aufgabenstellungen sind bei sehgeschädigten Kindern in der Regel nur sehr eingeschränkt oder gar nicht durchführbar. Vor allem für blinde Kinder fehlt es nach wie vor an spezifischen und validierten Testverfahren.

Verschiedene Untersuchungen zeigen in Anlehnung an das Stufenmodell der Intelligenzentwicklung von PIAGET (45) eine weitgehend parallele Intelligenzentwicklung von blinden und sehenden Kindern (22, 39, 46, 47). Andere Studien berichten, dass Intelligenzdefizite blinder Kinder bis ins mittlere Schulalter weitgehend aufgeholt werden können (48–51).

Sprachentwicklung

Die meisten Untersuchungen über die vorsprachlichen Lautproduktionen blinder Kinder zeigen keine nennenswerten Verzögerungen im Vergleich mit altersgleichen sehenden Kindern (27, 33). Allerdings konnten vorübergehende Artikulationsfehler einzelner Laute mit gut sichtbarem Artikulationsvorgang (z. B. »p«, »m«, »f«) (52) nachgewiesen werden. Bezüglich des Sprechbeginns (Verwendung erster sinnvoller Worte) oder weiterer folgender Sprachentwicklungsschritte (z. B. erste Zweiwortsätze, Benennung von Objekten) ergaben verschiedene Studien durchschnittliche Retardierungen von etwa 4–9 Monaten mit spontaner Normalisierung der weiteren expressiven Sprachentwicklung bis zum Grundschulalter (27, 29, 52–55).

Als Ursachen für eine mögliche passagere Verzögerung des Sprechbeginns werden durch die Sinnesbehinderung begründete Beeinträchtigungen sozialer und kognitiver Grundlagen des Spracherwerbs postuliert, z. B. durch die eingeschränkte oder nicht vorhandene Nutzbarkeit von sozialen Zeigegesten im vorsprachlichen Dialog oder etwa durch die Entwicklungsbeeinträchtigungen von kognitiven Repräsentationen als Voraussetzungen für den Bedeutungserwerb einzelner Worte.

In anderen Untersuchungen konnten besondere qualitative Sprachmerkmale blinder Kinder gezeigt werden. DUNLEA et al. (56, 57) stellten Besonderheiten in der lexikalischen Entwicklung und im Bedeutungserwerb fest. So benutzen blinde Kinder gelernte Worte länger als Eigennamen eines spezifischen Objekts und nicht als Bezeichnung für eine entsprechende Objektkategorie. Darüber hinaus werden Wortbedeutungen seltener auf andere situative und handlungsbezogene Kontexte transferiert. Als Ursachen dafür werden die reduzierten Erfahrungsmöglichkeiten sowie die Beschränkungen in der Konzeptbildung angenommen (53, 55).

Auch das Sprachverhalten von Müttern blinder Kinder weist Besonderheiten auf (58). Ferner können Schwierigkeiten blinder Kinder beim korrekten Verständnis und Gebrauch von Personalpronomen (»ich«; »du«) sowie räumlich-deistischer Bezeichnungen (»hier«; »dort«) als gesichert angenommen werden (27, 53, 59). Diese Besonderheiten werden u. a. mit der mangelnden Selbstrepräsentation blinder Kinder sowie durch die fehlende Visualität – eingeschränkte Fähigkeit zum Perspektivenwechsel – erklärt (53, 60).

Eine weitere Besonderheit der Sprachentwicklung blinder Kinder besteht in der scheinbar unangemessenen, wörtlichen oder leicht abgewandelten Übernahme bzw. Wiederholung ganzer Sätze oder Satzteile. Diese als Echolalie (27, 61) oder auch als stereotype bzw. unanalysierte Sprache bezeichneten (57, 62, 63) Sprachauffälligkeiten werden von einigen Autoren auf eine Störung der Ich-Entwicklung im Sinne einer autistischen Symptomatik (27, 61) zurückgeführt, von anderen als Ausdruck einer vorübergehenden adaptiven Strategie infolge der besonderen Wahrnehmungsbedingungen interpretiert (56, 59, 63). Hier wird die Imitation als Ausdruck eines gestalthaften Prozesses des Spracherwerbs gesehen, bei dem das Kind zunächst komplexere Sprachfolgen der Erwachsenensprache als Ganzes übernimmt und sie erst spät grammatikalisch analysiert (63). Nach einer Erhebung von DUNLEA (57) können die genannten Sprachbesonderheiten 25–50% aller Sprachäußerungen bei blinden Kindern ausmachen.

Zusammenfassend: Blindheit wirkt sich primär beeinträchtigend auf rezeptiver Ebene auf das Sprachverständnis und auf expressiver Ebene auf die Produktion abstrakter, kontextunabhängiger, nicht selbstbezogener Sprachanteile aus. Ein mehr oder weniger eingeschränkter Wortbedeutungserwerb, Probleme bei der Beherrschung des Pronomensystems sowie eine stereotype Sprache sind die wesentlichen Besonderheiten der Sprachentwicklung blinder Klein- und Vorschulkinder.

Sozio-emotionale Entwicklung

Im 1. Lebensjahr ist die soziale Interaktion zwischen Kindern und ihrer primären Bezugsperson (meistens die Mutter) wesentlich von nonverbalem Verhalten geprägt (64). Der Blickkontakt, der Gesichtsausdruck und spezielle soziale Interaktionsmuster, wie z. B. das Lächeln oder verschiedene Zeigegesten, werden dazu ausschließlich visuell vermittelt. Bei blinden Kindern sind die nonverbalen Interaktionsmöglichkeiten beschränkt, wodurch es zu Beeinträchtigungen in der Entwicklung präverbaler Dialogmöglichkeiten kommt.

Den vorsprachlichen Interaktionsmustern werden wesentliche Funktionen für die weitere Entwicklung des Kindes zugeschrieben, die u. a. für den Erwerb von Responsivität und Intentionalität im sozialen Verhalten (65) sowie für die Entwicklung einer sicheren interpersonellen Bindung (66) von Bedeutung sind.

Besonderheiten in der sozial-emotionalen Entwicklung blinder Kinder sind im Kontext mit den genannten funktionalen Beeinträchtigungen sowie unter Berücksichtigung der häufig bestehenden erhöhten Verhaltensunsicherheit der Mutter einzuordnen (67–69). Für das blinde Kind entfallen beispielsweise das Anblicken durch die Mutter als Signal für die Interaktionsbereitschaft sowie die Blickabwendung als möglicher Hinweis für den Wunsch nach Unterbrechung der Interaktion. Ferner ist es für das blinde Kind schwieriger, zu erkennen, ob die Mutter überhaupt anwesend ist. Zudem wird eine gemeinsame Aufmerksamkeitsausrichtung durch den Wegfall von Blickrichtung und Zeigegesten erschwert.

Mütter von blinden Kindern erhalten geringere nonverbale Hinweise bei gleichzeitiger Beschränkung der eigenen kommunikativen Ausdrucksmöglichkeiten in der Interaktion mit dem Kind. Hieraus resultieren besondere Anforderungen, die Interaktionsbereitschaft und die Aufmerksamkeitsrichtung des Kindes zu beurteilen sowie soziales Verhalten zu initiieren und zu lenken. Derartige Interaktionsmuster haben grundsätzlich einen geringeren Belohnungswert bzw. positiven Verstärkungscharakter und werden häufig als frustrierend erlebt (27).

Die genannten funktionalen Beschränkungen im Beziehungs- bzw. Sozialverhalten blinder Kinder und ihrer Mütter führen zu Besonderheiten in der Mutter-Kind-Interaktion, die sowohl ein kontingentes Erziehungsverhalten (z. B. Blickkontakt der Mutter beim Schreien) als auch eine angemessene Bedürfnisbefriedigung (z. B. begrenzte Ausdrucksmöglichkeit des blinden Kindes) vielfältig erschweren.

Die vergleichsweise geringe Responsivität blinder Kinder und das eingeschränkte Ausdrucksverhalten können u. a. darauf zurückgeführt werden, dass es zu keiner visuellen Rückmeldung kommt, mütterliche Reaktionsweisen nicht ausreichend verstärkt und schließlich visuelle Reaktionen nicht adäquat nachgeahmt werden können. Soziale Interaktionen werden grundsätzlich auf vielfältige Weise durch visuelle Stimuli ausgelöst oder durch die visuelle Wahrnehmung modifiziert und gesteuert.

Für das blinde Kind resultiert durch die spezifische Sinnesbeeinträchtigung ein sowohl subjektives als auch ein objektives Defizit an Möglichkeiten, die Umwelt zu kontrollieren. Es kann die Effekte seiner sozialen Handlungen nicht direkt beobachten und erlebt wiederholt frustrane Interaktionsversuche durch die Abwesenheit der Mutter oder anderer wichtiger Bezugspersonen. Die sich daraus ergebenden inkontingenten Reaktionen der Mutter oder einer anderen primären Bezugsperson führen selbst wieder zu geringeren Kontaktbemühungen seitens des blinden Kindes. Die Zuwendung der Mutter kann schließlich als überwiegend unvorhersehbar oder gar als zufällig erlebt werden. In der Folge resultieren eine retardierte Entwicklung des Dialogkonzeptes (68) und der Intentionalität im Interaktionsverhalten.

In verschiedenen Untersuchungen (70, 71) konnte eine allgemein verminderte Responsivität blinder Kinder im Vergleich mit sehenden Altersgenossen bestätigt werden. Tröster und Brambring (69) fanden, dass blinde Kinder zunächst seltener expressive Reaktionsweisen zeigten, seltener versuchten, den Kontakt zur Mutter herzustellen und sich auch seltener nach Geboten oder Verboten richteten. Frühgeborene Kinder scheinen es auch in der sozio-emotionalen Entwicklung schwerer zu haben (67). In untersuchten Mutter-Kind-Dyaden zeigten sich besondere Schwierigkeiten, gemeinsame Referenzbezüge auf Objekte und Ereignisse herzustellen (72, 73).

Andererseits lernen Mütter blinder Kinder im Entwicklungsverlauf, sich auf die geringere Responsivität einzustellen und reduzieren damit eigene Verhaltensunsicherheiten. Betroffene Mütter reagieren ausgesprochen responsiv und sensibel auf Verhaltensäußerungen ihrer blinden Kinder und können z. B. durch sprachliche und intonative Informationen sowie taktile und körperbezogene Spiele, zumindest partiell, präverbales Kommunikationsverhalten etablieren (71, 72, 74–76).

Zusammenfassend: Blinde Kinder weisen in der Regel keine nennenswerten Verzögerungen in der Entwicklung einer personenspezifischen Bindung auf (23). Trotz des sensorischen Handicaps erlernen auch blinde Kinder situationsadäquate und differenzierte soziale Reaktionsweisen, wie z. B. das Lächeln oder Furcht- und Abwehrreaktionen gegenüber Fremden (27).

Deutlich verzögert zeigen sich Protest- oder Angstreaktionen bei Abwesenheit der Mutter. Dies wird überwiegend auf eine noch nicht ausreichend stabil ausgebildete Objektpermanenz und auch auf den Umstand zurückgeführt, dass sich blinde Kinder durch den fehlenden visuellen Kontakt schon früh an die Abwesenheit der Mutter gewöhnen und somit Trennungssituationen als weniger stressbelastet erleben (23, 27).

Auch blinde Kinder bauen eine personenspezifische Bindung zur primären Bezugsperson auf; es wird weiterhin kontrovers diskutiert, ob blinde Kinder im Vergleich zu sehenden Kindern häufiger unsichere Bindungsqualitäten aufweisen (15).

Entwicklung von psychiatrischen Erkrankungen, Verhaltensauffälligkeiten bzw. Verhaltensstörungen

Zu den Fragen der psychiatrischen Symptombelastung, Kompetenz und Kontrollüberzeugungen, innerfamiliären Beziehungen sowie der Entwicklung des Selbstbildes blinder und stark sehbehinderter Jugendlicher existieren kaum systematische wissenschaftliche Untersuchungen.

Zu den genannten Kriterien untersuchten Kammera et al. (77) insgesamt 95 blinde bzw. stark sehbehinderte Jugendliche und junge Erwachsene in der zentralen Bildungseinrichtung für Blinde und Sehbehinderte in Soest/Nordrhein-Westfalen.

Zur Erfassung der jugendpsychiatrischen Symptombelastung wurde der »Youth Self Report« (JSR) von Achenbach eingesetzt. Im Vergleich mit dem von Remschmidt und Walter (78) an hessischen Schülern (also Normalpopulation) gewonnenen JSR-Daten zeigte sich eine hoch signifikant stärkere Symptombelastung der sehgeschädigten weiblichen wie männlichen Probanden; da für diese Referenzstichprobe lediglich Daten zur Gesamtbelastung vorliegen, war eine weitere Differenzierung des Vergleichs der Primärskalen nicht möglich.

Verglichen mit einer klinischen Referenzstichprobe von knapp 300 Patienten der Kinder- und Jugendpsychiatrischen Klinik und Poliklinik der Universität Köln (79) ergab sich jedoch eine insgesamt signifikant niedrigere Belastung mit kinder- und jugendpsychiatrischen Symptomen bei den befragten sehgeschädigten Jugendlichen.

Im Bereich »internalisierende Störungen« (Angst/Depressivität, sozialer Rückzug und körperliche Symptome) wiesen die sehgeschädigten Jugendlichen eine vergleichbar hohe Symptombelastung wie die Jugendlichen der Klinikstichprobe auf. Dabei zeigten die blinden Jugendlichen gegenüber den stark sehbehinderten Altersgenossen nochmals eine statistisch signifikant höhere Belastung. Diese bildeten sich auf den Primärskalen Angst/Depressivität und sozialer Rückzug ab.

Kein relevanter Unterschied ergab sich bei der Einschätzung der körperlichen Beschwerden. Darüber hinaus schilderten sich die blinden Jugendlichen auf den Primärskalen sozialer Rückzug als signifikant sowie auf der Skala schizoid/zwanghaft hoch signifikant belasteter.

Klinisch-psychologische Selbstbewertungen von Kompetenz und Kontrollüberzeugungen wurden mithilfe des gleichnamigen Fragebogens von Krampen gewonnen (FKK): Die sehgeschädigten Jugendlichen schätzten sich auf beiden Primärskalen (Selbstkonzept eigener Fähigkeiten [FKK-SK] und Internalität [FAKK-I]), verglichen mit gleichaltrigen gesunden Jugendlichen und jungen Erwachsenen, niedriger ein. Die Werte für soziale Externalität (FKK-P) und fatalistische, »schicksalhafte« Externalität (FKK-C) lagen hoch signifikant über denen der Vergleichsgruppe.

Jugendliche, deren Erblindung bzw. Sehbehinderung erst zu einem späteren Zeitpunkt (Cutoff ab 4. Lebensjahr) eingetreten war, erreichten im Vergleich zu von Geburt an Blinden oder Sehbehinderten signifikant höhere Werte bezüglich Externalität.

Jugendliche, die sich als durch die Sehschädigung »stark« (versus »mäßig« und »kaum«) beeinträchtigt einschätzten, schilderten sich einerseits handlungsfähiger, dabei auch unabhängiger von Anderen als diejenigen Jugendlichen, die sich wenig bis gar nicht beeinträchtigt fühlten, dabei aber höhere Werte in der Skala sozialer Abhängigkeit angaben.

Die Resultate zum »subjektiven Familienbild« (SFB) nach Mattejat zeigten, dass blinde Jugendliche innerhalb ihrer Familien relativ weniger, sehbehinderte Jugendliche hingegen relativ mehr Bindungen als gesunde Gleichaltrige erleben. Die herausragende positive Bindung wird dabei sowohl von blinden wie auch von sehbehinderten Jugendlichen jeweils zu ihren Müttern erlebt.

Die Selbstschilderungen der innerfamiliären Beziehungen von stark sehbehinderten Jugendlichen unterscheiden sich dabei stärker als die von blinden Jugendlichen im Vergleich mit nicht behinderten Altersgenossen.

Ihre Autonomie in der Beziehung zur Mutter erleben blinde Jugendliche anscheinend ähnlich wie sehende Jugendliche; sehbehinderte Jugendliche dagegen erleben sich hoch signifikant weniger autonom gegenüber ihrer Mutter als gleichaltrige Sehende.

Das innerfamiliäre Beziehungserleben von blinden Jugendlichen bildet sich sowohl hinsichtlich Autonomie als auch Bindungen im SFB ähnlicher den der sehenden Jugendlichen ab, während die entsprechenden Selbsteinschätzungen der sehbehinderten Jugendlichen hiervon deutlich abweichen.

In der Selbstbildentwicklung sowie Selbstbeurteilung mit dem Offer-Selbstbild-Fragebogen (OSBF) zeigen sich relativ stärker ausgeprägte Autonomietendenzen bei den blinden Jugendlichen im Vergleich mit den stark Sehbehinderten, wobei sich erstere nicht mehr signifikant von den Werten der Normierungsstichprobe unterschieden. Bezüglich des globalen Selbstbildes unterscheidet sich die Gesamtgruppe nicht wesentlich von nicht behinderten Gleichaltrigen. Bei der direkten Gegenüberstellung von Blinden und Sehbehinderten resultierte ein signifikant negativeres Globalselbstbild der blinden Jugendlichen.

Zur Frage epidemiologischer Besonderheiten kinder- und jugendpsychiatrischer Aspekte von Sehbehinderung und Blindheit besteht unveränderter Bedarf an weiterer wissenschaftlicher Aufarbeitung.

Stark sehgeschädigte und blinde Kinder zeigen gehäuft Verhaltens- und Bewegungsstereotypien in Form gleichförmiger, innerhalb eines bestimmten Zeitintervalls sich wiederholender Verhaltensweisen oder Bewegungen, die durch Interventionen von außen wenig beeinflussbar sind und zumeist keine erkennbaren adaptiven Funktionen aufweisen (80–83). Vor allem bei stärkerer Symptomausprägung können hieraus Beeinträchtigungen im Beziehungs- und Lernverhalten resultieren; auch sind Übergänge zu selbstverletzendem Verhalten mit physiologischen Folgeschädigungen möglich.

Nach einer Elternbefragung von Tröster et al. (81, 82) zeigten 58,8% der blinden Kinder mindestens einmal pro Tag Augenbohren als häufigste Bewegungsstereotypie; daneben wurden bedeutsame Häufigkeiten für repetitive Hand- und Fingerbewegungen (38,8%), das Schaukeln mit dem Oberkörper (38,8%) sowie stereotype

Objektmanipulationen (40%) angegeben. Eine Häufung bzw. Intensivierung der genannten Stereotypien ließ sich häufiger in emotionalen Erregungssituationen (Freude, Ärger, Aufregung u. a.) sowie in Situationen mit geringer sensorischer Stimulation bzw. in Monotoniesituationen (Alleingelassen werden, Langeweile u. a.) feststellen.

Ergänzende Untersuchungen (84), ergaben, dass die mittlere Häufigkeit von Verhaltens- und Bewegungsstereotypien durchschnittlich bis zum 3. Lebensjahr zunimmt und danach bis zum Schulalter zum Teil drastisch rückläufig ist. Stereotypien mit hoher Häufigkeit, wie das Augenbohren sowie Schaukeln mit dem Oberkörper, waren jedoch relativ stabil.

Entgegen früherer Annahmen gibt es keine spezifischen mit Sehschädigung bzw. Blindheit gekoppelt auftretenden motorischen Stereotypien. Hinsichtlich der ätiologischen Entstehungsbedingungen existieren unterschiedliche Modellvorstellungen. Motorische Stereotypien können lerntheoretisch als instrumentelle Verhaltensweisen verstanden werden, die durch sowohl negative als auch positive Verstärkungen erworben und aufrecht erhalten werden.

Im entwicklungspsychologischen Kontext werden Stereotypien als »Übergangsverhalten« interpretiert, die auch bei nicht sinnesbehinderten Kindern in bestimmten Phasen der neuromotorischen Entwicklung vorübergehend zu beobachten sind (85). Bei blinden und auch anderweitig sinnes- oder geistig behinderten Kindern persistieren diese Übergangsphasen wahrscheinlich aufgrund ihrer Funktionseinschränkungen jedoch häufig über längere Zeiträume.

Sog. aktivationstheoretische Modelle gehen schließlich davon aus, dass Stereotypien dazu dienen, ein ausgeglichenes Aktivierungsniveau zu erreichen (86). Danach stehen behinderten Kindern weniger sozial akzeptierte Verhaltensweisen zur Verfügung, um bei Übererregung bzw. in negativen Stresssituationen, aber auch bei »Untererregung« (deprivierendes Umgebungsmilieu) ihr Erregungsniveau zu adaptieren.

Nach Untersuchungen von Tröster et al. (81–83) sowie Brambring und Tröster (84) liegen Verhaltens- und Bewegungsstereotypien verschiedene Entstehungsursachen bzw. Auslösebedingungen zugrunde und weisen komplexe funktionelle Aspekte auf. Als eine Hauptursache für bestimmte Formen motorischer Stereotypien (z. B. Schaukeln mit dem Oberkörper) wird die häufig allgemein verzögerte motorische Entwicklung blinder Kinder postuliert. Andere stereotype Verhaltensformen lassen sich dagegen eher als Folge sensorischer Deprivation oder erhöhter bzw. inadäquater intellektueller und/oder sozialer Anforderungen verstehen (z. B. Augenbohren).

Neben den beschriebenen Verhaltens- und Bewegungsbesonderheiten weisen blinde Kinder des öfteren Beeinträchtigungen im Schlafverhalten auf (87). Vergleichsstudien zeigen, dass vor allem der Schweregrad der Sehschädigung sowie gegebenenfalls zusätzlich vorliegende weitere Behinderungsformen mit der Häufigkeit von Schlafstörungen korrelieren.

Im Entwicklungsverlauf zeigten sehgeschädigte Kinder ferner Ein- und Durchschlafstörungen bis ins Schulalter, während die Häufigkeit dieser Probleme bei nicht behinderten Kindern kontinuierlich abnahm.

Die vorliegenden Untersuchungsergebnisse deuten darauf hin, dass es für blinde Kinder aufgrund der fehlenden Hell-Dunkel-Wahrnehmung schwierig ist, einen geregelten Schlaf-Wach-Rhythmus zu entwickeln. Für diese Hypothese spricht zudem, dass bei einem geregelten Tagesrhythmus (Essenszeiten, Zubettgehzeiten) insgesamt seltener von Ein- und Durchschlafstörungen auch bei blinden Kindern berichtet wird (87).

Assoziierte Behinderungsformen bzw. Mehrfachbehinderung

Die Untersuchungen von HEUSSLER (88) und ZESCHITZ (89) zeigen die große Bedeutung der Mehrfachbehinderung beim blinden Kind. Von den insgesamt 63 Kindern, die ZESCHITZ beschrieb, waren alle sehgeschädigten Kinder zugleich geistig behindert oder entwicklungsverzögert. Von diesen Kindern wiederum hatten 1,7% zusätzlich eine Hörschädigung, 37,8% eine Epilepsie und 68,6% eine Körperbehinderung.

Von den 213 mehrfach behinderten sehgeschädigten Kindern der Studie von HEUSSLER (88) waren 40% schwerst behindert, 80% hatten eine zerebrale Bewegungsstörung (davon 35% eine komplette spastische Tetraparese, 19% eine spastische Diparese), bei 59% verband sich eine zerebrale Bewegungsstörung mit Epilepsie, 67% der Kinder hatten eine Epilepsie, und bei 3% der Kinder lag eine zusätzliche Hörstörung vor. Nur bei 12% der Kinder wurden keine zusätzlichen Behinderungen diagnostiziert.

Als gesichert gilt, dass mit dem Grad der Schwere der geistigen Behinderung psychische Störungen wahrscheinlicher werden. Diese wiederum erschweren die erzieherische Führung des Kindes in der Familie. Vor allem im Säuglings- und Kleinkindalter begründet die Mehrfachbehinderung das interdisziplinäre Prinzip der Frühförderung.

Konsequenzen für die Erziehungssituation

Die faktischen und besonderen emotionalen Anforderungen an die Familie mit einem schwer sehgeschädigten oder blinden Kind sind vielfältig untersucht und beschrieben (90–94).

Eltern blinder Kinder müssen besonders vor dem Erwerb der Sprache eine Reihe von Alternativen in den Interaktionsformen lernen, um den eingeschränkten Ausdrucks- und Wahrnehmungsmöglichkeiten ihrer blinden Kinder entgegenzukommen. Besondere Bedeutung kommt hier dem kompensatorischen Ersatz visueller Verhaltensmuster (z. B. Lächeln) durch auditives (sprachliche Begleitung, Intonation) und taktiles (Körperkontakt) Interaktionsverhalten in der Eltern-Kind-Beziehung zu. Hieraus können sich Verunsicherungen und/oder Ängste der Eltern im Erziehungsverhalten entwickeln. Daneben sind Eltern behinderter Kinder familiären und sozialen Belastungen stärker ausgesetzt, z. B. durch den in der Regel größeren Betreuungsaufwand, aber auch durch soziale Stigmatisierungen.

Zur Geschwistersituation stellt allein die Anwesenheit des behinderten Kindes in der Familie kein statistisch höheres Risiko für eine psychisch ungünstige Entwicklung dar (93, 95, 96). Die Geschwister lernen vergleichsweise früher, selbstständiger als ihre Altersgenossen zu sein und eigenverantwortlich Lebensaufgaben zu bewältigen. Sie werden sensibel für Lebensschwierigkeiten der Mitmenschen und lernen selbstkritisch zu sein sowie soziales Engagement zu entwickeln. In Situationen, in denen die familiären Ressourcen bei der Bewältigung der im gemeinsamen Leben mit einem behinderten Kind anfallenden Versorgungs- und Entwicklungsaufgaben überfordert sind, sind jedoch auch die Geschwister, ebenso wie die Eltern, als gefährdet einzustufen.

In einer 1990 durchgeführten Studie zur besonderen Erziehungssituation und Bedürfnislage von Eltern blinder Kinder legten BRAMBRING, HAUPTMAYER und HECKER (97) empirische Daten zu den Aspekten »Bekanntgabe der Diagnose«, »Erziehungsbereiche, die besondere Probleme bereiten«, »Entwicklungsbereiche, in denen mehr Rat und Unterstützung gewünscht wird« und »persönliche, familiäre und soziale Situation der Eltern« vor.

Die Ergebnisse dieser Studie zeigen, dass die Eltern nahezu durchgängig Kritik an der Bekanntgabe der Diagnose (häufig kurz nach der Geburt im Krankenhaus) äußerten. Viele Eltern äußerten dabei eine große emotionale Betroffenheit bis hin zur emotionalen Erschütterung. Vielfach fehlten den Eltern in dieser 1. Phase der Auseinandersetzung mit der Behinderung ihres Kindes adäquate Betreuungs- und Beratungsmöglichkeiten oder sie empfanden das Krankenhauspersonal – behandelnde Ärzte eingeschlossen – als wenig sensibel im Umgang mit ihrer speziellen Lebenssituation.

Darüber hinaus hatten die Eltern besonders im Hinblick auf die sozial-emotionalen Aspekte schwerwiegende Erziehungsprobleme. Diese sowie Interaktionsstörungen der Eltern mit ihrem Kind, aber auch der Umgang mit Reaktionen des sozialen Umfeldes bzw. der Öffentlichkeit, kennzeichnen dabei die größten Anpassungsanforderungen von Eltern blinder Kinder bzw. ihrer gesellschaftlichen Umwelt.

In erster Linie erwarten die Eltern diagnostische sowie spezifisch therapeutische und erzieherische Hilfestellung. Erst danach stehen Fragen über die jeweiligen Ursachen der Blindheit und Informationen über die weitere Zukunftsplanung. In Abhängigkeit vom Alter der Kinder sind Informationen über die Meilensteine der Entwicklung (Laufen lernen, Sprechen lernen, Selbstständigkeitsverhalten u. a.) erwünscht. Weniger stark ist der Wunsch nach Unterstützung in Bezug auf persönliche, familiäre und soziale Belange. Mütter äußerten im Vergleich mit den Vätern ein stärkeres Informations- und Unterstützungsbedürfnis im Umgang mit dem blinden Kind.

Vorrangig ist das elterliche Bedürfnis, durch fachlich geschulte Gesprächspartner Klarheiten über die Möglichkeiten der Selbsthilfe, einschließlich der sozialrechtlichen Unterstützungsmöglichkeiten, zu gewinnen (97–100). Dies betrifft primär Fragen zur Entwicklung und Entwicklungsförderung des Kindes und nicht Fragen zur eigenen Person. Hieraus ergibt sich die Erwartung, dass professionelle Ansprechpartner in Medizin und Frühförderung sowohl pädagogisch als auch therapeutisch erfahren und kompetent sind.

Eltern blinder Kinder zeigen vergleichbare Bedürfnisse hinsichtlich der Hilfen bei der Betreuung und Erziehung ihrer Kinder wie die Eltern von Kindern mit anderen Behinderungen. Auch die Bewältigungsprozesse scheinen weitgehend ähnliche Problembereiche zu betreffen. Das Informations- und Unterstützungsbedürfnis ist bei Eltern blinder Kinder jedoch größer in Fragen der sozialen Interaktion; auch ist der Wunsch nach Informationsaustausch mit anderen betroffenen Eltern ausgeprägter (101).

Therapie

Die psychischen Besonderheiten bei sehbehinderten Kindern und Jugendlichen sind vielfach – reaktiv bedingt – Ausdruck einer Störung ihrer Beziehungen zur Umwelt. Sie können jedoch auch in einer von der Sinnesbehinderung unabhängigen psychiatrischen Erkrankung oder anderen Entwicklungsstörungen begründet sein (z. B. Angststörungen, depressive Erkrankungen oder Somatisierungsstörungen).

Deren Therapie folgt weitestmöglich den leitlinienorientierten, kinder- und jugendpsychiatrischen Behandlungsgrundsätzen unter Berücksichtigung der bestehenden Sehstörung(en).

Schutzfaktoren für die seelische Gesundheit sehbehinderter Kinder und Jugendlicher sind das Gelingen von Lernprozessen der Eltern-Kind-Interaktion, der affektiven Selbstregulation sowie die Entwicklung sozialer Kompetenzen und eines positiven Selbstbildes. Im therapeutischen Kontext sind deshalb die präventive, systematische Förderung sozialer Kompetenzen und Autonomie, die Stärkung persönlicher Fähigkeiten und des Vertrauens in die eigene Person sowie die Unterstützung der (frühen) Eltern-Kind-Kommunikation von zentraler Bedeutung. Soziale Kompetenz bzw. Trainingsprogramme für blinde bzw. stark sehbehinderte Kinder und Jugendliche sind in ihrer Zielsetzung besonders darauf ausgerichtet, Passivität und »gelernter Hilflosigkeit« entgegenzuwirken und aggressive, impulsive Reaktionen zu hemmen.

Van Hasselt et al. (102) entwickelten ein Trainingsprogramm, bei dem die blinden Kursteilnehmer lernten, auf ihre Körperhaltung zu achten, feindseligen bzw. abwehrenden Tonfall in ihrer Stimmung zu vermeiden und Wünsche zu äußern.

Harrell et al. berücksichtigten in ihrem Selbstbehauptungstraining besonders auch Übungen zur Wahrnehmung von selbstbezogenen Gefühlen, wie Einsamkeit, Verunsicherung, Stolz, Verwirrung, Scham, Scheu und Frustration. Zunächst werden hier anhand fiktiver Geschichten in Form von Rollenspielen die Gefühle der Protagonisten mit ihren charakteristischen Gesten und Gesichtsausdrücken besprochen. Anschließend diskutieren und reflektieren die Gruppenteilnehmer eigene Gefühle, besonders im Kontext mit ihrer Sinnesbehinderung. In einem 3. Schritt erfolgen Übungen zur Unterscheidung zwischen passivem, selbstsicherem und aggressivem Auftreten. Hierbei wird besonders auch auf Gestik, Mimik und Körperhaltung geachtet.

Gezielt geübt werden:

- sich vorzustellen; offene Fragen zu benutzen;
- ein früheres Thema wieder aufzugreifen, wenn ein Gespräch zu Ende zu gehen droht;
- von persönlichen Dingen zu erzählen, ohne die Konversation nur um die eigene Person kreisen zu lassen;
- Verärgerung angemessen auszudrücken;
- mit dem Ärger eines Gegenübers umzugehen, ohne die Situation durch Vorwürfe weiter eskalieren zu lassen;
- einen eigenen Wunsch mit Beharrlichkeit durchzusetzen.

Geeignete Rollenspielszenen für die Übung solcher sozialen Kompetenzaufgaben sind z. B.: eine Verabredung treffen und annehmen; ein Gespräch mit fremden Personen suchen, jemand anderen zu einer gemeinsamen Unternehmung bzw. einem gemeinsamen Ausflug auffordern; auf negative Äußerungen oder auf Hänseleien reagieren; in Geschäften einkaufen; Hilfe ablehnen, wenn sie nicht erforderlich ist.

Beispiel

Wenn ein hochgradig sehbehindertes oder blindes Kind bzw. Jugendlicher eine Straße überqueren will und ein Passant seine Hilfe anbietet, sind unterschiedliche Reaktionen möglich. Hieraus kann sich eine Indikation für die Anwendung sozialer Kompetenz- bzw. Trainingsprogramme ergeben. Diese beinhalten – in Abhängigkeit von Art und Ausmaß der Beeinträchtigungen in der Beziehungsgestaltungs- und Kommunikationsfähigkeit – sowohl therapeutische als auch präventive Dimensionen.

Aggressiv: Wegdrehen des Körpers und ruppige Antwort: *»Lass' mich in Ruhe, ich brauch' keine Hilfe«.*

Passiv: Unwilliges Hinnehmen der Hilfe mit den Worten: *»Na gut, ich glaube ..., o.k., wenn Sie wollen«.*

Selbstsicher: Behutsames Zurückziehen des Armes mit den Worten: *»Nein, danke. Ich danke Ihnen für Ihr Angebot, aber ich kann alleine über die Straße gehen und möchte das auch alleine tun«.*

Verlauf und Prognose

Kinder und Jugendliche, die von einer schweren Sehbehinderung oder Blindheit betroffen sind, weisen zu einem überdurchschnittlichen Prozentsatz zusätzlich eine geistige Behinderung, andere Sinnes- oder Körperbehinderungen, neurologische Störungen oder Epilepsien auf. Darüber hinaus zeigen sie eine erhöhte Prävalenz für seelische Störungen bzw. komorbide psychiatrische Erkrankungen. Hierzu zählen Angststörungen, depressive Entwicklungen, Somatisierungsstörungen, Zwangsstörungen, ebenso schizoide Persönlichkeitsentwicklungen.

Mitentscheidend für die Entwicklung psychischer Begleiterkrankungen und deren Verlauf sind individuell angepasste präventive Maßnahmen zur Unterstützung einer adäquaten Eltern-Kind-Interaktion, der affektiven Selbstregulation sowie der Entwicklung sozialer Kompetenzen und einer positiven Selbstwertentwicklung, das möglichst frühzeitige Erkennen von psychischen Auffälligkeiten, verbunden mit einer qualifizierten kinder- und jugendpsychiatrischen Diagnostik. Diese sollte eine störungsspezifische, mehrdimensionale Psychotherapie sowie erforderlichenfalls psychopharmakologische Maßnahme definieren und im Verlauf auf Wirksamkeit und Effektivität überprüfen – immer unter besonderer Berücksichtigung der zugrunde liegenden Sehstörung sowie gegebenenfalls anderer organischer Erkrankungen, in enger Kooperation mit den mitbehandelnden Pädiatern, Ophthalmologen und anderen ärztlichen Fachdisziplinen.

Fazit für Klinik und Praxis

○ Grundsätzlich sind bei einem Kind mit schwerer Sehbehinderung oder Blindheit vom frühesten Kindesalter an neben der organbezogenen ärztlichen Betreuung (Begleitdiagnostik der Sehfunktionen und ihre funktionelle sowie apparative Behandlung) die Besonderheiten der seelischen Entwicklung und der sozialen Integration, sowohl diagnostisch, spezifisch erzieherisch als auch verhaltenstherapeutisch, zu beachten.

○ Die Psychoedukation beinhaltet die Information der Eltern über Besonderheiten der motorischen (z. B. Raumorientierung; Stereotypien u. a.), sprachlichen (Sprachverständnis) und sozialinteraktiven Entwicklung (z. B. enge Bindungsentwicklung, vor allem an die Mutter).

○ In der Frühförderung und späteren schulischen Bildung sind neben den spezifisch auf die Sehbehinderung bezogenen Maßnahmen die Aspekte der psychischen Gesundheit und der familienbezogenen Erziehungshilfe wichtig.

○ Zu beachten sind im Verlauf Stereotypien, Angststörungen und depressive Entwicklungen.

Literatur

1. Hudelmayer D. Die Erziehung Blinder. In: Deutscher Bildungsrat, Hrsg. Gutachten und Studien der Bildungskommission. Stuttgart: Klett; 1975. Band 52: Sonderpädagogik 5.

2. Hensle U. Einführung in die Arbeit mit Behinderten. 4. Aufl. Heidelberg: UTB, Quelle & Meyer; 1994.

3. Deutsche Ophthalmologische Gesellschaft. Bewertungsrichtlinien. Klin Monatsbl Augenheilkd 1975; 167: 341–342.

4. World Health Organization. Program Advisory Group on the Prevention of Blindness Report, Sect. 5 and Annex II (Unveröffentlichtes WHO Document PBL/79.1, 1979). Nachdruck in: International Agency for the Prevention of Blindness, editor. World blindness and its prevention. New York: Oxford University Press; 1979/1980. p. 73–84.

5. Peterson NL. Early intervention for handicapped and at risk children. An introduction to early childhood special education. Denver: Love Publishing Company; 1987.
6. Foster A, Gilbert C. Epidemiology of childhood blindness. Eye 1992; 6: 173–176.
7. Rath W. Systematik und Statistik von Behinderungen. In: Bleidick U, Hrsg. Theorie der Behindertenpädagogik. Berlin: Carl Marhold Verlagsbuchhandlung; 1985. S. 25–47.
8. Düren T. Pädagogische Frühförderung Sehgeschädigter. Geschichte und derzeitige Situation. Frühförderung interdisziplinär 1986; 5: 49–60.
9. Drawe W, Schäfer WD, Schindele RA. Incidence and types of visual handicap in school age children in the Federal Republic of Germany: First results of a survey of 24.000 students. Int J Rehabil Res 1983; 6: 500–503.
10. Hellbrügge T. Hrsg. Klinische Sozialpädiatrie. Berlin: Springer; 1981.
11. Jan JE, Freeman RD, Scott EP. Visual impairment in children and adolescents. New York: Grune & Stratton; 1977.
12. Statistisches Bundesamt, Hrsg. Statistisches Jahrbuch 1996 für die Bundesrepublik Deutschland. Wiesbaden: Metzler Poeschul; 1996.
13. Küchle HJ, Busse H. Augenerkrankungen im Kindesalter. Stuttgart: Thieme; 1985.
14. Schmidt U, Murken J, Klauß V. Wandel der Blindheitsursachen im Kindesalter. Klin Monatsbl Augenheilkd 1988; 193: 457–464.
15. Hecker W. Entwicklungsunterschiede zwischen früh- und reifgeborenen blinden Kleinkindern. Ein Vergleich der Entwicklung und Verhaltensbesonderheiten im ersten bis dritten Lebensjahr. Dissertation. Bielefeld: Universität Bielefeld, Fakultät für Psychologie und Sportwissenschaften; 1997a.
16. Gibson DL, et al. Retinopathy of prematurity induced blindness: Birth weight specific survival and the new epidemic. Paediatrics 1990; 86: 405–412.
17. Yu VYH, Lim CT, Downe LM. A 12 year experience of retinopathy of prematurity in infants ≤28 weeks gestation or ≤1000 g birth weight. J Paediatr Child Health 1990; 26: 205–208.
18. Tröster H. Einstellungen und Verhalten gegenüber Behinderten. Bern: Huber; 1988.
19. Hecker W. Blind und zu früh geboren: Ein doppeltes Risiko für die Entwicklung? Bielefeld: Universität Bielefeld; 1994. SFB 227, Preprint Nr. 81.
20. Ahrbeck B, Rath W. Psychologie der Blinden. In: Fengler J, Jansen G, Hrsg. Handbuch der Heilpädagogischen Psychologie. Stuttgart: Kohlhammer; 1994. S. 17–32.
21. Lewis V. Development and handicap. Oxford: Blackwell; 1987.
22. Warren DH. Blindness and early childhood development. 2nd ed. New York: American Foundation for the Blind; 1984.
23. Warren DH. Blindness and children. An individual differences approach. Cambridge: Cambridge University Press; 1994.
24. Foulke E, Berla EP. Visual impairment and the development of perceptual ability. In: Walk RD, Pick HL, editors. Perception and experience. New York: Plenum; 1978. p. 213–240.
25. Ashmead DH, Clifton RK, Perris EE. Precision of auditory localization in human infants. Dev Psychol 1987; 23: 641–667.
26. Bigelow A. The development of reaching in blind children. Br J Dev Psychol 1986; 4: 355–366.
27. Fraiberg S. Insights form the blind. New York: Basic Books; 1977.
28. Schwartz M. The role of sound for space and object perception in the congenitally blind infant. In: Lipsitt L, Rovee Collier C, editors. Advances in infancy research. Norwood: Ablex; 1984. p. 23–56.
29. Reynell J. Developmental patterns of visually handicapped children. Child: Care, Health and Development 1978; 4: 291–303.
30. Adelson E, Fraiberg S. Gross motor development in infants blind from birth. Child Dev 1974; 45: 114–126.
31. Bigelow A. The development of reaching in blind children. Br J Dev Psychol 1986; 4: 355–366.
32. Bigelow A. Locomotion and search behaviour in blind infants. Infant Behav Dev 1992; 15: 179–189.
33. Norris M, Spaulding PJ, Brodie FH. Blindness in children. Chicago: University of Chicago Press; 1957.
34. Tröster H, Brambring M. Die Auswirkungen der Blindheit auf die motorische Entwicklung im ersten Lebensjahr. Z Entwicklungspsychol Pädagog Psychol 1992a; 24: 201–231.
35. Tröster H, Brambring M. Early motor development in blind infants. J Appl Dev Psychol 1993; 14: 83–106.
36. Tröster H, Hecker W, Brambring M. Die motorische Entwicklung blinder Kinder. Ergebnisse der Bielefelder Längsschnittuntersuchung. Heilpädagogische Forschung 1994; 20: 89–98.
37. Williams H, et al. Sensory motor control and balance. A behavioural perspective. In: Whiting HTA, Wade MG, editors. Themes in motor development. Dordrecht: Nijhoff; 1986. p. 247–261.

38. Lowenfeld B. Psychological problems of children with impaired vision. In: Cruickshank UM, editor. Psychology of exceptional children and youth. Englewood Cliffs: Prentice Hall; 1971. p. 207–311.
39. Simpkins KE. Development of the concept of space. J Visual Impairment Blindness 1979; 73: 81–85.
40. Brambring M, Tröster H. Das Spielverhalten blinder und sehender Kinder. Stand der Forschung. Heilpädagogische Forschung 1991; 17: 129–139.
41. Burlingham D. Special problems of blind infants. Psychoanal Study Child 1975; 30: 3–14.
42. Hall A, Scholl GT, Swallow RM. Psychoeducational assessment. In: Scholl GT, editor. Foundations of education for blind and visually handicapped children and youth: Theory and practice. New York: American Foundation for the Blind; 1986. p. 187–214.
43. Brambring M, Tröster H. The validity problem and the instruction problem in the assessment of cognitive development in blind infants and preschoolers. J Visual Impairment Blindness 1994; 88: 9–18.
44. Ferrell KA. Infancy and early childhood. In: Scholl GT, editor. Foundations of education for blind and visually handicapped children and youth: Theory and practice. New York: American Foundation for the Blind; 1986. p. 119–136.
45. Piaget J. Der Aufbau der Wirklichkeit beim Kinde. Stuttgart: Klett; 1974.
46. Stephens B, Grube C. Development of piagetian reasoning in congenitally blind children. J Visual Impairment Blindness 1982; 76: 133–143.
47. Tobin MJ. Conservation of substance in the blind and partially sighted. Br J Educ Psychol 1972; 42: 192–197.
48. Gottesman M. Conservation development in blind children. Child Dev 1973; 44: 824–827.
49. Smits BWGM, Mommens MJC. Differences between blind and sighted children on WISC verbal subtest. New Outlook for the Blind 1976; 70: 240–246.
50. Van der Kolk CJ. Intelligence testing for visually impaired persons. J Visual Impairment Blindness 1977; 71: 158–163.
51. Van der Kolk CJ. Assessment and planning with the visually impaired. Baltimore: University Park Press; 1981.
52. Mills AE, editor. Language acquisition in the blind child normal and deficient. London: Croom Helm; 1983.
53. Andersen ES, Dunlea A, Kekelis LS. Blind children's language. Resolving some differences. J Child Language 1984; 11: 645–664.
54. Bigelow A. Early words of blind children. J Child Language 1987; 14: 47–56.
55. Mulford RC. First words of the blind child. In: Smith MD, Locke JC, editors. The emergent lexicon: The child's development of a linguistic vocabulary. New York: Academic Press; 1988. p. 293–398.
56. Dunlea A. The role of visual information in the emergence of meaning: A comparison of blind and sighted children. Los Angeles: University of Southern California; 1982.
57. Dunlea A. The relationship between concept formation and semantic roles: Some evidence from the blind. In: Feagens L, Gravey C, Golnikoff R, editors. The origins and growth of communication. Norwood: Ablex; 1984.
58. Kekelis LS, Andersen ES. Family communication styles and language development. J Visual Impairment Blindness 1984; 78: 54–65.
59. Mills AE. Language acquisition in the blind child normal and deficient. London: Croom Helm; 1983.
60. Mills AE. Visual handicap. In: Mogford K, Bishop D, editors. Language development in exceptional circumstances. Edinburgh: Churchill Livingstone; 1988.
61. Fay WH. On the echolalia of the blind and of the autistic child. J Speech Hearing Dis 1973; 38: 478–489.
62. Jan JE, Freeman RD, Scott EP. Visual impairment in children and adolescents. New York: Grune & Stratton; 1977.
63. Perez Pereira M, Castro J. Pragmatic functions of blind and sighted children's language: A twin case study. First Language 1992; 12: 17–37.
64. Papousek H, Papousek M. Intuitive parenting: An integrative counterpart to the infant's integrative competence. In: Osofsky JD, editor. Handbook of infant development. New York: Wiley; 1987. p. 669–720.
65. Schaffer HR. Early interactive development. In: Schaffer HR, editor. Studies in mother infant interaction. London: Academic Press; 1977. p. 3–16.
66. Ainsworth MDS. Attachment as related to mother infant interaction. In: Rovee Collier C, Lipsitt LP, editors. Advances in infant research. Vol. 8, 150. Norwood: Ablex; 1993.
67. Hecker W. Die Wahrnehmungswelt des blinden Kleinkindes: Möglichkeiten und Hürden einer Begegnung. In: Verband der Blinden und Sehbehindertenpädagogen / AG Frühförderung sehgeschädigter Kinder, Hrsg. Alles wirkliche Leben ist Begegnung. Würzburg: edition bentheim; 1997b. S. 97–114.
68. Schaffer HR. Acquiring the concept of dialogue. In: Bornstein M, Kessen W, editors. Development from infancy: Image and intention. Hillsdale: Lawrence Erlbaum; 1979.

69. Tröster H, Brambring M. Early social emotional development in blind infants. Child Health Dev 1992b; 18: 207–227.
70. Rogers SJ, Puchalski CB. Social characteristics of visual impaired infants play. Top Early Childh Special Educ 1984; 2: 52–56.
71. Rowland C. Preverbal communication of blind infants and their mothers. J Visual Impairment Blindness 1984; 78: 279–302.
72. Preisler GM. Early patterns of interaction between blind infants and their sighted mothers. Child Care Health Dev 1991; 17: 65–90.
73. Urwin C. Language for absent things: Learning from visually handicapped children. Top Language Dis 1984; 9: 24–37.
74. Rowland C. Pattern of interaction between three infants and their mothers. In: Mills AE, editor. Language acquisition in the blind child normal and deficient. London: Croom Helm; 1983. p. 114–132.
75. Urwin C. The development of communication between blind infants and their parents. In: Lock A, editor. Action, gesture and symbol. The emergence of language. London: Academic Press; 1978. p. 79–108.
76. Urwin C. Dialogue and cognitive functioning in the early development of three blind children. In: Mills AE, editor. Language acquisition in the blind child normal and deficient. London: Croom Helm; 1983. p. 141–161.
77. Kammerer E. Kinderpsychiatrische Aspekte der schweren Hörschädigung. Stuttgart: Enke; 1988.
78. Remschmidt H, Walther R. Untersuchungen zur Prävalenz psychischer Auffälligkeiten bei Schulkindern – Abschlussbericht. Marburg: Klinik für Kinder- und Jugendpsychiatrie der Philipps-Universität Marburg; 1989.
79. Döpfner M, Walter B, Lehmkuhl G. Reliabilität und faktorielle Validität des Youth-Self-Report der Child Behaviour Checklist bei einer klinischen Stichprobe. Diagnostica 1995; 41: 221–244.
80. Berkson G. Repetitive stereotyped behaviours. Am J Ment Defic 1983; 88: 239–246.
81. Tröster H, Brambring M, Beelmann A. Stereotype Bewegungs- und Verhaltensmuster bei blinden Klein- und Vorschulkindern: Prävalenz und situative Auslösebedingungen. Z Entwicklungspsychol Pädagog Psychol 1991a; 23: 66–89.
82. Tröster H, Brambring M, Beelmann A. Prevalence and situational causes of stereotyped behaviour in blind infants and preschoolers. J Abnorm Child Psychol 1991b; 19: 569–590.
83. Tröster H, Brambring M, Beelmann A. The age dependence of stereotyped behaviours in blind infants and preschoolers. Child Care Health Dev 1991c; 17: 137–157.
84. Brambring M, Tröster H. On the stability of stereotyped behaviours in blind infants and preschoolers. J Visual Impairment Blindness 1992; 86: 105–110.
85. Thelen E. Rhythmical stereotypes in normal human infants. Anim Behaviour 1979; 27: 699–715.
86. Baumeister AA. Origins and control of stereotyped movements. In: Meyers CE, editor. Quality of life in severely and profoundly mentally retarded people. Washington: American Association of Mental Deficiency; 1982. p. 335–384.
87. Tröster H, Brambring M, van der Burg J. Schlafstörungen bei sehgeschädigten Kindern im Klein- und Vorschulalter. Prax Kinderpsychol Kinderpsychiatr 1995; 44: 36–44.
88. Häußler M. Mehrfachbehindert-sehgeschädigte Kinder. Behinderungsursachen, ärztliche Diagnosen und Prävention. Frühdiagnosezentrum Würzburg e. V. Blindeninstitutstiftung Würzburg, Hrsg. Würzburg: Edition Bentheim; 1995.
89. Zeschitz M. Früherkennung und Frühförderung mehrfachbehinderter, sehgeschädigter Kinder: Mediative Frühförderung Würzburg. Der Bundesminister für Bildung und Wissenschaft, Hrsg. Studienbildung Wissenschaft XI. Bad Honnef: Bock; 1985.
90. Thurmaier M. Die Familie mit einem behinderten Kleinkind. Frühförd interdisz 1990; 9: 49–62.
91. Sarimski K. Interaktion mit behinderten Kleinkindern. Entwicklung und Störung früher Interaktionsprozesse. München: Reinhardt; 1986.
92. Hinze B. Väter und Mütter behinderter Kinder. Der Prozeß der Auseinandersetzung im Vergleich. Heidelberg: Schindele; 1991.
93. Warnke A. Familien in der Frühförderung – Psychodynamische Aspekte. In: Vereinigung für interdisziplinäre Frühförderung, Hrsg. Familienorientierte Frühförderung. München: Reinhardt; 1991.
94. Mattejat F. Einige familiendiagnostische und familientherapeutische Aspekte in der Frühförderung. In: Vereinigung für interdisziplinäre Frühförderung, Hrsg. Familienorientierte Frühförderung. München: Reinhardt; 1991.
95. Hackenberg W. Die psychosoziale Situation von Geschwistern behinderter Kinder. Heidelberg: Schindele; 1983.
96. Warnke A. Frühförderung des behinderten Kindes in der Familie und Hilfestellung für die Familie. In: Staatsinstitut für Frühpädagogik und Familienförderung, Hrsg. München: Reinhardt; 1990.

97. Brambring M, Hauptmeier M, Hecker W. Erziehungssituation und Bedürfnisse von Eltern blinder Klein- und Vorschulkinder. Bielefeld: Universität Bielefeld; 1990. SFB 227, Preprint Nr. 30.
98. Simeonsson RJ. Family expectation, encounters, and needs. In: Brambring M, Rauh H, Belmann A, editors. Early Childhood Intervention. Berlin: De Gruyter; 1996.
99. Warnke A. Frühförderung und Zusammenarbeit mit der Familie. In: Neuhäuser G, Steinhausen HCH, Hrsg. Geistige Behinderung. Stuttgart: Kohlhammer; 1990a.
100. Warnke A. Elternarbeit. In: Speck O, Martin KR, Hrsg. Sonderpädagogik und Sozialarbeit. Berlin: Edition Marhold, Wissenschaftsverlag Volker Spiess; 1990b.
101. Walthes R, et al. Gehen, Gehen, Schritt für Schritt ... Zur Situation von Familien mit blinden, mehrfachbehinderten oder sehbehinderten Kindern. Frankfurt: Campus; 1994.

11

Intelligenzminderung und psychische Störungen

Andreas Warnke

Intelligenzminderung (geistige Behinderung) ist keine psychische Störung und auch keine organische Erkrankung. Dennoch ist Intelligenzminderung Teil dieses Buches zur Psychosomatik.

Die Intelligenzminderung hat ihre wesentliche Ursache in einer organisch begründeten Beeinträchtigung menschlicher Lernfähigkeit. Damit verbunden ist eine höhere Wahrscheinlichkeit, an psychischen Störungen zu erkranken. Die Störungen können Symptom einer primären Besonderheit der Hirnentwicklung und direkter Ausdruck einer Hirnschädigung sein. Sehr leicht kann es jedoch sekundär auch zu Anpassungsstörungen kommen, wenn in Folge der kognitiven Besonderheiten des Kindes mit geistiger Behinderung mangelhaftes wechselseitiges Verstehen zwischen Kind und Bezugsperson oder überfordernde Alltagsaufgaben und Lebensverhältnisse reaktiv psychopathologische Symptome des Kindes verursachen.

Mit der Intelligenzminderung gehen auch oft organische Erkrankungen und Behinderungen einher, sodass sich erhebliche diagnostische, differenzialdiagnostische und therapeutische Besonderheiten ergeben.

Definition und Klassifikation

Die Intelligenzminderung wird im multiaxialen Klassifikationsschema nach ICD-10 (1) nicht unter die »klinisch-psychiatrischen Syndrome« (Achse 1), sondern

	Leichte Intelligenzminderung	Mittelgradige Intelligenzminderung
IQ-Bereich	50–69	35–49
Schulbereich	Sonderschule L oder G	Sonderschule G
Anteil an geistiger Behinderung	85%	10%
Sprach-entwicklung	Sprachverständnis und Sprachgebrauch verzögert entwickelt, jedoch im Vorschulalter kommunikative Fertigkeiten erworben; meist für das tägliche Leben, normale Konversation und für ein klinisches Interview ausreichend	Sprachverständnis und Sprachgebrauch meist in früher Kindheit mit kommunikativer Fertigkeit erworben; teils größere visuell-räumliche als sprachabhängige Fähigkeiten, andere auffällig ungeschickt, aber mit Freude an und Fähigkeit zu sozialer Interaktion und einfacher Unterhaltung; Sprachentwicklung reicht zur Teilnahme an einfacher Unterhaltung, teils lediglich zur Mitteilung der Basisbedürfnisse; einige lernen einfache Anweisungen zu verstehen, jedoch niemals sprechen; andere lernen Handzeichen
Selbst-versorgung	Verzögert; meist wird volle Unabhängigkeit bei Essen, Waschen, Anziehen, Darm- und Blasenkontrolle, in praktischen und häuslichen Tätigkeiten erreicht; im Erwachsenenalter entweder selbstständig oder in betreuter Einrichtung	Verzögert, auch hinsichtlich motorischer Fertigkeiten; einige Betroffene benötigen lebenslange Beaufsichtigung; selten vollständig eigenständiges Leben im Erwachsenenalter; in der Regel voll beweglich, körperlich aktiv; in vertrauter Umgebung orientierungsfähig; im Erwachsenenalter gewöhnlich in betreuter Einrichtung lebend
Schulbildung	Hier liegen die Hauptschwierigkeiten; meist besondere Probleme beim Lesen, Schreiben und Rechnen, Schulkenntnisse bis etwa zum Niveau der 6. Klasse erlernbar	Einige lernen grundlegende Fertigkeiten zum Lesen, Schreiben und Zählen. Erreicht wird etwa das Niveau der 2. Klasse
Berufliche Bildung	Für Arbeit anlernbar, die eher praktisch als schulische Fähigkeiten voraussetzt; ungelernte und angelernte Tätigkeit	Im Erwachsenenalter gewöhnlich in der Lage, einfache praktische Tätigkeiten unter Aufsicht zu verrichten, wenn die Aufgaben sorgsam strukturiert sind; im Erwachsenenalter meist in der Lage, in unbetreuten Werkstätten oder auf dem freien Arbeitsmarkt ungelernte oder angelernte Arbeit unter Aufsicht zu verrichten

Schwere Intelligenzminderung	Schwerste Intelligenzminderung
20–35	<20
Sonderschule G	Sonderschule G
3–4%	1–2%
In früher Kindheit wenig oder kein Erwerb sprachlicher Kommunikationsfähigkeit; im Schulalter ist Sprechen erlernbar	Praktisch so gut wie unfähig, Aufforderungen oder Anweisungen zu verstehen oder sich danach zu richten; nur rudimentär zu nonverbaler Kommunikation fähig; bereits in früher Kindheit erhebliche sensomotorische Beeinträchtigung erkennbar
Meist deutlich ausgeprägte motorische Beeinträchtigung; durch Training sind grundlegende Selbstversorgungsfertigkeiten zu erwerben	Meist immobil oder in eigenständiger Bewegungsfreiheit sehr eingeschränkt; inkontinent, wenig oder keine Fähigkeit, für eigene Grundbedürfnisse zu sorgen; auf ständige Hilfe und Überwachung angewiesen
Kenntnisse des Alphabets oder einfaches Zählen möglicherweise erlernbar; Erkennen einiger für das »Überleben« wichtiger Wörter erlernbar	Im günstigsten Fall werden Verständnis für einfachste Forderungen und einfachste visuell-räumliche Fertigkeiten (Sortieren, Zuordnen) erlernt
In betreuter Werkstätte unter Aufsicht und höchstem Strukturierungsgrad fähig, einfache visuell-räumliche Tätigkeiten auszuüben	Unter Aufsicht und Anleitung können sich manche Betroffene in geringem Maße an häuslichen und praktischen Aufgaben beteiligen

Tab. 1

Fortsetzung umseitig

G = Förderschwerpunkt »geistige Entwicklung«
L = Förderschwerpunkt »Lernen«

	Leichte Intelligenzminderung	Mittelgradige Intelligenzminderung
Sozial-emotionale Entwicklung	Nur begrenzt in der Lage, einer Ehe und Kindererziehung eigenständig gewachsen zu sein; emotionale und soziale Schwierigkeiten ähneln denen bei Personen mit normaler Intelligenz eher als Personen mit mittelgradiger Intelligenzminderung	Soziale Entwicklung bis zur Fähigkeit, Kontakt aufzunehmen, zu kommunizieren und einfache soziale Aktivitäten zu bewältigen; in der Adoleszenz können ihre Schwierigkeiten, soziale Konventionen zu berücksichtigen, die Beziehung zu Gleichaltrigen beeinträchtigen
Ätiologie	Organische Ursache bei einer Minderzahl erkennbar	In der Mehrzahl lässt sich eine organische Ursache sichern
Begleit-störungen	Autismus, andere Entwicklungsstörungen, Epilepsie	Störungen des Sozialverhaltens, körperliche Behinderungen in unterschiedlicher Anzahl

auf Achse 3 (»Intelligenzniveau«) klassifiziert. Die Intelligenzminderung wird auch nicht als internistische oder neurologische organische Erkrankung verstanden und ist deshalb nicht der Achse 4 (»körperliche Symptomatik«) zugeordnet.

Definiert ist »Intelligenzminderung« (geistige Behinderung) als *»eine sich in der Entwicklung manifestierende stehen gebliebene oder unvollständige Entwicklung der geistigen Fähigkeiten mit besonderer Beeinträchtigung von Fertigkeiten, die zum Intelligenzniveau beitragen, wie z. B. Kognition, Sprache, motorische und soziale Fähigkeiten«* (2).

Im schulischen Bereich verbinden sich mit den Schweregraden »leichte« (IQ 50–69), »mittelgradige« (IQ 35–49), »schwere« (IQ 20–34) und »schwerste« Intelligenzminderung (IQ <20), die Begriffe »Förderschwerpunkt Lernen« (Schüler mit auch leichter Intelligenzminderung, Sonderschule für Kinder mit Lernbehinderung) bzw. vor allem »Förderschwerpunkt geistige Entwicklung«, dem die Sonderschule für Kinder mit geistiger Behinderung entspricht (Tab. 1).

Die Intelligenzminderung ist frühkindlich veranlagt. Sie ist eine lebenslange Beeinträchtigung von geistigen Fähigkeiten und in Besonderheiten der Hirnentwicklung begründet. Für die Diagnose ist jedoch nicht allein die Minderung des Intelligenzniveaus – wie etwa durch Intelligenzquotient bestimmt –, sondern die da-

Schwere Intelligenzminderung	Schwerste Intelligenzminderung
Die Mehrzahl ist an das Leben in der Gemeinschaft angepasst; im Wohnheim oder in Familie lebend, wenn nicht spezieller Pflegebedarf wegen einer Begleitbehinderung besteht	Entwicklungsmöglichkeiten nur in hoch strukturierter Umgebung mit ständiger Hilfe und Aufsicht in individualisierter Beziehung zu einer Pflegeperson; motorische Entwicklung, Eigenständigkeit und Kommunikation können verbessert werden
Meist organische Schädigung des Zentralnervensystems nachweisbar	Meist organische Schädigung diagnostizierbar
Autismus bei Minderheit vorhanden; häufiger auch Epilepsien, neurologische und körperliche Behinderungen; häufiger psychiatrische Störungen (Diagnose durch Sprachbeeinträchtigung erschwert); wie bei mittelgradiger Intelligenzminderung, jedoch häufiger und ausgeprägter im Schweregrad	Häufig schwere neurologische oder die Bewegungsfreiheit betreffende körperliche Defizite (Epilepsie, Seh- und Hörstörungen); schwere Formen des atypischen Autismus

Tab. 1
Adaptives Verhalten; nach WARNKE (3), SPREEN 1978, ICD-10 (F70–F79) und DSM-IV (317–319)

mit verbundene Anpassungsbeeinträchtigung bei Anforderungen des alltäglichen Lebens entscheidend.

Der Intelligenzquotient ist also nur eine Leitlinie, die sich mit individuell durchgeführten standardisierten Intelligenztests bestimmen lässt. Der IQ ist durch kulturelle Gegebenheiten beeinflusst. Bei solcher psychometrischer Bestimmung der kognitiven Fähigkeiten sind die oft zusätzlich vorliegenden Behinderungen (Sprachprobleme, Sinnesbehinderungen, körperliche Beeinträchtigung) zu berücksichtigen.

Die Weltgesundheitsorganisation (WHO) unterscheidet mit dem Klassifikationssystem (WHO, ICDIH-2) die Kriterien von Schädigung (impairment), Befähigung (activity) und Teilhabe (participation) (4). In dieser Fassung von 1998 werden damit die positiven Entwicklungsmöglichkeiten von Menschen mit geistiger Behinderung betont.

Der Begriff »activity« ersetzte den früheren Begriff »Beeinträchtigung« (»disability«). Damit werden, verbunden mit den Begriffen »Normalisierung« und »empowerment«, die Fähigkeiten des Menschen mit geistiger Behinderung betont, sich aktiv befähigt betätigen zu können. Betont werden u. a. die Fähigkeiten zur Verständigung und Selbstversorgung, zur Mobilität und zum manuellen und geistigen Geschick.

Der Begriff »Teilhabe« (anstelle von »handicap«) richtet das Augenmerk auf die Fähigkeiten des Menschen mit geistiger Behinderung, sich zu orientieren, schulisch zu lernen, sich beruflich zu befähigen und sich in Freizeit und Lebensgemeinschaft selbst zu versorgen und sich sozial zu integrieren.

Sozialrechtlich ist der Begriff der »geistigen Behinderung« gemäß Sozialgesetzbuch (SGB) der Sozialhilfe zugeordnet. Im Zusammenhang mit Fragen der Erziehungshilfe können auch gesetzliche Bestimmungen des Kinder- und Jugendhilfegesetzes (KJHG) mit § 27 oder im Zusammenhang mit psychischer Störung, wenn sie eine (drohende) seelische Behinderung mit sich bringt, Regelungen nach § 35 a SGB VIII bestimmend sein.

Epidemiologie

Die Prävalenz geistiger Behinderung (IQ <50) variiert altersabhängig, sie ist für das Kindes- und Jugendalter in Deutschland mit 0,3–0,49% anzunehmen. Von geistiger Behinderung sind in der Bundesrepublik bis zu 400000 Personen betroffen. Im Jahr 2000 wurden 66181 Schüler im Förderschwerpunkt »geistige Entwicklung« beschult. Die Prävalenzen sind von präventiven, spezifisch-pädagogischen, therapeutischen und rehabilitativen Maßnahmen und normativen Anforderungen beeinflusst.

Das Geschlechterverhältnis ist mit 5,4 Jungen und 2,9 Mädchen auf 1000 Personen anzunehmen. Bei schwersten Graden der geistigen Behinderung gleicht sich das Geschlechterverhältnis an. Die Lebenserwartung der Menschen mit geistiger Behinderung ist niedriger als bei der

Tab. 2
Beispiele für charakteristische psychische Störungen mit genetisch begründeten Syndromen mit Intelligenzminderung; nach DYKENS 2000

Syndrom	Vulnerabilität für spezifische psychische Störungen
Fragiles-X-Syndrom	Soziale Phobie, Scheu, Perseverationen, autistische Störung, Unaufmerksamkeit, Hyperaktivität, Traurigkeit oder Depression (vorrangig beim weiblichen Geschlecht)
WILLIAMS-BEUREN-Syndrom	Angststörungen, Unaufmerksamkeit, Hyperaktivität, soziale Ungehemmtheit, empathisches und sensitives Verhalten
PRADER-WILLI-Syndrom	Unaufmerksamkeit, Hyperaktivität, Aggression, Suchen nach Aufmerksamkeit, Selbstverletzung, Stereotypien (oft mit dem Mund), Schlafstörungen
DOWN-Syndrom	Sturheit, Ungehorsam, Unaufmerksamkeit, Hyperaktivität, Rückzugsverhalten (Depression und demenzielle Prozesse im Erwachsenenalter)
5-p-Syndrom	»Katzenschrei«, Hyperaktivität, Unaufmerksamkeit, Stereotypien, Selbstverletzung, unangemessenes Sozialverhalten

Durchschnittsbevölkerung, sie hat sich jedoch in den letzten Jahrzehnten ganz entscheidend verbessert. So hat sich etwa die Lebenserwartung der Menschen mit DOWN-Syndrom (Trisomie 21) in den letzten 2 Jahrzehnten in den USA von durchschnittlich 25 Jahren auf durchschnittlich 49 Jahre erhöht.

Von der Epidemiologie der geistigen Behinderung ist jene der psychischen Störungen bei Menschen mit geistiger Behinderung zu unterscheiden. Kinder und Jugendliche mit geistiger Behinderung sind wesentlich häufiger als ihre Gleichaltrigen ohne Intelligenzminderung psychisch erkrankt (3–4fach häufiger). Damit leben in der Bundesrepublik insgesamt bis zu 150000 psychisch erkrankte Menschen mit geistiger Behinderung, die einer psychiatrischen Behandlung bedürften.

Bei schwerer geistiger Behinderung sind psychische Störungen häufiger (etwa 43%) als bei leichter geistiger Behinderung (33%). Kinder und Jugendliche mit geistiger Behinderung haben die gleichen psychischen Störungen wie in der Allgemeinbevölkerung. Es gibt also keine für die geistige Behinderung spezifische psychische Störung.

Allerdings sind folgende psychische Störungen bei Kindern und Jugendlichen mit geistiger Behinderung besonders häufig:

- Hyperaktivität;
- autistische Störungen;
- Stereotypien;
- Störungen im Sozialverhalten;
- emotionale Störungen (Angsterkrankungen, Depression).

Bei manchen genetisch begründeten Syndromen mit Intelligenzminderung finden sich besonders häufig spezifische Störungen (Tab. 2).

Pränatal begründete Intelligenzminderungen, hereditär
Dysplasien, Stoffwechselstörungen (z. B. Phenylketonurie, Mitrochondropathien, hormonelle Störungen, erbliche Hirn- und Schädelmissbildungen)

Fehlbildungen des Nervensystems (dysraphische Fehlbildungen)

Chromosomenanomalien
Störungen der Körperchromosomen (z. B. Trisomnie 21);
Störungen der Geschlechtschromosomen; Marker-X-Syndrom, RETT-Syndrom

Exogen verursachte biologische Schädigungen
Pränatal (Virusinfektionen), chemisch-toxisch (Alkoholembryopathie); intrauterine Mangelernährung;
perinatal (Schädigungen zwischen der 24. Gestationswoche und der 1. Woche nach der Geburt): Hirnblutungen, Enzephalitis;
postnatal: entzündliche Erkrankungen des ZNS, Schädelhirntrauma, Hirntumoren, Vergiftungen, hormonelle Störungen (Hypothyreose), zerebrales Anfallsleiden

Ideopathische Intelligenzminderung (unbekannte Ätiologie)
Normvariante der multifaktoriellen Intelligenzveranlagung

Tab. 3
Biologische Ursachen von Intelligenzminderung

Ätiologie und Pathogenese

Bei Kindern und Jugendlichen mit geistiger Behinderung und psychischer Störung stellt sich die Frage der »Verursachung« oder »Ätiologie« oft in doppelter Weise. Es geht um Ursachen der Intelligenzminderung und um Erklärungszusammenhänge zur psychischen Störung des Kindes mit geistiger Behinderung. Eine orientierende Zusammenfassung der organischen Ursachen von Intelligenzminderung gibt Tab. 3.

Psychosoziale Ursachen von Intelligenzminderung sind schwere, chronisch-deprivierende Lebensverhältnisse. In ihrer kognitiven Entwicklung sind Kinder benachteiligt, deren Eltern eine geistige Entwicklungsförderung des Kindes nicht gelingt oder nicht möglich ist (5–10).

Die ätiologischen Erklärungsansätze zu den psychischen Störungen der geistigen Behinderung berücksichtigen somatische und psychosoziale Einflüsse.

Hirnschädigungen

Solche, die zugleich auch Ursache der Intelligenzminderung sind, z. B. das WILLIAMS-BEUREN-Syndrom, das, definiert durch das organische Syndrom, psychopathologisch regelhaft mit hyperkinetischem Syndrom, Angststörungen und Intelligenzminderung einhergeht (Tab. 2).

Anpassungsstörungen

Störungen in Folge von Alltagsüberforderungen, die sich aus der Intelligenzminderung ergeben, z. B. chronische schulische Überforderung mit ständigen Misserfolgserleben mit der Folge depressiver Anpassungsstörung.

Besonderheiten der Informationsverarbeitung, die mit der Intelligenzminderung einhergehen

Dazu gehören motivationale Schwierigkeiten und Schwierigkeiten in der Selbstregulation, im sprachlichen Verständnis und im Verständnis sozialer Interaktion, mangelnde Interessensbildung für schulische Fertigkeiten, z. B. Gedächtnisschwäche und daraus sich ableitendes Unverständnis in sozialen Situationen.

Missverständnisse in sozialen Situationen, begründet in der Überforderung von Bezugspersonen

Dies geschieht leicht, wenn das Kind mit geistiger Behinderung sich nicht adäquat verständlich machen kann und in seinen Äußerungen missverstanden wird (z. B. kann das Kind mit schwerer geistiger Behinderung sprachlich nicht mitteilen, dass es Zahnschmerzen oder Kopfschmerzen hat, wird u. a. wegen seines »unmotiviert« klagsamen Verhaltens getadelt und reagiert mit schweren Aggressionen oder auch Autoaggressionen).

Ungünstige erzieherische Interaktionen, die aktiv vom Kind mit geistiger Behinderung initiiert und aufrechterhalten werden

Man spricht auch hier vom »Geschick« des Kindes mit geistiger Behinderung, eigene Interessen deshalb »egoistisch« durchzusetzen, weil es die Bedürfnisse der Bezugsperson nicht erkennen und daher nicht altruistisch berücksichtigen kann (z. B. kann das Kind durch die Reaktionen von »Hilflosigkeit« oder Autoaggression die Mutter zu einer letztendlich verstärkenden Zuwendung auf unerwünschtes Verhalten zwingen, *[»wenn ich mich selbst verletze, kommt die Mutter zu mir«]*, sodass sich ein wechselseitiger symptomverstärkender erzieherischer Vorgang ergibt).

Die Abb. 1 veranschaulicht ein Bedingungsmodell zum Verständnis psychopathologischer Entwicklungen bei Kindern mit Intelligenzminderung.

Für die Entwicklung psychopathologischer Symptome und psychischer Erkrankung gelten bei Kindern und Jugendlichen mit geistiger Behinderung die gleichen ätiologischen Erklärungsansätze wie bei Kindern und Jugendlichen ohne Intelligenzminderung. Die Erklärungsansätze berücksichtigen dabei genetische und nicht-genetische organische Begründungen psychischer Störungen (z. B. genetische Dispositionen für Enuresis nocturna oder Schizophrenie), psychosoziale Einflüsse (z. B. körperliche Misshandlung oder sexueller Missbrauch) und Interaktionen zwischen individueller Disposition (körperlich, geistig, seelisch), aktuelle Umwelteinflüsse (z. B. schulische Überforderung), lebensgeschichtliche Einflüsse (z. B. frühkindliche Deprivation) und aktuelle Entwicklungsaufgaben (z. B. die Anforderung sich eigenständig anzukleiden).

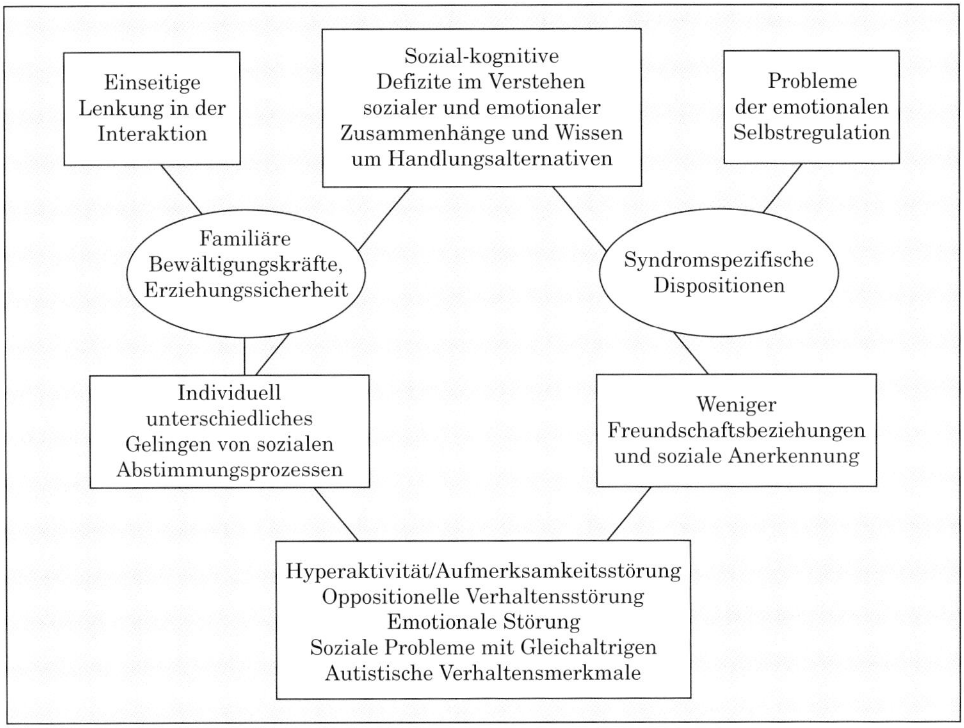

Abb. 1
Bedingungsmodell zum Verständnis psychopathologischer Entwicklungen bei Kindern mit Intelligenzminderung (7)

Diagnose und Differenzialdiagnostik

Leitlinie der Diagnostik sowohl hinsichtlich der Intelligenzminderung als auch hinsichtlich der Psychopathologie ist die multiaxiale Diagnostik nach ICD-10 (1).

Achse 1: Klinisch-psychiatrisches Syndrom

Untersuchung der psychischen Gesundheit (z. B. autistische Symptomatik, hyperkinetisches Syndrom?).

Achse 2: Umschriebene Entwicklungsstörungen

Liegen mit der Intelligenzminderung besonders schwergradige Beeinträchtigungen in den Bereichen Sprache, Motorik und in schulischen Fertigkeiten des Lesens, Rechtschreibens und Rechnens vor? Hierbei ist zu beachten, dass umschriebene Entwicklungsstörungen definitorisch einen Intelligenzquotienten ≥ 70 voraussetzen. Dennoch kann ein völliges Ausbleiben der Sprachentwicklung beim Kind mit Intelligenzquotient 70 die Diagnose einer umschriebenen Entwicklungsstörung der Sprache (rezeptiv und expressiv) begründen. Die Überprüfung der umschriebenen Fertigkeiten hat wesentliche Bedeutung in der Differenzialdiagnostik, um nicht irrtümlich etwa ein Kind mit Legasthenie als intelligenzgemindert zu verkennen.

Achse 3:
Intelligenzniveau

Welcher Schweregrad der Intelligenzminderung liegt vor?

Achse 4:
Körperliche Symptomatik

Gibt es neben der Intelligenzminderung körperliche und neurologische Erkrankungen (z. B. Fehlbildungssyndrome, zerebrales Anfallsleiden, Zerebralparesen, Stoffwechselstörungen)?

Achse 5:
Aktuelle abnorme psychosoziale Umstände

Welche sind die familiären und außerfamiliären Ressourcen und auch Belastungen im Alltag des Kindes (z. B. chronische schwere körperliche oder psychische Erkrankung der Eltern; außerfamiliäre Unterbringung)?

Achse 6:
Globalbeurteilung der psychosozialen Anpassung

In welchem Ausmaß ist das Kind mit geistiger Behinderung in der Lage, selbstständig Alltagsfertigkeiten und Hygiene zu verrichten, Interessen auszuleben und soziale Beziehungen zu gestalten? Dieser Beurteilung kommt wesentliche Bedeutung in der Frage zu, welche Schweregrade die Intelligenzminderung und die psychische Störung haben, was auch im Zusammenhang mit gutachterlichen Stellungnahmen zur Eingliederungshilfe unerlässlich ist.

Die Diagnostik erfolgt differenziert, nicht um die Person in einzelne Funktionen aufzugliedern, sondern um die gesamte Persönlichkeit des Kindes mit seiner Lebensgeschichte und seinem aktuellen Lebensumfeld in einer möglichst zweckmäßigen Weise unter Beachtung der Würde der Person hinreichend kennen und verstehen zu lernen, sodass sich aus der Diagnose adäquate Schlussfolgerungen für Behandlungsmaßnahmen ergeben. Die besten Informationsquellen sind Verhaltensbeobachtungen, Angaben von Bezugspersonen des Kindes (Eltern, Erzieher und Therapeuten) sowie apparative und psychometrische Untersuchungsverfahren.

Die organbezogene Diagnostik entspricht den allgemeinen Prinzipien der Kinder- und Jugendmedizin (6, 9, 11, 12).

Die Psychodiagnostik zur Psychopathologie orientiert sich an den Leitlinien zur Diagnostik psychischer Störungen (11, 13–16). Richtlinien geben vor allem die Leitlinien zur Diagnostik und Therapie von psychischen Störungen im Säuglings-, Kindes- und Jugendalter der Gesellschaften für Kinder- und Jugendpsychiatrie und Psychotherapie in Deutschland (17).

Da viele Kinder und Jugendliche mit Intelligenzminderung nicht in der Lage sind, sich selbst zu äußern, ist die Erhebung des psychopathologischen Befundes wesentliches Ergebnis der Verhaltensbeobachtung und der Exploration der Bezugspersonen des Kindes (Tab. 4) (11).

Der psychopathologische Befund wird ergänzt durch den störungsspezifischen Einsatz psychometrischer Verfahren (9, 18). Die »Child Behaviour Checklist CBCL« (19), ist ein Screeninginstrument, das auch noch bei Kindern und Jugendlichen mit leichter Intelligenzminderung angemessen ist.

Tab. 4
Allgemeine und spezifische psychopathologische Befunde mit ihren Kriterien; nach STEINHAUSEN (S. 86 [11])

Allgemeine Befunde	Spezifische Befunde
Äußeres Erscheinungsbild	Sprachlicher Entwicklungsstand
Kontaktverhalten und Kooperation	Motorischer Entwicklungsstand
Psychomotorik (Hyperaktivität, Mobilität?)	Körper- und/oder Sinnesbehinderung
Wachheitsstörungen	Selbstversorgungsfertigkeiten
Orientierung	Sauberkeitsverhalten
Denken	Essverhalten
Stimmung und Affekte	Sozialfertigkeiten
Auffassung und Konzentration	Kulturtechniken und Alltagsfertigkeiten
Antriebslage	Schlafverhalten
Gedächtnis und Merkfähigkeit	Stereotypien, Tics
Wahrnehmung	Automutilation
Ich-Störungen	
Zwänge und Phobien	

Differenzialdiagnostisch sind in erster Linie zu beachten:

- Tiefgreifende Entwicklungsstörungen (autistische Störungen).
- Desintegrative Psychosen.
- Demenzielle Erkrankungen.
- Sinnesbehinderungen.
- Umschriebene Sprachentwicklungsstörungen und Störungen der Psychomotorik.
- Umschriebene Entwicklungsstörungen schulischer Fertigkeiten des Lesens, Rechtschreibens und Rechnens.
- Lernstörungen ohne Intelligenzminderung (z. B. Lernbeeinträchtigungen im Zusammenhang mit Depression, psychotischen Entwicklungen, Angststörungen).

Zur Verhaltensanalyse sind die von SCHULTE (20) vorgeschlagenen diagnostischen Schritte hilfreich (Abb. 2).

Bei Kindern und Jugendlichen mit geistiger Behinderung sind in der Verhaltensanalyse zusätzlich zu den in Abb. 2 benannten Gesichtspunkten vor allem »Organismusvariablen« (z. B. zerebrales Anfallsleiden, Fehlbildungssyndrom, Stoffwechselstörung, Zerebralparese) und eine »Kognitionsanalyse« ergänzend zu beachten (z. B. Berücksichtigung der kognitiven Fertigkeiten, der sprachlichen Mitteilungsfähigkeiten, des Abstraktionsvermögens).

Besonderheiten von Diagnostik und Verhaltensanalyse bei Kindern und Jugendlichen mit geistiger Behinderung werden im Folgenden aufgelistet.

Verständigungsfähigkeit des Kindes

Hat das Kind sprachliche Fähigkeiten, um eine sprachlich orientierte Förderung und Therapie bewältigen zu können? Kann es Beschwerden, Bedürfnisse und Ziele selbst mitteilen?

Emotionale Mitteilungsfähigkeit

Ist das Kind fähig, Gefühle auszudrücken, sprachlich, mimisch oder gestisch?

Motorische Mobilität

Ist das Kind bettlägerig, immobil, auf den Rollstuhl angewiesen oder körperlich so mobil, dass etwa in der Therapie bewegte Rollenspiele infrage kommen?

Ausmaß der Intelligenzminderung und der damit gegebenen Lernfähigkeit

Wie weit kann das Kind Verhaltensregeln memorieren, funktionelle Zusammenhänge begreifen und soziale Situationen erfassen?

Individueller Entwicklungsstand

Danach lässt sich bemessen, ob einem psychischen Verhalten Krankheitswert zukommt bzw. ob es Ziel therapeutischer Förderung sein kann. So stellt sich die Frage einer Fütterstörung beim Säugling in anderer Weise als beim Jugendlichen mit geistiger Behinderung. Dies gilt auch für Fragen der Sauberkeitsentwicklung oder des Sichankleidens. In der Pubertät stellen sich Fragen zum heterosexuellen Verhalten und zur beruflichen Integration. Diese stellt sich beim Jugendlichen mit schwerer geistiger Behinderung in anderer Weise dar als beim Jugendlichen mit leichter geistiger Behinderung.

Rahmenbedingungen

In der Psychotherapie des Kindes mit geistiger Behinderung ist die Kooperation mit familiären und nicht-familiären Bezugspersonen ein zentrales Anliegen. Daher kommt den diagnostischen Erkenntnissen zu den Lebensverhältnissen des Kindes eine besondere Bedeutung zu: Inwieweit sind die Eltern in der Betreuung des Kindes entlastet oder überfordert? Welche elterlichen Wünsche und Bedürfnisse liegen vor? Wie ist die elterliche psychische und körperliche Befindlichkeit? Welche Ressourcen zur Pflege, Erziehung und auch Behandlung (Ko-Therapie) sind gegeben? Welcherart sind die Ressourcen im außerfamiliären Lebensbereich der Familie, im sozialen Netzwerk (Nachbarschaft, Freundeskreis, Verwandtschaft), Kindergarten, Sonderschulwesen?

Die Abb. 3 gibt einen Überblick über weitere Rahmenbedingungen bei Kindern mit geistiger Behinderung.

Therapie und Prävention

Die Behandlung psychischer Störungen bei Kindern und Jugendlichen mit geistiger Behinderung hat in der Regel 3 Zielsetzungen:

- die Entwicklungsförderung;
- die Förderung der sozialen Integration;
- die Therapie der psychischen Störung.

Unsere Erörterung beschränkt sich auf die Therapie psychischer Störungen; zur Entwicklungsförderung und Förderung sozialer Integration siehe Neuhäuser und Steinhausen (9) sowie Strassburg et al. (6).

Grundsätzlich ist zu beachten, dass die Psychotherapie psychischer Störungen mit Fragen der Entwicklungsförderung, die sich aus der Intelligenzminderung ergeben, auf das Engste verwoben ist. Daraus ergibt sich, dass die Therapie der

Abb. 2
Schritte der Verhaltensanalyse (20)

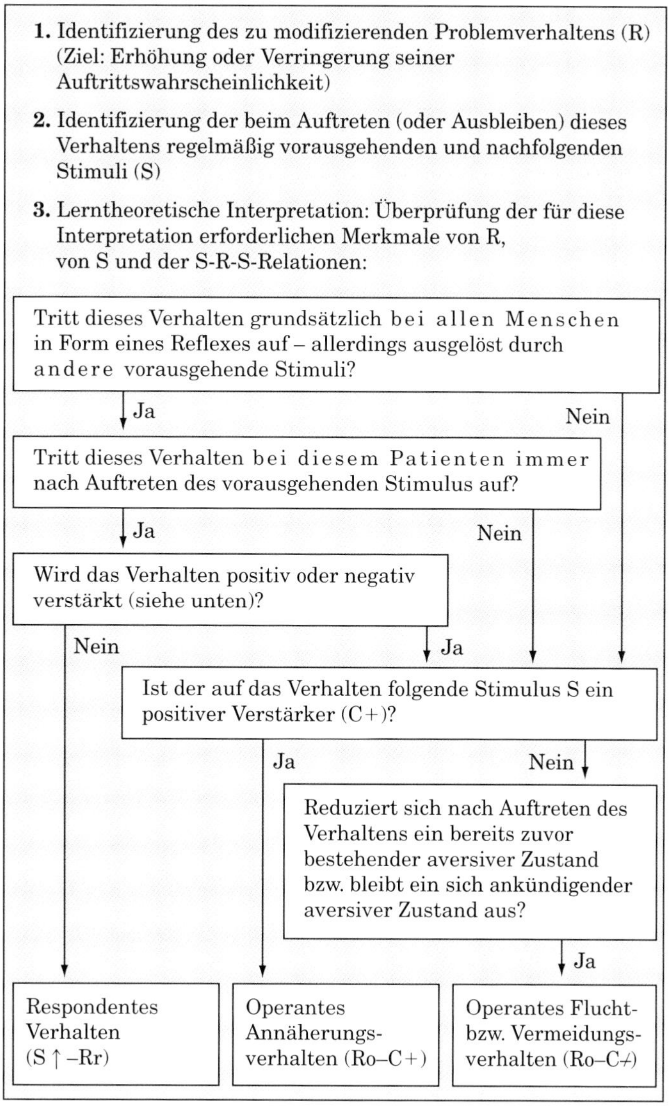

psychischen Störungen eine Maßnahme im Rahmen eines übergeordneten Alltagslebens und eines spezifischen Förder- und Behandlungsprogramms ist (3, 6, 8, 22, 23). Daher sind Behandlungsprogramme, die verschiedene therapeutische Interventionen in einem Förderplan miteinander verbinden (7), die Regel.

In der Therapie psychischer Störungen sind regelhaft miteinander verknüpft: Die psychotherapeutischen Interventionen, die psychopharmakologische Behand-

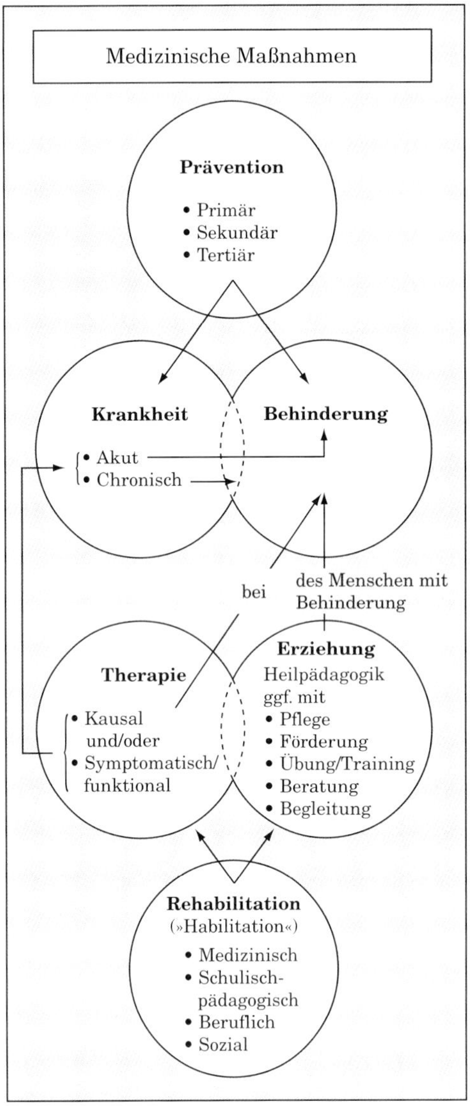

Abb. 3
Rahmenbedingungen: Zusammenhänge und Unterschiede zwischen Krankheit und Behinderung, Therapie und Erziehung, Prävention und Rehabilitation (21)

lung und verhaltensmedizinische Maßnahmen.

Die psychotherapeutischen Interventionen und die psychopharmakologische Behandlung zielen auf die Behebung psychopathologischer Symptomatik und haben die Diagnose einer psychischen Störung zur Voraussetzung.

Verhaltensmedizinische Maßnahmen beinhalten wesentliche Aspekte der Psychoedukation. Sie haben den Zweck, das Kind mit geistiger Behinderung und psychischer Störung sowie seine wesentlichen Bezugspersonen im Alltag darin zu befähigen, sich Kenntnisse zur Erkrankung bzw. zur Behinderung und zu den eigenen Lebensbefähigungen anzueignen.

Psychoedukation bzw. Verhaltensmedizin dienen der Optimierung der Lebensgestaltung des Kindes mit Erkrankung bzw. Behinderung, der Krankheitsbewältigung und den Fähigkeiten zur therapeutischen Kooperation. Ein Beispiel dazu ist das psychoedukative Programm für Personen mit geistiger Behinderung und Epilepsie »PEPE« (24).

Prävention beinhaltet Schwangerschaftsvorsorge (Impfschutz, Verzicht auf Noxen: Alkohol, Tabakkonsum in der Schwangerschaft), pränatale Diagnostik, genetische Beratung und rechtzeitige qualifizierte Behandlung möglicher hirnschädigender Erkrankungen (Impfschutz, Diät bei Phenylketonurie). Präventive Ziele hat auch die Frühförderung (Heilpädagogik, Ergotherapie, Logopädie, Krankengymnastik, Verhaltenstherapie, Familienarbeit und Entlastung durch soziale Dienste).

Psychotherapie

Die Verhaltenstherapie ist das Verfahren der Wahl in der Psychotherapie psychischer Störungen bei Kindern und Jugendlichen mit geistiger Behinderung. Dabei sind nach MEYR-KORELL (25) folgende Besonderheiten in der Ausgangslage der Therapie zu beachten:

- Die Aufmerksamkeitsentwicklung ist beeinträchtigt, sodass wichtige Informationen vom Kind nur erschwert erfassbar sind. Die therapeutische Instruktion muss daher in besonderer Weise der Auffassungsgabe des Kindes angepasst werden.
- Gedächtnisfähigkeiten sind vermindert, Lernschritte im Tempo verlangsamt und auch im Niveau eingeschränkt. Therapeutische Fortschritte sind daher in der Regel nur relativ langsam und mit relativ vielen Therapiesitzungen erreichbar.
- Die Generalisierung erlernter Problemlösungsstrategien ist erschwert, sodass daher eigene Übungen möglichst im natürlichen Lebensfeld des Kindes oder Jugendlichen notwendig werden.
- Das Verstehen von Umweltreizen und Einflüssen ist erschwert und auch die sprachliche Verständigung, somit auch das Instruktionsverständnis. Ein Beispiel ist die begrenzte Fähigkeit des Kindes mit autistischen Störungen, soziale Interaktion kommunikativ zu bewältigen.

Aus diesen Gründen sind bei der Psychotherapie folgende Gesichtspunkte zu beachten:

- Die Techniken sind eher körper- und handlungsorientiert (z. B. Rollenspiel; Beachtung körperlicher Signale, Atmungsbeschleunigung oder etwa Schwitzen als Ausdruck von Angst).
- Die therapeutischen Techniken sind direkt aktiv leitend; wichtig ist auch die Strukturierung von Situationen (z. B. sofortige Belohnung erwünschten Verhaltens und Verhaltensanleitung durch Modell).
- Die therapeutischen Sitzungen sind kurz und häufiger.
- Die Gruppentherapie ist stark strukturiert (z. B. TEACCH-Programm-Treatment and Education of Autistic and related communication-handicaped Children) (26).
- Die Therapie setzt voraus, dass Bezugspersonen einbezogen sind und die Verhaltensweisen, wo immer möglich, im alltäglichen Lebensfeld des Kindes eingeübt werden.

Bevorzugt anzuwendende verhaltenstherapeutische Techniken:

- Positive Verstärkung.
- Shaping (Formung von Verhalten; Handlungen werden in Einzelhandlungen zerlegt, und jeder Schritt wird einzeln verstärkt).
- Prompting (das Zielverhalten wird zunächst angeleitet, indem das Verhalten geführt wird; die dann eigenständige Wiederholung wird verstärkt).
- Chaining (Verhaltensverkettung; die Verstärkung erfolgt für die gesamte erlernte Verhandlungsweise, nicht für den einzelnen Lernschritt).
- Modelllernen (Lernen durch Beobachtung und Nachahmung).
- Ausschlussverfahren (Time-out).
- Korrekturverfahren (Over-Correction).
- Stimuluskontrolle (durch situative Strukturierung wird Verhalten gelenkt, z. B. durch Betreuung in einer kleinen Gruppe, die individuelle Zuwendung ermöglicht).

Tragend ist das Vertrauen des Kindes in die Beziehung mit dem Therapeuten. Bei mittel- bis schwergradigen geistigen Behinderungen, bei welchen sich das Kind sprachlich nicht mitteilen kann, ist die Bezugsperson darauf angewiesen, sich durch systematische Beobachtungen in das Kind hineinzufühlen. Dazu verhelfen die körperlichen Ausdrucksweisen des Kindes, wie etwa beschleunigte Atmung, mimischer Ausdruck und körperliche Anzeichen von Angst oder Schmerz. Dazu hilfreich sind auch die Erfahrungen der engen Bezugspersonen des Kindes, die aus ihrer besonderen Kenntnis bisheriger Entwicklungen des Kindes kompetent Verhaltens- und Wesensveränderungen beurteilen können.

Zusammenarbeit mit der Familie

Die Zusammenarbeit mit den Bezugspersonen des Kindes mit geistiger Behinderung und psychischer Störung beginnt mit der Psychoedukation. Diese beinhaltet die Klarstellung von Diagnose, Ressourcen, Bedürfnissen und Zielen der Familie, die Verständigung über die inner- und außerfamiliäre Förderung und Therapie des Kindes und Fragen der Unterstützung und Entlastung der Familie. Dazu gehört auch die Vermittlung und Stützung sozialer Netzwerke, z. B. die Hinführung der Eltern zu Selbsthilfeorganisationen, wie etwa zur Mitgliedschaft in der Bundesvereinigung Lebenshilfe.

Die sozial-rechtliche Beratung berührt Fragen der Feststellung von Graden der Behinderung und des Ausgleichs behinderungsbedingter Nachteile (Steuervergünstigung, unentgeltliche Beförderung im Nahverkehr, Befreiung von Fernseh- und Rundfunkgebühren, Ermäßigung von Telefon- und Eintrittsgebühren, finanzielle Hilfen für das Wohnen und Bauen, Wohngeld, Hilfe bei der Pflege, Pflegeversicherung, Hilfe bei Krankheit; spezifische Fragen der Eingliederung nach dem Bundessozialhilfegesetz oder dem Kinderjugendhilfegesetz) (27). Über die Psychoedukation hinaus sind ko-therapeutische Hilfen seitens der Familie, Elternanleitung und Elterntrainings Beispiele für eine weitergehende Zusammenarbeit der Familie mit therapeutischen Fachkräften (10).

Besonderheiten zur Psychopharmakotherapie psychischer Störungen bei Kindern und Jugendlichen mit geistiger Behinderung

Die psychopharmakologische Behandlung psychischer Störungen spielt bei Kindern und Jugendlichen mit geistiger Behinderung eine zentrale Rolle. Vor allem Kinder und Jugendliche mit geistiger Behinderung, die einer stationären Betreuung bedürfen, erhalten sehr häufig eine psychopharmakologische Medikation (12–40%). In der Behandlung von Kindern mit geistiger Behinderung sind dabei folgende Besonderheiten zu beachten:

- Kann das Kind seine Beschwerden nicht selbst mitteilen und ist zudem aufgrund der Behinderung die Symptomatik eines psychischen Störungsbildes nicht vollständig eruierbar, so ist die Diagnose bzw. das Beschwerdebild nicht immer hinreichend objektiv zu sichern.

- Aus diesem Grund sind auch Wirkung und unerwünschte Wirkung einer Medikation schwer zu erkennen, z. B. nicht zu erfragen, sondern nur durch Beobachtung zu erschließen.

- Die Ursachen der geistigen Behinderung, wie auch der psychischen Störung, sind oft unbekannt (die der geistigen Behinderung bei mindestens 40%). Eine kausal-medikamentöse Behandlung, die ohnehin nur selten möglich ist, wird dadurch erschwert.

- Mit zunehmendem Schweregrad der Intelligenzminderung sind psychiatrische und organische Komorbidität häufiger. Dies wiederum erschwert die psychopharmakologische Behandlung und die Einschätzung von Wirkung und unerwünschter Wirkung. Da oft auch eine Mehrfachmedikation stattfindet (beispielsweise Antiepileptika kombiniert mit Antidepressiva), ist vor allem auf medikamentöse Wechselwirkungen zu achten.

- Aufgrund von Besonderheiten der Hirnentwicklung und von Hirnschädigungen können medikamentöse Wirkungen von der Regel abweichen und z. B. paradoxe Wirkungen möglich sein. Dies stellt nicht nur besondere Anforderungen an die ärztliche Führung der Medikation, sondern auch an die Bezugspersonen, die im Alltag Wirkung und unerwünschte Wirkungen in der Medikation beurteilen müssen.

- Die Compliance ist erschwert. Das Kind mit geistiger Behinderung ist oft nicht in der Lage, die Medikation selbst zu dosieren und verlässlich einzunehmen. Auch hierzu ist wiederum die Compliance der verantwortlichen Bezugspersonen Voraussetzung für die Medikation.

○ Eine psychopharmakologische Therapie der Intelligenzminderung selbst gibt es nicht. Pharmakologische und diätetische Maßnahmen können jedoch präventive Bedeutung haben (z. B. die Diät bei Phenylketonurie oder antiepileptische Medikation bei zerebralem Anfallsleiden) (10, 28–30).

Therapie einzelner psychischer Störungen bei geistiger Behinderung

Menschen mit geistiger Behinderung erkranken an den gleichen psychischen Störungen wie Menschen ohne geistige Behinderung. Somit ergeben sich grundsätzlich keine anderen therapeutischen Ansatzpunkte für psychische Störungen. Im Folgenden wird daher nur auf einzelne psychische Erkrankungen oder Besonderheiten der psychischen Entwicklung eingegangen, die bei Kindern und Jugendlichen mit geistiger Behinderung häufig Anlass zur kinder- und jugendpsychiatrischen Behandlung geben.

Autistische Störungen (tiefgreifende Entwicklungsstörungen)

Autistisches Verhalten ist gekennzeichnet durch:

○ Entwicklungsstörung der Beziehungsfähigkeit (z. B. Abwehr von körperlicher Berührung, aktives Vermeiden von Blickkontakt).

○ Entwicklungsstörung sprachlicher und nicht-sprachlicher Kommunikation (wenn die Sprachfähigkeit sich entwickelt, so wird sie eher monologisch und nicht kommunikativ gebraucht, es finden sich Echolalie und Pronominalumkehr [Ich- und Du-Gebrauch werden verwechselt] oder auch Besonderheiten in der Sprachmelodie und der Stimmhöhe).

○ Entwicklungsstörungen im Verhaltensrepertoire und in der Interessensbildung (Tendenz zu Ritualen, zu zwanghaftem Verhalten, Stereotypien oder extremen und isolierten Interessen) (31).

Eine kausale Behandlung bzw. Heilung autistischer Störungen ist noch nicht möglich. Die Frühförderung und therapeutische Ansätze haben zum Ziel, die dem Kind im jeweiligen Entwicklungsstadium gegebene Entwicklungsbereitschaft zu unterstützen. Wichtiges Ziel ist auch der Abbau psychischer Verhaltensstörungen, die dem persönlichen Wohl oder einer sozialen Integration im Wege stehen. Dazu gehören vor allem phobische Ängste, selbstverletzendes Verhalten, Stereotypien und auch fremdaggressive Reaktionstendenzen.

Autismusspezifisch ist die Förderung von Sprach- und Beziehungsfähigkeiten. Da bei etwa 30% der Kinder mit autistischer Störung bis zum Jugendalter auch zerebrale Anfallsleiden auftreten, ist differenzialdiagnostisch immer auch auf Symptome einer Epilepsie zu achten.

Die heilpädagogischen Ansätze konzentrieren sich auf die Förderung emotionaler und lebenspraktischer Fertigkeiten und der Kommunikationsfähigkeiten. Verhaltenstherapeutische Interventionen ergänzen heilpädagogische Ansätze. Sie dienen der Behandlung von Verhaltensstörungen (z. B. Weglaufen, Selbstverletzungen, Fremdaggressionen, Ess- und Ausscheidungsstörungen, Schlafstörungen und Angstsyndrome).

Die Psychopharmakotherapie ist symptombezogen. Neuroleptika dienen der Behandlung von aggressiven und autoaggressiven Verhaltensweisen. Lithium stabilisiert das emotionale Verhalten und mindert impulsive Aggressionsausbrüche. Impulsivität, Stereotypien, Zwänge und

Depressionen können bei einzelnen Patienten durch Serotonin-Wiederaufnahmehemmer gemildert werden. Mit dem Autismus verbinden sich häufig Symptome des hyperkinetischen Syndroms (Aufmerksamkeitsstörung, motorische Hyperaktivität, Impulsivitätsstörung). Stimulanzien sind auch bei tiefgreifender Entwicklungsstörung hilfreich (29).

Die tiefgreifenden Entwicklungsstörungen sind in der Regel sozialrechtlich als »Mehrfachbehinderung« zu werten, sodass Eingliederungshilfe erstrangig über den Sozialhilfeträger (§ 39 SGB VIII) zu leisten ist (32).

Aufmerksamkeitsdefizit-Hyperaktivitätssyndrom (ADHS)

Das hyperkinetische Syndrom gehört zu den häufigsten psychischen Störungen bei Kindern und Jugendlichen mit geistiger Behinderung. Das Syndrom ist gekennzeichnet durch eine psychomotorische Hyperaktivität (exzessive motorische Ruhelosigkeit), Aufmerksamkeitsstörung (nicht altersgemäße hochgradige Ablenkbarkeit, geringe Ausdauer, mangelnde Fähigkeit, sich auf relevante Aspekte einer Aufgabe zu konzentrieren) und Störungen der Impulsivitätskontrolle (altersunangemessenes Ausmaß an Impulsivität: Nicht abwarten können, exzessives Reden, exzessive emotionale Ausbrüche) (17).

Hyperaktivitäts- und Aufmerksamkeitsstörungen treten z. B. bei der Phenylketonurie, der Alkoholembryopathie, bei zerebralen Anfallsleiden oder beim WILLIAMS-BEUREN-Syndrom häufiger auf.

Therapeutisch sind die allgemeinen heilpädagogischen Hilfen und verhaltenstherapeutische Maßnahmen indiziert. Am wirksamsten werden die Kernsymptome (Aufmerksamkeitsstörung, Hyperaktivität und Impulskontrollstörungen) jedoch durch Stimulanzienmedikation behandelt (Methylphenidat, Amphetamin, Atomoxetin) (33). Methylphenidat ist die Substanz der 1. Wahl.

Stereotypien

Stereotypien sind repetitive, willkürliche Bewegungen, vor allem von Kopf (Jactatio capitis), Händen und des gesamten Körpers (Jactatio corporis).

Stereotypien vermindern sich in Kleingruppen bei individueller Betreuung des Kindes, sodass eine Eigenstimulation durch ständige Beschäftigung des Kindes präventiv vermieden wird. Es ist auch darauf zu achten, dass nicht das Kind lernt, durch Stereotypien angemessenen Anforderungen auszuweichen.

Automutilation

Automutilation ist eine Form stereotypen Verhaltens, durch dass sich das Kind Verletzungen am eigenen Körper zufügt. Dies geschieht meist durch Kratzen und Beißen am eigenen Körper, Kopfschlagen oder Haare ausreißen. Da solche Verhaltensweisen gesetzmäßig beim LESCH-NYHAN-Syndrom (Purinstoffwechselstörung) auftreten, wird eine Ursache für selbstverletzendes Verhalten in hirnorganischen Störungen der Informationsverarbeitung gesehen. Automutilationen sind aber auch dann häufiger, wenn die Kinder deprivierenden Lebensverhältnissen ausgesetzt sind.

Verhaltenstherapeutische Techniken sind indiziert. Sollten deprivierende Lebensverhältnisse eine Rolle spielen, so sind diese zu beheben. Medikamentös haben sich Neuroleptika als wirksam erwiesen.

Fremdaggressives Verhalten und Impulskontrollstörung

Aggressives und selbstverletzendes Verhalten sind die häufigsten Ursachen für die außerfamiliäre Unterbringung von Kindern und Jugendlichen mit geistiger Behinderung. Sie sind häufigster Anlass, dass eine kinder- und jugendpsychiatrische Behandlung aufgesucht wird.

Die Therapie der fremdaggressiven Verhaltensweisen wie auch der selbstverletzenden Handlung ist überaus schwierig. Verhaltenstherapeutische Programme sind indiziert, wenn auch in der Praxis oft schwer durchführbar (34–36).

In der Regel werden sog. aversive Verfahren (Ausschlussverfahren – Time-out), Verstärkerpläne und medikamentöse Behandlung miteinander verknüpft. In der Verhaltenstherapie wird angestrebt, aggressives Verhalten durch unmittelbare unangenehme Rückmeldungen für das Kind abzubauen und eine Verstärkung aggressiven Verhaltens zu verhindern, angepasstes, dem Kindeswohl entsprechendes Verhalten mit belohnender Zuwendung zu bekräftigen. Dies setzt eine personalintensive heilpädagogische Führung voraus.

Die Indikation zur Pharmakotherapie ist gegeben, wenn die heilpädagogische Führung des Kindes oder Jugendlichen und verhaltenstherapeutische Interventionen nicht hinreichend und die Aggressivität Ausdruck einer primären, auch medikamentös behandelbaren psychischen Erkrankung sind (z. B. Psychose, Depression, Zwang, Tic).

Die medikamentöse Behandlung ist symptomatisch. Vorrangig kommen Neuroleptika zur Anwendung. Risperidon hat eine Zulassung zur Behandlung von Aggressivität bei Kindern mit geistiger Behinderung ab dem Alter von 5 Jahren (0,25–0,75 mg/d, maximal bis 1,5 mg/d). Bewährt hat sich auch Pipamperon (z. B. 4 × 30 mg/d). Bei Patienten mit starker affektiver Beteiligung und emotionaler Labilität haben sich auch Lithiumsalze zur Behandlung aggressiver Ausbrüche als hilfreich erwiesen (37).

Regulationsstörungen (unstillbares Schreien, Fütter- und Essstörungen sowie Schlafstörungen) sind bei Kindern mit geistiger Behinderung nicht selten. Zu Diagnostik und Behandlung siehe Kapitel 13, »Regulationsstörungen im Säuglings- und Kleinkindesalter«, Seite 223.

Fazit für Klinik und Praxis

○ Psychische Störungen sind bei Kindern und Jugendlichen mit geistiger Behinderung wesentlich häufiger als bei Gleichaltrigen ohne Intelligenzminderung. Diagnostisch zu beachten sind vor allem frühkindliche Regulationsstörungen (Störungen im Schreiverhalten, Schlafstörungen, Ess- und Fütterstörungen) und im weiteren Verlauf Stereotypien, autistisches Verhalten, Störungen der Sauberkeitsentwicklung (Enuresis, Enkopresis), hyperkinetische Syndrome und autoaggressive und fremdaggressive Verhaltenstendenzen. Psychische Störungen werden umso wahrscheinlicher, je schwerer der Grad der Intelligenzminderung ist.

○ Die Diagnostik ist durch die oft eingeschränkte sprachliche Mitteilungsfähigkeit und durch das eingeschränkte Sprachverständnis wesentlich erschwert, sodass der systematischen Verhaltensbeobachtung des Kindes und der Exploration der Bezugspersonen erstrangige Bedeutung zukommen.

○ Wesentliche therapeutische Zugangsweisen sind verhaltenstherapeutische Techniken und psychopharmakologische Medikation. Bei Kindern und Jugendlichen mit geistiger Behinderung setzen nicht nur diagnostische, sondern auch therapeutische Maßnahmen die Kooperation mit den Eltern bzw. den das Kind im Alltag verantwortlich betreuenden Bezugspersonen voraus. Daher ist der Psychoedukation (dem Informationsaustausch, der Gewinnung der Compliance) mit den Bezugspersonen des Kindes besondere Aufmerksamkeit zu schenken. Im Zusammenhang mit der Familienarbeit ist die frühzeitige sozialrechtliche Beratung der Eltern wichtig.

○ Aufgrund eingeschränkter Mitteilungsfähigkeit von Kindern mit schwerer Intelligenzminderung, häufiger Unklarheit über die Ursache einer psychischen Störung, häufiger Mehrfachbehinderung, organischer und psychischer Komorbidität sind Mehrfachdiagnostik, Fördermaßnahmen und spezifisch psychotherapeutische und medikamentöse Intervention in einem Behandlungsplan den Ressourcen der Familie anzupassen.

Literatur

1. Remschmidt H, Schmidt M, Poustka F. Multiaxiales Klassifikationsschema für psychische Störungen des Kindes- und Jugendalters nach ICD-10 der WHO. Bern: Huber; 2001.

2. Dilling H, Mombour W, Schmidt MH. Internationale Klassifikation psychischer Störungen. ICD-10. Kapitel V. Bern: Huber; 1994.

3. Warnke A. Intelligenzminderung. In: Herpertz-Dahlmann B, et al., Hrsg. Entwicklungspsychiatrie. Biopsychologische Grundlagen und die Entwicklung psychischer Störungen. Stuttgart: Schattauer; 2003. S. 467–503.

4. ICIDH-2. Internationale Klassifikation der Schäden, Aktivitäten und Partizipation (Beta 1-Entwurf). Genf: WHO, Frankfurt: VDR; 1998.

5. Eggers C, Bilke O. Oligophrenien und Demenzprozesse im Kindes- und Jugendalter. Stuttgart: Thieme; 1995.

6. Straßburg HM, Dacheneder W, Kreß W. Entwicklungsstörungen bei Kindern. 3. Aufl. München: Urban & Fischer; 2002.

7. Sarimski K. Psychische Störungen bei behinderten Kindern und Jugendlichen. Göttingen: Hogrefe; 2005.

8. Mehler-Wex C, Warnke A. Medizinische Gesichtspunkte bei geistiger Behinderung. In: Fischer E, Hrsg. Pädagogik für Menschen mit geistiger Behinderung. Oberhausen: Athena; 2003. S. 128–142.

9. Neuhäuser G, Steinhausen HC, Hrsg. Geistige Behinderung. 3. Aufl. Stuttgart: Kohlhammer; 2003.

10. Warnke A. Frühförderung und Zusammenarbeit mit der Familie. In: Neuhäuser G, Steinhausen HC, Hrsg. Geistige Behinderung. 3. Aufl. Stuttgart: Kohlhammer; 2003. S. 300–313.

11. Steinhausen HC. Allgemeine und spezielle Psychopathologie. In: Neuhäuser G, Steinhausen HC, Hrsg. Geistige Behinderung. 3. Aufl. Stuttgart: Kohlhammer; 2003. S. 71–80.

12. Eggers C, Bilke O. Oligophrenien und Demenzprozesse im Kindes- und Jugendalter. Stuttgart: Thieme; 1995.

13. Blanz B, et al. Psychische Störungen im Kindes- und Jugendalter. Stuttgart: Schattauer; 2006.

14. Herpertz-Dahlmann B, et al., Hrsg. Entwicklungspsychiatrie. Biopsychologische Grundlagen und die Entwicklung psychischer Störungen. Stuttgart: Schattauer; 2003.

15. Eggers C, Fegert JM, Resch F. Psychiatrie und Psychotherapie des Kindes- und Jugendalters. Heidelberg: Springer; 2004.

16. Remschmidt H, Beck CH. Autismus. 3. Aufl. München: Beck; 2005.

17. Deutsche Gesellschaft für Kinder- und Jugendpsychiatrie und Psychotherapie, Bundesarbeitsgemeinschaft leitender Klinikärzte für Kinder- und Jugendpsychiatrie und Psychotherapie, Bundesverband der Ärzte für Kinder- und Jugendpsychiatrie und Psychotherapie, Hrsg. Leitlinien zur Diagnostik und Therapie von psychischen Störungen im Säuglings-, Kindes- und Jugendalter. 2. Aufl. Köln: Deutscher Ärzteverlag; 2003.

18. Sarimski K. Psychologische Diagnostik. In: Neuhäuser G, Steinhausen HC, Hrsg. Geistige Behinderung. 3. Aufl. Stuttgart: Kohlhammer; 2003. S. 55–70.

19. Arbeitsgruppe Deutsche Child Behavior Checklist. Elternfragebogen über das Verhalten von Kindern und Jugendlichen; deutsche Fassung der Child Behavior Checklist (CBCL/4–18). 2. Aufl. Köln: Arbeitsgruppe Kinder-, Jugend- und Familiendiagnostik; 1998.

20. Schulte D. Verhaltensanalyse und Indikationsstellung. In: Petermann F, Reinecker H, Hrsg. Handbuch der Klinischen Psychologie und Psychotherapie. Göttingen: Hogrefe; 2005. S. 147–157.

21. Krebs H. Medizinische Maßnahmen. In: Neuhäuser G, Steinhausen HC, Hrsg. Geistige Behinderung. 1. Aufl. Stuttgart: Kohlhammer; 1990. S. 201–219.
22. Warnke A. Lernbehinderung und geistige Behinderung. In: Mattejat F, Hrsg. Lehrbuch der Psychotherapie, Band 4: Verhaltenstherapie mit Kindern, Jugendlichen und Familien. München: CIP-Medien-Verlag; 2006. Im Druck.
23. Dosen A. Psychische Störungen bei geistig behinderten Menschen. Stuttgart: Gustav Fischer; 1997.
24. Huber B, Seidel M. PEPE – Lernen mit Epilepsie zu leben. In: Bundesvereinigung Lebenshilfe, Hrsg. Geistige Behinderung 1/83; 2003. S. 58–71.
25. Meir-Korell S. Psychologische Maßnahmen. In: Neuhäuser G, Steinhausen HC, Hrsg. Geistige Behinderung. 3. Aufl. Stuttgart: Kohlhammer; 2003. S. 232–247.
26. Schopler E, Mesibov GB, Hearsey K. Structured teaching in the TEACCH-System. In: Schopler E, Mesibov GB, editors. Learning and Cognition in Autism. New York: Plenum Press; 1995. S. 243–268.
27. Wendt S. Rehabilitation und Pflege für geistig behinderte Menschen – gesetzliche Grundlagen. In: Neuhäuser G, Steinhausen HC, Hrsg. Geistige Behinderung. Stuttgart; Kohlhammer; 2003. S. 325–342.
28. Häßler F, Fegert JM, Hrsg. Moderne Behandlungskonzepte für Menschen mit geistiger Behinderung. Stuttgart: Schattauer; 2000.
29. Gerlach M, Warnke A, Wewetzer C, Hrsg. Neuro-Psychopharmaka im Kindes- und Jugendalter. Wien: Springer; 2004.
30. Neuhäuser G, Steinhausen HC. Medizinische Maßnahmen. In: Neuhäuser G, Steinhausen HC, Hrsg. Geistige Behinderung. 3. Aufl. Stuttgart: Kohlhammer; 2003. S. 213–231.
31. Warnke A. Psychische Störungen. In: Speer CP, Gahr M, Hrsg. Pädiatrie. 2. Aufl. Heidelberg: Springer; 2005. S. 1159–1206.
32. Remschmidt H. Autismus. München: Beck; 2000.
33. Walitza S, et al. Psychostimulanzien. In: Gerlach M, Warnke A, Wewetzer C, Hrsg. Neuro-Psychopharmaka im Kindes- und Jugendalter. Wien: Springer; 2004. S. 177–190.
34. Elbing U. Massive Selbst- und Fremdgefährdung, Gestaltungsschwerpunkte und Prozessmerkmale nachhaltiger Veränderung. In: Bundesvereinigung Lebenshilfe, Hrsg. Geistige Behinderung 1/02; 2002. S. 46–59.
35. Cierpa M. Faustlos. Ein Curriculum zur Prävention aggressiven und gewaltbereitem Verhalten bei Kindern der Klasse 1 bis 3. Göttingen: Hogrefe; 2001.
36. Hennicke K, Rotthaus W, Hrsg. Psychotherapie und geistige Behinderung. Dortmund: Modernes Lernen; 1993.
37. Mehler-Wex C, Warnke A. Aggressives und autoaggressives Verhalten, Impulskontrollstörung, Störung des Sozialverhaltens. In: Gerlach M, Warnke A, Wewetzer C, Hrsg. Neuro-Psychopharmaka im Kindes- und Jugendalter. Wien: Springer; 2004. S. 201–208.

Weitere Literatur

38. Hellmann U. Rechtliche Vertretung von Menschen mit geistiger Behinderung, u. a. bei der Entscheidung über eine Sterilisation. In: Neuhäuser G, Steinhausen HC, Hrsg. Geistige Behinderung. 3. Aufl. Stuttgart: Kohlhammer; 2003. S. 343–396.
39. Remschmidt H, Hrsg. Kinder- und Jugendpsychiatrie. 4. Aufl. Stuttgart: Thieme; 2005.

12

Psychosomatik der Epilepsie

GÖTZ-ERIK TROTT und KLAUS-ULRICH OEHLER

Die in den letzten Jahrzehnten erheblich verbesserte Diagnostik und Therapie der Anfallskrankheiten hat dazu geführt, dass die jahrhundertealten Vorurteile gegenüber Epilepsiekranken nun deutlich zurückgegangen sind. Auf der anderen Seite ist aber auch zu beobachten, dass psychiatrische Auffälligkeiten bei Anfallskranken häufig nicht beachtet werden und dadurch unerkannt bleiben (Abb. 1) (1).

Psychische Äquivalente einer Epilepsie können Reizbarkeit, motorische Unruhe und Verstimmungszustände sein, Störungen der Impulskontrolle sowie der Gestalterfassung und Visuomotorik (2). Es kann zu einer Wesensänderung mit verstärkter affektiver Auslenkbarkeit und Änderungen von Reaktionsweisen kommen (3), aber auch zu psychotischen Episoden. Zu erwähnen sind auch die hohe Zahl demenzieller Entwicklungen bei Kindern mit BNS-Krämpfen (4) und das LANDAU-KLEFFNER-Syndrom. Oft vergessen werden die erheblichen psychosozialen Probleme, die allein schon aus der Chronizität der Erkrankung resultieren (5).

Akute psychiatrische Auffälligkeiten bei epileptischen Patienten finden auch im medizinischen Alltag nicht immer die notwendige Beachtung. Sie stören die »saubere Trennung« zwischen Neurologie und Psychiatrie (Tab. 1).

Historie

Um 1900 dachte man aufgrund der relativen Seltenheit psychotischer epileptischer Patienten in den Krankenhäusern, dass die Epilepsie vor einer Psychose schützen könne (6). Die Hypothese, dass ein Antagonismus zwischen Epilepsie und schizophrener Psychose bestehe, regte Laszlo von Meduna 1937 zur Konvulsionstherapie an (7). Schon damals wies man darauf hin, dass die Kombination beider Krankheitsbilder nicht selten sei (8).

Landolt (9) entdeckte Veränderungen im EEG während dysthymer Episoden, die den Anfällen und begrenzten Zeitspannen eindeutiger Psychosen vorausgingen. Während dieser bemerkte er eine Besserung im EEG und bezeichnete dieses Phänomen als »forcierte Normalisierung«. Gegen Ende psychotischer Episoden traten bei seinen Patienten die EEG-Veränderungen wieder auf. Er vermutete, dass psychotische Zustände eher nach der Suppression fokaler, vor allem temporaler Entladungen auftraten. Dieses Phänomen wurde später von Tellenbach (10) als »alternative Psychose« bezeichnet.

Epidemiologie

Es gibt nur sehr wenige Studien zu den psychiatrischen Aspekten der Epilepsie. Rutter und Hersov (11) fanden in ihrer Isle-of-Wight-Studie, dass in der Gruppe der 5–14-Jährigen 28,6% der Kinder mit unkomplizierten und 58,3% der Kinder mit komplizierten Epilepsien erhebliche psychische Probleme hatten. Cummings (12) setzte die Zahl bei erwachsenen Epileptikern sogar bei 80% an, wobei die schwersten Beeinträchtigungen Patienten mit komplexen partialen Anfällen aufwiesen.

Die Prävalenz von psychiatrischen Auffälligkeiten bei Kindern mit Epilepsien hängt wesentlich davon ab, welche Gruppe von Patienten untersucht wird. Remschmidt (13) fand bei 40,6% der stationär behandelten anfallskranken Kinder und Jugendlichen Lern- und Leistungsprobleme, bei 30,3% Angstsymptome und bei 29,2% Symptome einer Aufmerksamkeitsdefizit-Hyperaktivitätsstörung.

Vor allem Angststörungen und depressive Syndrome sind bei Kindern und Jugendlichen mit Epilepsie sehr häufig, worauf Caplan et al. (1) in einer Studie hingewiesen haben. Ein bemerkenswerter Befund in dieser Studie ist, dass nur ein Drittel der psychiatrisch Kranken mit Epilepsie auch eine angemessene Behandlung erhalten haben.

In einer türkischen Studie (14) wurden 35 Patienten im Alter von 9–18 Jahren mit einer gematchten Kontrollgruppe verglichen. In der

Abb. 1
Psychiatrische Aspekte der Epilepsie

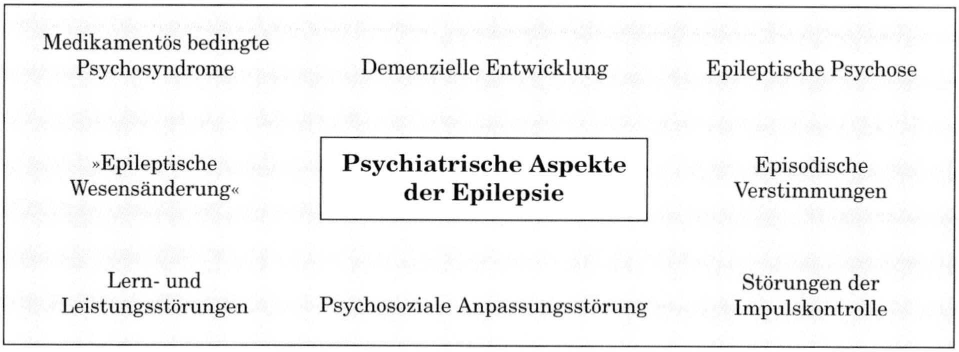

Gruppe der 9–11-Jährigen fanden sich signifikant höhere Angstscores ($p < 0{,}05$) bei den epilepsiekranken Kindern. In der Gruppe der 12–18-Jährigen wurden signifikant höhere Depressionsscores ($p < 0{,}05$) bei den epilepsiekranken Jugendlichen festgestellt.

In der Zeit der Pubertät waren Angst- und Depressionssymptome besonders ausgeprägt. Anfallshäufigkeit, Dauer des Anfallsleidens und eine Polytherapie erhöhten das Risiko von Angst und Depression, während Alter bei Krankheitsbeginn, Anfallstyp und EEG-Befund nicht mit den psychopathologischen Auffälligkeiten korrelierten.

Die epileptischen Psychosen finden sich nur bei 1% aller Epileptiker und treten vorwiegend im Erwachsenenalter auf. Genaue Daten für das Kindes- und Jugendalter existieren bislang nicht (15). Die klinischen Erfahrungen zeigen, dass epileptische Psychosen auch im Jugendalter auftreten.

	%
Leistungsprobleme	40,6
Angstsymptome	30,3
Aggressivität	29,9
Kontaktstörung	29,2
Hyperaktivität	29,2
Depressive Verstimmung	27,8

Tab. 1
Psychische Auffälligkeiten anfallskranker Kinder und Jugendlicher in einer kinder- und jugendpsychiatrischen Klinik (n = 438) (13)

Ätiologie

In der internationalen wissenschaftlichen Literatur finden sich nur wenige Arbeiten zur Ätiologie psychischer Erkrankungen bei Menschen mit Epilepsie. Die meisten Autoren gehen von der inzwischen anerkannten Beziehung zwischen Temporallappen und limbischem System aus.

Zwei gegensätzliche Hypothesen haben sich etabliert:

1. Die psychiatrischen Auffälligkeiten seien epileptischen Ursprungs. In den Charakteristika des Anfalls wird die pathogenetische Bedeutung gesehen. Diese Vermutungen wurden durch Untersuchungen gestützt, in denen man Tiefenelektroden bei psychotischen Patienten ohne Epilepsie implantierte. Dabei fand man, dass abnorme elektrische Aktivität in den tiefen temporalen Strukturen mit einer Unterdrückung der oberflächlichen kortikalen Aktivität einherging (15).

2. Die epileptischen Psychosyndrome seien Ausdrucksformen eines hirnorganischen Schadens, der für die Epilepsie nicht spezifisch ist. Als Argument wies man dabei auf die zeitliche Latenz zwischen Beginn der psychiatrischen Auffälligkeit und der Dauer der Epilepsie hin.

Nach dem heutigen Wissensstand wird die erste Hypothese favorisiert.

In den letzten Jahren rücken jedoch mehr funktionelle Aspekte in den Mittelpunkt des Interesses. Die Rolle der Neurotransmitter ist noch nicht endgültig geklärt. Wir wissen, dass Acetylcholin ein ubiquitärer Neurotransmitter im ZNS ist, und ein Exzess im cholinergen System zu Anfällen führen kann (16). Acetylcholin scheint bei affektiven Psychosen eine wesentliche Rolle zu spielen (17). Anfälle wirken auch auf das dopaminerge System und verändern die Dopaminrezeptorsensibilität (18). Auch das gabaerge und glutamaterge System spielen im Krankheitsgeschehen sowohl der Epilepsie als auch von psychiatrischen Erkrankungen eine Rolle.

Aufgrund des aktuellen Wissensstandes können wir nicht davon ausgehen, dass die Pathogenese psychiatrischer Auffälligkeiten bei Patienten mit Epilepsie monokausal sind. Die psychiatrischen Auffälligkeiten können durch das Anfallsleiden primär verursacht sein, aber auch sekundär durch die medikamentöse Behandlung sowie tertiär durch psychosoziale Probleme im Sinne einer Anpassungsstörung.

Diagnose und Differenzialdiagnose

Alle epidemiologischen Studien zeigen, dass die psychiatrische Morbidität in der Gruppe epilepsiekranker Kinder und Jugendlicher deutlich erhöht ist. In Bezug auf die Lebensqualität spielen die psychiatrischen Erkrankungen bisweilen eine größere Rolle als das Anfallsleiden selbst. Aus diesem Grunde ist es wichtig, bei Patienten mit Epilepsie einen umfassenden und ausführlichen psychiatrischen Befund zu erheben.

Angst- und depressive Syndrome sind bei jungen Patienten mit Epilepsie sehr häufig. Selten treten epileptische Psychosen auf. Bei gesicherter Epilepsie sind psychotische Phänomene immer epileptischer Natur. Dabei unterscheidet man iktale Psychosen, die während eines Status epilepticus auftreten, postiktale Psychosen, die nach Anfällen auftreten, meist Stunden, oft Tage und manchmal Wochen anhalten und von einer fluktuierenden Bewusstseinsstörung begleitet sind, alternative Psychosen, die nach Ausbleiben bzw. Seltenerwerden von Anfällen zu beobachten sind, und interiktale Psychosen, die keine zeitliche Beziehung zu den Anfällen haben.

Eine häufige Komorbidität ist die Aufmerksamkeitsdefizit-Hyperaktivitätsstörung, die meist eine Zweizügeltherapie erforderlich macht.

Besonderes Augenmerk sollte auf die medikamentöse Therapie der Anfallsleiden gerichtet sein. Beeinflussungen der Lern- und Leistungsfähigkeit, aber auch des affektiven Befindens, sind unter Antiepileptika eher häufig als selten. Die genaue Kenntnis des Wirkungs- und Nebenwirkungsprofils der Medikamente ist notwendig, um zielgerichtet und rational vorgehen zu können.

Die ersten verfügbaren Antiepileptika waren die Barbiturate sowie das Phenytoin. Bei beiden Substanzen wurden bereits bald nach der Einführung die erheblichen psychotoxischen Wirkungen beschrieben (19). Die Verfügbarkeit neuerer Substanzen, wie Valproat und Carbamazepin, haben einen großen Fortschritt gebracht. Nichtsdestoweniger beeinflussen auch diese Substanzen sowohl die kognitive Leistungsfähigkeit als auch Affekt und Antrieb. Bei den neuen antiepileptisch wirksamen Medikamenten sind unerwünschte psychische Nebenwirkungen nicht seltener (20, 21).

Eine Übersicht über die psychische Wirkung von Antiepileptika gibt Tab. 2.

Therapie

Zu Beginn der Therapie ist zunächst eine umfassende und ganzheitliche Befunderhebung, wie sie in der Kinder- und Jugendpsychiatrie und Psychotherapie Standard ist, notwendig. Psychische Besonderheiten bei anfallskranken Kindern und Jugendlichen können Ausdruck der Grunderkrankung Epilepsie, unerwünschte Wirkungen durch die Therapie oder aber Ausdruck einer Komorbidität sein.

In der Praxis sollte zunächst daran gedacht werden, dass die antiepileptische Therapie nicht optimal ist und die Auswahl des Medikamentes überprüft und dessen Dosierung angepasst gehören (22). Besteht ein zeitlicher Zusammenhang zwischen dem Beginn der Medikation und den psychopathologischen Auffälligkeiten, dann sollte an eine unerwünschte Arzneimittelwirkung gedacht und eventuell auf ein anderes Medikament umgestellt werden. Die gezielte Therapie sollte sich am klinischen Bild orientieren.

Bei psychotischen Zustandsbildern hat sich die Gabe von Risperidon sehr bewährt (23). Zu Risperidon bestehen umfangreiche Erfahrungen in der Kinder- und Jugendpsychiatrie; die Substanz scheint die Krampfschwelle nicht zu verändern. In der Regel genügen bereits geringe Dosen (z. B. 1 mg/d), um eine Remission zu erzielen.

Bei affektiven Symptomen, wie Angst und Depression, ist die Gabe von selektiven Serotoninwiederaufnahmehemmern, wie z. B. Fluoxetin, Sertralin, Citalopram und Escitalopram angezeigt. Diese Substanzen sind in der Kinder- und Jugendpsychiatrie gut eingeführt. Die Datenlage ist umfangreich und die Verträglichkeit wird als sehr gut beschrieben (24). Bei der Dosierung ist zu bedenken, dass einige Substanzen mit den antiepileptischen Medikamenten interagieren, weshalb Vorsicht geboten ist.

Besteht neben der Epilepsie auch eine Aufmerksamkeitsdefizit-Hyperaktivitätsstörung, so ist die gleichzeitige Gabe von Stimulanzien angezeigt. Die Befürchtung, dass Methylphenidat die Krampfschwelle senkt, gilt inzwischen als eindeutig widerlegt (21, 25). Die klinische Erfahrung zeigt vielmehr, dass sich unter der Therapie mit Methylphenidat die subklinischen EEG-Veränderungen bessern und die Komedikation von Antiepileptikum und Methylphenidat eher zu einer verbesserten Einstellung des Anfallsleiden führen. Zu bedenken ist auch die Belastung, die allein durch die Chronizität der Erkrankung mit Epilepsie gegeben ist.

Noch immer bestehen erhebliche Vorurteile gegenüber anfallskranken Kindern und Jugendlichen. Die besonderen Vorsichtsmaßnahmen (Teilnahme am Straßenverkehr oder am Sportunterricht etc.) führen zu einer starken Belastung der betroffenen Patienten, sodass es häufig zu einer klinisch relevanten Anpassungsstörung kommt. Hier muss eine problembasierte und lösungsorientierte psychiatrische Behandlung eher im Sinne einer Psychoedukation als einer Psychotherapie einsetzen.

Substanz	**Kognitive Leistungsfähigkeit**	**Affekt und Antrieb**
Barbiturate	–	–
Carbamazepin	(–)	+
Ethosuximid	–	–
Felbamat	–	–
Gabapentin	±	–
Lamotrigin	(–)	+
Levetiracetam	+	(–)
Oxcarbazepin	±	(+)
Phenytoin	+	–
Sultiam	+	(+)
Tiagabin	+	±
Topiramat	–	–
Valproat	±	0
Vigabatrin	–	–
Zonisamid	(+)	?

Tab. 2
Wirkprofile der häufigsten Antiepileptika (20, 21)

Gruppentherapien für anfallskranke Kinder und Jugendliche haben sich bewährt, weil damit das Gefühl des Alleineseins überwunden werden kann, das Selbstwertgefühl gestärkt und die soziale Kompetenz erhöht wird. Wichtig ist auch, die Umgebung des Patienten in die Therapie miteinzubeziehen, wobei nicht nur an die Eltern, sondern auch an die Geschwister gedacht werden sollte, nach Möglichkeit auch an Erzieher und Lehrer.

Vorurteile sind mit sachlicher Information abzubauen, damit die Lebensqualität der betroffenen Kinder und Jugendlichen erhöht wird.

Prognose

Die Prognose psychiatrischer Auffälligkeiten bei Patienten mit Epilepsie hat sich in den letzten Jahrzehnten deutlich verbessert, einerseits bedingt durch die effektiveren Behandlungsmöglichkeiten der Grunderkrankung, andererseits machen die unterschiedlichen zur Verfügung stehenden Substanzen eine individuelle medikamentöse Behandlung möglich. Psychoedukative Maßnahmen sollten eingesetzt werden, da sie in Bezug auf die Lebensqualität, vor allem aber auch in Bezug auf die Compliance, großen Einfluss haben. Die Komorbidität mit psychischen Erkrankungen muss bedacht werden.

Routinemäßig ist ein umfassender psychopathologischer Befund zu erheben, um psychiatrische Erkrankungen rechtzeitig zu erkennen und zielgerichtet zu behandeln. Für die Lebensqualität der betroffenen Patienten ist dies von größter Wichtigkeit.

Fazit für Klinik und Praxis

○ Die jahrhundertealten Vorurteile gegenüber Epilepsiekranken haben sich aufgrund stark verbesserter Diagnostik und Therapie der Anfallskrankheiten deutlich reduziert. Trotzdem werden psychiatrische Auffälligkeiten bei Anfallskranken häufig nicht beachtet und bleiben dadurch unerkannt.

○ Die psychiatrische Morbidität ist bei epilepsiekranken Kindern und Jugendlichen deutlich erhöht. Bisweilen spielen psychiatrische Erkrankungen eine größere Rolle als das Anfallsleiden, weshalb bei Patienten mit Epilepsie ein ausführlicher psychiatrischer Befund erhoben werden muss.

○ Eine häufige Komorbidität ist die Aufmerksamkeitsdefizit-Hyperaktivitätsstörung, die meist eine Zweizügeltherapie erforderlich macht.

○ Besonderes Augenmerk ist auf die medikamentöse Therapie der Anfallsleiden zu richten. Eine umfassende und ganzheitliche Befunderhebung ist notwendig.

○ Anfallskranken Kindern und Jugendlichen begegnen immer noch erhebliche Vorurteile. Die besonderen Vorsichtsmaßnahmen (Straßenverkehr, Sport) belasten die Patienten stark, weshalb es häufig zu einer behandlungsbedürftigen Anpassungsstörung kommt, die eine psychiatrische Behandlung erfordert.

○ Gruppentherapien haben sich bewährt: Das Gefühl des Alleinseins kann überwunden, das Selbstwertgefühl gestärkt und die soziale Kompetenz erhöht werden.

○ Es ist wichtig, auch Eltern, Geschwister und nach Möglichkeit Erzieher und Lehrer in die Therapie miteinzubeziehen.

Literatur

1. Caplan R, et al. Depression and anxiety disorders in pediatric epilepsy. Epilepsia 2005; 46: 720–730.

2. Trott GE. Epileptische Psychosen bei Kindern und Jugendlichen und ihre Therapie. In: Nissen G, Hrsg. Somatogene Psychosyndrome und ihre Therapie im Kindes- und Jugendalter. Bern-Stuttgart-Toronto: Huber; 1990.

3. Gaitatzis A, Trimble MR, Sander JW. The psychiatric comorbidity of epilepsy. Acta Neurol Scand 2004; 110: 207–220.

4. Farwell JR, Dodrill C, Batzel LW. Neuropsychological Abilities of childen with epilepsy. Epilepsia 1985; 26: 395–400.

5. Steinhausen HC. Psychische Störungen bei Behinderungen und chronischen Krankheiten. In: Remschmidt H, Schmidt MH, Hrsg. Kinder- und Jugendpsychiatrie in Klinik und Praxis. Stuttgart: Thieme; 1985.

6. Wolf P, Trimble MR. Biological antagonism and epileptic psychosis. Brit J Psychiatry 1985; 146: 272–276.

7. von Meduna L. Die Konvulsionstherapie der Schizophrenie. Halle: Marhold; 1937.

8. Nyirö G, Jablouszky A. Einige Daten zur Prognose der Epilepsie mit besonderer Berücksichtigung der Konstitution. Zentralbl Neurol Psychiatr 1930; 54: 688–689.

9. Landoldt H. Über Verstimmungen, Dämmerzustände und schizophrene Zustandsbilder bei Epilepsie. Schweiz Arch Neurol Psychiat 1955; 76: 313–320.

10. Tellenbach H. Epilepsie als Anfallsleiden und als Psychose. Nervenarzt 1965; 36: 190–202.

11. Rutter M, Hersov L. Child and Adolescent Psychiatry. Modern Approaches 2nd ed.: 616–618. Oxford-London-Edinburgh: Blackwell; 1985.

12. Cummings JL. Epilepsy: Ictal and interictal behaviour alterations. In: Cummings JL, editor. Clinical neuropsychiatry. New York: Grune & Stratton; 1985.

13. Remschmidt H. Anfallskrankheiten und psychische Störungen im Kindes- und Jugendalter. In: Nissen G, Hrsg. Anfalllskrankheiten aus interdisziplinärer Sicht. Bern-Göttingen-Toronto-Seattle: Huber; 1993.

14. Oguz A, Kurul S, Dirik E. Relationship of epilepsy-related factors to anxiety and depression scores in epileptic children. J Child Neurol 2002; 17: 37–40.

15. Trimble MR. Psychiatrische und psychologische Aspekte der Epilepsie. In: Kisker KP, et al., Hrsg. Psychiatrie der Gegenwart. Bd. 6. Berlin-Heidelberg-New York: Springer; 1988.

16. Stevenson JM, Küng J. Neuropsychiatric aspects of epilepsy and epileptic seizures. In: Hales RE, Yudovsky SL, editors. Textbook of Neuropsychiatry. Washington DC: American Psychiatric Press; 1987.

17. Fritze J, Beckmann H. Zur cholinerg-adrenergen Gleichgewichtshypothese affektiver Psychosen. Fortschr Neurol Psychiat 1988; 56: 8–21.

18. Toone B, Logsdail S. Post ictal psychoses of Epilepsy. Schizophr Res 1988; 1: 247–248.

19. Prudhomme C. Epilepsy and suicide. J Nerv Ment Dis 1941; 94: 722–731.

20. Besag FM. Behavioural effects of the newer antiepileptic drugs: an update. Exp Opin Drug Saf 2004; 3: 1–8.

21. Trott GE. Antiepileptika. In: Nissen G, Fritze J, Trott GE. Psychopharmaka im Kindes- und Jugendalter. München-Jena: Urban & Fischer; 2004.

22. Kanner AM, Dunn DW. Diagnosis and management of dpression and psychosis in children and adolescents with epilepsy. J Child Neurol 2004; 19: S65–72.

23. Gonzalez-Heydrich J, et al. No seizure exacerbation from risperidone in youth with comorbid epilepsy and psychiatric disorders: a case series. J Child Adolesc Psychopharmacol 2004; 14: 295–310.

24. Heiser P, Remschmidt H. Die selektiven Serotonin-Wiederaufnahmehemmer und die neuen antidepressiven Substanzen in der Kinder- und Jugendpsychiatrie. Z Kinder Jugendpsychiatr Psychother 2002; 30: 173–183.

25. Krause KH, Krause J. Ist Methylphenidat bei Komorbidität von Epilepsie und Aufmerksamkeitsdefizit-/Hyperaktivitätsstörung kontraindiziert oder nicht? Akt Neurologie 2000; 27: 72–76.

13

Regulationsstörungen im Säuglings- und Kleinkindesalter

Pia Fuhrmann und Alexander von Gontard

Frühkindliche Regulationsstörungen gehören zu den häufigsten Problemen in der kinderärztlichen Praxis und betreffen jedes 4.–5. Kind im Säuglings- und Kleinkindesalter. Meist ist der Kinderarzt der 1. Ansprechpartner für Eltern, die mit exzessivem Schreien, Schlaf- und Fütterproblemen ihres Säuglings oder Kleinkindes überfordert sind. Hier kann der Arzt bereits mit geringem Aufwand zur Entlastung und Stärkung der Eltern beitragen. Verständnisvolles Ansprechen der akuten Belastungen und eine gezielte entwicklungsorientierte Beratung in der kinderärztlichen Praxis führen oft schon zu einer raschen Besserung der Symptomatik.

Regulationsstörungen in der frühen Kindheit werden jedoch oft als passagere Verhaltensauffälligkeiten in ihrer Bedeutung bagatellisiert, ihre Auswirkungen auf das Familienleben und die entstehende Eltern-Kind-Beziehung oft verkannt sowie die Konsequenzen für die Paarbeziehung unterschätzt. Eindimensionale Erklärungsmodelle, Handlungsanweisungen und widersprüchliche Ratschläge zur Behebung der Störungen dominieren die Ratgeberliteratur. Die Informationsfülle aus Fernsehen und Internet irritiert und überfordert die Eltern. In der Folge können sie unter dem Gefühl, als Eltern zu versagen sowie unter chronischem Schlafentzug und sozialer Isolation leiden. Häufig kommen Konflikte in der Partnerschaft und der übrigen Familie noch hinzu.

Definition

Nach den deutschen Leitlinien (1) werden unter frühkindlichen Regulationsstörungen eine für das Alter bzw. den Entwicklungsstand des Säuglings außergewöhnliche Schwierigkeit verstanden, sein Verhalten in einem, häufig aber in mehreren Interaktions- und Regulationskontexten adäquat zu regulieren. Dabei beschränkt man sich ausschließlich auf die Hauptformen Schreien, Schlafen und Füttern.

Unter exzessivem Schreien werden anfallsartige, unstillbare Schrei- und Unruheepisoden in den ersten 6 Lebensmonaten ohne erkennbaren Grund bei ansonsten gesunden, wohl genährten Kindern verstanden. Nach der sog. »Dreierregel« von WESSEL (2) liegt exzessives Schreien dann vor, wenn es an mindestens 3 Tagen pro Woche durchschnittlich mehr als 3 Stunden schreit und dieses Verhalten länger als 3 Wochen zeigt (2).

Schlafstörungen zeichnen sich durch die über den 6. Lebensmonat hinaus persistierende Unfähigkeit des Säuglings aus, ohne elterliche Hilfe (wieder) einzuschlafen. Eine Einschlafstörung besteht, wenn das Einschlafen nur mithilfe der Eltern gelingt und die Einschlafdauer länger als 30 Minuten ist. Von einer Durchschlafstörung wird gesprochen, wenn das Kind öfter als 4-mal in mindestens 4 Nächten der Woche wach wird und die Aufwachperioden durchschnittlich länger als 20 Minuten dauern.

Eine Fütterstörung wird dann diagnostiziert, wenn die Füttersituation von den Eltern länger als 1 Monat als problematisch erlebt wird. Hinweise für eine Fütterstörung sind bei Kindern, die älter als 3 Monate sind, eine durchschnittliche Fütterungsdauer von mehr als 45 Minuten und/oder ein Intervall zwischen den Mahlzeiten unter 3 Stunden. Es können u. a. Rumination und Erbrechen, Nahrungsverweigerung sowie von den Eltern als provokativ erlebtes Essverhalten auftreten.

Eine Fütterstörung kann, muss aber nicht mit einer Gedeihstörung einhergehen.

Kriterien für das zusätzliche Vorliegen einer Gedeihstörung sind für Säuglinge mit einem Geburtsgewicht über der 3. Perzentile: ein Gewicht unter der 3. Perzentile und/oder Wechsel von mehr als 2 Gewichtsperzentilenkurven durch Gewichtsverlust oder -stillstand über einen Zeitraum von mindestens 2 Monaten (bei Alter $<$6 Lebensmonaten) bzw. mindestens 3 Monaten ($>$6 Lebensmonaten).

Für Säuglinge mit einem Geburtsgewicht unter der 3. Perzentile gilt als Kriterium für eine Gedeihstörung eine fehlende Gewichtszunahme über einen Zeitraum von mindestens 1 Monat.

In allen Bereichen ist das elterliche Belastungsempfinden bedeutsam, welches einen direkten Einfluss auf die Eltern-Kind-Interaktion hat. Meist treten bei einem Kind mehrere Störungsbilder simultan oder sukzessiv auf (3) und stellen Extremvarianten von entwicklungsspezifisch normalen Verhaltensformen dar.

Klassifikation

Für das Konstrukt der frühkindlichen Regulationsstörungen gibt es noch keine angemessene Diagnose in den internationalen Klassifikationssystemen ICD-10 oder DSM-IV. Für exzessives Schreien im frühen Säuglingsalter ist bisher keine diagnostische Zuordnung nach ICD-10 möglich. Die nicht-organischen Schlafstörungen gemäß ICD-10 (F 51.0 bis F 51.9) enthalten keine Kategorie für Schlafstörungen im frühen Kindesalter und können wegen der unterschiedlichen Ätiologie und der klinischen Erscheinungsform für diese Altersperiode nicht angewendet werden (1). Von einigen Autoren wurde vorgeschlagen, exzessives Schreien und Ein- und Durchschlafstörungen als Anpassungsstörung der frühen Kindheit (ICD-10 F 43.2) einzuordnen (4).

Das Ausmaß einer Fütterstörung (F 98.2) sollte deutlich außerhalb des für den Altersbereich angemessenen Verhaltens liegen. Die genaueste Unterteilung von Fütterstörungen findet sich bei CHATOOR, die 6 Subtypen mit unterschiedlicher klinischer Symptomatik unterscheidet (5): Regulationsfütterstörung, Fütterstörung der reziproken Interaktion, frühkindliche Anorexie, sensorische Nahrungsverweigerung, posttraumatische Fütterstörung und Fütterstörung bei medizinischen Erkrankungen.

Das amerikanische diagnostische Manual »Zero To Three« (6), das inzwischen auf Deutsch als »Diagnostische Klassifikation: 0–3« vorliegt, versucht der Komplexität der frühkindlichen Störungen durch ein multiaxiales System gerecht zu werden. Neben der Klassifikation der primären Diagnose auf Achse 1 wird auf Achse 2 die Beziehungsqualität klassifiziert, auf Achse 3 somatische, neurologische, psychiatrische und Entwicklungsstörungen, auf Achse 4 Art und Ausmaß der psychosozialen Stressbelastung und auf Achse 5 der funktionale emotionale Entwicklungsstand des Kindes. Isolierte Schlafstörungen und isolierte Fütterstörungen werden hier als eigenständige Diagnosen aufgeführt. Das Störungsbild des exzessiven Schreiens fehlt jedoch.

Im Gegensatz zu den deutschen Leitlinien (1) fasst die Definition des Klassifikationssystems »Zero To Three« (6) Regulationsstörungen sehr viel weiter. So werden darunter alle Störungen verstanden, bei denen Kinder Schwierigkeiten zeigen, eine physiologische und affektive Homöostase aufrecht zu erhalten. Neben Verhaltenssymptomen werden zusätzlich Schwierigkeiten in der Regulation der Verarbeitung innerer und äußerer Stimuli verlangt.

Es werden 4 Subtypen unterschieden: der überempfindliche, unterreagierende, motorisch desorganisierte sowie der impulsive Subtyp (und eine Restkategorie).

Diese Kategorien der »Zero To Three« wurden als zu weit und wenig operationalisiert kritisiert. So kann nach PAPOUSEK et al. (4) ein Kind mit seinen Regulationsstörungen nicht isoliert betrachtet werden, ebenso wenig wie die überforderten Eltern, die es nicht mehr schaffen, das Kind zu beruhigen (4). Ihr zufolge können Diagnostik und Therapie von Regulationsstörungen in der frühen Kindheit nur im Kontext der Eltern-Kind-Beziehung erfolgen. Dennoch kann der Status des Klassifikationsschemas »Zero To Three« gegenwärtig als nützliche Arbeits- und Diskussionsgrundlage angesehen werden, die nach empirischer Befundlage weiterentwickelt werden muss.

Im pädiatrischen Kontext werden Regulationsstörungen dagegen häufig zu eng, d. h. ausschließlich auf physiologische Prozesse beschränkt verstanden, z. B. typischerweise bei Apnoen und Bradykardien.

Diagnose

Das Erleben und Verhalten des Säuglings ist eng verknüpft mit seinen somatischen Funktionen und Reaktionsmustern. Hieraus ergibt sich bei klinischen Auffälligkeiten die Notwendigkeit eines von Anfang an gut aufeinander abgestimmten interdisziplinären Vorgehens.

An 1. Stelle steht die ausführliche pädiatrische Untersuchung. Je jünger das Kind ist, umso häufiger kann dies notwendig sein. Erst wenn eine organische Grunderkrankung ausgeschlossen ist, kann man die Diagnose einer Regulationsstörung stellen, die per se eine »funktionelle« Störung darstellt. Auf allen Ebenen des diagnostischen Prozesses werden somatische Verhaltens- und Beziehungsaspekte simultan berücksichtigt.

In einem ausführlichen Gespräch wird neben der kindlichen Anamnese mit genauer Schilderung des Schrei-, Fütter- bzw. Schlafproblems auf Schwangerschaft, Geburt, Entwicklung und bisherige Erkrankungen sowie mögliche Belastungsfaktoren und Ressourcen in der Familie eingegangen.

Für die eingehende pädiatrische und neuropädiatrische Untersuchung wird dann möglichst eine entspannte Wachphase des Kindes genutzt. Hierbei werden die regulatorischen Fähigkeiten und Probleme beurteilt. Es folgt eine orientierende und gegebenenfalls differenzierte Entwicklungsdiagnostik. Bei entsprechender Indikation kann ein EEG, gegebenenfalls im Schlaf, notwendig werden.

Eine orientierende Basisdiagnostik, die neben internistischer und neurologischer Untersuchung Labordiagnostik (Blutbild, Elektrolyte, Gesamteiweiß, Eisen, Nieren- und Leberwerte, Harnstatus) einschließt, ist vor allem bei Fütterstörungen sinnvoll. Ergibt die körperliche Untersuchung einschließlich der orientierenden Labordiagnostik bei Gedeihstörungen keine offensichtliche organische Ursache, ist die Wahrscheinlichkeit, dass sich eine solche in weiteren ausgiebigen Untersuchungen finden lässt, sehr gering (7). Bei jeglichem Eingriff sollte nach dem Grundsatz verfahren werden, die Diagnostik für das Kind und seine Eltern so wenig invasiv wie möglich zu gestalten.

Differenzialdiagnostik

Im Säuglingsalter ist die Differenzierung einzelner Störungsbilder oft schwierig, da unstillbare Schreiphasen, chronische Unruhe, Schlaf- und Fütterprobleme auch Symptome entwicklungsphasenspezifischer Störungen sein können, wie z. B. Bindungsstörungen und Störungen der Autonomie/Separation (Wutanfälle).

Akute somatische Erkrankungen, die mit exzessivem Schreien einhergehen, müssen ausgeschlossen werden. Dazu gehören beispielsweise Otitis, Harnweginfekt, Gastroenteritis sowie eine Mangelernährung durch ein zu geringes Nahrungsangebot. Unter den gastrointestinalen Erkrankungen, die mit exzessivem Schreien einhergehen, werden Laktose- und Kuhmilchproteinintoleranz sowie gastroösophagealer Reflux diskutiert. Gastrointestinale Bedingungsfaktoren sind jedoch in maximal 5% die alleinige Ursache für exzessives Schreien (8).

Bei Schlafstörungen sollten hirnorganisches Anfallsleiden, Obstruktion der Atemwege, Neurodermitis, Schlafapnoesyndrom, Pavor nocturnus sowie andere neuropädiatrische Erkrankungen zusätzlich ausgeschlossen werden.

Weiterhin sollte bei Fütterstörungen ergänzend eine Differenzialdiagnostik in Bezug auf gastrointestinale und allgemeine pädiatrische Erkrankungen, die mit Appetitlosigkeit, Erbrechen, Nahrungsverweigerung und Gedeihstörungen einhergehen können (z. B. Nahrungsmittelallergien, gastroösophagealer Reflux, zystische Fibrose), durchgeführt werden.

Auch Kindesvernachlässigung und -misshandlung sollten ausgeschlossen werden.

Epidemiologie

Nach Papousek (9) liegt die Prävalenz für frühkindliche Regulationsstörungen bei 15–30%, d. h. jeder 4.–5. Säugling ist von mindestens einer dieser Störungen betroffen (9).

Die Bereitschaft gesunder Säuglinge zu schreien ist während der ersten 3 Lebensmonate generell sehr hoch. Auch besteht eine hohe individuelle Variabilität im Ausmaß des täglichen Schreiens. »Normale« Schrei- und Unruheepisoden ohne erkennbaren Grund beginnen meist um die 2. Lebenswoche, nehmen an Intensität und Häufigkeit bis zur 6. Lebenswoche zu und verringern sich dann bis zum Ende des 3. Monats mit dem Einsetzen des ersten biopsychosozialen Entwicklungsschubes (1).

Eine Persistenz des exzessiven Schreiens über den 3.–4. Monat hinaus, ist vermutlich durch ein

Zusammenwirken von kindlichen (z. B. schwieriges Temperament) und elterlichen Faktoren (z. B. Depression, geringe Ressourcen, kumulative psychosoziale Belastung auf der Ebene dysfunktionaler Interaktionsmuster) bedingt (4). In westlichen Industrieländern findet sich in repräsentativen Stichproben eine Prävalenz von exzessivem Schreien zwischen 16% und 29% (8), in Deutschland liegt die Prävalenzrate bei 21% (10).

Wiederholtes, kurzes nächtliches Aufwachen ist im Säuglings- und Kleinkindesalter physiologisch. Die meisten Säuglinge erwerben allerdings bereits innerhalb der ersten Lebensmonate die Fähigkeit, ohne wesentliche elterliche Hilfe wieder einzuschlafen (1). In den ersten 3 Lebensmonaten organisiert sich der Schlaf-Wach-Rhythmus in der Regel zu einem regelmäßigen Zyklus.

Mit einem Entwicklungsschub nach 3 Monaten verbessern sich die Fähigkeiten des Säuglings zur Selbstregulation von Ein- und Durchschlafen. Um den 7.–9. Monat kann es dann wieder erneut und gehäuft zu nächtlichem Aufwachen kommen. Mit 12 Monaten ist der kindliche Schlaf meist weitgehend konsolidiert und strukturell dem Schlaf des Erwachsenen sehr ähnlich.

Über die Hälfte der Kinder, die mit 6 Monaten eine ausgeprägte Schlafstörung aufwiesen, wachten auch mit 12 Monaten noch mehrmals pro Nacht auf, 75% mindestens einmal, und konnten nicht wieder einschlafen (11). Bei 86% der einjährigen, schlafgestörten Kinder persistierte die Schlafstörung bis zum 18. Lebensmonat, zwischen 50% und 70% bis ins 3. Lebensjahr. Schlafstörungen bei 3-Jährigen blieben bis ins Schulalter bestehen (12).

Je nach verwendeten Kriterien zur Diagnose von Schlafstörungen schwanken die Prävalenzraten. So liegt die Prävalenz für Ein- und Durchschlafstörungen in den ersten beiden Lebensjahren (mindestens dreimal Aufwachen pro Nacht in mindestens 5 Nächten pro Woche bei mindestens 3-monatiger Dauer) zwischen 15% und 20% (13). Bei dem diagnostischen Kriterium von einmaligem Aufwachen pro Nacht liegen die Prävalenzraten zwischen 20% und 25% (14).

Vorübergehende Fütterprobleme sind im Säuglingsalter häufig und werden von jedem 3. Ehepaar gesunder Säuglinge im 1. Lebensmonat berichtet. Zwischen dem 4. und 8. Lebensmonat befindet sich der Säugling in einer Phase, in der er eine besonders hohe Bereitschaft zum Einführen und zur Akzeptanz neuer Nahrungskonsistenzen und Geschmacksrichtungen besitzt, was mit zunehmendem Alter immer schwieriger wird (15).

Der Verlauf von frühkindlichen Fütter- und Gedeihstörungen ist im Wesentlichen davon abhängig, ob sich langfristig ein ausreichendes Gedeihen erzielen lässt. Fütterprobleme ohne Beeinträchtigung des Gedeihens haben eine hohe Persistenz bis ins Grundschulalter und gehen nicht mit vermehrten Entwicklungsauffälligkeiten einher (16).

Eine verlängerte Verabreichung nicht altersentsprechender Kost ist ungünstig für die weitere Entwicklung von Mundmotorik, Artikulation, Sprache sowie schädlich für Zähne und Zahnfleisch.

Die Prävalenzraten für schwere, persistierende Fütterprobleme im Säuglingsalter liegen zwischen 3% und 10%. Gedeihstörungen sind im Gegensatz zu Fütterstörungen seltener. So wird eine Häufigkeit von 3–4% beschrieben. Gedeihstörungen haben eine hohe Persistenz. So ist langfristig die physische, kognitive und sozialemotionale Entwicklung trotz unterschiedlicher, zum Teil recht intensiver Interventionen deutlich belastet.

Ätiologie und Pathogenese

Die häufigste Ursache nicht-organischer Schlafstörungen bei gesunden Kindern liegt in der Beibehaltung aufwändiger Einschlafhilfen, die im frühen Säuglingsalter sowie im Zusammenhang von Krankheit und Hospitalisation oder unvertrauter Umgebung effizient waren (4). So schlafen exzessiv schreiende Babys häufig nur auf dem Arm, im engen Körperkontakt mit der Mutter, beim Stillen oder Füttern, beim Herumtragen und/oder unter vestibulärer Stimulation ein.

Mit fortschreitender Entwicklung haben sich die Kinder dann daran gewöhnt und sind nur noch unter Widerstand bereit, diese Einschlafhilfen aufzugeben. Zudem fehlt ihnen auch die Erfahrung, sich ohne elterliche Unterstützung zu regulieren und einzuschlafen. Auf diese Weise entstehen frühkindliche Schlafstörungen in direkter Fortsetzung des exzessiven Schreiens.

Im Kontext von Krankheiten, Urlaubsreisen oder nach Umzügen können Kinder auch ein kurzzeitig verändertes Bedürfnis nach Nähe der Eltern in der Einschlafsituation haben. Nach Stabilisierung der Situation sind sie dann nicht mehr bereit, diese angenehmen Hilfen aufzugeben.

Auch mangelnde Kenntnisse der Eltern über das Schlafbedürfnis und die Einschlaf- und Durchschlaffähigkeiten des Kindes können ursächlich für nicht-organische Schlafstörungen bei Kindern sein. Des Weiteren können unter dem Einfluss psychosozialer Risikofaktoren nicht-organische Schlafstörungen entstehen.

Im Kontext emotionaler Vernachlässigung beispielsweise finden die Kinder am Tag zu wenig Zuwendung und holen sich in der Nacht die Nähe, die sie am Tag vermissen. Hier geht es dann primär um Schlafstörungen in Verbindung mit Nähe- und Bindungsbedürfnissen sowie Verlassenheitsängsten.

Weiterhin können bei der Entstehung von nicht-organischen Schlafstörungen psychodynamische Themen relevant sein. So kann das nächtliche Weinen des Kindes eigene Nähebedürfnisse, Verlassenheitsängste und Erinnerungen an unbewältigte Trennungen der Eltern auslösen. Zudem kann bei nicht offen ausgetragenen Partnerschaftskonflikten eine Schlafstörung aufrechterhalten werden, wenn das Kind einen Elternteil aus dem Schlafzimmer vertreibt und damit eine Platzhalterfunktion einnimmt.

Schließlich können auch konstitutionelle Faktoren als ursächlich für nicht-organische Schlafstörungen angenommen werden (13, 17). Demnach sind Kinder mit Schlafstörungen leichter ablenkbar, ihre sensorischen Reizschwellen scheinen zu niedrig zu sein (17). Außerdem fordern sie mehr und können sich weniger leicht an eine neue Situation anpassen. Ein erhöhtes Aktivitätsniveau führt dann dazu, dass das Kind übermäßig viele Reize aufnimmt, die es nicht ausreichend verarbeitet, was das Ein- und Durchschlafen erschweren kann.

In der Genese frühkindlicher Fütterstörungen können auch konstitutionelle kindliche Verhaltensbereitschaften, vor allem Probleme, sich auf neue und wechselnde Umweltbedingungen, auf neue Fütterungsmodi, Nahrungskonsistenzen oder Geschmacksrichtungen einzustellen, die Regulation der Nahrungsaufnahme erschweren (4). Auch leichte neuromotorische Auffälligkeiten mit einer Hypotonie der Lippen- und Kaumuskulatur sind häufiger, was zu sensorischer Abwehr gegenüber der Berührung durch bestimmte Nahrungstexturen, unzureichendem, nicht ausdauerndem Saugen, Schluckproblemen oder Intoleranz gegenüber altersentsprechender Kost führen kann.

Darüber hinaus werden biologische Belastungen (vorzeitige Wehen, vorangegangene Fehlgeburten, Geburtskomplikationen usw.) und/oder psychosoziale Belastungen (psychosozialer Stress, Partnerschaftskonflikte usw.) im Kontext von Fütterproblemen beschrieben, die die elterlichen intuitiven Kompetenzen und die kindlichen selbstregulatorischen Fähigkeiten beim Füttern beeinträchtigen (4).

Vor allem mütterliche psychische Belastungen stehen in Wechselwirkung mit Fütter- und Gedeihstörungen. So traten in der Vergangenheit von Müttern füttergestörter Säuglinge vermehrt Trennungs- und Verlusterlebnisse auf (18). Auch mütterliche Essstörungen sowohl in der Gegenwart als auch in der Vergangenheit stehen in Zusammenhang mit frühkindlichen Fütterproblemen. So zeigten beispielsweise 32% der Mütter reifgeborener, aber untergewichtiger Säuglinge im letzten Viertel der Schwangerschaft Hinweise auf eine klinisch manifeste Essstörung (19). Auch hatten Kinder essgestörter Mütter häufig ein niedriges Geburtsgewicht. Schließlich zeigten Mütter mit Essstörungen häufig Auffälligkeiten auf der Fütterinteraktionsebene (20).

Weiterhin spielen dysfunktionale Fütterinteraktionen in der Genese von Fütterproblemen eine Rolle (4). Ein irritabler Säugling reagiert beispielsweise auf erste Angebote von Löffelkost mit Abwehr. Die Mutter andererseits missversteht das Signal und nimmt an, ihrem Kind schmecke das Essen nicht. Die Folge sind häufiger Nahrungswechsel und die Sorge, das Kind könne nicht ausreichend gedeihen.

Auf diese Weise gerät die Mutter unter Druck, forciert die Nahrungsaufnahme oder wendet Zwang an. Dadurch steigert sich die kindliche Abwehr noch mehr. Die Reaktionen der Eltern werden immer hilfloser und inkonsistenter. Das Eingehen auf kindliche Ablenkungsversuche ist dann zunächst wirkungsvoll, führt jedoch zur Lernerfahrung auf Seiten des Kindes, dass die Nahrungsverweigerung interessanter ist als das Essen. Somit verstärken die Ablenkungsversuche der Eltern die Nahrungsverweigerung und halten sie aufrecht.

Schließlich sind traumatische Erfahrungen des Kindes, in deren Folge jede Stimulation im Gesichts-Mund-Rachen-Bereich als bedrohlich erlebt wird, ursächlich für Fütterprobleme. Hier wird der angenehme Reiz der Nahrungsaufnahme bei Hunger mit einem aversiven Reiz verbunden (5). Dies ist oft bei der Anwendung von Zwang beim Füttern der Fall. Auch Säuglinge, die in Verbindung mit gastroösophagealem Reflux über einen längeren Zeitraum erbrochen haben, können angstbesetzte Fütterprobleme entwickeln (5). Weiterhin können Säuglinge, die lange Zeit über eine Nasensonde ernährt wurden, die Nahrungsaufnahme als bedrohlich erleben und in der Folge eine Fütterstörung entwickeln.

Monokausale, primär somatisch orientierte Erklärungsansätze, die exzessives Schreien auf »kolikartige« Zustände des noch unreifen Magendarmsystems zurückführen, die spätestens bis zum Ende des 3. Lebensmonats nachließen, werden in der neueren Literatur zunehmend infrage gestellt, vor allem was die Rolle des Magendarmtraktes als Ursache (Blähungen, Kuhmilchunverträglichkeit) betrifft. So konnten bei weniger als 5% der exzessiv schreienden Säuglinge organische Ursachen gefunden werden.

Papousek et al. (4) fassen exzessives Schreien nicht als isoliertes Symptom auf, sondern als Teil postpartaler, interdependenter Anpassungs- und Entwicklungsprozesse von Mutter, Säugling und familiärem System.

Entscheidend für die Verhaltensregulation des Säuglings sind die intuitiven elterlichen Kompetenzen. Diese beinhalten ein kulturübergreifendes charakteristisches Elternverhalten (langsames Sprechen und Gestikulieren, Anheben der Stimme, Übertreibung der Mimik und Gestik, Sprechen in ausgeprägtem Singsang, Vereinfachung der Sprache, Wiederholung der Worte, Vereinfachung und Ritualisierung der Handlungen usw.), welches sich in einer emotional offenen Interaktion mit dem Kind entfaltet. Durch die Anpassung ihres Interaktionsverhaltens unterstützen die Eltern die Verhaltensregulation und Integration von kindlichen Erfahrungen.

Ob und inwieweit die Interaktionen gelingen, hängt von den psychosozialen Belastungen der Familie ab. Diese können durch vorhandene familiäre Ressourcen kompensiert werden, andererseits können sie auch eine Überforderung für die Familie darstellen. Solche Belastungen bestehen beispielsweise in einer Postpartumdepression oder in übermäßigen Ängsten, wodurch die intuitiven Kompetenzen der Mutter eingeschränkt werden. Dysregulierte Verhaltenszustände des Kindes beeinträchtigen dann die Interaktionen zwischen Eltern und Kind zunehmend. In der Folge können entspannte, spielerische Interaktionen sich immer mehr reduzieren und schließlich in einer manifesten Beziehungsstörung enden.

Therapie

Therapeutische Interventionen im Säuglingsalter sollten möglichst entwicklungsorientiert sein, d. h. man sollte sie spezifisch auf die phasentypischen Entwicklungsaufgaben der frühen Kindheit und deren gemeinsame Bewältigung durch Eltern und Kind abstimmen. Dem tragen zeitlich begrenzte Interventionen Rechnung, die auf eine rasche Veränderung problematischer Interaktions- und Beziehungsbereiche abzielen. So können sich je nach Alter des Kindes und des Schweregrades der Symptomatik Phasen kurzer, meist effektiver Interventionen mit behandlungsfreien Phasen und erneutem Behandlungsbedarf bei weiteren Entwicklungskrisen abwechseln. Dies kommt den Bedürfnissen der Familien entgegen, die in Phasen erhöhter Krisenanfälligkeit oder in den ganz normalen Krisen Hilfe suchen.

Pharmakotherapie

Liegt eine organische Grunderkrankung vor, muss diese selbstverständlich medizinisch behandelt werden. Falls es sich jedoch um eine funktionelle Störung handelt, sind medizinische und pharmakologische Interventionen sehr viel weniger wirksam und stehen eindeutig an 2. Stelle.

So zeigt eine medikamentöse Therapie mit Beruhigungsmitteln bei exzessivem Schreien und/oder Schlafstörungen keine Langzeiterfolge (1). Diese hemmen im Gegenteil die zyklische Aktivität des Schlafes und bewirken eine Beeinträchtigung der Aufmerksamkeit des Kindes am Tage. Ohne eine klare Indikation sind auch Nahrungsmittelumstellungen kontraindiziert. Lediglich bei einer selten auftretenden Kuhmilchintoleranz ist die Wirksamkeit einer streng hydrolisierten Ernährung in Bezug auf eine signifikante Besserung der Schrei- und Unruhephase nachgewiesen. Entschäumende Mittel, wie Simeticon *(Lefax, sab simplex),* haben sich in mehreren Studien als wirkungslos in der Therapie des unstillbaren Schreiens erwiesen.

Nur begleitende somatische Kofaktoren sollten anhand einer medikamentösen Therapie, z. B. bei einem gastroösophagealen Reflux oder einer Diät bei einer Nahrungsmittelallergie, Berücksichtigung finden. Bei Hinweisen auf neuromotorische und/oder spezifische sensorische Auffälligkeiten des Kindes ist je nach Symptomatik Ergo- oder Physiotherapie zu empfehlen.

Psychotherapie

An 1. Stelle stehen unspezifische Maßnahmen, wie Entlastung, Schaffung einer vertrauensvollen Arzt-Patient-Beziehung, Beratung und Informationsvermittlung. Dies kann von vielen Kinderärzten bereits in ihrer Praxis geleistet werden. Erst dann kommen psychotherapeutische Interventionen im engeren Sinne zum Tragen.

Eine ambulante Therapie ist dann bei der Mehrzahl regulationsgestörter Säuglinge erfolgreich und ausreichend. Im Fokus stehen entwicklungs- und interaktionszentrierte therapeutische Gespräche sowie Interaktionsanleitungen in unterschiedlichen Kontexten (Spiel, Füttern,

Schlafen), die sich an der jeweiligen Symptomatik orientieren. Während der Therapiestunden sollten die primären Bezugspersonen anwesend sein.

In der Therapie frühkindlicher Regulationsstörungen erscheint zunächst die Schaffung eines stützenden therapeutischen Umfeldes wesentlich, in dem das Zulassen und die Artikulation ambivalenter Emotionen ermöglicht werden. Eine Entwicklungsberatung hinsichtlich des Verlaufes der Schrei- und Unruheneigung gesunder Säuglinge, der normalen Entwicklung des Schlaf- und Essverhaltens bzw. der altersgerechten Ernährung wird regelhaft durchgeführt.

Ziel der Behandlung von Regulationsstörungen in der frühen Kindheit ist die Freisetzung intuitiver elterlicher Kompetenzen im Umgang mit dem Säugling, d. h. Unterstützung der Eltern im feinfühligen Entziffern von und im adäquaten Umgang mit kindlichen Verhaltenssignalen. Darüber hinaus werden die Eltern in der Erkennung und Förderung der selbstregulatorischen Fähigkeiten des Säuglings angeleitet.

Daneben ist die Identifikation und Verminderung psychosozialer Belastungsfaktoren auch ein wesentlicher Bestandteil der Therapie. Ziele der unterschiedlichen Maßnahmen (interaktionszentrierte Säuglings-Eltern-Entwicklungsberatung, psychodynamisch orientierte Gespräche, Familiengespräche) sind die Entlastung der Mutter und die Entspannung der intrafamiliären Beziehungsdynamik, vor allem die Unterstützung des Säuglings in seiner Verhaltens- und Selbstregulation, die Vermeidung von überstimulierendem elterlichen Verhalten sowie die Etablierung eines regelmäßigen Schlaf-Wach-Rhythmus mit ausreichenden Tag-Schlaf-Phasen. Bei exzessivem Schreien sowie bei Schlafstörungen haben sich gemeinsam mit den Eltern erprobte Beruhigungsstrategien während kindlicher Schrei- bzw. Unruhephasen als hilfreich erwiesen.

Wirkungsvoll bei exzessivem Schreien ist darüber hinaus:

- Gestaltung und Unterstützung regelmäßiger Schlaf-Wach-Zyklen im Tagesablauf.
- Signale des Kindes von Interaktionsbereitschaft, Hunger, Ermüdung, Belastung, Überreiztheit beobachten und verstehen lernen; sich von den Signalen leiten lassen, frühzeitig schlafen legen.
- Vermeiden von Übermüdung und Überreizung.
- Vermeiden von überstimulierenden Beruhigungsstrategien (»Cocktailshakersyndrom«).
- Vermeiden von permanentem »Beilaunehalten«.
- Reizreduktion vor dem Einschlafen und gemeinsame »Ruheinseln« am Tag.
- Informieren über Gefahren des Schüttelns (Shaken-Baby-Syndrom).
- Auszeit für die Mutter zur eigenen Entspannung.
- Bei großer Anspannung, Erschöpfung oder aufsteigender Wut zunächst Ablegen des Kindes an sicheren Ort, selbst zur Ruhe kommen (dem Ärger im Nebenraum Luft lassen), erst dann das Kind beruhigen.
- »Verordnung« von Entspannungszeiten für die Mutter bzw. das Elternpaar ohne Kind.

Bei Schlafstörungen ist die Berücksichtigung folgender Aspekte nützlich:

- Führen eines Schlaftagebuchs während der Intervention.
- Beruhigendes Zubettgeh- bzw. Einschlafritual außerhalb des Bettchens mit viel körperlicher Nähe und ungeteilter Aufmerksamkeit, jeden Abend zur gleichen Zeit, wenn das Kind müde wird.
- Danach wach ins Bettchen legen.
- Gewöhnen an bald vertraute, selbst steuerbare Einschlafhilfen (Schmusewindel, Teddy, bei dysregulierten Säuglingen auch Schnuller).

- Verabschieden und den Raum verlassen, die Tür einen Spalt offen lassen, Licht im Flur, im Hintergrund vertraute Geräusche und Stimmen.
- Erwartungsgemäß wird das Kind während der Intervention schreien als Ausdruck von (in abnehmender Häufigkeit):
  - Protest gegen Verletzung der bisherigen Gewohnheiten;
  - hartnäckigen Versuchen, das Vertraute wieder zu erreichen;
  - »Austesten« der Grenzen;
  - Trennungsängsten und Verlassenheitsgefühlen.
- Bei anhaltendem Schreien in regelmäßigen Abständen (nicht durch Schreien gesteuert, etwa alle 5 Minuten) dem Kind eine kurze Zuwendung und Rückversicherung geben, ohne es aus dem Bett zu nehmen oder Flasche bzw. Brust anzubieten.
- Dabei ist entscheidend, dass die Eltern dem Kind Folgendes vermitteln:
  - Wärme, Sicherheit, Verlässlichkeit anstelle wie bisher Ängstlichkeit, Hilflosigkeit, Schuldgefühle, Ärger, Straftendenz oder Abwertung;
  - eindeutige Regeln;
  - Rückversicherung: *»Du bist nicht allein«;*
  - Vergewisserung: *»Alles ist in Ordnung, schlaf schön, ich schau wieder nach dir«;*
  - dem Kind zutrauen, sich selbst zu beruhigen und sich seiner Müdigkeit und dem Schlaf anheim zu geben.
- Sobald das abendliche Einschlafen gelingt, bei nächtlichem Aufwachen und Schreien ebenso vorgehen wie am Abend.

Bei Behandlung von Fütterstörungen haben sich »Essensregeln« zur Förderung altersangemessener Nahrungsaufnahme als wirksam erwiesen:

- Feste Mahlzeiten mit Nahrungskarenz zwischen den Mahlzeiten.
- Klare, für das Kind verständliche Trennung von Mahlzeiten und Spielzeiten.
- Aufteilung der »Zuständigkeiten« zwischen Mutter und Kind :
  - Kontrolle eines altersadäquaten ausgewogenen Nahrungsangebotes durch die Mutter (wann, wie oft und was);
  - Kontrolle der Nahrungsmenge (wie viel) durch Hunger- und Sättigungssignale des Kindes.
- Freundliches Beenden der Mahlzeit bei deutlichem Ablehnen.
- Vermeiden von dysfunktionalen Regulationshilfen (Ablenkung, Druck, Zwang).
- Unterstützen und Verstärken von altersangemessenem, zunehmend selbstständigerem Essverhalten.
- Delegation von Sorgen und Ängsten an die Verantwortung des Kinderarztes.

Wiederholte Angebote derselben Nahrung – ohne Druck – führt in der Regel zur Gewöhnung an das Neue und zur Akzeptanz der Nahrung.

Falls frühkindliche Regulationsstörungen in Zusammenhang mit schwer wiegenden psychischen Belastungen der Eltern, postpartaler Depression und manifesten Störungen der Eltern-Kind-Beziehungen auftreten, ist ein multimodales psychotherapeutisches Therapiekonzept in einer der bundesweit bisher wenigen Mutter-Kind-Stationen indiziert, in die Mutter und Kind aus therapeutischen Gründen und im Hinblick auf die Bindungsentwicklung gleichzeitig aufgenommen werden. Derartige stationäre Behandlungseinheiten verlangen ein speziell geschultes, interdisziplinäres Team, das die Mutter in ihren Kompetenzen stützt und eine vertrauensvoll-stützende Beziehung zu dieser im Sinne einer »Gute-Großmutter-Übertragung« aufbaut.

Sozialintegrative Maßnahmen

Ziel von Jugendhilfe- und Rehabilitationsmaßnahmen ist die Reduzierung psychosozialer Belastungen, wie manifeste Paarkonflikte, soziale Isolation und aktuelle Konflikte in den Herkunftsfamilien. So kann bei gravierenden psychosozial belastenden Bedingungen und Risikokonstellationen, wie Familien mit frühgeborenen und/oder behinderten Kindern, mit Kindesvernachlässigung bzw. -misshandlung die Einschaltung familienentlastender Dienste in Form einer Kinderkrankenpflege, Kinderbetreuung oder einer sozialpädagogischen Familienhilfe sinnvoll sein.

Bei bestimmten psychosozialen Risikokonstellationen, z. B. bei psychisch kranken oder suchtkranken Eltern bzw. jugendlichen Müttern, wird eine ambulante Wiedervorstellung in regelmäßigem Turnus von vornherein vereinbart. Bei Indikation der Herausnahme des Kindes aus der Familie wird die weitere Beziehungsentwicklung therapeutisch begleitet (1).

Verlauf und Prognose

Frühkindliche Regulationsstörungen neigen zur Persistenz, was epidemiologische Studien belegen (15, 21). So sind sie persistent im Zusammenhang multipler Risikobelastungen und geringer Ressourcen von Kind und/oder Eltern. Sie sind jedoch in der Regel transient im Kontext ausreichender kindlicher und/oder elterlicher Ressourcen (4).

Viele der Störungen des 2. Lebenshalbjahres und späterer Phasen der frühkindlichen Entwicklung nehmen ihren Anfang bereits im 1. Halbjahr, häufig mit exzessivem Schreien und Störung der Schlaf-Wach-Organisation. Unbehandelt drohen diese Störungen dann zu persistieren. So blieben diese bei nahezu 7% der Säuglinge über den 6. Monat hinaus bestehen.

Im weiteren Entwicklungsverlauf traten bei regulationsgestörten Kindern sowohl internalisierende als auch externalisierende Verhaltensprobleme auf. Weiterhin hatten sie ein erhöhtes Risiko für die Entwicklung von Schlaf- und Essstörungen sowie Probleme bei der Bindungsentwicklung (22).

In der Mannheimer Längsschnittstudie zeigten Säuglinge mit isolierten Regulationsproblemen in der weiteren Entwicklung vom Kleinkind- bis zum Schulalter insgesamt eine günstige Prognose (23). Dagegen besaßen Säuglinge mit multiplen Regulationsproblemen ein erhöhtes Risiko für spätere psychische Störungen. So fanden sich über den gesamten Verlauf der Entwicklung signifikant mehr externale (hyperkinetische, aggressive und oppositionelle) Symptome sowie auch mehr internale (ängstliche und depressive) Auffälligkeiten. Auch dysfunktionale Eltern-Kind-Interaktionen erhöhten das Risiko späterer Auffälligkeiten, wobei Mädchen eher durch eine deprivierende und Jungen eher durch eine überstimulierende Qualität der frühen Mutter-Kind-Interaktion nachteilig beeinflusst wurden.

In der Längsschnittstudie von Wolke et al. (24) wurde die Entwicklung exzessiv schreiender Säuglinge vom 1. Lebenshalbjahr bis ins Schulalter verfolgt. Die Säuglinge besaßen im weiteren Entwicklungsverlauf signifikant mehr externalisierende Probleme, d. h. sie wurden als schwieriger, fordernder, weniger anpassungsfähig sowie hyperaktiver charakterisiert, hatten mehr Verhaltensprobleme und eine negativere Emotionalität. Dabei hatten die ehemals exzessiv schreienden Kinder erhöhte Hyperaktivitätswerte sowohl in der Selbst- als auch in der Fremdeinschätzung im Vergleich zu Gleichaltrigen.

Insgesamt ist die Prognose frühkindlicher Regulationsstörungen umso ungünstiger, je generalisierter die Störung, je stärker die Interaktion beeinträchtigt, je organisch gefährdeter, z. B. durch Frühgeburtlichkeit die Entwicklung, und je belasteter die familiäre Umgebung des Kindes ist.

Fazit für Klinik und Praxis

○ Regulationsstörungen in der frühen Kindheit gehören zu den häufigsten Verhaltensauffälligkeiten im Säuglings- und Kleinkindesalter. Unbehandelt erhöhen sie das Risiko des Kindes für spätere Verhaltensauffälligkeiten, welche dann Langzeitinterventionen erforderlich machen und die Eltern-Kind-Beziehung beeinträchtigen können. Frühe Interventionen in diesem Bereich können nachweislich selbstregulatorische Probleme von Säuglingen und Kleinkindern reduzieren.

○ Unabhängig von der theoretischen Konzeption scheinen frühe Beratung und Therapie prinzipiell wirksam zu sein. Es ist daher nahe liegend, bereits bei Verhaltensauffälligkeiten in den ersten Lebensmonaten des Kindes durch ein spezifisches Beratungs- und Therapieangebot zu intervenieren. Viele Beratungs- und Therapiekonzepte enthalten gleichermaßen Elemente, die die Verhaltensebene konzeptualisieren als auch die Ebene der Repräsentation. Entsprechend der Metaanalyse der Arbeitsgruppe um VAN IJZENDOORN haben sich Interventionen besonders bewährt, die neben der Beziehungsorientierung spezifisch verhaltensbezogen und zeitlich begrenzt waren (25).

○ Es gibt noch keinen allgemeinen Konsens darüber, wie viele selbstregulatorische Probleme vorhanden sein und wie ausgeprägt diese sein müssen, um die Diagnose einer frühkindlichen Regulationsstörung stellen zu können. Die Konzeption des diagnostischen Manuals »Zero To Three« ist ein 1. Schritt in diese Richtung. Es gibt jedoch bislang nur wenige empirische Studien unter Verwendung dieses Diagnoseschemas. Mangelnde Kenntnisse von Fachleuten über frühkindliche Regulationsstörungen lassen häufig viele Kinder undiagnostiziert. Manche Kinderärzte sind für selbstregulatorische Störungen in der frühen Kindheit sensibilisiert, andere wiederum erteilen Ratschläge, die kontraproduktiv sind, z. B. das Schreien eines Säuglings zu ignorieren.

○ Zukünftig müssten effektive Methoden entwickelt werden, um den »diagnostischen Blick« von Klinikern für Störungen der Selbstregulation in der frühen Kindheit zu schärfen (26).

Literatur

1. von Hofacker N, et al. Leitlinie Regulationsstörungen im Säuglingsalter. In: Deutsche Gesellschaft für Kinder- und Jugendpsychiatrie und Psychotherapie et al., Hrsg. Leitlinien zu Diagnostik und Therapie von psychischen Störungen im Säuglings-, Kindes- und Jugendalter 2. Aufl. Köln: Deutscher Ärzteverlag; 2003. S. 345–360.

2. Wessel MA, et al. Paroxysmal fussing in infancy, sometimes called »colic«. Pediatrics 1954; 14: 421–434.

3. Wolke D, et al. Co-morbidity of crying and feeding problems with sleeping problems in infancy: Concurrent and predictive associations. Early Dev Parent 1995; 4: 191–208.

4. Papousek M, Schieche M, Wurmser, Hrsg. Regulationsstörungen der frühen Kindheit. Frühe Risiken und Hilfen im Entwicklungskontext der Eltern-Kind-Beziehungen. Bern: Huber; 2004.

5. Chatoor I. Feeding disorders in infants and toddlers: diagnosis and treatment. Child Adolesc Psychiatric Clin N Am 2002; 11: 163–183.

6. Zero To Three, Diagnostic Classification Task Force. Diagnostic classification: 0–3. Diagnostic classification of mental health and developmental disorders of infancy and early childhood. Arlington: National Center for Clinical Infant Programs; 1994.

7. Skuse D, Wolke D, Reilly S. Failure to thrive – clinical and developmental aspects. In: Remschmidt H, Schmidt MH, editors. Child and Youth Psychiatry: European perspectives. Bd. 2: Developmental Psychopathology. Stuttgart: Huber; 1992. p. 46–71.

8. Lektonen L, Gormally S, Barr RG. »Clinical Pies« for etiology and outcome in infants presenting with early increased crying. In: Barr RG, Hopkins B, Green JA, editors. Crying as a sign, a symptom and a signal. London: MacKeith Press; 2000. p. 67–95.

9. Papousek M. Baby schreit dauernd, isst nicht und schläft schlecht. Was dahinter steckt und wie man abhilft. Fortschr Med 2005; 142: 2–31.
10. Wurmser D, et al. Excessive infant crying: Often not confined to the first 3 months of age. Early Hum Dev 2001; 64: 1–6.
11. Fegert JM, et al. Schlafverhalten in den ersten drei Lebensjahren. Praxis Kinderpsychol Kinderpsychiat 1997; 46: 69–91.
12. Jenkins S, et al. Continuities of common problems in preschool children. J Child Psychol Psychiatry 1980 ; 25: 75–89.
13. Minde K, et al. The evaluation and treatment of sleep disturbances in young children. J Child Psychol Psychiatry 1993; 34: 521–533.
14. Wolke D. Probleme bei Neugeborenen und Kleinkindern. In: Margraf J, Hrsg. Lehrbuch der Verhaltenstherapie. Bd. 2. Berlin-Heidelberg-New York: Springer; 1998. p. 463–480.
15. Wolke D. Interventionen bei Regulationsstörungen. In: Oerter R, von Hagen C, Röper G, Hrsg. Klinische Entwicklungspsychologie. Weinheim: Beltz; 1999. p. 351–380.
16. Wolke D. Fütterprobleme bei Säuglingen und Kleinkindern. Verhaltenstherapie 2000; 10: 76–87.
17. Anders T, Goodlin-Jones B, Sadeh A. Sleep disorders. In: Zeanah C, editor. Handbook of Infant Mental Health, 2nd ed. New York-London: Guilford Press; 2000. p. 326–338.
18. Dunitz M, Scheer PJ. Diagnostik und Therapie der frühen Mutter-Kind-Störung, die sogenannte Gedeihstörung des Säuglings. Monatsschr Kinderheilkd 1991; 139: 465–470.
19. Conti J, Abraham S, Taylor A. Eating behaviour and pregnancy outcome. J Psychosom Res 1998; 44: 465–477.
20. Stein A, Woolley H, McPherson K. Conflict between mothers with eating disorders and their infants during mealtimes. Br J Psychiatry 1999; 175: 455–461.
21. Moffitt TE, et al. Childhood-onset versus adolescent-onset antisocial conduct problems in males: natural history from age 3 to 18 years. Dev Psychopathol 1996; 8: 399–424.
22. De Gangi G. Pediatric disorders in regulation of affect and behavior. San Diego: Academic Press; 2000.
23. Laucht M, Esser G, Schmidt MH. Verhaltensauffälligkeiten bei Säuglingen und Kleinkindern. Ein Beitrag zu der Psychopathologie der frühen Kindheit. Z Kinder-Jugendpsychiatr Psychother 1992; 20: 22–23.
24. Wolke D, et al. Persistent Infant Crying and Hyperactivity Problems in Middle Childhood. Pediatrics 2002; 109: 1054–1060.
25. Bakermans-Kranenburg MJ, van Ijzendoorn MH, Juffer F. Less is more. Meta-analyses of sensitivity and attachment interventions in early childhood. Psychol Bull 2003; 129: 195–215.
26. Gomez CR, Baird S, Jung LA. Regulatory Disorder. Identification, Diagnosis and Intervention Planning. Infants Young Child 2004; 17: 327–339.

14

Schlafstörungen

CLAUDIA MEHLER-WEX

Bei den Schlafstörungen gilt es, zwischen vermindertem Schlaf (Hyposomnie), erhöhtem Schlafbedürfnis (Hypersomnie) und Schlafstörungen, d. h. Unterbrechungen bzw. unphysiologischen Abläufen (Para- bzw. Insomnien oder Dyssomnien), zu unterscheiden.

Der physiologische Schlaf ist in Tab. 1 dargestellt. Neben Wechselwirkungen der Neurotransmitter, spezifischen Schlafregulationsneuronen und Hirnstammfunktionen sind endokrinologische Parameter und Zytokine an der komplexen Schlafregulation beteiligt. Da die Hirnstromaktivität reifungsgebunden ist, spielt der Entwicklungsaspekt ebenfalls eine wichtige Rolle. Außer den neurobiologischen sind exogene Faktoren, wie Schlafhygiene, Tagesstruktur, Abendaktivitäten, Substanzgebrauch, Alltagsstressoren, belastende Ereignisse, erzieherischer Umgang mit dem Schlafverhalten des Kindes und familiäre Schlafgewohnheiten von Bedeutung. Psychiatrische Erkrankungen, Persönlichkeitsfaktoren und die subjektive Bewertung und Handhabung der Schlafproblematik können ebenfalls zur Ausprägung der Symptome beitragen.

Definition und Klassifikation

Nach ICD-10 werden organisch und nicht organisch bedingte Schlafstörungen unterschieden. Schlaf-Apnoe-Syndrome und Narkolepsie sind zum Teil assoziiert mit Atemwegsobstruktion bzw. hirnorganischen Prozessen, können jedoch auch durch zentralnervöse Dysregulation bedingt auftreten.

Eine Übersicht über die ICD-10-Klassifikation der Schlafstörungen mit kurzen Definitionen bietet Tab. 2.

Unter Insomnie sind Ein- und Durchschlafstörungen sowie fehlende Schlafeffizienz zu verstehen, unter Hypersomnie exzessive Tagesschläfrigkeit und unter Parasomnie eine Diskrepanz zwischen eigenem Schlaf-Wach-Rhythmus und äußeren Bedingungen; dazu gehören auch Schlafwandeln, Sprechen im Schlaf, Bruxismus, Pavor nocturnus und Albträume.

Eine Einschlafstörung im Kleinkindalter ist anzunehmen, wenn das Kind über eine Monatsdauer alleine mehr als 60 Minuten bzw. auch mithilfe der Eltern mehr als 30 Minuten zum Einschlafen benötigt; eine Durchschlafstörung liegt vor, wenn das Kind an mehr als 5 Tagen ein- oder mehrfach pro Nacht erwacht und dann sofortige elterliche Zuwendung einfordert.

Beim Pavor nocturnus kommt es etwa 1–3 Stunden nach dem Einschlafen

Tab. 1
Physiologische Stadien des Schlafes.
Der initiale Schlafzyklus besteht aus einer ruhigen Non-REM-Phase mit den Stadien I–IV (III und IV = Tiefschlaf) und der umgekehrten Abfolge bis Stadium II sowie der darauf folgenden motorisch und vegetativ aktiveren REM-Phase. Dieser Zyklus wiederholt sich 4–6-mal pro Nacht, wobei später die Tiefschlafstadien III und IV nicht mehr erreicht werden und somit der Non-REM-Anteil nur noch aus Stadium II besteht. Dementgegen verlängern sich die REM-Phasen im weiteren Nachtschlaf

* Schlafspindeln: zeitlich begrenzte Wellenfolge mit an- und absteigender Amplitude (Spindelform), frontal 12/s, parietal 14/s; leichter bis mitteltiefer Schlaf
** K-Komplexe: hohe, langsame, biphasische, generalisierte Welle, Maximum präzentral, gefolgt von einer Gruppe niedrigamplitudiger schneller Wellen; mitteltiefer Schlaf, Reaktion auf exogene Reize
*** Vertexwellen: steile negative Wellen, Maximum im Vertex, eventuell gefolgt von Spindel; Einschlafstadium und leichter Schlaf

Stadium	Frequenz	Schlafspindeln SS* K-Komplexe K** Vertexwellen V***	Amplitude (µV)	Dauer (min)	Anmerkungen
Non-REM					
I	α, ϑ	Selten V	50	50–70	Ablauf I → II → III → IV → III → II
II	ϑ	Häufig V, SS, K	↓		III und IV vor allem 1. Nachtdrittel, später nur noch II
III	δ, ϑ	Seltener SS			
IV	> 50% δ	–	200		
REM					
	α, ϑ	–	50	20–60	Vor allem 2. Nachthälfte zunehmend

Art	Subtypen	ICD-10	Diagnosekriterien	Prävalenz
Organisch bedingt				
Insomnie		G47.0	Erhöhte Schlaflatenz, Durchschlafstörungen, nicht erholsamer Schlaf	Unspezifisch
Hypersomnie		G47.1	Erhöhter Schlafbedarf, Tagesmüdigkeit	Jugend
	KLEINE-LEVIN-Syndrom	G47.8	Phasisch erhöhter Schlafbedarf, Stimmungslabilität, bei etwa 50% Hyperphagie und/oder sexuelle Enthemmung	Etwa 15. Lebensjahr, Jungen 4-mal häufiger
	Schlafapnoe	G47.3	Bis 60 Sekunden dauernde Apnoe, Hypoxämie, Hyperkapnie	2.–6. Lebensjahr, Jugend
	Narkolepsie	G47.4	Schlafanfälle und Kataplexie tagsüber; hypnagoge Phänomene, Schlafparalyse	Ab 15 Jahren
Parasomnie		G47.2	Schlafwandeln, Albträume, Sprechen im Schlaf	Unspezifisch
Nicht organisch bedingt				
Insomnie		F51.0	Dauer und Qualität des Schlafs reduziert; Ein- und Durchschlafstörungen, Früherwachen, 3-mal/Woche mindestens 1 Monat lang; Ausschluss: Begleitsymptom einer Achse-I-Erkrankung	Unspezifisch
Hypersomnie		F51.1	Exzessive Schläfrigkeit, Schlafattacken tagsüber, erschwertes Erwachen; Ausschluss: inadäquate Schlafdauer als Ursache	Unspezifisch
Parasomnie		F51.2	Mangelnde Übereinstimmung zwischen individuellem und durch die Umgebung erforderlichem Schlaf-Wach-Rhythmus	Innerhalb 2 Stunden nach Einschlafen
	Somnambulismus	F51.3	Bewusstseinslage zwischen Schlaf und Wachsein, reduzierte Reaktion und Geschicklichkeit, fehlende Erinnerung	Kleinkindalter; 1. Drittel des Nachtschlafs
	Pavor nocturnus	F51.4	Äußerste nächtliche Furcht mit Schreien und vegetativer Symptomatik, Fluchtversuche, fehlende Erinnerung	Vorschulalter; 1. Nachtdrittel
	Albträume	F51.5	Lebhaftes Traumerleben von Angst, autonome Stimulation, detaillierte Erinnerung nach Erwachen	Vorschulalter; 2. Schlafhälfte, Schlaf-Wach-Übergang, REM

Tab. 2
Klassifizierung der Schlafstörungen im Kindes- und Jugendalter

zu unvermittelten, schweren Angstzuständen mit Schreien, Abwehr- und eventuell Fluchtbewegungen bei geöffneten Augen und starker vegetativer Begleitsymptomatik. Weckversuche sind ergebnislos und werden abgewehrt; nach dem Erwachen besteht keine Erinnerung an den Vorgang, die vegetativen Zeichen klingen sofort ab, das Kind schläft rasch wieder ein.

Albträume hingegen treten erst in der 2. Nachthälfte auf, die Kinder wünschen und nehmen Trost durch die Eltern an, die Ängstlichkeit hält länger an.

Im Jugendalter können auch organische Schlafstörungen, wie Schlafapnoe, auftreten, eine Hypersomnieform mit bis zu einminütigen wiederholten Atempausen im Schlaf, und Narkolepsie mit imperativen Schlafanfällen tagsüber und Kataplexie (vorübergehende Steuerungsunfähigkeit der Willkürmotorik).

Die sog. induzierte Schlafstörung hingegen wird interaktiv von Bezugspersonen oder Kind ausgelöst bzw. aufrechterhalten. Das Kind, älter als 5 Jahre, fordert Beisein und Unterstützung der Eltern beim Schlafen bzw. die Eltern sind überzeugt, dass das Kind darauf angewiesen sei. Die Schlafqualität ist dabei nicht beeinträchtigt, es besteht kein schlafstörungsbedingter Leidensdruck von Seiten des Kindes. ICD-10 empfiehlt, induzierte Schlafstörungen als »unzureichende elterliche Betreuung und Kontrolle« (Z 62.0) zu klassifizieren, was jedoch der interaktiven Komponente nicht gerecht wird. Eine eindeutige Diagnosekategorie für diese nicht seltene Subform fehlt somit.

Epidemiologie

Unregelmäßiges Schlafverhalten im Säuglingsalter ist sehr häufig und durch die noch unausgereifte Schlafarchitektur bedingt. Der Umgang der Eltern mit dem Schlafverhalten des Kindes ist jedoch ein wichtiger Einflussfaktor: Eine Untersuchung an Kindern im 3. Lebensmonat ergab, dass diejenigen, die täglich zu einer gleich bleibenden Zeit in ihr eigenes Bett gebracht wurden, unabhängig davon, ob sie noch wach waren, im Falle des nächtlichen Aufwachens besser selbstständig in den Schlaf zurückfanden als diejenigen, die erst nach ihrem Einschlafen zu Bett getragen wurden (1). Gestillte Säuglinge neigen häufiger zu Durchschlafstörungen und weisen eine geringere Gesamtschlafdauer auf als nicht gestillte Kinder.

Zwischen 1. und 3. Lebensjahr liegt die Prävalenz der Insomnien bei 15–35%, zwischen 4. und 6. Lebensjahr bei 10–15%, nach dem 7. Lebensjahr bei bis zu 50% (2). Nächtliches Erwachen kommt bei 50–60% der bis zu 5-Jährigen vor, was bei raschem Wiedereinschlafen nicht als pathologisch zu werten ist. Messen die Eltern aber dem nächtlichen Erwachen des Kindes starke Bedeutung bei und handeln mit inadäquater Zuwendung, kann das tatsächlich zu einer Schlafstörung führen.

Albträume treten bei 60% der Vorschulkinder auf und sind nicht behandlungsbedürftig, sofern keine Beeinträchtigung tagsüber entsteht. Die Rate der Weigerung, nach nächtlichem Erwachen in das eigene Bett zurückzukehren, liegt im Alter von 2–4 Jahren bei bis zu 53%, im Alter von 7 Jahren bei 27% und im Alter von 11 Jahren bei 2% (3). Schuljungen schlafen deutlich häufiger als Mädchen noch im Bett der Eltern, was wiederum ein erhöhtes Risiko für induzierte Insomnien birgt.

Hypersomnien betreffen etwa 5% der Gesamtbevölkerung. Vor allem das Pubertätsalter ist mit erhöhtem Schlafbedarf assoziiert. Somnambulismus kommt gehäuft im 12. Lebensjahr vor; die Prävalenz insgesamt beträgt etwa 5%, für Pavor nocturnus rund 3%. Narkolepsien treten vor allem in der späten Jugend auf (Prävalenz in der Gesamtbevölkerung < 1‰).

Ätiologie und Pathogenese

Der Wechsel zwischen REM- und Non-REM-Schlaf sowie die charakteristische Schlafarchitektur mit entsprechenden EEG-Korrelaten differenzieren sich erst im Laufe des Kindesalters.

Abb. 1
Altersabhängige Prävalenz verschiedener Schlafstörungen bei Kindern und Jugendlichen (4)

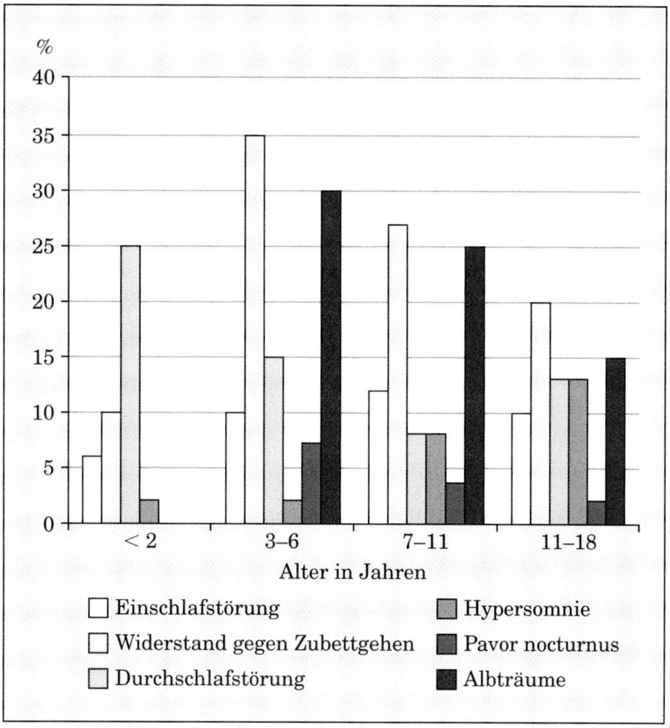

Bei Geburt beträgt der Anteil des »primitiveren« REM-Schlafes bis zu 50%, wohingegen der »kontrolliertere« und somit von zerebraler Reifung zeugende Non-REM-Schlaf mit regulierten vegetativen Funktionen nur bis zu 35% einnimmt (15% undifferenzierte Schlafmuster). Im Alter ab 3 Jahren sinkt der REM-Anteil zugunsten des Non-REM-Schlafes auf 20% der Gesamtschlafdauer. Die Dauer eines gesamten Non-REM/REM-Schlafzyklus beträgt bei Säuglingen nur 50 Minuten, im Erwachsenenalter 90–120 Minuten.

Während im Alter von 1 Jahr 16 Stunden Schlaf pro Tag benötigt werden, sind es ab 10 Jahren nur noch etwa 8 Stunden. Zunächst werden maximal 3–4 Stunden durchgängig geschlafen, ab dem 4. Lebensmonat sind es bereits bis zu 8 Stunden. Ein ausschließlicher Nachtschlaf konsolidiert sich ab dem 4. Lebensjahr. Bis zu 12 Stunden Schlaf pro Tag sind in diesem Alter die Regel; ab dem 12. Lebensjahr reichen 8–9 Stunden aus; in der Pubertät ist ein passagerer Anstieg des Schlafbedürfnisses zu verzeichnen.

Bei Kleinkindern sind Insomnien oft begründet in angsteinflößenden Situationen während des Tages, in Trennungs- oder Dunkelängsten bzw. emotionalen Belastungsfaktoren. Psychiatrische Störungsbilder, wie Autismus oder Aufmerksamkeitsdefizit-Hyperaktivitätssyndrom, können das abendliche Entspannen beeinträchtigen.

Typische Schlafstörungen mit Beginn im Vorschulalter sind Parasomnien im ersten Nachtdrittel. Ursache sind meist reifungsbedingte Arousaldysfunktionen. Disponierend wirken familiär gehäuftes Auftreten von Parasomnien und Schlafentzug sowie Überanstrengung. Im Vorschulalter sind »Einschlafstörungen« in bis zu 75% durch Verweigerung des Zubettgehens begründet (4).

Bei Schulkindern stehen oft reaktive Komponenten bei Ein- oder Durchschlafstörungen im Vordergrund (Schulstress, familiäre oder soziale Konflikte, Überforderung, äußere Belastungsfaktoren).

In der Adoleszenz nimmt der Einfluss emotionaler Belastung auf das Schlafvermögen zu; Insomnien kommen bei bis zu 17% der Jugendlichen vor. Tagesmüdigkeit, Reizbarkeit und Konzentrationsstörungen sind die Folge. Zusammenhänge mit eventuellen psychiatrischen Begleitstörungen (Depressionen, Zwangs- oder Angsterkrankungen, maniforme oder schizophreniforme Syndrome, Substanzmissbrauch, Aufmerksamkeitsdefizit-Hyperaktivitätsstörung) sind diagnostisch zu klären.

Während der Säugling auf die körperliche Nähe einer Bezugsperson beim Einschlafen angewiesen ist, sollte dies mit Älterwerden des Kindes zunehmend seltener werden. In der Regel fordert das Sicherheits- und Vertrauensbedürfnis des Kleinkindes verlässliche Einschlafrituale zusammen mit den Eltern und »Einschlafhilfen«, wie Kuscheltiere oder Puppen. Heftiges Kopfschütteln, Schaukeln und unruhige Körperbewegungen sind um den 10. Lebensmonat bis zum 2. Lebensjahr sehr häufig (30% bzw. 43%) und nicht als pathologisch zu werten.

Insomnien werden häufiger bei Kindern von depressiven oder ängstlichen Müttern berichtet. Überfürsorglichkeit, Unsicherheit oder erzieherische Differenzen zwischen den Eltern können Anlass sein für inkonsequentes Verhalten (z. B. ständiges Vergewissern, ob das Kind noch schläft). Unphysiologisches Füttern (ab dem 2. Lebenshalbjahr ist ein nächtliches Stillen nicht mehr notwendig) oder übermäßige Flüssigkeitszufuhr, die zum Einnässen führt, können Schlafunterbrechungen bedingen. Unregelmäßige Fütterungs- und Zubettgehzeiten, unangemessene Tagesschlafzeiten, wechselnde Schlafplätze, fehlende oder inkonsequente Rituale beim Zubettgehen, Lärm, unangemessene Zuwendung bei nächtlichen Wachphasen (Spielen, Singen, Schaukeln, unnötiges Füttern) können Schlafstörungen verstärken.

Die Schlafregulation erfolgt nach heutigen Erkenntnissen durch den Hirnstamm. Zu unterscheiden sind von der Pons ausgehende, durch Acetylcholin gesteuerte REM-induzierende-(REM-On-)Neurone und adrenerge sowie serotonerge REM-Off-Neurone der dorsalen Raphekerne und des Locus coeruleus, jeweils mit Bahnen zum Kortex und zu den Motoneuronen der Medulla oblongata. Im Wachzustand sind das aminerge und cholinerge System auf hohem Niveau, im Non-REM-Schlaf auf niedrigem Niveau jeweils im Gleichgewicht. Im REM-Schlaf entspricht die cholinerge Aktivität dem Wachzustand, wohingegen die aminerge Neurotransmission stark erniedrigt ist (5).

Bei Hypersomnie nimmt der Non-REM-Schlaf den größeren Teil ein; es kommt auf Neurotransmitterebene zu einem Überwiegen der cholinergen Reizüberleitung. Umgekehrt kommt es bei mit Serotonin- oder Noradrenalinanstieg assoziierten Erkrankungen und Phänomenen (z. B. Angstreaktion, Anspannung) zur Reduktion der cholinergen Aktivität mit Schlafstörungen. Eine Dysbalance des Neurotransmitterregelkreislaufs sowie Störungen der zirkadianen Rhythmik des Hypothalamus können zu Narkolepsie, Somnambulismus, Sprechen im Schlaf oder Bruxismus führen (5).

Endokrinologische Sekretionsvorgänge (Melatonin, Renin, thyreoideastimulierendes und somatotropes Hormon) sind ebenfalls mit dem Schlaf-Wach-Rhythmus korreliert, desgleichen Herz- und Atemfrequenz: Während REM-Phasen von Frequenzbeschleunigungen und -unregelmäßigkeiten geprägt sind, kann im Non-REM-Schlaf eine Verlangsamung der Herzrate auf bis zu 40/min (bei 1-monatigen Säuglingen 135/min, bei 6-monatigen Babys 115/min) auftreten. Auch Körpertemperatur- und Schlaf-Wach-Regulation hängen eng zusammen (6).

Diagnose und Differenzialdiagnosen

Voraussetzung für die Diagnose einer Schlafstörung im Sinne der ICD-10 F 51 ist der Ausschluss einer zugrunde liegenden organischen Erkrankung oder einer Reifungsverzögerung. Eine Epilepsie muss ebenfalls ausgeschlossen werden. Bei geistiger Behinderung, die mit hirnorganischen Reifungsverzögerungen oder Dysfunktionen einhergeht, werden hohe Prozentsätze für Ein- (bis 56%) und Durchschlafstörungen (bis 67%) berichtet (7).

Erschwerend sind zum Teil überforderungsbedingte inadäquate überprotektive oder überstrenge erzieherische Umgangsmaßnahmen sowie eine erhöhte Rate an Depressionen bei den Müttern. Die gesellschaftliche Erwartung, einem behinderten Kind besonders viel Zuwendung schenken zu müssen und Wutgefühle zu tabuisieren, setzt die Eltern unter zusätzlichen Druck, es bei ihrem Kind »besonders gut« machen zu wollen.

Grundlage der Schlafstörungsdiagnostik muss eine ausführliche Eigen- und Fremdanamnese sein. Zubettgeh- und Aufstehzeiten, Tagesschlafphasen, Gewohnheiten vor dem Schlafengehen, Aktivitätsgrad tagsüber, Tagesstruktur, Tagesmüdigkeit, Einnahme von Medikamenten, Alkohol, Koffein oder sonstigen psychotropen Substanzen, Einschlaflatenz, zeitliche Dauer und Frequenz von nächtlichem Erwachen bzw. Früherwachen, Schlafumgebungsbedingungen sowie bisherige Selbst- oder Fremdhilfestrategien und Umgangsweise mit der Schlafstörung sind wichtige Inhalte des Anamnesegesprächs.

Ungünstige äußere Schlafbedingungen (Grad der Dunkelheit, Lautstärke, Beschaffenheit der Schlafstätte, räumliche Entfernung zu den Eltern etc.) können die Symptomatik verstärken. Über einen Zeitraum von mindestens 2 Wochen sollte zunächst ein Protokoll erstellt werden.

Ist der erzieherische Umgang mit den Schlafgewohnheiten des Kindes durch Inkonsequenz und Wechselhaftigkeit geprägt (fehlende Pünktlichkeit des Zubettgehens, mangelnde Rituale, Nachgiebigkeit, überprotektives Verhalten ohne Vollzug einer altersentsprechenden Trennung in der Schlafsituation, unzuverlässige Anwesenheitszusagen etc.), ist von einer induzierten Schlafstörung auszugehen (8). Des Weiteren ist die emotionale Stabilität der Mutter bzw. der Hauptbezugsperson ein wichtiger Faktor (9). Trennungsängste als Grundlage einer Einschlafstörung sind typisch für das 2. oder 3. Lebensjahr. Trotzige Verweigerung des Zubettgehens im Sinne einer oppositionell bedingten Einschlafproblematik ist einfach als solche zu erkennen.

Die Klärung möglicher Überforderungen im Leistungs- oder Sozialbereich gilt vor allem im Schulalter als wichtiger diagnostischer Bestandteil bei Schlafstörungen. Inadäquater TV-Konsum vor dem Schlafengehen ist bei älteren Kindern und Jugendlichen (hier sind auch Internetaktivitäten zu erfragen) ein häufiger Hintergrund für Einschlafstörungen (10).

Bei entsprechendem Verdacht sollte eine störungsspezifische Diagnostik zur Abklärung einer möglichen psychiatrischen Komorbidität erfolgen. Hierbei ist bei jungen Kindern vor allem an hyperkinetische, depressive, Zwangs-, Angst- oder autistische Störungen zu denken, bei Jugendlichen darüber hinaus an schizophreniforme oder manische Erkrankungen und an Substanzmissbrauch.

Bezüglich des Aufmerksamkeitsdefizit-Hyperaktivitätssyndroms (ADHS) scheinen sich Schlafstörungen nicht spezifisch von denjenigen bei Gesunden zu unterscheiden. Bei Tic-Erkrankungen werden von bis zu 60% der Betroffenen In- und Parasomnien beklagt (11, 12). Bei Depression sind in Studien an Kindern und Jugendlichen verlängerte Schlaflatenz, verringerte Schlafeffizienz und verkürzte REM-Latenz als prämorbide Marker postuliert worden (13, 14). In einzelnen Untersuchungen bei posttraumatischen Belastungsstörungen wurden erhöhte REM-Anteile festgestellt (15). Bei Angststörungen werden verlängerte Einschlaflatenzen sowie eine Verringerung von Schlafeffizienz und Tiefschlaf beobachtet (15).

Narkolepsie tritt vor allem in der späten Adoleszenz auf. Imperative Schlafattacken von bis zu 30 Minuten Dauer tagsüber sind zu 80% begleitet von plötzlichem Muskeltonusverlust (Kataplexie; z. B. undeutliche Sprache, Vorsinken des Kopfes, Einknicken der Beine). Ein weiteres typisches Symptom ist die Schlaflähmung im Aufwachstadium.

Parkes et al. (16) bemühten sich um die Erstellung eines Diagnosefragebogens, der neben Tagesschläfrigkeit auch die typischen Symptome, wie verkürzte Einschlaflatenz, Schlaflähmungen, kataplektische Ereignisse und Insomnie, erhebt. Pathogenetisch ist bei Narkolepsie von Dysfunktionen aktivierender Hirnstammareale auszugehen mit entsprechender Fehlregulationen der REM-Phase (17). Beim Einschlafen tritt sofort REM-Schlaf ein. Diese für die Narkolepsie typische Sleep-onset-REM-Phase lässt sich durch den multiplen Schlaf-Latenz-Test (MSLT) feststellen. Bei bis zu 50% der Patienten findet sich eine familiäre Häufung der Narkolepsie.

Das Schlafapnoe-Syndrom ist gekennzeichnet durch ≥10-mal pro Stunde auftretendes, plötzliches, länger als 10 Sekunden anhaltendes Aussetzen der Atmung im Schlaf, gefolgt von schnarchähnlichen Geräuschen bei Wiedereinsetzen. Motorisch unruhiger Schlaf und nächtliches Schwitzen sind häufig. Folgen sind Tagesmüdigkeit, Konzentrationsschwierigkeiten, Leistungsprobleme und Kopfschmerzen.

Ursache können Atemwegsobstruktionen sein; des Weiteren bestehen Korrelationen mit Adipositas, Hypothyreoidismus und Trisomie 21. Zentralnervös ist von einer starken Muskeltonuserschlaffung auszugehen, wodurch sich Einengungen der Atemwege ergeben können.

Bei besonders hoher Frequenz der Apnoe kann es zu hypoxämie- bzw. hyperkapniebedingten, überdauernden Funktionseinschränkungen der Organe und einer Polyglobulie kommen; häufig sind Bradykardien und reaktive Tachyarrhythmien, systemische Hypertonie, Entgleisungen des Glukosemetabolismus sowie pulmonale Hypertonie. In der Polysomnographie zeigen sich postapnoeisch ein reaktives Arousal im EEG, eine sinusförmige Sauerstoffsättigungskurve und ein zwischen Ruhe, apnoeassoziierter Brady- und reaktiver Tachykardie wechselndes Ekg. Diagnoseführend sind außerdem Langzeit-Ekg, nasale Luftdruckmessungen, Oximetrie, Echokardiographie, Blutgasbestimmung und Blutbild (Hämatokrit).

Assoziationen mit dem Sudden Infant Death Syndrome (SIDS) werden postuliert. Die vulnerable Phase beginnt um den 3. Lebensmonat mit reifungsbestimmten Prozessen der Arousalmechanismen (6). Hauptrisikofaktoren des plötzlichen Kindstodes sind Bauchlage und übermäßiges Zudecken als Ursache eingeschränkter Sauerstoffzufuhr mit unzulänglicher Oxygenierung des Blutes. Nächtigen im Bett der Eltern mit säuglingsinadäquaten Lakengrößen birgt ebenfalls die erhöhte Gefahr einer Überdeckung des Gesichts (18). Tabakrauchexposition bedingt eine Reduktion der Arousalfunktion (19, 20) und ist ebenfalls ein wichtiger Risikofaktor des SIDS. Entsprechende Aufklärungskampagnen in der Bevölkerung konnten die Prävalenz des SIDS mittlerweile um 60% senken (21).

Insomnien können auch durch die quälende Unruhe und Dysästhesien beim Restless-Legs-Syndrom (RLS) oder dem Syndrom der periodischen Beinbewegungen im Schlaf (PLM) bedingt sein. Differenzialdiagnostisch müssen durch Dopplersonographie und Elektromyographie außerdem vaskuläre Störungen bzw. eine Polyneuropathie ausgeschlossen werden. Auch eine Niereninsuffizienz, Eisenmangel, Schwangerschaft sowie Schilddrüsendysfunktionen können mit Beinunruhe assoziiert sein.

Therapie

Die Aufklärung der Familie über normalen altersadäquaten Schlaf sowie Maßnahmen zur Schlafhygiene (Tab. 3) und Unterstützung der altersentsprechenden Selbstständigkeit des Kindes sind unbedingt erforderlich und oftmals ausreichend. Sind organische Korrelate, z. B. bei Apnoesyndromen, vorhanden, sollten diese spezifisch behandelt werden, desgleichen assoziierte psychiatrische Komorbiditäten. Bei exogenen Stressoren ist bei älteren, introspektionsfähigen Kindern und Jugendlichen eine konflikt- bzw. belastungsorientierte Psychotherapie indiziert.

Verhaltenstherapeutisch gilt es, die Erkennung fehlkonditionierter Mechanismen und das Verständnis der sich wechselseitig bedingenden Verhaltensweisen bei den Eltern zu fördern. Abgebaut gehört die Schlafstörung förderndes Verhalten (z. B. sachliche, geringst mögliche Zuwendung bei nächtlichem Erwachen), verstärkt werden soll das selbstständige Übernachten des Kindes im eigenen Bett sowie die Akzeptanz pünktlichen konfliktfreien Zubettgehens. Das Maß elterlicher Einflussnahme auf den Einschlafprozess des Kindes sollte konsequent möglichst gering gehalten werden. Konsequentes und zuverlässiges Verhalten der Eltern trägt maßgeblich zur Strukturierung der Situation bei. Bei angstbedingter Einschlafproblematik sollten bei symbiotischer oder überprotektiver Haltung der Eltern auch deren Ängste Therapieinhalt sein.

Verhaltenstherapeutische Konzepte zur Verstärkung der Selbstberuhigung bei nächtlichem Erwachen bzw. zur Strukturierung des Zubettgehens sind von primärer Bedeutung in der Behandlung. Durch Ignorieren des nächtlichen Schreiens bzw. der Aufmerksamkeitssuche, soweit möglich, sollte das Kind Selbstberuhigungsmechanismen erwerben. Diese Methode ist jedoch aus emotionalen Gründen oft nur eingeschränkt durchführbar. Positive Verstärkung bei Erlangung von Teilzielen (z. B. protestfreies Einhalten der Zubettgehzeit, immer längere Phasen alleine im eigenen Bett schlafen, Selbstberuhigung bei nächtlichem Erwachen ohne elterli-

- Am Abend Meidung von Aufregung und körperlicher Anstrengung
- Meiden von koffeinhaltigen Getränken und von Alkohol »als Schlafmittel«
- Leichtes, nicht zu spätes Abendessen
- Tagsüber Einhalten eines Mindestmaßes an körperlicher Aktivierung
- Lärmabschirmung im Schlafbereich
- Adäquate Gestaltung der Beleuchtung (relative Dunkelheit mit eventuell kleinem Nachtlicht zur Orientierung)
- Angenehme Raumtemperatur
- Angemessenes, bequemes Bettzeug
- Liebevolle, aber nachdrückliche Zuweisung des Kindes ans eigene Bett, im Bedarfsfall wiederholt
- Altersabhängige Einbeziehung des Kindes in die Gestaltung des eigenen Schlafplatzes
- Gewährleistung befriedigter Grundbedürfnisse (Hunger, Durst, Ausscheidung)
- Pünktliche Zubettgehzeiten, feste Weckzeit am Morgen, geregelter Tag-Nacht-Rhythmus, Vermeiden von übermäßigem Schlaf tagsüber
- Allabendliche, liebevolle Rituale für das Sicherheitsgefühl des Kindes
- Miteinbeziehung beruhigend wirkender Kuscheltiere oder Puppen
- Ermutigung des Kindes, alleine zu schlafen
- Belobigung bei Gelingen der Verselbstständigung und Kooperation
- Kein TV-, PC- oder Videogerät im Schlafzimmer
- Bettnutzung ausschließlich als Schlafplatz

Tab. 3
Maßnahmen zur Schlafhygiene und zur Strukturierung der Abend- sowie Einschlafsituation

- Alter und Gewicht des Patienten
- Berücksichtigung von Kontraindikationen, Wechselwirkungen mit anderen Medikamenten (z. B. zentrale Dämpfung, Atemdepression bei Benzodiazepinen)
- Kenntnis über bisherige Behandlungsversuche
- Bei Suchtanamnese Meiden von Tranquilizern bzw. nur kurzfristige, klar strukturierte und kontrollierte Gabe
- Aufklärung über die bei Benzodiazepinen unbedingt einzuhaltende zeitliche Begrenzung der Medikation wegen Toleranzentwicklung
- Niedrigst mögliche Dosierung wählen, um Tagessedierung und Nebenwirkungen auf Konzentration und Reaktionsgeschwindigkeit tagsüber zu vermeiden bzw. zu minimieren
- Kurze Behandlungsdauer (vor allem bei Benzodiazepinen)
- Bei ambulanter Behandlung Verschreibung von möglichst geringen Packungsgrößen
- Engmaschige fachärztliche Wiedervorstellungstermine
- Abruptes Absetzen wegen möglicher Reboundreaktionen (Schlafstörung, Angsterleben) vermeiden
- Berücksichtigung möglicher paradoxer Reaktionen auf Benzodiazepine, vor allem bei Kindern mit Aufmerksamkeitsdefizit-Hyperaktivitätsstörung, Intelligenzminderung oder hirnorganischen Erkrankungen

Tab. 4
Aspekte bei der Wahl der Medikation zur Schlafregulation

che Kontaktaufnahme) unterstützen den Lernprozess zur Erlangung eines physiologischen Schlafrhythmus.

Bei älteren Kindern und Jugendlichen sind Techniken zum Stressmanagement und zur Selbstinstruktion indiziert. Konfliktbearbeitungen sollten nicht in die Abendstunden verschoben werden; Grübeln über Schlaflosigkeit ist durch ablenkende, beruhigende Tätigkeiten zu durchbrechen. Dysfunktionale Gedanken (*»ich bin morgen nicht leistungsfähig, wenn ich jetzt nicht einschlafe«, »ich brauche mindestens 8 Stunden Schlaf«* etc.) können durch kognitives Training therapeutisch angegangen werden (*»ich hatte schon oft erfolgreiche Tage, obwohl ich vorher nicht so gut geschlafen habe«, »jeder Mensch braucht unterschiedliche Mengen an Schlaf, wenn es heute nicht so gut klappt, schlafe ich ein anderes Mal umso besser«* usw.).

Durch Entspannungstechniken kann eine willentlich herbeigeführte, graduelle Reduktion des Muskeltonus erreicht werden mit über medulläre Motoneurone gelenkter Rückkopplung in den Hirnstamm, wo sekundär aminerge Neurone ihren aktivierenden Impulsstrom senken, mit dem Resultat der Hirnstromberuhigung und Entspannung zum Übergang in den Schlaf.

Die Indikation für eine symptomatische Pharmakotherapie der Schlafstörung ist abzwägen bei nicht-organischen, chronifizierten oder schweren Insomnien oder Hypersomnien, Selbstgefährdung bei Pavor nocturnus oder Somnambulismus sowie adjuvant bei psychiatrischen Grunderkrankungen. Zur Behandlung kommen Antidepressiva, Hypnotika und Neuroleptika sowie bei der Narkolepsie Psychostimulanzien infrage (22).

Bei der Wahl der Medikation sind verschiedene Faktoren zu berücksichtigen (Tab. 4). Benzodiazepine sollten bei Kindern und Jugendlichen nur nach strengster Indikationsstellung kurzfristig angewendet werden.

Opipramol ist ein Anxiolytikum mit vorrangig antagonistischer Wirkung an Histaminrezeptoren. Es vereint Eigen-

Pflanze	Dosis/d (Trocken-gewicht)	Zubereitung
Baldrian	15 g	2 Teelöffel zerkleinerte Baldrianwurzeln in 1 Tasse mit kochendem Wasser 5 Minuten ziehen lassen, abseihen
Hopfen	0,5 g	1 Teelöffel zerkleinerte Hopfenzapfen in 1 Tasse mit kochendem Wasser 10 Minuten bedeckt ziehen lassen, abseihen
Melisse	8–10 g	2 Teelöffel geschnittene Mellissenblätter in 1 Tasse mit kochendem Wasser 5 Minuten ziehen lassen, abseihen

Tab. 5
Phytotherapeutische Begleitbehandlung leichter Schlafstörungen (3)

schaften von trizyklischen Antidepressiva und Neuroleptika. Die empfohlene Tagesdosis (ab dem 6. Lebensjahr) beträgt nach schrittweiser Aufdosierung 50–150 mg (1–2 abendliche Gaben). Wegen der fehlenden Affinität zu cholinergen Rezeptoren besteht eine gute Verträglichkeit.

Antihistaminika hemmen H_1- und H_2-Rezeptoren, welche im Hirnstamm an der Schlaf-Wach-Regulation beteiligt sind. Zu beachten ist das anticholinerge Nebenwirkungsprofil mit dem damit assoziierten Intoxikationsrisiko. Bei Schlafstörungen können Diphenhydramin (25–50 mg), Doxylamin (12,5–25 mg) und Promethazin (25 mg) Anwendung finden.

Bei Begleitdiagnosen, wie Depression oder Angst- bzw. emotionalen Störungen, sind Antidepressiva zur störungsspezifischen Behandlung indiziert, möglicherweise im Rahmen der Wirklatenz kombiniert mit einem niedrigpotenten Neuroleptikum zur Schlafregulation. Alternativ kommen sedierende Antidepressiva, wie Amitriptylin, Doxepin oder Trimipramin, infrage. Verabreicht werden bei Kindern und Jugendlichen niedrige Dosierungen (z. B. 25 mg Doxepin) 1–2 Stunden vor dem Schlafengehen. Aufgrund des Nebenwirkungsprofils und des erhöhten Bedarfs an vordiagnostischen und Verlaufskontrollen sowie der Unkenntnis über Langzeitverläufe sind Antidepressiva bei isolierten Insomnien nur Substanzen 2. Wahl.

Eine weitere, akut wirksame, in der Regel gut verträgliche Alternative ohne Suchtpotenzial stellen niedrig-potente, sedierende Neuroleptika dar, jeweils etwa ½ Stunde vor dem Schlafengehen als Einmaldosierung, z. B. Levomepromazin (25–50 mg), Pipamperon (20–40 mg), Chlorprothixen (25–50 mg) oder Melperon (12,5–25 mg). Für das Kindes- und Jugendalter sind allerdings nur Chlorprothixen (ab dem 3. Lebensjahr), Melperon (ab dem 12. Lebensjahr) und Pipamperon zugelassen.

Bei leichten Einschlafstörungen ohne Alltagsbeeinträchtigungen können Phyto-

therapeutika erwogen werden, deren Wirksamkeit auf Schlafstörungen jedoch nicht eindeutig nachgewiesen werden konnte; in einer plazebokontrollierten Doppelblindstudie für hoch dosierte Baldrianextraktpräparate konnte jedoch eine leichte schlafinduzierende Wirkung bestätigt werden (23). Zu den gebräuchlichsten pflanzlichen Hypnotika zählen Baldrian-, Melisse- und Hopfenextrakte. Einen Anwendungsüberblick gibt Tab. 5.

Bei Störungen des Schlaf-Wach-Rhythmus findet das Hormon **Melatonin** Verwendung, welches nur über Auslandapotheken zu beziehen und in Deutschland nicht zugelassen ist. Klinische Erfahrungen zeigen eine gute Effizienz bei Schlafstörungen vor allem bei einem beeinträchtigten Schlaf-Wach-Rhythmus und bei sehgeschädigten bzw. mehrfach behinderten Kindern und Jugendlichen (3). Wegen der spärlichen Datenlage zu Nebenwirkungen (vor allem Hypothermie) und Wechselwirkungen sowie zu längerfristiger Anwendung ist Achtsamkeit geboten; eine Verabreichung an Vorschulkinder sollte vermieden werden.

Prognose

Schlafstörungen sind eine häufige »Volkskrankheit« und hängen von multiplen Faktoren ab. Reaktive Schlafstörungen unterschiedlicher Ausprägung und Dauer sind häufig und bei Fehlen von Chronifizierung und übergreifender Beeinträchtigung der Tagesverfassung nicht als pathologisch zu werten; sie sistieren oft ohne konkrete therapeutische Hilfe. Behandlungsbedürftig sind jedoch andauernde, gravierendere Schlafstörungen mit Einschränkungen der Leistungs- und Konzentrationsfähigkeit sowie negativen Auswirkungen auf die Gesamtbefindlichkeit. Meist genügt eine Beratung zur Schlafhygiene.

Bei Säuglingen und Kleinkindern mit Durchschlafstörungen oder oppositionell bzw. angstbedingter Abwehr der Einschlafsituation ist eine klare, verhaltenstherapeutisch orientierte Vorgehensweise erfolgversprechend, sofern sie mit erzieherischer Konsequenz durchgeführt wird.

Pavor nocturnus und Schlafwandeln haben eine sehr gute Prognose mit Sistieren der Symptomatik im Jugendalter.

Insomnien oder Parasomnien bei Intelligenzminderung oder bleibenden hirnorganischen Defekten sind meist überdauernd und müssen oft symptomatisch langfristig medikamentös behandelt werden. Bei zeitlicher Regelmäßigkeit der Symptomatik können sich Betroffene durch Anpassung ihrer Tagesstruktur mit Narkolepsiebeschwerden mitunter recht gut arrangieren. Da eine grundlegende Störung der REM-Regulationsmechanismen zugrunde liegt, bleibt die Erkrankung bestehen. Allerdings können Stimulanzien, Antidepressiva oder Modafinil den Verlauf günstig beeinflussen.

Fazit für Klinik und Praxis

○ Die Diagnose einer Schlafstörung im Kindes- und Jugendalter wird nur selten, vielleicht zu selten, gestellt. Meist imponieren Schlafstörungen als ein Begleitsymptom einer anderen Grunderkrankung. Die betreffenden Kinder werden nur selten beim Kinder- und Jugendpsychiater vorgestellt.

○ Problematisch in der Erfassung und diagnostischen Festlegung sind die multiplen exogenen, intrapsychischen und biologischen (z. B. endokrinologische Veränderungen in der Pubertät, hirnorganische Reifung) Einflussfaktoren sowie die unterschiedliche subjektive und objektive Wahrnehmung und Bewertung der Beschwerden.

○ Ziel müsste eine interdisziplinäre Betreuung (Pädiatrie, Kinder- und Jugendpsychiatrie, Neurologie) der Betroffenen sein. Diagnostisch müssten Entwicklungsstand, individuelle Tages- und Abendstruktur (Protokollierung), Schlafhygiene, Interaktionsmuster der Eltern sowie eventuelle polysomnographische Parameter einbezogen werden.

○ Aufklärung über altersentsprechendes Schlafverhalten, Anleitung zur Schlafhygiene sowie verhaltenstherapeutische Anleitungen (Eltern-Kind-Training) und Selbststrukturierungsstrategien sind erfolgversprechende Therapiemaßnahmen.

○ Pharmaka sollten nur zur überbrückenden symptomatischen Behandlung eingesetzt werden und keinesfalls als alleiniges Therapeutikum.

Literatur

1. Anders TF. Sleep disorders in infancy through adolescence. In: Wiener JM, Dulcan MK, Hrsg. Textbook of child and adolescent psychiatry. 3rd ed. Washington DC-London: American Psychiatric Publishing; 2004. S. 727–742.

2. Niedermeyer E. Maturation of the EEG: Development of waking and sleep patterns. In: Niedermeyer E, Lopes da Silva F, editors. Electroencephalography: basic principles, clinical applications, and related fields. 4th ed. Philadelphia: Lippincott-Williams & Wilkins; 1999. p. 189–214.

3. Warnke A, et al. Schlafstörungen. In: Gerlach M, Warnke A, Wewetzer C, Hrsg. Neuro-Psychopharmaka im Kindes und Jugendalter. Grundlagen und Therapie. Wien: Springer; 2004. S. 291–296.

4. Wolke D. Schlafstörungen. In: Steinhausen HC, Hrsg. Entwicklungsstörungen im Kindes- und Jugendalter. Ein interdisziplinäres Handbuch. Stuttgart: Kohlhammer; 2001. S. 148–167.

5. Hobson JA. Schlaf. Gehirnaktivität im Ruhezustand. Bd. 25. Heidelberg: Spektrum der Wissenschaft; 1990.

6. Ware JC, Orr WC, Bond T. Evaluation and treatment of sleep disorders in children. In: Walker CE, Roberts MC, editors. Handbook of clinical child psychology. 3rd ed. New York: John Wiley & Sons; 2001. p. 317–337.

7. Sarimski K, Hoffmann IW. Schlafstörungen bei behinderten Kindern. In: Innerhofer P, et al., Hrsg. Frühförderung interdisziplinär 1993; 12: 14–20.

8. Morrell JM. The role of maternal cognitions in infant sleep problems assessed by a new instrument, the Maternal Cognitions about Infant Sleep Questionnaire. J Child Adolesc Psychiatry 1999; 40: 247–258.

9. Armstrong KL, et al. Childhood sleep problems: Association with prenatal factors and maternal distress/depression. J Pediatr Child Health 1998; 34: 263–266.

10. Owens J, et al. Television-viewing habits and sleep disturbance in school children. Pediatrics 1999; 104: A1–A8.

11. Cohrs S, et al. Decreased sleep quality and increased sleep related movements in patients with Tourette's syndrome. J Neurol Neurosurg Psychiatry 2001; 70: 192–197.

12. Rothenberger A, et al. Tourette-Syndrom und Schlaf im Kindesalter. Somnologie 1999; 3: 313–326.

13. Emslie GJ, et al. Sleep polysomnography as a predictor of recurrence in children and adolescents with major depressive disorder. In J Neuropsychopharmacol 2001; 4: 159–168.

14. Goetz RR, et al. Premorbid polysomnographic signs in depressed adolescents: areanalysis of EEG sleep after longitudinal follow-up in adulthood. Biological Psychiatry 2001; 49: 930–942.

15. Hagenah U. Schlafstörungen bei kinder- und jugendpsychiatrischen Erkrankungen. Z Kinder Jugendpsychiatr Psychother 2002; 30: 185–198.

16. Parkes JD, et al. The clinical diagnosis of the narcoleptic syndrome. J Sleep Res 1998; 7: 41–52.

17. Handford HA, Vgontzas AN. Sleep disturbances and disorders. In: Lewis M, editor. Child and Adolescent Psychiatry. Philadelphia: Lippincott Williams & Wilkins; 2002. S. 876–888.

18. Franco P, et al. Decreased arousals in infants who sleep with the face covered by bedclothes. Pediatrics 2002; 109: 1112–1117.

19. Chang AD, et al. Altered arousal response in infants exposed to cigarette smoke. Arch Dis Child 2003; 88: 30–33.

20. Horne RS, et al. Effects of maternal tobacco smoking, sleeping position, and sleep state on arousal in

healthy term infants. Arch Dis Child Fetal Neonatal Ed 2002; 87: F100–105.
21. Halbower AC, Marcus CL. Sleep disorders in children. Current Opinions in Pulmonary Medicine 2003; 9: 471–476.
22. Seifert J, Schubert C, Gerlach M. Anxiolytika und Hypnotika. In: Gerlach M, Warnke A, Wewetzer C, Hrsg: Neuro-Psychopharmaka im Kindes und Jugendalter. Grundlagen und Therapie. Wien: Springer; 2004. S. 129–149.
23. Nachtmann A, Hajak G. Gegen Schlafstörung ist so manches Kraut gewachsen. Extracta Geriatrica 1995; 9: 11–12.

Einige Textstellen entsprechen dem Kapitel »Schlaf und Schlafstörungen« von MEHLER-WEX C. In: HERPERTZ-DAHLMANN B, et al., Hrsg. Entwicklungspsychiatrie. Stuttgart: Schattauer; 2005.

Spezifische Störungen

15

Enuresis und Enkopresis

Alexander von Gontard

3 große Gruppen von Ausscheidungsstörungen können unterschieden werden: das nächtliche Einnässen (Enuresis nocturna), das Einnässen tagsüber (funktionelle Harninkontinenz) sowie das Einkoten, das überwiegend tags, nur sehr selten nachts auftritt (Enkopresis). Sie gehören zu den häufigsten Störungen des Kindesalters: 10% der 7-Jährigen nässen nachts ein, 2–3% tags, und 1–3% koten ein.

Ausscheidungsstörungen können alleine oder komorbid zusammen auftreten. Ausführliche Darstellungen finden sich unter von Gontard (1–3). Da es sich um klinisch und pathogenetisch unterschiedliche Störungen handelt, werden die 3 Gruppen in diesem Kapitel jeweils getrennt dargestellt.

Enuresis nocturna

Definition und Klassifikation

Enuresis wird als ein unwillkürlicher Harnabgang ab einem chronologischen Alter von 5 Jahren nach Ausschluss organischer Ursachen definiert – sowohl nach ICD-10 wie auch nach DSM-IV. Organische Grunderkrankungen umfassen Epilepsie, neurologische Inkontinenzformen, strukturelle Veränderungen des Harntraktes und medizinische Erkrankungen, wie Diabetes insipidus und Diabetes mellitus; bei diesen Patienten handelt es sich um eine organische Harninkontinenz.

Der Begriff »Enuresis« impliziert immer eine funktionelle Störung. Die Mindestdauer beträgt 3 Monate, die Mindestfrequenz 2mal pro Monat (<7 Jahren) und 1mal pro Monat (>7 Jahren) für eine Diagnose nach ICD-10. Im engeren Sinne bezeichnet »Enuresis« eine normale, vollständige Blasenentleerung am falschen Platz und zur falschen Zeit. Sie tritt überwiegend nachts auf – deshalb ist der Begriff Enuresis nocturna sinnvoll. Dagegen ist sie tagsüber extrem selten, weswegen der Begriff »Enuresis diurna« vermieden werden sollte.

Bei der Enuresis nocturna können 4 Formen unterschieden werden (Tab. 1).

P r i m ä r bezeichnet ein Einnässen ohne längere trockene Periode. S e k u n d ä r wird durch einen Rückfall nach mindestens 6 Monaten Trockenheit definiert. M o n o s y m p t o m a t i s c h wird definiert durch nächtliches Einnässen ohne Zeichen einer Blasendysfunktion tags oder nachts. N i c h t - m o n o s y m p t o m a t i s c h bezeichnet ein nächtliches Einnässen mit Miktionsauffälligkeiten, wie Drangsymptome, Aufschub oder Dyskoordination tagsüber (im Prinzip sind es Mischformen der Enuresis nocturna und der funktionellen Harninkontinenz – jedoch ohne Einnässen tags).

Epidemiologie

Die Enuresis nocturna tritt 2–3-mal häufiger auf als das Einnässen tags. Es sind 1,5–2-mal mehr Jungen als Mädchen betroffen. Die spontane Remissionsrate ohne weitere Therapie beträgt 13,5% pro Jahr, die Prävalenz 20% bei den 4-Jährigen, 10% bei den 7-Jährigen, 1–2% bei Jugendlichen und 0,3–1,7% bei Erwachsenen.

Symptomentwicklung und Komorbidität

Bei der m o n o s y m p t o m a t i s c h e n Enuresis nocturna sind Kinder sehr schwer erweckbar (4), manche zeigen eine Polyurie mit großen Einnässmengen (5).

Tab. 1
Klassifikation der Enuresis nocturna

* Zeichen von Drang, Aufschub, Dyskoordination, Einkoten; d. h. ähnlich wie bei der funktionellen Harninkontinenz, jedoch kein Einnässen tags

	Längstes trockenes Intervall <6 Monate	**Längstes trockenes Intervall >6 Monate**
Allgemein	Primäre Enuresis nocturna	Sekundäre Enuresis nocturna
Keine Blasenfunktionsstörungen tags*	Primäre monosymptomatische Enuresis nocturna	Sekundäre monosymptomatische Enuresis nocturna
Blasenfunktionsstörungen tags* vorhanden	Primäre nicht-monosymptomatische Enuresis nocturna	Sekundäre nicht-monosymptomatische Enuresis nocturna

Die Blasenfunktion ist in der Füllungs- und Entleerungsphase unauffällig – sowohl tags, wie auch nachts.

Bei der nicht-monosymtomatischen Enuresis nocturna gehen Kinder entweder selten auf die Toilette und schieben die Blasenentleerung hinaus (Aufschub) oder sie gehen sehr häufig und plötzlich (Drangsyndrom ohne Einnässen). Dies zeigt sich oft erst in einer systematischen Beobachtung mit einem Miktionsprotokoll. Auch Pressen und unterbrochener Harnstrahl (Dyskoordination) können vorkommen. Harnweginfekte und Enkopresis können assoziiert sein.

Die Rate von psychischen Störungen ist gegenüber Kontrollen 2–4fach erhöht; 20–40% aller einnässenden Kinder sind betroffen (1, 2). Dabei zeigen Kinder mit einer primären Enuresis nocturna nur selten weitere psychische Begleitstörungen. Die häufigste spezifische Begleitstörung ist das Aufmerksamkeitsdefizit-Hyperaktivitätssyndrom. Dagegen sind psychische Störungen, wie auch belastende Lebensereignisse bei Kindern mit einer sekundären Enuresis deutlich häufiger, können den Rückfall auslösen und zur Symptompersistenz beitragen. Internalisierende und externalisierende Störungen können vorkommen.

Ätiologie und Pathogenese

Die Enuresis nocturna ist eine genetisch bedingte Reifungsstörung des zentralen Nervensystems (6). 70–80% der Kinder mit Enuresis nocturna haben einnässende Verwandte. Eineiige Zwillinge haben signifikant höhere Konkordanzraten als zweieiige. Ein autosomal dominanter Erbgang findet sich bei der Hälfte der Familien, mehrere Loci konnten auf den Chromosomen 4, 8, 12, 13 und 22 lokalisiert worden. Die genetische Disposition zum nächtlichen Einnässen bleibt auch nach dem Trockenwerden bestehen und kann bei Risikofaktoren – wie bei der sekundären Enuresis nocturna – reaktiviert werden (7).

Kinder mit einer Enuresis nocturna zeigen häufiger Störungen der Feinmotorik und der sprachlichen Entwicklung. Die Schlafarchitektur ist unauffällig. Das Einnässen tritt in allen Schlafphasen auf, ist aber fast immer ein Non-REM-Phänomen. Kinder nässen vor allem im ersten Drittel der Nacht ein. Die mittlere Latenz beträgt 3 Stunden, zum Teil aber auch nur 10 Minuten.

3 Pathomechanismen sind bei der monosymptomatischen Enuresis nocturna typisch:

- eine Polyurie nachts bei manchen (nicht allen) Kindern;
- eine erschwerte Erweckbarkeit;
- ein Inhibitionsdefizit der Blasenentleerung bei voller Blase.

Bei der nicht-monosymptomatischen Enuresis nocturna finden sich zusätzlich Symptome, die für die funktionelle Harninkontinenz typisch sind, wie z. B. Drangsymptome tags und nachts.

Ohne Zweifel ist der Leidensdruck bei Eltern und Kindern stark (1, 2). Das Selbstwertgefühl kann sich nach Trockenwerden bessern. Psychische Faktoren können die Symptomatik modulieren (vor allem bei der sekundären Enuresis), sind jedoch nicht Ursache des Einnässens. Auch hat die Sauberkeitserziehung keinen Einfluss auf das nächtliche Einnässen.

Diagnose

Bei jedem Kind mit einer Einnässproblematik muss eine Diagnostik einsetzen, die als Standardprogramm Anamnese, Miktionsprotokoll, Fragebögen, körperliche Untersuchung, Ultraschall und Harnstatus umfasst (Tab. 2). Bei tags einnässenden und bei Kindern mit einer nicht-monosymptomatischen Enuresis nocturna, die häufiger medizinische Komplikationen (Harnweginfekte, vesikoureterale Refluxe) aufweisen, können zusätzlich Uroflowmetrie, Harnstatus und Harnbakteriologie und weitergehende kinderärztliche und kinderurologische Diagnostik indiziert sein.

Die Anamnese ist die wichtigste diagnostische Maßnahme. Es ist sinnvoll, Probleme nachts und tags getrennt zu erfragen. Wichtige Fragen zum nächtlichen Einnässen beziehen sich auf Einnässfrequenz und -menge, Schlaftiefe, trockene Intervalle, Leidensdruck des Kindes und soziale Konsequenzen. Die Problematik tags umfasst Fragen zur Einnässfrequenz und -menge, Tageszeit des Einnässens, Miktionsfrequenz, Miktionsaufschub, Haltemanövern, Drangsymptomen, trockenen Intervallen, anderen Miktionsauffälligkeiten, Harnwegsinfekten und medizinischen Komplikationen. Bisherige Therapieversuche, Einkoten, Stuhlverhalten, Ess- und Trinkgewohnheiten und Attribution der Eltern sollten ebenfalls erfragt werden. Im Anschluss sollten eine kinderpsychiatrische Anamnese und ein psychopathologischer Befund erhoben werden.

Das zweitwichtigste Instrument ist ein 48-Stunden-Miktionsprotokoll (1). Eltern werden gebeten, über 2 Tage Miktions- und Trinkmengen mit Uhrzeit zu messen sowie Hinweise auf Haltemanöver, Drangsymptome, Einnässen und Pressen/unterbrochenem Harnfluss zu vermerken. Durch spezielle Fragebögen zum Einnässen können die anamnestischen Angaben überprüft und ergänzt werden (1).

Tab. 2
Standard und erweiterte körperliche Diagnostik

Standarddiagnostik
Anamnese
Miktionsprotokoll
Fragebögen
Körperliche Untersuchung
Ultraschall
Harnstatus
Erweiterte Diagnostik bei Indikation
Harnbakteriologie
Uroflowmetrie
Weitergehende kinderärztliche und kinderurologische Diagnostik: Röntgenaufnahmen, Blasenspiegelung, Blaseninnendruckmessungen usw.

Eine komplette pädiatrisch-internistische Untersuchung ist bei jedem einnässenden Kind erforderlich, ganz besonders bei tags einnässenden Patienten. Immer sollte der Bauch abgetastet (Hinweise auf Skybala oder Kotballen) sowie das Genitale und die Analregion (Hinweise auf Fehlbildungen sowie Entzündungen), der Rückenbereich (Spina bifida occulta) der Gesäßbereich und die unteren Extremitäten (Asymmetrien: mögliche Hinweise auf Innervationsstörungen, wie beim Tethered-Cord-Syndrom) untersucht werden. Notwendig sind weiterhin eine komplette neurologische Untersuchung einschließlich feinneurologischen Zeichen (sog. »soft signs«), ein Harnstatus mit Teststreifen sowie eine Sonographie von Nieren, ableitenden Harnwegen und Blase zum Ausschluss von strukturellen Fehlbildungen und zur Diagnose von Blasenwandverdickung und Restharn als Zeichen einer Blasendysfunktion.

Bei Verdacht auf Harnweginfekt ist eine Harnbakteriologie notwendig. Ergeben sich Hinweise auf eine Blasendysfunktion, wie bei einer Detrusor-Sphinkter-Dyskoordination, ist eine Uroflowmetrie mit Beckenboden-EMG angezeigt.

Radiologische Untersuchungen sind routinemäßig nicht indiziert. Bei Verdacht auf einen vesikoureteralen Reflux sowie auf eine subvesikale Abflussbehinderung ist eine Miktionszystourographie (MCU) indiziert. Invasive urologische Untersuchungen (intravesikale Druckmessungen; Zystoskopie) sind routinemäßig nicht notwendig und sollten nur bei entsprechen-

Tab. 3
Effektivität der Therapie der Enuresis nocturna (8)

* apparative Verhaltenstherapie – Behandlung mit einem Klingelgerät

Behandlungsmethode	Trocken am Behandlungsende %	Trocken bei Katamnese %
Psychotherapien		
AVT* insgesamt	66	51
AVT* mit Verstärker	72	56
Verhaltenstherapien	33	30
Verbale Psychotherapien	21	11
Pharmakotherapien		
Trizyklische Antidepressiva	40	17
Desmopressin	46	22
Andere Medikamente – insgesamt	23	13

dem Verdacht nach Ausschöpfung aller nicht-invasiven Möglichkeiten durchgeführt werden.

Eine kinder- und jugendpsychiatrische Diagnostik mit Anamnese, Exploration, psychopathologischem Befund und Verhaltensfragebögen sollte immer stattfinden, vor allem bei Formen mit eindeutig erhöhter Komorbidität (z. B. sekundäre Enuresis nocturna). Eine testpsychologische Diagnostik ist nur bei einer Indikation (Verdacht auf Teilleistungsstörungen, allgemeine Intelligenzminderung usw.), aber nicht routinemäßig notwendig.

Differenzialdiagnose

Organische Formen der Harninkontinenz müssen ausgeschlossen werden. Strukturelle Störungen (z. B. Epispadie, Urethralklappen, andere Fehlbildungen des Harntraktes), neurogene Störungen (z. B. Spina bifida occulta, Tethered-cord-Syndrom usw.) und allgemeinpädiatrische Störungen (z. B. Diabetes insipidus, Diabetes mellitus) können alle mit dem Symptom des Einnässens assoziiert sein.

Alle komorbiden psychiatrischen Störungen sollten erfasst und diagnostiziert werden. Ein willkürliches Einnässen ist meist Symptom einer weitergehenden psychischen Störung.

Therapie

Bei allen Formen des Einnässens sind nach mehreren Metaanalysen nicht-pharmakologische Methoden effektiver als Medikamente mit Mitteln der 2. Wahl (Tab. 3).

Psychotherapie

Die Therapie kann ab einem Alter von 5 Jahren begonnen werden und sollte immer symptomorientiert sein, da verhaltenstherapeutisch-kognitive Zugänge am effektivsten sind und sich der Leidensdruck des Kindes deutlich durch Trockenwerden verringert. Die primäre sowie die sekundäre Enuresis nocturna erfahren die gleiche Behandlung. Enkopresis, Einnässen tags und alle Miktionsauffälligkeiten (bei nicht-monosymptomatischen Formen) werden immer vor dem nächtlichen Einnässen therapiert. Bei begleitenden psychischen Störungen sind psychotherapeutische und kinderpsychiatrische Interventionen notwendig.

Am Anfang steht immer eine »Baseline« mit Beratung, positiver Verstärkung, Motivationsaufbau, Entlastung und Kalenderführung (z. B. »Sonne-und-Wolken-Kalender«) über 4 Wochen. Bisherige Therapieversuche der Eltern, wie Wecken oder »Abhalten«, sollten unterlassen und nicht wirksame Medikamente abgesetzt werden. Diese entlastenden und motivierenden Maßnahmen reichen für 15–20% aller Kinder aus, um trocken zu werden.

Falls diese unspezifischen Maßnahmen nicht ausreichen, ist die apparative Verhaltenstherapie (AVT) mit Abstand Mittel der 1. Wahl (Tab. 3). Tragbare Geräte (sog. »Klingelhose«) und Bettgeräte (sog. »Klingelmatte«) sind gleich effektiv. Die Wirkungsweise sollte erklärt, Wünsche, Ängste und Motivation exploriert und das Kind in die Verantwortung miteinbezogen werden. Kind und Eltern werden instruiert, das Gerät jede Nacht einzusetzen, komplett wach zu werden und die Therapie lange genug fortzusetzen (bis maximal 16 Wochen). Der Therapieverlauf wird dokumentiert. Ist das Kind 14 Nächte hintereinander trocken geworden, kann das Gerät abgesetzt werden. Bei einem Rückfall (2 nasse Nächte in 2 Wochen) sollte man es neuerlich einsetzen.

Falls die einfache apparative Verhaltenstherapie nicht zum Erfolg führt, kann mit zusätzlichen verhaltenstherapeutischen Komponenten, wie auch mit Pharmakotherapie, kombiniert werden.

Ein besonders einfach durchzuführendes, aber effektives Programm ist das Arousal Training. Dabei werden Kinder aufgefordert, nach dem Einnässen das Gerät innerhalb von 3 Minuten abzustellen und zur Toilette zu gehen. Dieses Ziel wird positiv mit einem Token (z. B. Aufkleber) verstärkt, falls es erreicht wird.

Eine Drangsymptomatik zeigt sich darin, dass das Gerät durch die Detrusorkontraktionen mehrfach pro Nacht klingelt. In diesen Fällen ist eine Kombination mit dem Medikament Oxybutynin, z. B. 2,5–5 mg abends, sinnvoll. Die Kombination von apparativer Verhaltenstherapie und Desmopressin erbrachte unterschiedliche Erfolgsraten und kann nicht allgemein empfohlen werden.

Pharmakotherapie

Indikationen für eine reine Pharmakotherapie bei der Enuresis nocturna umfassen: Therapieresistenz gegenüber anderen Methoden; bei familiären und sonstigen Belastungen, die eine aufwändige Behandlung nicht erlauben; andere spezifische Indikationen, z. B. die Notwendigkeit von kurzfristigem Trockenwerden vor Schulausflügen, Urlaub etc. Die Pharmakotherapie ist weniger effektiv als die apparative Verhaltenstherapie; die Rückfallquoten sind höher.

Es gibt nur 2 antienuretische Medikamente: Desmopressin (1. Wahl wegen geringeren Nebenwirkungen) und trizyklische Antidepressiva.

Desmopressin (DDAVP) ist ein synthetisches Analogon des antidiuretischen Hormons (ADH). Bei den meisten Patienten (etwa 70%) kann eine Reduktion der nassen Nächte erreicht werden. Ein Viertel der Patienten wird während einer 2-wöchigen Periode vollkommen trocken. Nach Absetzen erleiden die meisten einen Rückfall, d. h. Desmopressin wirkt meistens nicht kurativ. Die intranasale Applikation von DDAVP (20–40 µg abends) ist bei einigen Kindern effektiver als die perorale (200–400 µg abends). Die individuelle Dosierung muss über 4 Wochen titriert werden. Falls Trockenheit erreicht wird, gibt man die niedrigste erforderliche Dosierung für weitere 4–8 Wochen.

Spätestens nach 12 Wochen wird ein langsames Absetzen empfohlen. Falls es zum Rückfall kommt, kann das Medikament wieder für maximal 12 Wochen genommen werden.

Die seltenen Nebenwirkungen umfassen Reizung der Nasenschleimhaut, Kopfschmerzen, Bauchschmerzen, Atemnot, Appetitstörungen, Sehstörungen, Geschmacksveränderungen, niedriger Blutdruck. Als wichtigste, seltene Nebenwirkung können eine Hyponatriämie sowie eine Wasserintoxikation auftreten.

Imipramin hat einen eindeutigen antidiuretischen Effekt. Aufgrund von kardialen Nebenwirkungen mit seltenen letalen Verläufen wird die Indikation zunehmend zurückhaltender gestellt, weshalb folgende Empfehlungen berücksichtigt werden sollten: eine genaue Familienanamnese und körperliche Untersuchung sowie Ekg-Ableitungen vor und während der Behandlung; Beginn mit einer niedrigen Dosierung von 10–25 mg abends (≤1 mg pro kg KG/d); nur falls notwendig kann alle 4–5 Tage um 20–30% bis maximal zum Steady-State von 3 mg/kg KG/d in 2–3 Dosen erhöht werden.

Verlauf und Prognose

Die Enuresis nocturna zeigt unter spezifischer Therapie eine günstige Prognose: Mit einer apparativen Verhaltenstherapie werden 60–78% der Kinder zum Ende der Therapie trocken (50% langfristig) (8). Allerdings nässen noch 1–2% der Jugendlichen ein. Als Restsymptom einer Enuresis kann eine Nykturie persistieren. Erwachsene, die als Kinder eingenässt haben, haben ein bis zu 8fach erhöhtes Risiko für eine Enuresis (7).

Funktionelle Harninkontinenz (Einnässen tags)

Definition und Klassifikation

Die meisten Kinder, die tags einnässen, haben eine funktionelle Harninkontinenz, definiert als ungewollten Harnabgang mit Blasendysfunktion ohne strukturelle, neurogene oder sonstige somatische Ursache. Bei tags oder tags/nachts einnässenden Kindern werden primäre und sekundäre Formen nicht differenziert.

Folgende Subformen können unterschieden werden:

○ Die idiopathische Dranginkontinenz ist klinisch durch ungewollten Harnabgang mit überstarkem Harndrang, einer Pollakisurie, einer verminderten Blasenkapazität und einem Einsatz von Haltemanövern gekennzeichnet. Urodynamisch findet sich meist eine Detrusorinstabilität (spontane Kontraktionen des Blasenhohlmuskels) während der Füllungsphase der Blase (deshalb auch »overactive bladder«).

○ Die Harninkontinenz bei Miktionsaufschub ist durch ein Hinauszögern der Miktion und eine Retention von Harn gekennzeichnet, sodass es trotz Einsatz von Haltemanövern zum Einnässen tags kommt.

○ Die Detrusor-Sphinkter-Dyskoordination wird durch eine fehlende Relaxation und eine paradoxe Kontraktion des Blasenschließmuskels während der Miktion definiert. Typisch sind Kontraktionen des Beckenbodens mit stakkatoartigen oder fraktionierten Miktionen und eine Restharnbildung.

○ Seltene Formen umfassen die Stressinkontinenz mit Harnabgang in Zusammenhang mit erhöhtem intraabdominellem Druck, z. B. beim Husten oder Niesen; die Lachinkontinenz mit kompletter Blasenentleerung beim Lachen; das Lazy-Bladder-Syndrom (oder neuerdings »underactive bladder«) als Detrusordekompensation mit seltenen, irregulären Miktionen und großen Restharnmengen.

Die wichtigsten Leitsymptome dieser Formen der funktionellen Harninkontinenz (Einnässen tags) sind in Tab. 4 zusammengefasst.

Epidemiologie

Tags sind 1–1,5% mehr Mädchen als Jungen betroffen. 2–3% der 7-Jährigen und weniger als 1% der Jugendlichen nässen tags ein. Die Dranginkontinenz ist die häufigste, der Miktionsaufschub die zweit-, und die Detrusor-Sphinkter-Dyskoordination die dritthäufigste Form des Einnässens am Tag. Die anderen Formen sind selten.

Symptomentwicklung und Komorbidität

Die wichtigsten Symptome sind in Tab. 4 zusammengefasst. Eine ausführliche Darstellung bietet von Gontard (1, 2). Auch die Rate von medizinischen Begleitstörungen ist bei tags einnässenden Kindern höher, wie Harnweginfekte, vesikoureterale Refluxe, Verdickung der Blasenwand und Resturinbildung.

Psychische Störungen sind bei der idiopathischen Dranginkontinenz sel-

Tab. 4
Leitsymptome der funktionellen Harninkontinenz

Form des Einnässens tags	Wichtigste Leitsymptome
Idiopathische Dranginkontinenz (»overactive bladder«)	Häufiger Toilettengang > 7x/d, kleine Mengen, Drangsymptome
Harninkontinenz bei Miktionsaufschub	Seltener Toilettengang < 5x/d mit Hinauszögern
Detrusor-Sphinkter-Dyskoordination	Pressen zu Beginn und während des Wasserlassens, unterbrochener Harnfluss
Stressinkontinenz	Einnässen beim Husten, Niesen, Anspannen, kleine Mengen
Lachinkontinenz	Einnässen beim Lachen, große Mengen mit kompletter Entleerung
Lazy-Bladder-Syndrom (»underactive bladder«)	Unterbrochener Harnfluss, Blasenentleerung nur mit Pressen möglich

ten und treten häufig als sekundäre Folge der Einnässproblematik auf.

Bei der Harninkontinenz mit Miktionsaufschub handelt es sich um ein psychogen bedingtes, erlerntes Verweigerungssyndrom mit Retention von Harn und Aufschub der Miktion. Die psychischen Begleitstörungen sind überwiegend externalisierend, d. h. Störungen des Sozialverhaltens mit oppositionellem Verhalten und hyperkinetischen Störungen. Häufig treten intrafamiliäre Interaktionsstörungen auf.

Auch die Detrusor-Sphinkter-Dyskoordination ist eine erworbene Störung, die sich bei manchen Patienten aus einer Dranginkontinenz (oder Miktionsaufschub) entwickeln kann. Statt einer Relaxation während der Blasenentleerung kommt es zu einer paradoxen Anspannung des Beckenbodens mit entsprechender Symptomatik. Oft handelt es sich um ein rein erlerntes Verhalten ohne weitere psychische Symptomatik.

Schwere Formen werden als HINMAN-Syndrom bezeichnet und können mit gravierenden medizinischen Folgen und schweren psychosozialen Belastungen assoziiert sein. Bei extremer, chronischer Retention mit Restharnbildung kann sich im Endstadium ein Lazy-Bladder-Syndrom (»underactive bladder«) entwickeln, bei dem die erweiterte Blase sich nicht mehr vollständig entleeren kann.

Ätiologie und Pathogenese

Die Ursachen sind heterogen und müssen für jedes Syndrom getrennt betrachtet werden. Genetische Faktoren spielen vor allem bei der idiopathischen Dranginkontinenz eine Rolle. Verwandte sind häufig betroffen, und eine Kopplung zu Chromosom 17 konnte nachgewiesen werden. Bei der Lachinkontinenz, die Überlappungen mit der Kataplexie und der Narkolepsie zeigt, ist die familiäre Belastung hoch. Bei anderen Formen der funktionellen Harninkontinenz sind genetische Faktoren sehr viel weniger beteiligt. So ist die Harninkontinenz bei Miktionsaufschub und Detrusor-Sphinkter-Dyskoordination erworben und psychogen bedingt.

Diagnose und Differenzialdiagnose

Die Prinzipien wurden bei der Enuresis nocturna ausführlich dargestellt (Tab. 2). Wegen der medizinischen Begleitsymptome ist die pädiatrische Untersuchung, zum Teil auch wiederholt im Verlauf, besonders sorgfältig und gründlich durchzuführen. Auch sind weitergehende Untersuchungen öfters indiziert als bei der Enuresis nocturna.

Therapie

Sie richtet sich nach dem jeweiligen Syndrom. Nur bei der Dranginkontinenz ist oft eine Pharmakotherapie notwendig. Die nicht-pharmakologischen Methoden stellen auch bei tags einnässenden Kindern die Grundlage der Therapie dar. Psychoedukation, Beratung und Informationsvermittlung sind immer notwendig.

Der Schwerpunkt der Therapie der idiopathischen Dranginkontinenz ist ein symptomorientiertes kognitiv-verhaltenstherapeutisches Vorgehen. Die Kinder sollen den Harndrang wahrnehmen, sofort die Toilette aufsuchen und auf Haltemanöver als Gegenmaßnahmen verzichten. In einem sog. »Fähnchenplan« werden Miktionen ohne Einnässen als Fähnchen, Einnässepisoden als Wolken dargestellt.

Bei etwa zwei Drittel der Kinder ist eine begleitende Pharmakotherapie mit Anticholinergika (Oxybutynin) notwendig, das über eine spasmolytische, anticholinerge und lokal-analgetische Wirkung verfügt. Die Dosierung beträgt 0,3 mg/kg KG/d in 2–3 Dosen bis maximal 0,6 mg/kg KG/d Oxybutynin (maximal 15 mg/d) unter Fortsetzung der Verhaltenstherapie. Die anticholinergen Nebenwirkungen sind dosisabhängig und reversibel.

Als Alternative kann auch das Medikament Propiverin-Hydrochlorid in einer Dosierung von maximal 0,8 mg/kg KG/d in 2 Dosen eingesetzt werden (maximal 15 mg/d). Bei Therapieresistenz ist ein Umstellen von einem Medikament auf das andere sinnvoll.

Auch bei der Harninkontinenz mit Miktionsaufschub ist ein symptomorientiertes Vorgehen angezeigt. Verhaltenstherapeutische Maßnahmen umfassen eine Kalenderführung mit regelmäßigen »Schickzeiten« zur Toilette 7-mal pro Tag. Dies sollte in einem Plan vermerkt und kann mit einem Tokensystem verstärkt werden. Wegen der hohen psychischen Komorbidität sind häufig weitergehende kinderpsychiatrische und -psychotherapeutische Maßnahmen notwendig.

Therapieprogramme bei der Detrusor-Sphinkter-Dyskoordination umfassen Motivationsaufbau, kognitive und verhaltenstherapeutische Elemente und vor allem ein spezifisches Biofeedbacktraining: visuelle Signale des Harnflusses werden über Uroflowmetriekurven und akustische Signale über ein Beckenboden-EMG zurückgemeldet. Die Koordination der Miktion ist meist nach wenigen Trainingssitzungen zu erreichen.

Die Lachinkontinenz kann durch klassisches Konditionieren oder mit hoch dosiertem Methylphenidat behandelt werden (1, 2). Bei der Stressinkontinenz sind ein Beckenbodentraining und Imipramin, beim Lazy-Bladder-Syndrom (»underactive bladder«) ein intensives Blasentraining indiziert.

Verlauf und Prognose

Die idiopathische Dranginkontinenz hat die beste Prognose. Bei der Harninkontinenz mit Miktionsaufschub mindert vor allem das oppositionelle Verhalten der Kinder den Therapieerfolg. Die Biofeedbackmethoden bei der Detrusor-Sphinkter-Dyskoordination sind auch langfristig effektiv.

Enkopresis

Definition und Klassifikation

Enkopresis wird als unwillkürliches oder willkürliches Absetzen von Stuhl an nicht dafür vorgesehenen Stellen ab dem Alter von 4 Jahren definiert (nach ICD-10 und DSM-IV). Bei der Enkopresis handelt es sich um eine funktionelle Störung: organische Ursachen, d. h. somatisch bedingte Stuhlinkontinenzformen, müssen ausgeschlossen werden. Deshalb wird von pädiatrischen Gastroenterologen der synonyme Begriff »funktionelle Stuhlinkontinenz« verwendet (9). Das Einkoten muss mindestens einmal pro Monat auftreten. Die Mindestdauer der Störung beträgt nach ICD-10 3, nach DSM-IV 6 Monate.

Die wichtigsten Subformen sind die Enkopresis mit und ohne Obstipation und Stuhlretention, die in diesem Kapitel ausführlicher behandelt werden. Primäre und sekundäre Formen werden nicht diagnostiziert, da sie sich klinisch nicht unterscheiden. Weiterhin können das Toiletten-Verweigerungs-Syndrom (die Kinder verwenden die Toilette zur Miktion, bestehen aber auf eine Windel zur Defäkation) und die Toilettenphobie (die Toilette wird zum Harnablassen und Stuhlabsetzen verweigert) (für ausführliche Darstellung siehe von Gontard [3]) unterschieden werden.

Epidemiologie

Im gesamten Kindesalter beträgt die Prävalenz der Enkopresis 1–3% ohne eine konstante spontane Remission. Enkopresis kommt bei Jugendlichen vor, epidemiologische Daten und Verlaufsuntersuchungen ins Erwachsenalter fehlen. Jungen sind 3–4-mal häufiger betroffen als Mädchen. Primäre und sekundäre Formen sind etwa gleich häufig. Das Einkoten tritt fast ausschließlich tagsüber auf. Beim nächtlichen Einkoten müssen organische Ursachen besonders sorgfältig ausgeschlossen werden.

Symptomentwicklung und Komorbidität

Etwa 70–90% aller obstipierten Kinder koten ein, während 20–70% aller Kinder mit Enkopresis auch obstipiert sind (3). Manche Kinder retinieren Stuhl trotz täglichen Toilettengangs. Eine Obstipation kann deshalb durch einen reduzierten Stuhlgang (weniger als 3 Stühle pro Woche) nicht sicher diagnostiziert werden; andere Symptome sind zur Diagnosestellung heranzuziehen.

Bei der Enkopresis mit Obstipation setzen Kinder selten Stuhl auf der Toilette ab (10). Die Stuhlmengen sind groß, die Stuhlkonsistenz ist oft nicht normal. Schmerzen bei der Defäkation und allgemeine Bauchschmerzen sind häufig, der Appetit ist oft reduziert. Skybala sind oft tastbar, die Kolontransitzeit ist verlängert. Sonographisch sind ein erweitertes Rektum und retrovesikale Impressionen sichtbar. Komorbiditäten mit Einnässen sind häufig.

Eine besondere Subform ist die genetisch bedingte »slow transit constipation« mit verzögertem Mekoniumabgang, schwerer, therapieresistenter Obstipation mit ungewöhnlich weichen Stühlen und extrem verzögerter Kolontransitzeit (11).

Kinder mit einer Enkopresis ohne Obstipation haben oft täglich Stuhlgang auf der Toilette, die Stuhlmengen sind eher klein und überwiegend von normaler Konsistenz. Schmerzen bei der Defäkation sind selten, auch der Appetit ist meist normal. Die Transitzeit ist nicht verlängert, die Ultraschallbefunde sind normal (10).

Insgesamt zeigen 30–50% aller enkopretischen Kinder psychische Auffälligkeiten im klinischen Bereich – es finden sich keine Unterschiede zwischen der Enkopresis mit und ohne Obstipation (2). Die Störungsbilder sind heterogen. Dabei sind internalisierende Störungen (Angst- und depressive Störungen) etwas häufiger als externalisierende (Störung des Sozialverhaltens mit oppositionellem Verhalten und Aufmerksamkeitsdefizit-Hyperaktivitätssyndrom). Kinder mit einer geistigen Behinderung koten häufiger ein. Auch sind die Raten von Enkopresis bei Kindern, die einen sexuellen Missbrauch erlitten haben, höher. Zusätzlich nässen 10–40% aller Kinder mit Enkopresis, vor allem mit Obstipation, ein (3).

Ätiologie und Pathogenese

Genetische Faktoren spielen vor allem bei der Obstipation eine Rolle mit erhöhter Prävalenz bei Verwandten. Daneben sind psychische Faktoren auch ätiologisch von Bedeutung.

Die Ätiologie der Enkopresis mit Obstipation ist am besten geklärt. Eine akute Obstipation kann im Säuglings- und Kleinkindesalter durch verschiedene Faktoren, wie Schmerzen, anale Rhagaden, Nahrungsumstellung, intensives Toilettentraining, Medikamente, emotionale Traumata oder belastende Lebensereignisse, ausgelöst werden (12). In der Folge schiebt das Kind die Defäkation hinaus, hält den Stuhl zurück und spannt den Beckenboden an, was zu einer paradoxen Kontraktion des externen Sphinkter ani führt. Es bilden sich feste Stuhlmassen im Kolon, Peristaltik und Sensibilität lassen nach, und es entwickelt sich ein Megakolon. Zwischen den alten Stuhlmassen tritt frischer, zum Teil flüssiger Stuhl beim Einkoten aus. Intrafamiliäre Konflike können folgen. Verleugnung der Symptomatik, sozialer Rückzug und Verhaltensprobleme können sich auch sekundär entwickeln (12).

Im Gegensatz dazu ist die Ätiologie der Enkopresis ohne Obstipation nicht geklärt (10). Sie ist nicht rein psychogen bedingt, da die Komorbiditätsrate von psychischen Störungen sich nicht unterscheidet gegenüber der Enkopresis mit Obstipation.

Diagnose und Differenzialdiagnose

Die Diagnostik folgt den Empfehlungen der Enuresis (Tab. 2). Miktionsprotokolle sind nur beim gemeinsamen Einnässen und Einkoten sinnvoll. Eine körperliche Untersuchung ist bei jedem Kind obligat – mit Untersuchung von Perianal- und Perigenitalbereich. Wirbelsäule, Reflexdifferenzen und Asymmetrien im Gesäßbereich müssen ebenfalls beachtet werden; auch eine rektale Untersuchung wird empfohlen.

Die Sonographie zeigt bei der Obstipation retrovesikale Impressionen, eine Vergrößerung des Durchmessers von Rektum und Sigmoid. Bei zusätzlichen Blasendysfunktionen sieht man eine Verdickung der Blasenwand und eine Restharnbildung. Wegen der häufigen Komorbidität mit psychischen Störungen sollte die kinderpsychiatrische Diagnostik ebenfalls sorgfältig erfolgen.

Nur nach Indikation, aber nicht als Routineuntersuchung, können infrage kommen: Labor- und Röntgenuntersuchungen, Manometrie, Magnetresonanztomographie, Biopsien, Urodynamik und andere Funktionsdiagnostik.

Bei 5% aller Kinder mit einer chronischen Obstipation liegen organische Ursachen vor, die ausgeschlossen werden müssen, wie: Abszesse, anale Rhagaden und Fissuren; andere anorektale Fehlbildungen und Stenosen; metabolische und endokrine Erkrankungen, wie Diabetes mellitus und Hypothyreose; neurogene Störungen, wie infantile Zerebralparesen, Spina bifida und Tethered-cord-Syndrom; Medikamente (wie Antidepressiva) und intestinale Motilitätsstörungen.

Die wichtigste Differenzialdiagnose ist der M. Hirschsprung, allerdings ist die Diagnose bei 82% der Patienten bis zum Alter von 4 Jahren gestellt.

Organische Ursachen sind mit 1–2%. bei der Enkopresis ohne Obstipation sehr viel seltener, wie z. B. infektiöse Diarrhöen, Spina bifida occulta und postoperative Folgezustände nach anorektalen Fehlbildungen.

Therapie

Beratung und Psychoedukation stehen am Anfang der Therapie. Gerade der Zusammenhang zwischen Retention und Einkoten ist vielen Kindern und Eltern nicht bewusst. Eine »Baseline«, d. h. eine Beobachtungszeit ohne Intervention, ist nicht notwendig. Man beginnt sofort mit der Stuhlregulierung: Kinder werden aufgefordert, 3mal pro Tag nach den Mahlzeiten auf die Toilette zu gehen und mit Fußkontakt 5–10 Minuten entspannt auf der Toilette zu sitzen. Zu diesen Zeiten sind die Entleerungsreflexe am aktivsten. Der Verlauf wird in einem Plan vermerkt (3). Die Mitarbeit des Kindes kann positiv verstärkt werden. Nur bei sehr einseitiger, ballaststoffarmer Nahrung ist eine Diätänderung notwendig, häufiger sollte auf verstärkte Flüssigkeitszufuhr geachtet werden.

Bei einer Enkopresis mit Obstipation müssen die Stuhlmassen initial entfernt werden (Desimpaktion). Dies ist oft nur mit Klistieren möglich, was zum Teil auch wiederholt appliziert werden muss. Dazu werden phosphathaltige Klistiere bevorzugt. Die Dosierung beträgt je nach Alter des Kindes ½ bis ein ganzes Klysma bzw. 30 ml/10 kg KG (13). Bei leichteren Verläufen kann eine orale Desimpaktion mit PEG versucht werden.

Danach folgt die Erhaltungsphase mit oralen Laxanzien, dem Stuhlregulierungsprogramm (3-mal/d auf die Toilette) und regelmäßigen ärztlichen Vorstellungen. Die Erhaltungsphase sollte mindestens 6–24 Monate durchgeführt werden (14).

Als orale Abführmittel sind osmotische Laxanzien am geeignetsten. Das Standardmittel bisher war Laktulose. Trotz positivem Effekt sind Blähungen, abdominelle Bauchschmerzen, Durchfälle und mangelnde Compliance wegen des süßen Geschmacks häufig. Das Mittel der Wahl ist deshalb Polyethylenglykol (PEG) mit hoher, rascher Wirksamkeit und kaum Nebenwirkungen. Man beginnt mit einer geringeren Dosis und steigert nach Wirkung auf die optimale Dosis von 0,84 g/kg KG/d (therapeutischer Bereich: 0,27–1,42 g/kg KG/d – jeweils in 2 Dosen) (15).

Dagegen sind Laxanzien bei Kindern mit einer Enkopresis ohne Obstipation unwirksam und können sogar die Symptomatik verstärken (10). Biofeedbackverfahren sind weder bei der Enkopresis mit noch ohne Obstipation effektiv (3). Auch allgemeine Psychotherapien sind wenig wirksam. Falls eine psychische Begleitstörung vorliegt, richtet sich das weitere psychotherapeutische Vorgehen alleine nach dieser Komorbidität.

Falls eine zusätzliche Einnässproblematik besteht, sollte immer zuerst das Einkoten mit oder ohne Obstipation behandelt werden, da sich das Einnässen alleine dadurch oft zurückbildet. Nässt das Kind weiter ein, wird je nach Einnässform zuerst das Einnässen tags und zuletzt nachts behandelt.

Verlauf und Prognose

Der Verlauf der Enkopresis ist nicht günstig. Nach 1–6 Jahren koten 24–64% der Kinder noch ein (2). Die Prognose der Enkopresis ohne Obstipation ist ungünstiger. Um den Langzeiterfolg zu verbessern, sollte die Erhaltungstherapie lange genug über 6–24 Monate fortgesetzt werden (14). Auch psychische Faktoren sollten stärker in den Behandlungsplan einbezogen werden.

Fazit für Klinik und Praxis

- Wir unterscheiden 3 Gruppen von Ausscheidungsstörungen: Enuresis nocturna, funktionelle Harninkontinenz (Einnässen tags) und Enkopresis.
- Die Notwendigkeit einer genauen Diagnose der einzelnen Subformen ist so wichtig, weil spezifische und effektive Behandlungsformen zur Verfügung stehen.
- Ausscheidungsstörungen sind typische »Entwicklungsstörungen« mit einem Häufigkeitsmaximum im Kindesalter.
- Andererseits ist eine psychosomatische Perspektive unter Berücksichtigung von psychischen, aber auch genetischen und somatischen Faktoren für eine optimale Therapie unerlässlich.

Literatur

1. von Gontard A. Einnässen im Kindesalter: Erscheinungsformen – Diagnostik – Therapie. Stuttgart: Thieme; 2001.
2. von Gontard A, Neveus T. Nocturnal enuresis, functional urinary incontinence and encopresis – functional elimination disorders in children. London: Mac Keith Press; 2006.
3. von Gontard A. Enkopresis: Erscheinungsformen – Diagnostik – Therapie. Stuttgart: Kohlhammer; 2004.
4. Wolfish NM, Pivik RT, Busby KA. Elevated sleep arousal thresholds in enuretic boys: clinical implications. Acta Paediatr 1997; 86: 381–384.
5. Rittig S, et al. Abnormal diurnal rhythm of plasma vasopressin and urinary output in patients with enuresis. Am J Physiol 1989; 25: 664–671.
6. von Gontard A, et al. The genetics of enuresis – a review. J Urol 2001; 166: 2438–2443.
7. Hublin C, et al. Nocturnal enuresis in a nationwide twin cohort. Sleep 1998; 21: 579–585.
8. Houts AC, Berman JS, Abramson H. Effectiveness of psychological and pharmacological treatments for nocturnal enuresis. J Consult Clin Psychol 1994; 62: 737–745.
9. PACCT Group: The Paris consensus on childhood constipation terminology (PACCT) group. J Pediatr Gastroenterol Nutr 2005; 40: 273–275.

10. Bennigna MA, et al. Is encopresis always the result of constipation? Arch Dis Child 1994; 71: 186–193.
11. Shin YM, et al. Signs and symptoms of slow-transit constipation versus functional retention. J Pediatr Surg 2002; 37: 1762–1765.
12. Cox DJ, et al. Contribution of behavior therapy and biofeedback to laxative therapy in the treatment of pediatric encopresis. Ann Behav Med 1998; 20: 70–76.
13. Keller KM. Evidenz-basierte Therapie der chronischen Obstipation und Enkopresis bei Kindern. Monatsschr Kinderheilkd 2002; 150: 594–601.
14. Felt B, et al. Guideline for the management of pediatric idiopathic constipation and soiling. Arch Pediatr Adolesc Med 1999; 153: 380–385.
15. Pashankar DS, Bishop WP. Efficacy and optimal dose of daily polyethylene glycol 3350 for treatment of constipation and encopresis in children. J Pediatr 2001; 139: 428–432.

16

Anorexia und Bulimia nervosa im Kindes- und Jugendalter

TIMO D. VLOET und BEATE HERPERTZ-DAHLMANN

Die Essstörungen Anorexia nervosa und Bulimia nervosa sind typische Erkrankungen des Jugend- und frühen Erwachsenenalters. Beide sind häufig mit Komorbiditäten assoziiert und machen nicht selten eine stationäre kinder- und jugendpsychiatrische Therapie erforderlich. Durch das gemeinsame Attribut »nervosa« werden symptomatische, ätiologische und entwicklungsspezifische Zusammenhänge beider Essstörungen verdeutlicht. Nicht selten entwickelt sich aus einer Anorexia nervosa im Verlauf als Folgeerkrankung eine Bulimia nervosa.

Definition und Klassifikation

Der Erkrankungsgipfel bei der Anorexia nervosa liegt zwischen dem 14. und 16. Lebensjahr und betrifft zumeist das weibliche Geschlecht. Die Klassifikationskriterien nach ICD-10 für die Anorexia nervosa beinhalten die Definition des kritischen Körpergewichts, die Selbstverursachung des Gewichtsverlustes, die Körperschemastörung, die Amenorrhö sowie die Folgen für Pubertätsentwicklung und Wachstum (Tab. 1).

Obwohl die meisten der magersüchtigen jugendlichen Patientinnen einen BMI bei der stationären Aufnahme unterhalb der 5. altersadaptierten BMI-Perzentile aufweisen, empfiehlt die Deutsche Gesellschaft für Kinder- und Jugendpsychiatrie, Psychosomatik und Psychotherapie die 10. Altersperzentile als Gewichtsschwellenwert, um eine größere Sensitivität des Kriteriums zu gewährleisten. Nicht selten besteht nämlich bei Patientinnen vor Krankheitsbeginn Überge-

- Körpergewicht mindestens 15% unterhalb der Norm bzw. Bodymass-Index $<17{,}5\ kg/m^2$ (BMI = Körpergewicht in Kilogramm durch Körperlänge in Meter zum Quadrat)
- Selbstverursachter Gewichtsverlust
- Körperschemastörung und »überwertige« Idee, zu dick zu sein
- Endokrine Störung auf der Hypothalamus-Hypophysen-Gonaden-Achse (Amenorrhö)
- Bei Erkrankungsbeginn vor der Pubertät: Störung der präpubertären Entwicklung einschließlich des Wachstums, die nach Remission reversibel ist

Tab. 1
ICD-10-Kriterien für die Anorexia nervosa

Tab. 2
ICD-10-Kriterien für die Bulimia nervosa

- Andauernde Beschäftigung mit Essen und Heißhungerattacken, bei denen große Mengen Nahrung in kurzer Zeit konsumiert werden
- Versuche, dem dick machenden Effekt des Essens durch verschiedene Verhaltensweisen entgegen zu steuern, z. B. selbstinduziertes Erbrechen, Laxanzienabusus, restriktive Diät
- Krankhafte Furcht, zu dick zu werden
- Häufig Anorexia nervosa in der Vorgeschichte

wicht, sodass selbst nach ausgeprägter Gewichtsabnahme ein Körpergewicht etwas unterhalb der 10. BMI-Altersperzentile resultieren kann. Auch diese Patientengruppe wird mit diesem sensitiveren Gewichtskriterium erfasst (1).

Der BMI kann auch im Internet unter www.mybmi.de berechnet werden.

Im amerikanischen Klassifikationsschema DSM-IV wird ein restriktiver von einem bulimischen Typus (purging-type) der Anorexia nervosa unterschieden. Während restriktive Patientinnen ihr Körpergewicht durch ausschließliche Kalorieneinsparung reduzieren, setzen Magersüchtige des »Purging«-Typus auch eingreifende gewichtsreduzierende Maßnahmen, wie z. B. Erbrechen oder Abführmittelgebrauch, ein (2).

Die Bulimia nervosa wird vornehmlich bei jüngeren Frauen beobachtet und zeigt einen Erkrankungsgipfel zwischen 16 und 19 Jahren. Die Erkrankung zeichnet sich durch ein ständiges Beschäftigen mit Essen und Figur aus, wobei das Auftreten von Heißhungerattacken pathognomonisch ist. Weitere Zielkriterien nach ICD-10 sind gewichtsreduzierende Maßnahmen, eine Gewichtsphobie und gegebenenfalls eine Anorexia nervosa in der Vorgeschichte (Tab. 2).

Das DSM-IV unterscheidet bei der Bulimia nervosa zwischen einem »Purging«-Typus (eingreifende gewichtsreduzierende Maßnahmen) und einem »Non-purging«-Typus. Beim Non-purging-Typus bestehen die gewichtsreduzierenden Maßnahmen hauptsächlich aus Fasten und körperlicher Betätigung.

Epidemiologie

Während die Anorexia nervosa schon um das 8. Lebensjahr auftreten kann, wird die Bulimia nervosa nur selten bei Kindern unter 12 Jahren beobachtet. Langzeitstudien zeigen, dass seit den 50er-Jahren des vergangenen Jahrhunderts die Inzidenz der Magersucht bei jugendlichen Mädchen (15–24 Jahren) angestiegen ist. So konnten LUCAS et al. (3, 4) eine Zunahme in dieser Altersgruppe von 20/100 000 Personen Ende der 30er-Jahre auf 50/100 000 Ende der 80er-Jahre beobachten. Ebenso wird bei den 10–14-Jährigen seit den 50er-Jahren ein Anstieg der Inzidenz beschrieben.

Die Prävalenzrate der Altersgruppe der 15–24-jährigen Frauen wird derzeit mit 0,3–1% angegeben. Das Geschlechterverhältnis liegt bei etwa 1:10 (♂:♀) (4). Die Prävalenz der Bulimia nervosa für weibliche Jugendliche beträgt 1–2%, für männliche Jugendliche etwa 0,3%.

Eine Zunahme der Inzidenz der Bulimia nervosa war nach Aufnahme der Störung in das DSM-III zu beobachten. Es ist von einer hohen Rate nicht diagnostizierter Störungen auszugehen, da die Bulimie weniger offensichtlich als die Magersucht in Erscheinung tritt und immer noch ein größeres Tabu in Bezug auf ihre Akzeptanz besteht (5).

Allgemein treten Essstörungen in bestimmten Risikogruppen deutlich öfter auf. Dazu gehören Mädchen, die in besonderem Maße mit dem Schlankheitsideal konfrontiert sind (z. B. Models, Tänzerinnen, Leistungssportlerinnen) (6).

Symptomatik und Komorbidität

Junge magersüchtige Patientinnen reduzieren ihr Gewicht hauptsächlich durch Fasten, wobei die Störung zumeist durch einen schleichenden Beginn charakterisiert ist. Die Mehrzahl zeigt neben einem restriktiven Essverhalten eine ausgeprägte Beschäftigung mit dem Körpergewicht sowie dem Kalorien- und Fettgehalt der Nahrung. Das Essverhalten ist oft ritualisiert und wählerisch und führt sowohl bei anorektischen als auch bei bulimischen Patientinnen meist zu ausgeprägten familiären Konflikten, die mit einem hohen Leidensdruck der Familien verbunden sein können.

Ein Kardinalsymptom der Anorexia nervosa ist die Gewichtsphobie. Sie stellt die tief verwurzelte, »überwertige« Idee dar, trotz eines zum Teil massiven Untergewichtes zu dick zu sein. Besonders bei sehr jungen Patientinnen besteht häufig sogar die Furcht, durch Flüssigkeitszufuhr an Gewicht zuzunehmen. Gelegentlich verweigern sie völlig die Flüssigkeitsaufnahme mit nachfolgender lebensbedrohlicher Exsikkose.

Bericht einer 15-jährigen Patientin mit Magersucht:

»Ich habe schon früher oft an Diäten gedacht, weil ich beim Tanzen nicht zu dick werden durfte. Ich bekam Angst vor dem Wiegen, weil ich Sorgen hatte, zugenommen zu haben. Als meine Periode anfing, merkte ich, wie sich mein Körper veränderte. Als ich dann noch von einigen Leuten zu hören bekam, dass ich zugenommen hätte, fing ich an, weniger zu essen und Kalorien zu zählen. Ich wollte eine genau so gute Figur haben wie die Models in den Zeitschriften. Obwohl ich abnahm, fühlte ich mich nicht dünner, sondern fett, hässlich und gewöhnlich. Mit der Zeit begann ich immer trauriger zu werden und hatte zu nichts mehr Lust. Ich habe eine richtige Mauer um mich gebaut und sonderte mich sogar von meiner besten Freundin ab. Ich war in mir selber gefangen mit meinen ständigen Gedanken an Essen, Wiegen und Abnehmen. Mit jedem Kilo weniger wollte ich noch mehr abnehmen. Manchmal habe ich nur ein Stück Obst am Tag gegessen. Meine Eltern haben lange nichts gemerkt, aber dann wurde ich nur noch kontrolliert, und es gab sehr viel Streit wegen des Essens.«

Ein großer Teil der Patientinnen betreibt zusätzlich exzessive körperliche Bewegung. Diese ist mit hoher Wahrscheinlichkeit auch durch starvationsbedingte biologische Faktoren verursacht und unterliegt damit nicht immer der kognitiven Regulation. Es konnte in diesem Zusammenhang eine signifikante inverse Korrelation zwischen dem Ausmaß der körperlichen Bewegung und den Serum-Leptin-Spiegeln festgestellt werden (7, 8).

Wird die Dauerdiät durch erste Heißhungerattacken unterbrochen, kann es zu einem Übergang in eine Bulimia nervosa kommen. Wahrscheinlich werden die Heißhungerattacken durch hypoglykämische Zustände begünstigt. Bei etwa 20% der Patientinnen entwickelt sich aus einer Anorexia nervosa als Folgeerkrankung eine Bulimia nervosa (9). Während einer Essattacke werden bis zu 10 000 Kilokalorien »hinuntergeschlungen«. Die Nahrung besteht zumeist aus enormen Mengen hochkalorischer, unzubereiteter und weicher Nahrung.

Die häufigste gewichtsreduzierende Maßnahme im Anschluss an eine Essattacke ist das Erbrechen. Sowohl die Essattacken als auch das Erbrechen werden von der Umgebung der Patientinnen oft nicht bemerkt. Neben dem Erbrechen werden exzessiver Sport, Abführmittelmissbrauch und/oder Abusus von Diuretika, Schilddrüsenhormonpräparaten oder Appetitzüglern eingesetzt. Zwischen den Heißhungerattacken zeigen viele Patientinnen ein gezügeltes Essverhalten. Das Körpergewicht bulimischer Patientinnen ist meist normal.

Weitere typische Verhaltensweisen von Patientinnen mit Essstörungen sind in Tab. 3 angegeben.

Tab. 3
Typische Symptome und Verhaltensweisen von Patientinnen mit Anorexia und Bulimia nervosa

- Zunehmendes Interesse für Nahrungszusammensetzung und Kaloriengehalt
- Extreme Unzufriedenheit mit dem eigenen Aussehen und der Figur
- Vermeidung oder Verweigerung von Mahlzeiten (besonders in der Öffentlichkeit)
- Beschränkung auf sog. gesunde Nahrungsmittel
- Zunehmend familiäre Konflikte
- Sozialer Rückzug, Verlust von Freunden
- Krankheitsverleugnung
- Häufiges Wiegen

Speziell: Anorexia nervosa	**Speziell: Bulimia nervosa**
○ Zunehmendes Untergewicht	○ Meist normales Gewicht
○ Ausbleiben der Regelblutung	○ Heimliche Essattacken (treten oft nicht in der Schule auf)
○ Ausgeprägte körperliche Aktivität trotz Untergewicht	○ Selbstinduziertes Erbrechen (wird oft lange nicht bemerkt)
○ Zunehmende Leistungsorientierung (bessere Schulnoten, extrem sorgfältige Hausaufgaben)	○ Konzentrationsstörungen
○ Tragen von Sommerkleidung im Winter	
○ Zwanghaftes Verhalten (Ordnen, Schriftbild, korrekte Hausaufgaben)	

	Diagnostik	Befund
Inspektion	Körperliche Untersuchung	Trockene, schuppige Epidermis (**A**), Lanugobehaarung (**A**), Akrozyanose (**A**), Cutis marmorata (**A**), Haarausfall, Speicheldrüsenschwellung, ausgeprägte Karies (**B**), Schwielen an den Fingern oder Läsionen an den Handrücken (durch wiederholtes manuelles Auslösen des Würgereflexes) (**B**), Minderwuchs (**A**), verzögerte Pubertätsentwicklung (**A**)
Labor	Blutbild, Blutzucker, Elektrolyte, Harnstoff, Kreatinin, Harnsäure, Transaminasen, Gesamteiweiß, Cholesterin, Amylase, Lipase, Zink, LDH	Blutbildveränderungen (Leukopenie, Anämie und Thrombozytopenie) (**A**), Elektrolytstörungen, (Hypokaliämie), Erhöhung von Transaminasen, Amylase und harnpflichtigen Substanzen, Veränderungen im Lipidstoffwechsel, Erniedrigung von Gesamteiweiß und Albumin (**A**), Zinkmangel, Hypoglykämie (**A**)
Endokrinologie	FT3, FT4, TSH, Kortisol, FSH, LH, Estradiol	Störung der Hypothalamus-Hypophysen-Nebennierenrinden-Achse (Erhöhung von CRF und Kortisol), Störung der Hypothalamus-Hypophysen-Schilddrüsen-Achse (TSH und T4 normal bis erniedrigt, T3 erniedrigt), Störung der Hypothalamus-Hypophysen-Gonaden-Achse (FSH, LH und Estradiol) erniedrigt, Erhöhung des Wachstumshormons, Erniedrigung von Leptin
Sonstiges	Kranielles MRT/CT und Sonographie des Abdomens bei Erstmanifestation und untypischen Verlaufsformen, Ekg, EEG, vor allem bei Elektrolytstörungen	CT-, MRT-Veränderungen (Pseudoatrophia cerebri), Ekg-Veränderungen, Bradykardie, Hypotonie, Ösophagitis, durch Laxanzienabusus induzierte Komplikationen (z. B. Osteomalazie, Malabsorptionssyndrom, schwere Obstipation, hypertrophe Osteoarthropathie), Osteoporose

Tab. 4
Körperliche Befunde bei Anorexia und Bulimia nervosa. Symptome, die sich ausschließlich auf eines der beiden Krankheitsbilder beziehen, sind mit (**A**) für Anorexia oder (**B**) für Bulimia nervosa gekennzeichnet (13)

Das exzessive Fasten und der Missbrauch zusätzlicher gewichtsreduzierender Methoden führen zu gravierenden somatischen Veränderungen. Obligat besteht bei der Anorexia nervosa eine primäre oder sekundäre Amenorrhö. Auch bei Patientinnen mit Bulimia nervosa und starken Gewichtsschwankungen treten Zyklusstörungen auf. Die körperlichen Veränderungen der Anorexia nervosa stellen eine direkte Folge des Starvationszustandes dar. Diese sind umso schwerwiegender, je schneller und ausgeprägter die Gewichtsabnahme erfolgte und je jünger die Patientinnen sind.

Besonders ernstzunehmende Veränderungen bei der Anorexia nervosa sind Osteoporose und Wachstumsstörungen, wobei mehr als 90% der anorektischen Patientinnen eine Verminderung der Knochendichte und der Knochenmasse zeigen. Diese Veränderungen stehen möglicherweise mit starvationsbedingten Verminderungen von Östrogen, Wachstumsfaktoren (wie z. B. IgF-1), Leptin, einer Erhöhung von Kortisol sowie einem Mangel an für den Knochenstoffwechsel essenziellen Nahrungsstoffen in Zusammenhang (10, 11).

Während andere Veränderungen meist reversibel sind, bedeuten der Verlust an Knochensubstanz und die Störung des Knochenaufbauprozesses ernstzunehmende Langzeitfolgen bei chronischem rezivierendem Verlauf. Ein besonders hohes Risiko besteht vor allem bei Patientinnen mit präpubertärem Beginn. Dies ist u. a. darin begründet, dass etwa 50% der vom Organismus während des gesamten Lebens produzierten Knochenmasse kurz vor oder während der Pubertät gebildet werden. Zur Verhinderung einer dauerhaften reduzierten Knochendichte und eines damit erhöhten Frakturrisikos ist die langfristige Gewichtsrehabilitation von entscheidender Bedeutung.

Sowohl exzessives Fasten als auch ein zu forcierter Nahrungsaufbau können eine Leber- und Pankreasaffektion verursachen. Bedeutsam sind auch die endokrinologischen Veränderungen (Tab. 4). In CT- und MRT-Untersuchungen zeigen sich im Akutstadium der Anorexie vergrößerte Ventrikel, eine Aufweitung zentraler Sulci sowie eine Verminderung von grauer und weißer Substanz (12). Elektrolytstörungen, vor allem Hypokaliämie, können zu lebensbedrohlichen Herzrhythmusstörungen führen.

Die wichtigsten körperlichen Veränderungen bei Essstörungen sind in Tab. 4 zusammengefasst.

Patientinnen mit Anorexia nervosa und Bulimia nervosa weisen in hohem Maße komorbide psychiatrische Erkrankungen auf (14).

Besonders häufig sind bei anorektischen Patientinnen affektive Symptome, Angsterkrankungen und Zwangssymptome, wobei letztere von den bei Magersucht typischen Essritualen abzugrenzen sind. Typischerweise zeigen Patientinnen mit Anorexia nervosa (in absteigender Häufigkeit) Ordnungszwänge, Kontrollzwänge, Putz- und Aufräumhandlungen, Sammelzwänge und exzessives Waschen. Die komorbide Symptomatik verbessert sich bei ihnen zumeist bei Gewichtszunahme (15). Eine vollständige Remission komorbider Störungen ist durch eine alleinige Gewichtsrehabilitation jedoch selten zu erreichen. Hier sollte daher eine weiterführende Behandlung ansetzen.

Die höchsten Prävalenzraten komorbider Störungen der Bulimia nervosa weisen depressive Störungen, Angststörungen, Alkohol- und Drogenabusus sowie Zwangssymptome auf.

Schon vor der Manifestation von Essstörungen bestehen bei den betroffenen Patientinnen zumeist Angstsymptome und hier vor allem Trennungsangst (z. B. bei Aufnahme in den Kindergarten oder bei Eintritt in die Schule). Darüber hinaus sind diese Patientinnen durch soziale Überängstlichkeit gekennzeichnet (14).

Abb. 1
Bild einer 17-jährigen Patientin mit Anorexia nervosa

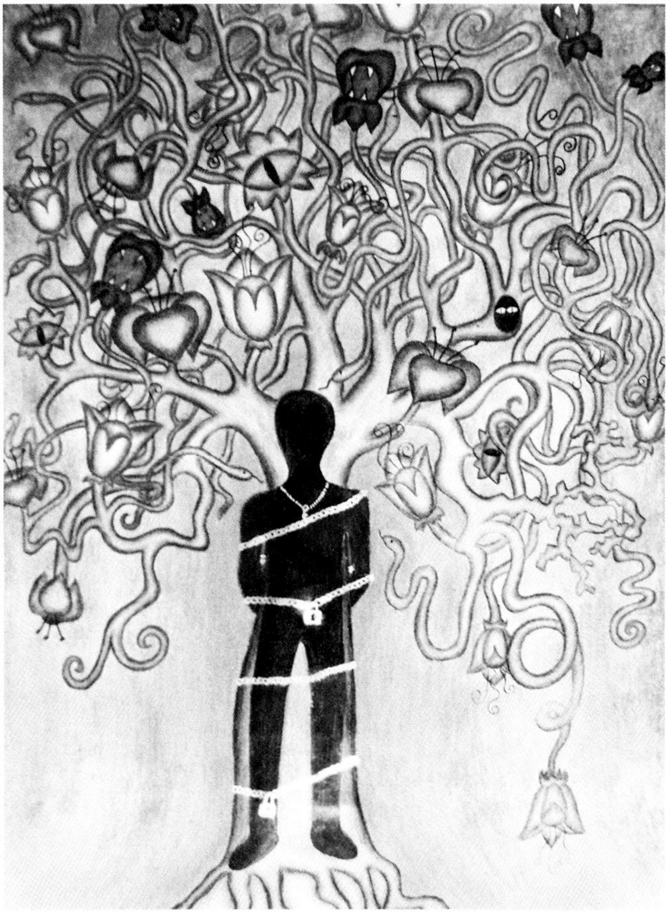

Ätiologie und Pathogenese

An der Genese der Anorexia und Bulimia nervosa sind biologische, persönlichkeitsbedingte, soziokulturelle und familiäre Faktoren beteiligt. Die Entstehung dieser Essstörungen ist somit multifaktoriell. Besonders soziokulturelle Einflüsse scheinen dabei an der Zunahme der Prävalenz in den letzten Jahrzehnten beteiligt zu sein.

Biologische Ursachen

Genetische Faktoren

Familienmitglieder magersüchtiger und bulimischer Patientinnen zeigen im Vergleich zu gesunden Kontrollpersonen eine um das 7–12fache erhöhte Prävalenz von Essstörungen (16). Zwillings- und Familienstudien stützen die Annahme, dass erbliche Faktoren an der Genese der Anorexia und Bulimia nervosa beteiligt sind

(17, 18). Dabei werden jedoch in Abhängigkeit der verwendeten Kriterien und methodischer Unterschiede stark diskrepante Ergebnisse gefunden (17, 19).

Allgemein sind, basierend auf den teilweise deutlich höheren Konkordanzraten eineiiger versus zweieiiger Zwillinge, Erblichkeitsschätzungen von etwa 50% anzunehmen. Beim empirischen Wiederholungsrisiko für Essstörungen bei erstgradigen, weiblichen Angehörigen ist von einer Größenordnung zwischen 5% und 10% auszugehen (20).

Die Verwandten anorektischer Patientinnen haben im Vergleich zu Familien ohne essgestörte Indexprobanden neben dem erhöhten Risiko für das Entstehen einer Magersucht auch ein höheres Risiko für eine bulimische Essstörung (und umgekehrt). Weiterhin lässt sich in Familien anorektischer Patientinnen eine erhöhte Prävalenz depressiver Störungen sowie von Angst- und Zwangserkrankungen nachweisen (21).

In Familien bulimischer Patienten ist die Prävalenz von Substanzmittelgebrauch erhöht. Da diese Häufung jedoch nur in Abhängigkeit von Suchterkrankungen der Indexprobanden beobachtet wurde, ist insgesamt von einer von der Essstörung unabhängigen Transmission auszugehen.

Starvationsbedingte Faktoren

Die pathophysiologische Bedeutung neuroendokriner, neurochemischer und metabolischer Faktoren bei der Aufrechterhaltung der Anorexie konnte in zahlreichen Studien belegt werden. Dabei kommt es im Stadium der Starvation zu Wechselwirkungen zwischen neuroendokrinen Veränderungen und Verhalten. Fastenperioden und Gewichtsabnahme führen zu einer verminderten Konzentration von Tryptophan, der Vorstufe des Neurotransmitters Serotonin (bei Frauen mehr als bei Männern). Laboruntersuchungen bei anorektischen Patientinnen ergeben im Akutzustand der Erkrankung eine Verminderung der 5-Hydroxyindolessigsäure im Liquor, bei bulimischen Patienten wurden hingegen normale Konzentrationen gefunden (22). Nach Gewichtsrehabilitation (anorektische Patienten) bzw. Normalisierung des Essverhaltens (bulimische Patienten) war der 5-Hydroxyindolessigsäurespiegel bei beiden Essstörungsformen im Vergleich zu gesunden jungen Frauen erhöht. Obwohl die Anzahl der untersuchten Patienten relativ klein war, könnte dieser Befund eine Erklärung dafür sein, dass depressives, zwanghaftes und ängstliches Verhalten bei niedrigem Gewicht verstärkt wird (23).

Es wird angenommen, dass ein gezügeltes Essverhalten und Fastenperioden die Wahrscheinlichkeiten für das Auftreten von Essattacken und einer Bulimia nervosa erhöhen. Weiterhin scheinen sie zur Aufrechterhaltung biologischer und psychischer Störungen sowie der Hunger- und Sättigungsdysregulation beizutragen.

Große Bedeutung kommt dabei dem Leptin zu. Dieses Hormon wird primär in Fettzellen gebildet und beeinflusst Energieaufnahme und -verbrauch. Unter kurzfristigem Fasten und bei Gewichtsabnahme fällt der Serumleptinspiegel ab. Dementsprechend findet sich eine ausgeprägte Hypoleptinämie als ein Kardinalsymptom bei Patientinnen mit Anorexia nervosa. Die aus der Nahrungsrestriktion und Gewichtsabnahme resultierende Amenorrhö wird maßgeblich durch den Abfall des Leptinspiegels im Blut unterhalb eines kritischen Schwellenwertes getriggert (1).

Neben der mutmaßlichen Auswirkung der erniedrigten Leptinspiegel auf den Bewegungsdrang von Patientinnen mit Anorexia nervosa geht im Tiermodell eine Hypoleptinämie mit einer Reduktion des Längenwachstums (»stunting«) einher. Das Gen für den Leptinrezeptor wird auch in menschlichen Osteoblasten exprimiert, sodass dieses Hormon wahrscheinlich auch eine bedeutende Rolle bei der Knochenmineralisation spielt (10, 24).

Perinatale Risikofaktoren

Klinische und systematische Beobachtungen sprechen dafür, dass anorektische Patientinnen – ähnlich wie andere psychiatrische Patienten auch – eine erhöhte Anzahl perinataler Risikofaktoren aufweisen; dazu zählen u. a. Geburtskomplikationen und Frühgeburtlichkeit. In einer großen prospektiven Studie an 3900

Probanden wurde beobachtet, dass Patienten mit Anorexia nervosa (n = 781) signifikant häufiger zu früh (vor der 33. Schwangerschaftswoche) geboren worden waren als gesunde Individuen und mit höherer Wahrscheinlichkeit ein Kephalhämatom aufwiesen (25). Eine Beeinträchtigung oder Schädigung zerebraler Funktionen könnte als weiterer, wahrscheinlich unspezifischer Risikofaktor für die Ätiologie der Essstörungen interpretiert werden.

Temperaments- und Persönlichkeitsfaktoren

Auch Persönlichkeitseigenschaften sind genetisch mitgeprägt und stehen bei anorektischen Patientinnen u. a. mit dem serotoninergen System in Zusammenhang. Bei vornehmlich restriktiver Symptomatik sind typischerweise Persönlichkeitsmerkmale, wie Beharrlichkeit, Perfektionismus, Introvertiertheit und ein ausgeprägtes Harmoniebedürfnis, kennzeichnend. Häufig sind weiterhin ein niedriges Selbstwertgefühl und soziale Ängstlichkeit.

Primär bulimische Patientinnen scheinen weniger ausdauernd und kontrolliert, frustrationsintoleranter, sexuell aktiver und insgesamt extrovertierter zu sein als anorektische Patientinnen.

Familiäre Faktoren

Die familiäre Interaktion wird heute als Resultat eines subtilen reziproken Prozesses betrachtet, der von allen Beteiligten – Kind und Bezugspersonen – aktiv gestaltet wird. Hervorzuheben ist die wechselseitige Beeinflussung zwischen kindlichen Eigenschaften und dem Erziehungsverhalten der Eltern. So wird angenommen, dass mangelnde Autonomie, Perfektionismus, ausgeprägtes Harmoniebedürfnis und soziale Ängstlichkeit auf Seiten des Kindes einen möglicherweise behütenden und einengenden Erziehungsstil der Eltern fördern und vice versa. Auf diese Weise greifen genetische und umweltbedingte Einflüsse eng ineinander. Es konnte bisher kein Anhaltspunkt für einen Zusammenhang zwischen Schwere der Essstörung und den familiären Interaktionsschwierigkeiten gefunden werden. Auch existieren erhebliche Unterschiede im Interaktionsstil in einzelnen Familien.

Auch wenn die Bedeutung familiärer Faktoren für die Genese der Essstörungen in den letzten Jahren zunehmend infrage gestellt wurde, spricht dies nicht gegen die Wichtigkeit der Integration der Eltern in die Behandlung. Gerade bei den adoleszenten Essstörungsformen haben sich familienberatende oder -therapeutische Maßnahmen als besonders effizient erwiesen (26).

Sexueller Missbrauch

Sexueller Missbrauch ist ein unspezifischer Risikofaktor, der sich bei vielen psychiatrischen Erkrankungen findet. Er verschlechtert vor allem die Prognose bulimischer Patientinnen.

Soziokulturelle Faktoren

Für eine Zunahme der Prävalenz von Essstörungen werden vor allem soziokulturelle Faktoren verantwortlich gemacht. Dafür spricht u. a. die immer noch höhere Prävalenz dieser Störungen in den von westlicher Kultur geprägten Gesellschaften sowie in weißen Mittel- und Oberschichtfamilien.

Studien zeigen, dass in der 2. Generation von Emigranten in westlichen Industrieländern die Prävalenz von Essstörungen gegenüber dem Heimatland ansteigt. Darüber hinaus findet sich eine Häufung von Essstörungen in Berufsgruppen oder bei Menschen mit Freizeitaktivitäten, die einem hohen Schlankheitsdruck ausgesetzt sind (Models, Tänzerinnen, gewichtsabhängige Sportarten). Der Druck eines »Schlankheitsideals« liegt dabei zumeist mehr auf jungen Frauen als auf ihren männlichen Altersgenossen, sodass auch hier kulturelle Einflüsse eine Erklärung für die Häufung von Essstörungen beim weiblichen Geschlecht darstellen könnten.

Diätprogramme scheinen ein notwendiger, aber nicht hinreichender Faktor für die Entwicklung einer Essstörung zu sein. Patton et al. (27) konnten in ihrer Studie zeigen, dass zwar ein Drittel bis zwei Drittel aller Teenager eine Diät durchführt, jedoch nur bis zu 1% von ihnen an einer Magersucht und weitere 10% an einer partiellen oder bulimischen Essstörung erkranken.

Multifaktorielles Ätiologiemodell

Die zuvor beschriebenen Befunde zur Ätiologie von Essstörungen können in einem »multifaktoriellen« Ätiologiemodell integriert werden. Dieses geht von einer genetisch bedingten Vulnerabilität des serotoninergen Neurotransmittersystems aus. Umwelteinflüsse, wie z. B. perinatale Risikofaktoren und frühe traumatisierende Erfahrungen (Missbrauch, Misshandlung), können im Sinne einer biologischen Narbe diese Vulnerabilität verstärken.

Die wahrscheinlich biologisch mitbegründeten, ängstlich-angepassten und vermeidenden Verhaltensweisen werden u. U. durch behütende und kontrollierende Erziehung gefördert, wohingegen flexibles oder exploratives Verhalten gehemmt wird. Auf diese Weise können Einflüsse der Umwelt auf genetisch bedingte Temperaments- und Persönlichkeitsfaktoren verstärkend wirken.

Während in der Kindheit abhängig-vermeidendes Verhalten noch toleriert wird, stellt besonders für weibliche Jugendliche mit einem niedrigen Selbstwertgefühl und rigiden Verhaltensweisen die zunehmende Anforderung an Autonomie und Selbstbehauptung in der Adoleszenz eine große Herausforderung dar. Die gefährdeten jungen Frauen reagieren häufig mit noch stärkerer Anpassungsbereitschaft und versuchen, die gesellschaftlichen Normen im Sinne eines Schlankheitsideals optimal zu erfüllen.

Die durch die Diät und Starvation bedingten Veränderungen führen zu einer »Entgleisung« des schon zuvor vulnerablen serotoninergen Systems; es entwickeln sich dann weitere Komplikationen (Körperschemastörung, depressive und zwanghafte Symptomatik, körperliche Hyperaktivität) (15, 20).

Diagnose und Differenzialdiagnose

Nach einer gründlichen Anamnese ist die Diagnose einer Anorexia nervosa bei typischem Verlauf meist leicht zu stellen. Bulimische Erkrankungen werden allgemein leichter übersehen als anorektische Essstörungen und daher zumeist erst später behandelt.

Wichtig ist die Abgrenzung der Anorexia von körperlichen Erkrankungen mit Gewichtsverlust (Tab. 5). Junge Mädchen mit M. Crohn und Colitis ulcerosa können zusätzlich an einer Magersucht erkranken. Häufig sind anorektische oder bulimische Essstörungen bei jugendlichem Diabetes mellitus. Bei diesen Patientinnen wird häufig das Einsparen oder Weglassen von Insulin als gewichtsreduzierende Maßnahme genutzt.

Bei der Bulimia nervosa müssen differenzialdiagnostisch Heißhungerattacken durch somatische Erkrankungen, z. B. Tumoren des zentralen Nervensystems und Schädelhirntraumen, ausgeschlossen werden.

Therapie

Die Therapie der Essstörungen stützt sich im Wesentlichen auf 5 Säulen (26, 28, 29):

- Gewichtsrehabilitation und Behandlung somatischer Komplikationen;
- Ernährungsberatung und -therapie;
- individuelle Psychotherapie;
- Einbeziehung der Familie;
- Behandlung komorbider Störungen.

Gewichtsrehabilitation und Behandlung somatischer Komplikationen

Als Zielgewicht wird im Allgemeinen ein Gewicht definiert, bei dem die Menstruation (wieder) eintritt. Da der Eintritt der Menstruation oft längere Zeit auf sich warten lässt, empfiehlt die Deutsche Gesellschaft für Kinder- und Jugendpsychiatrie und -psychotherapie für die Definition des Zielgewichtes die 25. altersspezifische BMI-Perzentile (29).

Um eine Gewichtszunahme zu erreichen, wird dazu u. a. mit Verstärkerprogrammen, wie der »Gewichtstreppe«, gearbeitet. Dabei erfahren die Patienten mit jeder erreichten Gewichtsmarke eine Erweiterung ihres Aktivitätsradius. Typische Verstärker sind der Besuch der Klinikschule, das Treffen von Freunden und besondere Freizeitaktivitäten sowie Wochenendbesuche zu Hause. Im ambulanten Bereich können Verstärker wie Teilnahme an Schul- und Freizeitsport und andere Aktivitäten eingesetzt werden.

Ziel soll eine kontinuierliche und nicht zu schnelle Gewichtszunahme von 500 bis 1 000 g pro Woche sein. Diese recht rasche Gewichtszunahme scheint jedoch nicht für alle Patientinnen günstig zu sein. So kommt es bei vergleichsweise niedrigem BMI bei einigen magersüchtigen Patientinnen durch den raschen Gewichtsanstieg zu einem ausgeprägten Anstieg von Leptin. Da Leptin anorexiegen wirkt und den Energieverbrauch anregt, könnte ein hoher Leptinspiegel bei der Entlassung mit einer ungünstigen Prognose assoziiert sein (30–32).

Bei manchen Patientinnen mit ausgeprägter Nahrungsverweigerung und Kachexie ist eine Ernährung mit hochkalorischer, flüssiger Kost durch eine Nasensonde erforderlich.

Somatische Erkrankungen

- M. Crohn
- Colitis ulcerosa
- Zöliakie
- Hyperthyreose
- Diabetes mellitus
- M. Addison
- Hypophysenvorderlappeninsuffizienz
- Hypothalamustumoren
- Maligne Tumoren
- Unerwünschte Medikamentenwirkungen (z. B. durch Amphetamine)

Psychische Erkrankungen

- Schizophrenie
- Affektive Störungen
- Zwangsstörungen
- Somatoforme Störungen

Tab. 5
Differenzialdiagnose der Anorexia nervosa bei Kindern und Jugendlichen (13)

Ernährungsberatung und -therapie

Die Ernährungsberatung, in Form einer Psychoedukation möglich, stellt ein weiteres wichtiges therapeutisches Element dar. Obwohl essgestörte Patientinnen über den Kalorien- und Fettgehalt von Nahrungsbestandteilen gut informiert sind, ist ihr Wissen über eine gesunde Ernährung oft lückenhaft (33). In wöchentlich stattfindenden Gruppentreffen werden die Patientinnen über die Folgen der Essstörung sowie über eine ausgewogene Ernährungsweise informiert. Die Psychoedukation wird von einer Ernährungsberaterin geleitet. Die Teilnehmerinnen an solchen Gruppen sind zumeist sehr interessiert und fühlen sich in ihrer Symptomatik ernst genommen.

Die Ernährungsberatung ist zwar nicht so wirksam wie die kognitiv-behaviorale Psychotherapie, bei weniger schwer erkrankten Patientinnen führt sie aber zu einer Reduktion der Heißhungerattacken und des Erbrechens.

In einer individuellen Ernährungsberatung sollte erhoben werden, wo die Patientinnen ihre Speisen zu sich nehmen, ebenso Zeitpunkt und situative Besonderheiten von Essattacken und Erbrechen. Dies stellt die Basis für den individuellen Essensplan dar, der allgemein aus 3 Haupt- und 3 Zwischenmahlzeiten (vormittags, nachmittags und vor dem Schlafengehen) besteht. Während »Light«-Produkte im Essensplan nicht zugelassen sind, sollten »verbotene« Speisen (Süßigkeiten und fetthaltige Nahrungsmittel) schrittweise in einen solchen Plan integriert werden. Weiterhin ist wichtig, dass die Patientinnen eine ausreichende, aber nicht unmäßig große Flüssigkeitsmenge zu sich nehmen.

Neben der Erstellung eines Essensplanes und eines Ernährungstagebuches bietet sich zur Normalisierung des Essverhaltens das sog. Modellessen an. Dabei nimmt die Patientin gemeinsam mit einem Betreuer oder einer Betreuerin eine Mahlzeit zu sich, und man zeigt ihr, wie eine ausreichende Menge in einer bestimmten Zeit gegessen werden kann. Viele Patientinnen haben verlernt, dass eine Brotschnitte z. B. nicht vom Rand aus »rund« abzubeißen ist oder dass mehr als 2 Erbsen auf eine Gabel passen etc.

Wichtig ist, dass das Modellessen ein möglichst erfahrener Betreuer leitet, da diese Situation nicht durch negative Emotionen von Seiten des Mitarbeiters belastet werden sollte (26).

Individuelle Psychotherapie

Zur Wirksamkeit von Psychotherapie bei Essstörungen liegen sowohl für die kognitiv-behaviorale als auch für die interpersonale Therapie kontrollierte Studien vor. Die meisten Untersuchungen überprüfen dabei die Effektivität der kognitiv-behavioralen Therapie bei Bulimia nervosa nach Behandlungsabschluss im Vergleich zu Wartelistenbedingungen, in einigen Studien auch im Vergleich zu anderen Therapieformen. Zur interpersonalen Therapie existieren bisher nur kontrollierte Studien mit erwachsenen bulimischen Patientinnen.

Zentrale Bestandteile der kognitiv-behavioralen Therapie sind:

- Die Auflistung von Argumenten, die für oder gegen eine Aufrechterhaltung der Essstörung sprechen;
- eine Analyse und Korrektur dysfunktionaler Annahmen und Gedanken;
- die Erkenntnis, dass Probleme mit Figur und Gewicht stellvertretend für Probleme der Selbstakzeptanz stehen.

Für viele Patientinnen bietet es sich an, ihre Gedanken, die entweder für oder gegen die Aufrechterhaltung einer Essstörung sprechen, in Form eines Briefes zusammenzufassen.

Briefe einer Patientin mit Anorexia nervosa:

»Liebe Magersucht, du bist meine ***beste Freundin,*** *weil du mir hilfst, anders zu sein und mir Willenskraft und Ehrgeiz verleihst. Mit dir zusammen bin ich stark. Du machst mich hübscher, weil ich schönere Sachen anziehen kann. Mit dir kann ich frei von Essen sein. Du hast mir gezeigt, was es heißt, einen Standpunkt zu vertreten und nicht nachzugeben. Du hast mir geholfen, Ordnung und Sauberkeit zu halten und besser in der Schule zu werden. Du hast mir Liebe und Aufmerksamkeit gegeben, wenn es mir schlecht ging. Durch dich habe ich meine wahren Freunde gefunden. Ich danke dir und bin so froh, dass ich dich habe!«*

»Liebe Magersucht, du bist meine ***ärgste Feindin,*** *weil ich durch dich immer traurig bin und zu nichts Lust habe. Ich muss mich so oft wiegen und alle Kalorien zählen. Wegen dir muss ich immer in Bewegung sein und komme gar nicht mehr zur Ruhe. Ich habe keine Kraft mehr, mich um meine Freunde zu kümmern und die Dinge zu machen, die mir früher Spaß gemacht haben. Meine Ängste und Zwänge haben mir das Leben schwer gemacht, und es gibt so viel Streit mit meinen Eltern. Ich mache mir Sorgen, dass ich nie mehr unbeschwert leben werde, weil du mich nicht in Ruhe lässt.«*

Zur Veränderung dysfunktionaler Gedanken, die zur Aufrechterhaltung der Essstörung beitragen, dienen kognitive Verhaltenstherapie und Psychoedukation. In Form eines sokratischen Dialogs sollen Haltungen und Überzeugungen hinterfragt werden. Gemeinsam mit der Patientin wird erörtert, inwieweit ihre Überzeugungen realistisch sind.

Welche Attribute werden von der magersüchtigen Patientin mit »Dünnsein« verbunden? Sind dünne Menschen tatsächlich liebenswerter und interessanter? Oder ist dies gegebenenfalls nur die Haltung einer Subgruppe, die sich unkritisch einem Modetrend anschließt? Hat »Dünnsein« etwas mit Eigenschaften zu tun, die allgemein als positiv angesehen werden?

Gerade in der ambulanten Behandlung bieten sich Übungsaufgaben an, die neue und andere Erfahrungen ermöglichen. Hier kann z. B. ein Besuch im Schwimmbad geplant werden, damit sich die Patientin mit ihrem veränderten Körperbild konfrontiert.

Entscheidende Bedeutung hat, dass die Patientin auf ihr eigentliches Problem, nämlich das der Selbstakzeptanz, stößt. Dies ist bei fast allen essgestörten Patientinnen tiefgreifend gestört und führt dazu, dass sie äußerst empfindlich auf Kritik reagieren und sich das Austragen von Konflikten nicht zutrauen.

Die Wirksamkeit von kognitiv-behavioraler Therapie im Vergleich zu Plazebo oder Wartelistenbedingungen konnte in Metaanalysen für die Bulimia nervosa gezeigt werden. Es wurde sowohl eine Reduktion der Heißhungerattacken, des Abführmittelmissbrauches als auch der depressiven Symptomatik gefunden (34). Im Vergleich zu anderen Psychotherapiemethoden war die Überlegenheit der kognitiv-behavioralen Therapie jedoch nicht eindeutig nachzuweisen. Dies gilt vor allem für den Langzeitverlauf.

Eine höhere Effektivität konnte auch nicht durch den zusätzlichen Einsatz von Exposition mit Reaktionsverhinderung erreicht werden, obwohl sich bei einzelnen Patientinnen mit ausgeprägter Angst vor Heißhungerattacken eine Konfrontation mit kalorienreichen Speisen als hilfreich erweist.

Bei erwachsenen Probanden ließ sich beim Vergleich zwischen einer therapeutenvermittelten und einer anhand von Selbsthilfemanualen durchgeführten kognitiv-behavioralen Therapie kein Unterschied der Effektivität finden. Es ist aber zu berücksichtigen, dass diese Patientinnen wahrscheinlich unter weniger schweren Erkrankungsformen litten (35).

Zusammenfassend: Da sich fast alle Studien vornehmlich auf erwachsene Probanden beziehen, besteht ein großer Forschungsbedarf, um die dort gewonnenen Erkenntnisse bei jugendlichen Patientinnen zu überprüfen.

Einbeziehung der Familie

Hierbei haben sich familienberatende und -therapeutische Verfahren als gleich wirksam erwiesen. Insgesamt haben zahlreiche Studien gezeigt, dass bei jungen, nicht chronisch kranken anorektischen Patientinnen die Einbeziehung der Familie in die Therapie die Prognose wesentlich verbessert (36, 37).

Behandlung komorbider Störungen

Bei den komorbiden psychiatrischen Erkrankungen stellt sich die Frage, ob es sich um nosologisch eigenständige Erkrankungen oder Folgezustände der Starvation handelt. Besonders eine depressive Symptomatik und zwanghafte Verhaltensweisen bilden sich vielfach nach einer Gewichtszunahme zurück. Nach Gewichtszunahme bleibt die Zwangsstörung als eigenständige psychiatrische Erkrankung bei einigen anorektischen Patientinnen bestehen (38).

Katamnesestudien zeigen, dass viele essgestörte Patientinnen in späteren Lebensepisoden weiter an einer sozialen Phobie leiden. Daher sollten entsprechende Symptome frühzeitig behandelt werden. Wirksam ist ein individuelles Übungsprogramm, das sowohl essensabhängige (Mensa, Restaurant) als auch essensunabhängige Alltagssituationen (Busfahren, Jugendklub, Tanzkurs) einbezieht.

Die Verbesserung der sozialen Ängste und des Selbstwertgefühls ist ein wichtiger Schutz vor einem Rezidiv, da sich viele Patientinnen erneut auf Figur und Gewicht als einzige Ausdrucksmöglichkeit ihrer Selbstbehauptung und Akzeptanz verlegen, wenn hinsichtlich der ängstlichen Symptomatik keine ausreichende Verbesserung erzielt wird.

Besonders im Zustand ausgeprägter Kachexie bzw. zu Beginn des stationären Aufenthaltes ist der Aufbau einer therapeutischen Beziehung zu den essgestörten Patientinnen häufig nicht einfach. Bei vielen Patientinnen eignen sich hierfür als weitere Maßnahmen im multimodalen Therapiekonzept non-verbale Therapieformen, wie z. B. Ergo-, Kunst- oder Musiktherapie und Entspannungstraining.

Die Wirksamkeit einer medikamentösen Behandlung der Magersucht ist bisher nur schlecht belegt. Bei Erwachsenen weist lediglich eine Studie darauf hin, dass selektive Serotoninwiederaufnahmehemmer (engl. **s**elective **s**erotonin **r**euptake **i**nhibitor, SSRI) möglicherweise die Rückfallrate senken können (39).

Eine Wirksamkeit von SSRI für die adoleszente oder kindliche Magersucht ist nicht belegt (40). Bei der Bulimia nervosa kann bei hoher Frequenz von Essattacken und nachfolgendem Erbrechen eine zusätzliche medikamentöse Therapie mit einem SSRI indiziert sein (29).

Der Einsatz von Neuroleptika bei der Magersucht hat zum Ziel, einerseits einen »antipsychotischen« Effekt bei der wahnhaft anmutenden Körperschemastörung und andererseits den Nebeneffekt einer Gewichtszunahme zu nutzen. Erste offene Studien und Fallberichte weisen auf positive Effekte von Olanzapin und Risperidon hin (41, 42).

Eine Substitution von Vitamin D und Kalzium (400 IE Vitamin D, 1000–1500 mg Kalcium/d) zur Osteoporoseprophylaxe ist sinnvoll, eine Hormonbehandlung hat sich in der Mehrzahl der Studien als nicht effektiv erwiesen. Bisher stellt die Gewichtsrehabilitation die effektivste Maßnahme zur Minderung des Osteoporoserisikos dar (11). Kontraindiziert ist eine längerfristige Bettruhe während der stationären Behandlung magersüchtiger Patientinnen.

Verlauf und Prognose

Die Verlaufsforschung der letzten Dekade hat gezeigt, dass sich die Prognose von jungen Patientinnen mit Anorexia nervosa verbessert hat und meistens günstiger als die erwachsener Patientinnen zu sein scheint. Bei adoleszenten Patientinnen sind in der Mehrzahl der jüngsten 10-Jahres-Katamnesestudien keine letalen Verläufe mehr nachweisbar (2). In aktuellen Untersuchungen wird ein guter Heilungserfolg in 70–80% der jeweils untersuchten Stichproben angegeben. Prognostisch günstig sind ein längerer Beobachtungszeitraum sowie junges Alter bei Erkrankungsbeginn.

Im Gegensatz zur Magersucht existieren nur wenige Katamnesestudien zur Bulimia nervosa, die einen Zeitraum von 10 Jahren und länger überblicken. Hier finden sich chronische Verläufe bei etwa einem Drittel der Patientinnen (43). Die Mortalitätsrate wird mit 0,5–1% angegeben.

Im Langzeitverlauf zeigen beide Essstörungen eine hohe Prävalenz psychiatrischer Komorbiditäten, wobei sich besonders durch einen chronischen Verlauf der Essstörungen das Risiko der Entwicklung weiterer psychiatrischer Störungen erhöht. In späteren Lebensepisoden leiden anorektische Patientinnen häufig an Angst- und Zwangserkrankungen sowie affektiven Störungen (9). Die Bulimia nervosa ist in ihrem Verlauf durch affektive Störungen, Angsterkrankungen, Substanzmissbrauch und Störungen der Impulskontrolle sowie Borderlinepersönlichkeitsstörungen gekennzeichnet.

Fazit für Klinik und Praxis

○ Bei einem Bodymass-Index zwischen der 10. und 25. Altersperzentile sind die Erhebung der Ernährungsanamnese, das Führen eines Menstruationskalenders sowie regelmäßige Gewichtskontrollen indiziert.

○ Bei zunehmenden Hinweisen auf das Vorliegen einer Essstörung sollte das Gewicht etwa 4-wöchentlich kontrolliert werden.

○ Eine ambulante Psychotherapie ist angezeigt, wenn die Gewichtsabnahme fortschreitet und/oder die Frequenz der Heißhungerattacken zunimmt.

○ Liegt der Bodymass-Index unter der 10. altersspezifischen Perzentile, sollte zeitnah eine stationäre Behandlung in einer Klinik für Kinder- und Jugendpsychiatrie und -psychotherapie erfolgen.

○ Zahlreiche Verlaufsuntersuchungen zeigen, dass die Langzeitprognose einer essgestörten Patientin umso ungünstiger ist, je niedriger das Gewicht und je länger die Krankheitsdauer vor Beginn der Behandlung war.

Literatur

1. Hebebrand J, et al. The need to revise the diagnostic criteria for anorexia nervosa. J Neural Transm 2004; 111: 827–840.

2. Herpertz-Dahlmann B. Essstörungen. In: Herpertz-Dahlmann B, et al., Hrsg. Entwicklungspsychiatrie. Stuttgart: Schattauer; 2003. S. 668–693.

3. Lucas AR, et al. 50-year trends in the incidence of anorexia nervosa in Rochester, Minn. Population-based study. Am J Psychiatry 1991; 148: 917–922.

4. Lucas AR, et al. The ups and downs of anorexia nervosa. Int J Eat Disord 1999; 27: 397–405.

5. Hoek HW. The distribution of eating disorders. In: Brownell KD, Fairburn CG, editors. Eating disorders and Obesity. New York-London: The Guilford Press; 2003. p. 117–124.

6. Herpertz-Dahlmann B, Müller B. Leistungssport und Essstörungen aus kinder- und jugendpsychiatrischer Sicht. Monatsschr Kinderheilkd 2000; 148: 462–486.

7. Exner C, et al. Leptin suppresses semi-starvation induced hyperactivity in rats: implications for anorexia nervosa. Mol Psychiatry 2000; 5: 476–481.

8. Holtkamp K, et al. Elevated physical activity and low leptin levels co-occur in patients with anorexia nervosa. J Clin Endocrinol Metab 2003; 88: 5169–5174.

9. Herpertz-Dahlmann B, et al. Prospective 10-year-follow-up in adolescent anorexia nervosa – course, outcome, psychiatric comorbidity, and psychosocial adaptation. J Child Psychol Psychiatry 2001; 42: 603–612.

10. Heer M, et al. Changes in bone turnover in patients with anorexia nervosa during eleven weeks of inpatient dietary treatment. Clin Chem 2002; 48: 754–760.

11. Heer M, et al. Bone turnover during inpatient nutritional therapy and outpatient follow-up in patients with anorexia nervosa compared with that in healthy control subjects. Am J Clin Nutr 2004; 80: 774–781.

12. Herpertz-Dahlmann B, Holtkamp K. Neurobiologie psychischer Störungen: Essstörungen. In: Holsboer F, Gründer G, Benkert O, Hrsg. Handbuch der Psychopharmakotherapie. Heidelberg: Springer. Im Druck.

13. Holtkamp K, Herpertz-Dahlmann B. Anorexia und Bulimia nervosa im Kindes- und Jugendalter. Dtsch Ärztebl 2005; 102, 50–58.

14. Godart NT, et al. Anxiety disorders in anorexia nervosa and bulimia nervosa: comorbidity and chro-

nology of appearance. Eur Psychiatry 2000; 15: 38–45.
15. Pollice C, et al. Relationship of depression, anxiety, and obsessionality to state of illness in anorexia nervosa. Int J Eat Disord 1997; 21: 367–376.
16. Strober M, et al. Controlled family study of anorexia nervosa and bulimia nervosa: evidence of shared liability and transmission of partial syndromes. Am J Psychiatry 2000; 157: 393–401.
17. Fairburn CG, Cowen PJ, Harrison PJ. Twin studies and the etiology of eating disorders. Int J Eat Disord 1999; 26: 349–358.
18. Hinney A, Remschmidt H, Hebebrand J. Candidate gene polymorphisms in eating disorders. Eur J Pharmacol 2003; 410: 147–159.
19. Bulik CM, Sullivan PF, Kendler KS. Heritability of binge-eating and broadly defined bulimia nervosa. Biol Psychiatry 1998; 44: 1210–1218.
20. Herpertz-Dahlmann B, Hebebrand J. Essstörungen. In: Herpertz-Dahlmann B, et al., Hrsg. Entwicklungspsychiatrie. 2. Aufl. Stuttgart: Schattauer; im Druck.
21. Lilienfeld LR, et al. A controlled family study of anorexia nervosa and bulimia nervosa: psychiatric disorders in first-degree relatives and effects of proband comorbidity. Arch Gen Psychiatry 1998; 55: 603–610.
22. Kaye WH, Gendall K, Strober M. Serotonin neuronal function and selective serotonin reuptake inhibitor treatment in anorexia and bulimia nervosa. Biol Psychiatry 1998; 44: 825–838.
23. Herpertz-Dahlmann B, Hebebrand J, Remschmidt H. Essstörungen. In: Leitlinien zur Diagnostik und Therapie von psychischen Störungen im Säuglings-, Kindes- und Jugendalter. Köln: Deutscher Ärzteverlag; 2003. S. 117–129.
24. Whitfield JF. Leptin: brain and bones. Exp Opin Investig Drugs 2001; 10: 1617–1622.
25. Cnattingius S, et al. Very preterm birth, birth trauma, and the risk of anorexia nervosa among girls. Arch Gen Psychiatry 1999; 56: 634–638.
26. Herpertz-Dahlmann B, Hagenah U. Psychotherapie bei Anorexia und Bulimia nervosa. In: Remschmidt H, Hrsg. Praxis der Psychotherapie mit Kindern und Jugendlichen. Köln: Deutscher Ärzte-Verlag; 2004. S. 111–126.
27. Patton CG, et al. Abnormal eating attitudes in London schoolgirls – a prospective epidemiological study: outcome at twelve month follow up. Psychol Med 1990; 20: 383–394.
28. American Psychiatric Association (APA), Work Group of Eating Disorders. Practice guideline for the treatment of patients with eating disorders (revision). Am J Psychiatry 2000; 157: 1–39.
29. Deutsche Gesellschaft für Kinder- und Jugendpsychiatrie und -psychotherapie. Leitlinien zur Diagnostik und Therapie von psychischen Störungen im Säuglings-, Kindes- und Jugendalter. Köln: Deutscher Ärzte-Verlag; 2003.
30. Hebebrand J, et al. Leptin levels in patients with anorexia nervosa are reduced in the acute stage and elevated upon short-term weight restoration. Mol Psychiatry 1997; 2: 330–334.
31. Holtkamp K, Hebebrand J, Herpertz-Dahlmann B. The contribution of anxiety and food restriction on physical activity levels in acute anorexia nervosa. Int J Eat Disord 2004; 36: 163–171.
32. Holtkamp K, et al. High serum leptin levels subsequent to weight gain predict renewed weight loss in patients with anorexia nervosa. Psychoneuroendocrinology 2004; 29: 791–797.
33. Rock CL, Curran-Celentano H. Nutritional disorder of anorexia nervosa: a review. Int J Eat Disord 1994; 15: 187–203.
34. National Institute for Clinical Excellence (NICE): Core interventions in the treatment and management of anorexia nervosa, bulimia nervosa and related eating disorders (www.nice.org.uk); 2004.
35. Hay PJ, Bacaltchuk J. Psychotherapy for bulimia nervosa and binging. Cochrane, Database. Syst. Rev. CD000562; 2001.
36. Russell GFM, et al. An evaluation of family therapy in anorexia nervosa and bulimia nervosa. Arch Gen Psychiatry 1987; 33: 1047–1056.
37. Hagenah U, Vloet T. Psychoedukation für Eltern essgestörter Jugendlicher. Prax Kinderpsychol Kinderpsychiat 2005; 54: 303–317.
38. Simons M, Holtkamp K, Herpertz-Dahlmann B. Zwangsstörungen. In: Schneider S, Hrsg. Angststörungen bei Kindern und Jugendlichen. Berlin-New York-Heidelberg: Springer; 2003. S. 311–344.
39. Kaye WH. Double-Blind placebo-controlled administration of fluoxetine in restricting purging-type anorexia nervosa. Biol Psychiatry 2001; 49: 644–652.
40. Holtkamp K, et al. A retrospective study of SSRI treatment in adolescent anorexia nervosa: insufficient evidence for efficacy. J Psych Res 2005; 39: 303–310.
41. Powers PS, Sanrana C. Available pharmacological treatments for anorexia nervosa. Exp Opin Pharmacother 2004; 5: 2287–2292.
42. Menaster M. Use of olanzapine in anorexia nervosa. J Clin Psychiatry 2005; 66: 654–655.

43. Keel PK, et al. Long-term outcome of bulimia nervosa. Arch Gen Psychiatry 1999; 56: 63–69.
44. Garner DM. Eating disorder inventory – 2nd professional manual. A comprehensive reference source for the EDI. Odessa, Fl: Psychological assessment resources; 1991.
45. Herpertz-Dahlmann B, Dahlmann J. Anorexia nervosa in der gynäkologischen Praxis. Gynäkologe 2001; 34: 57–62.
46. Herpertz-Dahlmann B. Verhaltensauffälligkeiten, psychiatrische Komorbidität und Essstörungen. In: Wabitsch B, et al., Hrsg. Adipositas im Kindes- und Jugendalter. Heidelberg: Springer; 2004. S. 223–233.
47. Wentz-Nilsson EW, et al. Ten-year follow-up of adolescent-onset anorexia nervosa: personality disorders. J Am Acad Child Adolesc Psychiatry 1999; 38: 1389–1395.

Teile des Kapitels sind den Arbeiten von Herpertz-Dahlmann (2), Herpertz-Dahlmann und Hagenah (26) sowie Holtkamp (12) entnommen.

17

Somatisierungsstörungen bei Kindern und Jugendlichen

ULRICH HAGENAH

Kinder und Jugendliche leiden häufig unter körperlichen Beschwerden oder Schmerzen. Meist handelt es sich um Kopf-, Bauch- oder Gliederschmerzen, Müdigkeit und Übelkeit, für die sich trotz wiederholter Untersuchungen keine ausreichende organische Erklärung finden lässt. Das Fehlen einer organischen Ursache für die Symptomatik kann zu invasiven und entbehrlichen medizinischen Untersuchungen verleiten, aber auch zu einer vorschnellen Psychologisierung mit der Annahme eines ursächlichen psychischen Geschehens für die Beschwerden führen, da die betroffenen Kinder oder Jugendlichen oft zusätzlich unter psychischen Auffälligkeiten leiden und Probleme bei der Alltagsbewältigung zeigen.

Die Ätiologie somatoformer Störungen ist bislang unzureichend geklärt, allerdings verweisen zahlreiche Arbeiten der letzten Jahren auf komplexe Wechselwirkungen zwischen individuellen – möglicherweise genetisch vermittelten – Vulnerabilitätsmerkmalen und belastenden und überfordernden Umwelteinflüssen in der Entstehung und Aufrechterhaltung somatoformer Störungen (1, 2).

Definition und Klassifikation

Die Klassifikation körperlicher Symptome und Schmerzen ohne erklärbare organische Ursachen richtet sich nach ICD-10 (Tab. 1) entweder als dissoziative Störung (vom körpersymptomatischen Typus, ICD-10: F 44) oder als somatoforme Störung (ICD-10: F 45).

Bei den dissoziativen Störungen stehen Einschränkungen oder der Verlust motorischer oder sensorischer Funktionen in einem zeitlichen Zusammenhang mit Belastungen im Vordergrund (pseudoneurologische Symptomatik), zusätzlich wird von den Patienten häufig eine Veränderung des Selbst- und Identitätsgefühls beschrieben.

Bei den somatoformen Störungen kommt es zu wiederholten körperlichen Krankheitssymptomen oder Schmerzen, die eine medizinische Ursache nahe legen, aber nicht oder nicht vollständig durch ein organisches Korrelat hinsichtlich des Ausmaßes an körperlichen und seelischen Funktionseinschränkungen erklärt werden können (3).

Somatisierungssymptome werden in einer eigenen Kategorie sowie bei den verschiedenen Angststörungen, vor al-

ICD-10	**Dissoziative Bewusstseinsstörungen**
F 44.0–F 44.3	Dissoziative Amnesie, dissoziative Fugue, dissoziativer Stupor, dissoziative Trance- und Besessenheitszustände
	Dissoziative Störungen vom körpersymptomatischen Typ (Konversionsstörungen)
F 44.4	Dissoziative Bewegungsstörungen
F 44.5	Dissoziative Krampfanfälle
F 44.6	Dissoziative Sensibilitäts- und Empfindungsstörungen
F 44.7	Dissoziative Störungen, gemischt
	Sonstige
F 44.8	Sonstige dissoziative Störungen
F 44.80	GANSER-Syndrom
F 44.81	Multiple Persönlichkeit
F 44.82	Vorübergehende dissoziative Störungen in der Kindheit und Jugend
F 44.9	Nicht näher bezeichnete dissoziative Störungen
	Somatoforme Störungen
F 45.0	Somatisierungsstörung
F 45.1	Undifferenzierte Somatisierungsstörung
F 45.2	Hypochondrische Störung
F 45.3	Somatoforme autonome Funktionsstörung
F 45.4	Anhaltende somatoforme Schmerzstörung
F 45.8	Sonstige somatoforme Störungen (Globus hystericus, psychogene Dysphagien)

Tab. 1
Klassifikation körperlicher Symptome ohne organische Ursachen als dissoziative und somatoforme Störungen im Kapitel F der ICD-10

lem bei der emotionalen Störung des Kindesalters mit Trennungsangst und den depressiven Störungen als Kriterium aufgeführt. Die zusätzliche Möglichkeit jeder Fachdisziplin, »funktionelle Beschwerden« zu klassifizieren, z. B. als Spannungskopfschmerzen, chronisches Müdigkeitssyndrom (Chronic-Fatigue-Syndrom), Schwindel oder Fibromyalgie, scheint häufiger weniger stigmatisierend als eine psychiatrische Diagnose erlebt zu werden, kann aber die Fixierung auf die Suche nach einer körperlichen Ursache verstärken und eine Chronifizierung der Beschwerden unterstützen (4).

Epidemiologie

Die Häufigkeit wiederkehrender körperlicher Beschwerden und Schmerzen ohne ausreichende somatische Erklärung wird auf etwa 10% geschätzt (5). Es existieren nur wenige epidemiologische Daten zur Prävalenz somatoformer Störungen bei Kindern und Jugendlichen (6). Die Kriterien für eine kategoriale Zuordnung zu einer Somatisierungsstörung oder anhaltenden somatoformen Schmerzstörung werden in dieser Altersgruppe selten vollständig erfüllt.

In einer repräsentativen bundesdeutschen Stichprobe (7) berichteten fast 40% der befragten Jugendlichen, innerhalb der zurückliegenden 2 Jahre unter mindestens einem Symptom gelitten zu haben, für das vom Arzt keine Ursache gefunden worden war und welches ihr Wohlbefinden stark beeinträchtigt hatte.

Mehr als ein Viertel 12–13-jähriger kanadischer Kinder klagte über häufige Kopfschmerzen (»ungefähr einmal pro Woche«) in den zurückliegenden 6 Monaten vor der Befragung (8). LEHMKUHL et al. (9) ermittelten anhand von Elternangaben für 4–10-jährige Kinder zumindest eine somatoforme Beschwerde bei 3,6% aller Jungen und 5,2% der Mädchen.

Anhand der Angaben von Eltern spanischer Vorschulkinder hatten mehr als 50% der Kinder innerhalb der letzten 14 Tage vor dem Befragungszeitpunkt mindestens ein körperliches Symptom (Bauchschmerzen, Kopfschmerzen, Müdigkeit, Schwindel, Beinschmerzen), 20% sogar mindestens 4 verschiedene Symptome gezeigt (10).

Ein vermehrtes Auftreten somatoformer Beschwerden bei weiblichen Jugendlichen steht möglicherweise im Zusammenhang mit viszeralen Sensationen durch die Menstruation (11–13). Zwischen Somatisierungssymptomen in der Adoleszenz und anderen psychiatrischen Erkrankungen besteht eine hohe Komorbidität, vor allem mit ängstlichen und affektiven Störungen (14).

Symptomatik und Komorbidität

Ausmaß und Schweregrad somatoformer Störungen variieren sehr. Anfänglich besteht meist eine Monosymptomatik (15). Bei Kindern vor der Pubertät sind wiederkehrende Bauchschmerzen, oft in Verbindung mit Übelkeit, gefolgt von Kopfschmerzen, die häufigsten Beschwerden. Ältere Kinder und Jugendliche klagen meist über Kopfschmerzen, Muskelschwäche, Müdigkeit, Nachlassen der körperlichen Energie sowie Rücken- oder Gliederschmerzen (16, 17). Häufig geht eine akute Magendarminfektion oder eine körperliche Immobilisation, z. B. nach einem Sportunfall, voraus. Angehörige und Patienten wirken nicht selten überängstlich, sodass schnell ein psychisches Ereignis als Ursache der Beschwerden angenommen wird.

Neben der Möglichkeit einer bestehenden komorbiden Angstsymptomatik wird nicht immer ausreichend berücksichtigt, dass Eltern und Kinder meist unter der Sorge leiden, eine vorhandene körperliche Ursache der Erkrankung werde von den Ärzten übersehen oder nicht ernst genug genommen. Ein ausschließlich psychologischer Erklärungsansatz kann bestehende Ängste bis hin zur Befürchtung von Eltern und Kind verstärken, der Arzt vermute ein Simulieren der Beschwerden.

Arztwechsel mit der Folge unnötiger Wiederholungsuntersuchungen und Krankenhausaufenthalte bis hin zu iatrogenen Schäden sind häufig Ausdruck einer als dysfunktional zu betrachtenden Suche von Eltern nach einer medizinischen Erklärung für die Beschwerden ihres Kindes.

Bei vielen Kindern mit somatoformen Beschwerden besteht zusätzlich eine psychiatrische Komorbidität, oft in Form von ängstlichen und depressiven Symptomen (18) sowie ausgeprägten Selbstwertproblemen (19). Vermeidungsverhalten und sozialer Rückzug werden häufig beobachtet (20) und stellen in Kombination mit depressiven Symptomen und Trennungsangst ein Leitsymptom bei Schulphobie dar.

Ein sekundärer Krankheitsgewinn durch Vermeidung von als belastend erlebten Situationen, z. B. Schulbesuch oder (bei Trennungsangst) einer Trennung von der Bezugsperson, verstärkt häufig die Symptomatik. Durch Fehlzeiten in der Schule entstehen zusätzliche Belastungen im Leistungsbereich, die den Circulus vitiosus verstärken können. Deshalb ist es kontraindiziert, Kinder und Jugendliche mit einer Schulphobie ohne adäquate kinder- und jugendpsychiatrische Diagnostik stundenweise durch Lehrer in der häuslichen Umgebung zu unterrichten, da die Chronifizierung der Symptomatik hierdurch gefördert wird.

Ätiologie und Pathogenese

Die Ätiologie somatoformer Störungen ist bislang unzureichend geklärt. Vorliegende Daten stützen Hypothesen, die Somatisierung als Ergebnis einer Wechselwirkung zwischen neurobiologischen Prädispositionen der Betroffenen einerseits sowie überfordernden Lebenssituationen andererseits auffassen (21, 22). Jüngere Zwillingsstudien weisen auf eine Bedeutung genetischer Faktoren hin (23–26).

Komorbide Angststörungen und affektive Erkrankungen finden sich bei Familienangehörigen dieser Patientengruppe öfter (27). Möglicherweise existiert eine genetisch vermittelte Interaktion von veränderter Schmerzwahrnehmung, Depressivität und serotoninerger Dysfunktion (28, 29).

Veränderungen im serotonergen Metabolismus werden auch für Patienten mit somatoformen Störungen ohne gleichzeitige depressive Symptome berichtet (30). Normalerweise werden taktile Reize weniger intensiv wahrgenommen, wenn sie selbst hervorgerufen werden. Bei Patienten mit Fibromyalgie oder somatoformer Schmerzstörung war diese Diskriminationsfähigkeit gegenüber gesunden Kontrollen, aber auch schizophrenen Patienten, verringert, d. h. sie konnten schlechter selbst ausgelöste von durch einen Versuchsleiter induzierten taktilen Schmerzreizen der gleichen Intensität unterscheiden (31).

Bei Kindern mit somatoformer Symptomatik wurde wiederholt eine Übersensitivität gegenüber Schmerzreizen gefunden (32, 33). Eine eingeschränkte Habituation auf Stressreize wird ebenfalls diskutiert (34). Bestimmte individuelle Persönlichkeitsmerkmale, wie eine erhöhte Gewissenhaftigkeit mit hohen Ansprüchen an die eigene Leistungsfähigkeit bei gleichzeitiger Unsicherheit und Störungen des Selbstwertgefühls (19, 35), erhöhen offenbar das Risiko für das Auftreten von somatoformen Beschwerden.

Lernprozesse (z. B. »Lernen am Modell«) scheinen zusätzlich eine bedeutsame Rolle zu spielen. Oft ähnelt die Symptomatik organischen, aber auch somatoformen Erkrankungen anderer Familienmitglieder (36, 37). Körperliche oder psychiatrische Erkrankungen eines Elternteils, etwa die Depression der Mutter, können die Fähigkeit, dem Kind ausreichende Unterstützung bei der Wahrnehmung und Regulierung von Emotionen zu geben, beeinträchtigen (38, 39). Somatoform erkrankte Mütter stellen ihre Kinder häufiger bei Ärzten vor (40) und scheinen eher auf körperliche als auf emotionale Signale ihrer Kinder zu reagieren (41).

Psychische, vor allem ängstliche Störungen auf Elternseite können zu einer Überbewertung körperlicher Beschwerden mit verstärkter Zuwendung und sekundärem Krankheitsgewinn beitragen und ein Vermeidungsverhalten der Kinder bei gleichzeitiger Behinderung adäquater Bewältigungsstrategien fördern (42–45). Andererseits kann die Symptomatik des Kindes zu einer deutlichen Belastung des Familienlebens führen, vor allem zu sozialen Einschränkungen der Mütter (46, 47).

Als Auslöser und im Verlauf aufrecht erhaltende Faktoren gelten chronisch belastende Lebenssituationen, wie schulische Überforderung, Integrationsprobleme bei Gleichaltrigen, überhöhte elterliche Erwartungen, aber auch aktuelle belastende Lebensereignisse, wie Scheidungskonflikte, schwere Erkrankungen oder Tod eines Elternteils. Körperliche oder sexuelle Traumatisierungen sind überzufällig häufig bei Adoleszenten mit chronischen Somatisierungssymptomen zu finden (6, 48).

Diagnostik und Differenzialdiagnostik

Die Diagnostik sollte mit einer vollständigen Erhebung der bisherigen Krankengeschichte unter Einbeziehung von bereits vorliegenden Befunden sowie einer sorgfältigen körperlich-neurologischen Untersuchung beginnen (Tab. 2).

- Anamnese (störungsspezifisch, Entwicklungsanamnese, Familienanamnese)
- Körperlich-neurologische Untersuchung, fakultativ: Labor- und apparative Diagnostik (z. B. EEG, Ekg, bildgebende Verfahren)
- Testpsychologische Diagnostik einschließlich Intelligenzdiagnostik, Teilleistungsdiagnostik (bei Hinweisen auf eine Lese-Rechtschreib-Schwäche oder Dyskalkulie)
- Erfassung aktueller, abnormer psychosozialer Umstände bzw. psychosozialer Belastungsfaktoren
- Einschätzung des globalen Funktionsniveaus des Kindes oder Jugendlichen

Tab. 2
Kinder- und jugendpsychiatrische Diagnostik

Eltern und Kind muss ausreichend Raum zur detaillierten Schilderung der Symptome und Beschwerden geboten werden. Frühzeitige psychologisierende Erklärungsversuche können zu verstärkter Abwehr führen und sind zu vermeiden. Die berichteten Symptome müssen als reale Schmerzen oder Beschwerden anerkannt werden, auch wenn in den Untersuchungen keine somatische Ursache nachgewiesen werden konnte.

Nach Ausschluss einer akut bedrohlichen organischen Ursache sollten Eltern und Patient mögliche Zusammenhänge zwischen Überforderungen (Distress) und körperlichen Beschwerden und die daraus resultierende Notwendigkeit der Diagnostik möglicher aktueller Belastungsfaktoren verdeutlicht werden. Als Einstieg bietet sich z. B. die Frage nach belastenden Auswirkungen der jetzigen Symptomatik auf das Kind und seine Familie an. Aus der Symptomatik resultierende Fehlzeiten in der Schule führen z. B. häufig zu Ängsten der Eltern bezüglich eines schulischen Scheiterns ihres Kindes und können die Eltern-Kind-Interaktion belasten.

Wichtige Informationen betreffen auch Reaktionsweisen des Kindes auf Belastungen im Rahmen seiner Entwicklungsaufgaben in der Vergangenheit, z. B. Kindergarteneintritt, Schuleintritt oder Geburt eines Geschwisters.

Somatische Warnsignale (z. B. unklarer Gewichtsverlust, Bewusstseinsverlust beim Schulsport, neurologische Auffälligkeiten) machen eine weiterführende Organdiagnostik (Labor, Ekg, EEG, bildgebende Verfahren u. a.) notwendig. Positive Kriterien und mögliche Hinweise auf eine somatoforme Störung sind vergangene oder aktuelle Trennungsängste (Kindergartenbesuch, Einschulung, Schulwechsel), belastende Lebensereignisse (Schulleistungsprobleme, Integrationsprobleme mit Zurückweisung durch Gleichaltrige, Umzug, Trennung der Eltern, Arbeitslosigkeit, chronische oder schwere Erkrankung eines Elternteils) sowie psychiatrische Auffälligkeiten des Kindes (Aufmerksamkeitsdefizit-Hyperaktivitätssyndrom, depressive oder ängstliche Symptomatik, Störungen im Sozialverhalten).

Bauchschmerzen und Übelkeit regelmäßig vor dem Schulbesuch, nicht aber an Wochenenden oder in den Ferien, weist deutlich in Richtung einer Somatisierungssymptomatik bei Schul- oder Trennungsangst oder Überforderung. Bei der Differenzialdiagnostik (Tab. 3) ist die Möglichkeit eines gleichzeitigen Auftretens mit einer somatischen Erkrankung zu beachten.

Als weitere Erklärungsmöglichkeit bei wiederholten, unterschiedlichsten Symptomen (Blutungen, Durchfälle, Fieber, Anfälle, Gedeihstörungen u. ä.) ist an ein MÜNCHHAUSEN-by-proxy-Syndrom zu denken, eine subtile Form von Kindesmisshandlung durch eine nahe Bezugsperson – oft eine psychiatrisch kranke Kindsmutter, die zum Teil von dieser Bezugsperson vorgetäuscht, zum Teil durch Verabreichung von Medikamenten oder körperliche Manipulationen am Kind herbeigeführt werden und zu einer vitalen Bedrohung führen kann.

Tab. 3
Differenzialdiagnostik somatoformer Störungen (Leitlinien der Deutschen Gesellschaft für Kinder- und Jugendpsychiatrie, Psychosomatik und Psychotherapie 2003)

- Angsterkrankungen
- Depressionen
- Posttraumatische Belastungsstörungen
- Hypochondrische Ängste (bei Jugendlichen noch selten)
- MÜNCHHAUSEN-by-proxy-Syndrom
- Simulationen
- Somatische Erkrankungen

Therapie

Psychotherapie

Kinder und Jugendliche mit somatoformen Störungen werden primär zum überwiegenden Teil in allgemeinärztlichen und pädiatrischen Praxen vorgestellt. Das ausschließlich auf somatische Ursachen ausgerichtete Krankheitsverständnis der Eltern und/oder der Patienten erschwert selbst bei frühzeitiger Verdachtsdiagnose einer somatoformen Störung die Überweisung zum Kinder- und Jugendpsychiater.

Kann nach umfangreichen, möglicherweise sogar invasiven Untersuchungen keine organische Diagnose gestellt werden, entwickeln Eltern häufig Zweifel an der Qualität der somatischen Diagnostik, die den Aufbau eines tragfähigen Behandlungsbündnisses erschweren. In der initialen Phase sollten deshalb die nachfolgenden P r i n z i p i e n beachtet werden (49, 50):

- Die vorgetragenen Beschwerden müssen anerkannt, und das somatische Krankheitskonzept der Eltern muss respektiert werden.

- Als realistisches Behandlungsziel ist zunächst Symptom- bzw. Schmerzreduktion, nicht Schmerzfreiheit oder absolute Sicherheit hinsichtlich des Ausschlusses einer somatischen Erkrankung zu vereinbaren.

- Eltern und Patient ist zu versichern, dass eine akut bedrohliche bzw. lebensgefährliche Erkrankung ausgeschlossen werden konnte.

○ Interventionen, die zu einer Beschämung oder Bloßstellung führen können, müssen vermieden werden und lassen die komplexen Wechselwirkungen des Störungsbildes außer Acht:

So berichteten die Eltern einer Patientin mit einer psychogenen Lähmung, dass ihre Tochter suggestiv aufgefordert worden sei, ohne Hilfe aus ihrem Rollstuhl aufzustehen und durch das Zimmer zu gehen: »Du musst nur wollen …, du musst dich mehr anstrengen«.

○ Durch frühzeitige Information in einer für Eltern und Kind verstehbaren Wortwahl (Psychoedukation) sollten Eltern und Patient für mögliche Zusammenhänge zwischen körperlicher Symptomatik und emotionalen sowie psychosozialen Belastungen sensibilisiert werden.

○ Die Notwendigkeit rehabilitativer Ansätze zur Symptomreduktion ist zu betonen *(»lernen, mit dem Symptom / Schmerz umzugehen«, »sich nicht vom Schmerz überwältigen zu lassen«,* anstatt: *» die Ursache herausfinden und den Schmerz wegoperieren«).*

Vorrangig sind zunächst die Reduktion der Symptomatik sowie eine zunehmende Fähigkeit zur Alltagsbewältigung. Um die Suche nach einer somatischen Ursache der Beschwerden zu beenden, kann eine gemeinsame Konferenz zwischen Eltern (und älterem Kind bzw. Jugendlichen), Pädiater und Kinder- und Jugendpsychiater sinnvoll sein.

Nicht chronifizierte Störungen können zunächst oft ambulant behandelt werden. Hierbei wird in einer intensiven, regelmäßigen Elternberatung eine Reduktion von Aufmerksamkeit für die körperlichen Symptome und vermehrte Zuwendung in schmerzfreien Perioden durch regelmäßige gemeinsame Spiel- und Gesprächszeiten zwischen Eltern und Kind angestrebt.

In der Behandlung des Kindes liegt nach einer kindgerechten Aufklärung über Zusammenhänge zwischen dem Erleben von überforderndem Stress und daraus resultierenden Symptomen der Schwerpunkt der Therapie in der Verstärkung vorhandener Ressourcen des Kindes unter Einsatz kognitiv-verhaltenstherapeutischer Techniken. Ein regelmäßiger Schulbesuch bei hohen Fehlzeiten in der Schule sollte innerhalb von 2 Monaten erreicht werden.

Eltern

- ○ Psychoedukation zu Störungsbild und Behandlungsprozess
- ○ Kontinuierliche Elternberatung:
  - Reduktion von Aufmerksamkeit für körperliche Symptome und Schmerzen
  - Etablierung von Zuwendung für das Kind in symptomfreien Phasen

Kind bzw. Jugendlicher

- ○ Psychoedukation
- ○ Kognitiv-verhaltenstherapeutische Interventionen
- ○ Funktionelle Behandlungen (Krankengymnastik, Bewegungstherapie)
- ○ Soziales Kompetenztraining
- ○ Entspannungsverfahren (progressive Muskelrelaxation, autogenes Training)
- ○ Reduktion von chronischer Überforderung
- ○ Pharmakotherapie (Serotoninwiederaufnahmehemmer) vor allem bei Komorbidität mit Angstsymptomatik

Tab. 4
Behandlung somatoformer Störungen bei Kindern und Jugendlichen

Bei gleichzeitiger sozialer Ängstlichkeit ist die Behandlung durch ein individuell oder in einer Kleingruppe durchgeführtes soziales Kompetenztraining zu ergänzen. Der ergänzende Einsatz von Entspannungsverfahren (progressive Muskelrelaxation nach Jacobsen, autogenes Training) kann indiziert sein.

Die Tab. 4 fasst die Behandlung somatoformer Störungen bei Kindern und Jugendlichen zusammen.

Eine zusätzliche psychiatrische Symptomatik beim Kind (z. B. ängstliche oder depressive Störung, Aufmerksamkeitsdefizit-/Hyperaktivitätssyndrom, Teilleistungsstörungen) sowie psychopathologische Auffälligkeiten auf Elternseite erschweren die Behandlung. Bei schweren, bereits chronifizierten Verlaufsformen oder weiter bestehenden hohen Fehlzeiten in der Schule ist eine stationäre oder teilstationäre kinder- und jugendpsychiatrische Behandlung dringend indiziert, welche intensive pädagogische und verhaltenstherapeutische Interventionen sowie auf die körperliche Symptomatik ausgerichtete Übungsbehandlungen (Krankengymnastik, Bewegungstherapie) (Abb. 1) und Entspannungsverfahren integriert.

Abb. 1
Krankengymnastik bei der Behandlung einer Patientin mit somatoformer Schmerzstörung und psychogener Lähmung

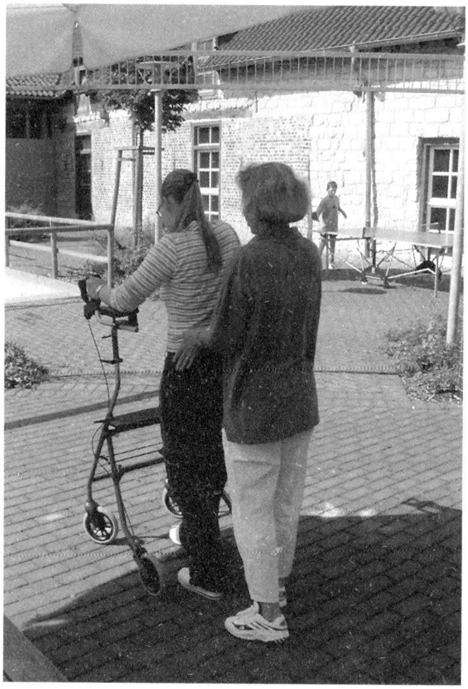

Die Kinder lernen in einem ersten Schritt, trotz Übelkeit, Schwindelgefühl oder Schmerzen an Aktivitäten teilzunehmen und hieran zunehmend Freude zu haben. Primäres Ziel ist nicht Symptomfreiheit, sondern trotz noch bestehender Symptomatik wieder an Alltagsaktivitäten teilnehmen zu können.

Kognitiv-behaviorale Interventionen haben sich bei erwachsenen Patienten mit somatoformen Störungen als hilfreich erwiesen (51, 52) und können bei älteren Kindern und Jugendlichen u. a. zu einer Reduktion von »katastrophisierenden« Bewertungen körperlicher Symptome und Verbesserung der Wahrnehmung der emotionalen Befindlichkeit beitragen.

Während des stationären Aufenthalts erfolgt in der Regel zunächst eine Beschulung im Klinikrahmen (»Schule für Kranke«). In kleinen Klassen ist hier eine individuelle Beobachtung des Leistungsniveaus sowie schrittweise ein Heranführen an schulische Anforderungen möglich. Patient und Familie lernen, Wechselwirkungen zwischen körperlichen Beschwerden und sozialen Belastungsfaktoren zu erkennen und eine aktivere Rolle in der Behandlung zu übernehmen. Chronische Überforderungssituationen, besonders in der Schule, müssen reduziert werden, auch ein Schulwechsel kann angezeigt sein. Schulische Rückstände durch lange Fehlzeiten sind angemessen unter Einbeziehung der testpsychologischen Leistungsdiagnostik (Intelligenz, Teilleistungsstörungen) zu berücksichtigen (z. B. Entscheidung zur Wiederholung der Klasse, Notwendigkeit von Nachhilfeunterricht).

Der Übergang in die sich anschließende ambulante Behandlung muss schrittweise geschehen und sollte eine abgestufte Belastungssteigerung beinhalten. Die Reintegration in den schulischen Alltag muss oftmals noch vor der Entlassung aus dem stationären Bereich über einen anfänglich reduzierten, später vollständigen Besuch der Heimatschule erfolgen. Die Behandlung vorhandener komorbider Störungen muss konsequent und bisweilen vorrangig durchgeführt werden.

Pharmakotherapie

Kontrollierte Therapiestudien zur medikamentösen Behandlung somatoformer Störungen sind rar und liegen bisher nur für das Erwachsenenalter vor (53–56). Der Einsatz von Serotoninwiederaufnahmehemmern (z. B. Citalopram, Fluvoxamin, Fluoxetin) bei Kindern und Jugendlichen sollte bei ausgeprägten Störungsbildern mit drohender oder bereits begonnener Chronifizierung vor allem bei internalisierenden Störungen unter Berücksichtigung der heute notwendigen Aufklärung von Patient und Eltern und sorgfältiger ärztlicher Überwachung erwogen werden (57).

Zwei Beispiele aus der Praxis

Beispiel 1

Der 10-jährige C. wurde aufgrund häufig auftretender Bauchschmerzen mit ausgeprägter Übelkeit dem Kinderarzt vorgestellt. Die Angst vor Übelkeit und Erbrechen hatte dazu geführt, dass C. ausgeprägte Widerstände gegen den Schulbesuch mit insgesamt 200 Fehlstunden im zurückliegenden Schuljahr entwickelt hatte. Die Eltern waren hin und her gerissen zwischen ängstlicher Sorge vor einer nicht erkannten Erkrankung und dem durch die Schulpflicht entstehenden Druck auf die Familie. Die Klassenlehrerin hatte bereits geäußert, das Jugendamt einzuschalten. Während der Wochenenden und in den Ferien seien die Beschwerden selten.

Die Mutter zeigte sich bei der Erstvorstellung in unserer kinder- und jugendpsychiatrischen Ambulanz extrem belastet und litt unter den in den letzten Wochen häufiger auftretenden aggressiven morgendlichen Auseinandersetzungen mit C. beim Versuch, ihren Sohn zur Schule zu schicken. Laut Mutter hatte der Vater in letzter Zeit C. gegenüber sehr heftig reagiert, es habe auch schon Ohrfeigen gegeben. Bereits im Kindergarten habe C. unter ausgeprägten Trennungsängsten gelitten. Die Mutter vermutete als Ursache von Bauchschmerzen und Übelkeit »Stress durch die Schule«. C. werde zudem häufiger durch andere Kinder geärgert.

In der Exploration berichtete C., in der Schule unter extremen Angstvorstellungen zu leiden, dass seiner Mutter etwas zustoßen könne, sie z. B. bei einem Verkehrsunfall sterben würde. Die Bauchschmerzen würden häufig am Sonntagabend beginnen, wenn er beginne, seine Schultasche zu packen.

Bei der stationären Aufnahme in die kinderpsychiatrische Klinik zeigte C. eine anhaltende, ausgeprägte Trennungsreaktion (Rückzug, Appetitlosigkeit, häufige Weinanfälle) und klammerte sich bei der Verabschiedung an der Mutter fest. Die Eltern mussten vom behandelnden Arzt trotz vorangehender ausführlicher Aufklärung über die zu erwartende Reaktion bei der Verabschiedung aktiv unterstützt werden, die Station ohne ihr Kind zu verlassen.

Nach wenigen Tagen konnte C. zunächst stundenweise und mit leichter Übelkeit am Unterricht der Klinikschule in einer Kleingruppe teilnehmen. Unter Einsatz eines Verstärkerplans konnte er sich für die adäquate Bewältigung von Verabschiedungen (zunächst am Telefon, dann beim Besuch der Eltern auf der Station) längere Besuchskontakte verdienen. Weitere Aufgaben im Verlauf waren das gemeinsame Verlassen der Station mit den Eltern mit Rückkehr auf die Station und Verabschiedung sowie erste stundenweise Beurlaubungen am Wochenende in die häusliche Umgebung.

Die körperlichen Beschwerden verringerten sich von Mal zu Mal, nahmen aber bei neuen Anforderungen vorübergehend wieder zu. Hierüber konnte C. einen Zusammenhang zu Belastungen erkennen und eine Motivation zur Bewältigung von Aufgaben zur Stärkung seiner sozialen Kompetenzen entwickeln. Nach weiterer Stabilisierung erfolgte ein zunächst stundenweiser therapeutisch begleiteter Besuch der Heimatschule, die der Junge vor Entlassung selbstständig von der Klinik aus mit öffentlichen Verkehrsmitteln ohne körperliche Beschwerden besuchte.

Beispiel 2

Die 15-jährige S. entwickelte im Anschluss an eine Schiefhalssymptomatik (Torticollis spasticus) eine zunehmende Schmerzsymptomatik mit Schwindelgefühlen und zunehmender Bewegungseinschränkung.

Bei Übernahme in unsere Klinik nach mehrmonatigem Krankheitsverlauf und längerem Aufenthalt in einer Kinderklinik war die Patientin bettlägerig und aufgrund einer ausgeprägten Schmerzsymptomatik nicht mehr in eine sitzende Position aufzurichten. Die Aufnahme in die Kinder- und Jugendpsychiatrie führte zu einer schweren Vertrauenskrise bei der Patientin, die von einer organischen Ursache ihrer Symptomatik überzeugt war und die Verlegung als Zeichen dafür ansah, dass die Ärzte ihre Erkrankung nicht ernst nehmen und sie »für verrückt« halten würden.

Anamnestisch bestand eine mehrjährige chronische Kopfschmerzsymptomatik mit wiederholten Fehlzeiten in der Schule. Trotz guter Schulleistung in der 9. Realschulklasse besaß die Jugendliche keine gleichaltrigen Freundinnen und beschäftigte sich in der Freizeit am liebsten mit deutlich jüngeren Kindern. Neben den Diagnosen einer psychogenen Lähmung (ICD-10 F 44.4) und einer somatoformen Schmerzstörung (ICD-10 F 45.4) fand sich eine deutliche sozialängstliche Symptomatik (ICD-10 F 40.1). Zusätzlich bestanden bei Übernahme sekundäre Muskelatrophien als Folge der langen Immobilisation.

Der langwierige Behandlungsprozess umfasste eine intensive krankengymnastische Behandlung unter Einsatz verhaltenstherapeutischer Interventionen, hochfrequente Elternberatungen sowie eine Pharmakotherapie mit einem Serotoninwiederaufnahmehemmer. In der psychotherapeutischen Arbeit mit der Patientin stand in der Anfangsphase der Abbau von Widerständen gegen die Behandlung im Vordergrund.

Im Verlauf konnte die Jugendliche ihre auf Schmerzvermeidung ausgerichtete passive Haltung aufgeben. Sie berichtete später, dass hierzu die aufgrund der Informationen über das Störungsbild und ihren Zustand erstmals bewusst gewordene Gefahr, für immer an das Bett gefesselt zu bleiben, beigetragen habe. Dennoch gestaltete sich die Mobilisierung der Patientin extrem schwierig, da die mit den Veränderungen verbundenen Körpersensationen von der Patienten sehr aversiv erlebt wurden und immer wieder Panik auslösten.

Verlauf und Prognose

Im längerfristigen Verlauf zeigen 14–56% der Patienten mit dissoziativen Störungen mit Beginn im Kindes- und Jugendalter persistierende dissoziative Symptome, wobei ein früher Beginn, eine späte Diagnosestellung sowie ein längerer Zeitraum bis Behandlungsbeginn mit einem schlechteren Langzeitverlauf assoziiert scheinen (58). Auch somatoforme Störungen im Kindes und Jugendalter verlaufen nicht grundsätzlich benigne, sondern persistieren häufig bis ins Erwachsenenalter (59, 60). Zusätzliche ängstliche und depressive Störungen erschweren die Bewältigung von Alltags- und Entwicklungsaufgaben und sind mit einem erhöhten Chronifizierungsrisiko der körperlichen Beschwerden verbunden (61). Umgekehrt erkranken Jugendliche mit somatoformen Beschwerden als Erwachsene häufiger an psychiatrischen Erkrankungen, vor allem an depressiven und Angststörungen (62, 63). Gesundheitsökonomisch relevante Folgen durch inadäquat hohe Behandlungskosten sowie Arbeitsausfallzeiten der Betroffenen müssen beachtet werden (64, 65).

Fazit für Klinik und Praxis

○ Eine frühzeitige Erkennung sowie eine adäquate Behandlung somatoformer Störungen bei Kindern und Jugendlichen muss angestrebt werden, um einer Chronifizierung sowie der Entwicklung weiterer psychiatrischer Störungen entgegenzuwirken.

○ Somatoforme Störungen treten bei Kindern und Jugendlichen meist in Form von Kopf-, Bauch- oder Gliederschmerzen, Müdigkeit und Übelkeit auf und gehen häufig mit komorbiden psychischen Störungen (vor allem ängstliche und depressive Störungen) sowie Problemen bei der Alltagsbewältigung, wie häufigen Fehlzeiten in der Schule, einher.

○ Neben dem sorgfältigen Ausschluss einer körperlichen Erkrankung müssen die diagnostischen und therapeutischen Anstrengungen darauf ausgerichtet sein, Behandlungsabbrüche und Arztwechsel mit der Gefahr inadäquater, invasiver diagnostischer oder therapeutischer Interventionen und iatrogener Schäden zu vermeiden. Komorbide psychische Symptome, vor allem ängstliche und depressive Störungen erfordern eine ausführliche kinder- und jugendpsychiatrische Diagnostik.

○ Die Behandlung umfasst neben der Information über Zusammenhänge zwischen körperlichen Symptomen und Überforderung rehabilitative und psychotherapeutische Interventionen auf Seiten des Kindes oder Jugendlichen und eine intensive und kontinuierliche Elternberatung. Eine medikamentöse Behandlung mit Serotoninwiederaufnahmehemmern kann ergänzend indiziert sein.

○ Im Hinblick auf eine effektive Intervention besteht aufgrund unzureichender Versorgungsstrukturen (in vielen Regionen Unterversorgung mit niedergelassenen Kinder- und Jugendpsychiatern, lange Wartezeiten) häufig die Schwierigkeit, zeitnah Eltern und Kind in die notwendige Diagnostik und Weiterbehandlung zu vermitteln. Die mit der Behandlung somatoformer Störungen verbundenen hohen zeitlichen Anforderungen überschreiten aber meist die Möglichkeiten einer kinderärztlichen Praxis in der Alltagsroutine.

○ Veränderungen der Praxisroutine (z. B. Terminvereinbarungen mit den Eltern für Beratungsgespräche am Ende der Sprechzeit, um Zeitdruck zu reduzieren und auch berufstätigen Elternteilen die Teilnahme zu ermöglichen) sowie z. B. eine unabhängig vom Einzelfall etablierte Kooperation mit einer kinder- und jugendpsychiatrischen Praxis oder Klinikambulanz der Region könnte den Umgang mit diesem Störungsbild erleichtern und Behandlungspfade verkürzen helfen.

○ Die Akzeptanz der Symptomatik als real vorhanden jenseits einer inhaltlich nicht zu rechtfertigenden Dichotomisierung in »somatisch« oder »psychisch« und das Vermeiden einer vorschnellen »Psychologisierung« stellen dabei eine zentrale Voraussetzung beim Aufbau der notwendigen Beziehung zwischen Arzt, Patient und Eltern dar.

○ Die zentrale therapeutische Aufgabe nach adäquater Diagnostik ist im Verlauf zunächst nicht die Suche nach einer psychischen Ursache, sondern die Reintegration des Kindes oder Jugendlichen in die altersspezifischen Entwicklungsaufgaben trotz vorhandener Beschwerden. Zusätzliche komorbide psychiatrische Störungen (z. B. Angst, Depression, Aufmerksamkeitsstörung u. a.) müssen selbstverständlich konsequent behandelt werden.

Literatur

1. Berg PA. Neuroimmunologische Aspekte funktioneller somatischer Syndrome. Dtsch Med Wochenschr 2005; 130: 107–113.

2. Kapfhammer HP. Somatisierung – somatoforme Störungen – Ätiopathogenetische Modelle. Fortschr Neurol Psychiatr 2001; 69: 58–77.

3. Dilling H, Mombour W, Schmidt MH. Internationale Klassifikation psychischer Störungen: ICD-10, Kapitel V (F); Klinisch-diagnostische Leitlinien der WHO. Bern: Huber; 1993.

4. Rudolf G, Henningsen P. Die psychotherapeutische Behandlung somatoformer Störungen. Zeitschrift für Psychosomatische Medizin und Psychotherapie 2003; 49: 3–19.

5. Taylor S, Garralda E. The management of somatoform disorder in childhood. Curr Opin Psychiatry 2003; 16: 227–231.

6. Brunner R, Resch F. Dissoziative und somatoforme Störungen. In: Herpertz-Dahlmann B, et al., Hrsg. Entwicklungspsychiatrie: Biopsychologische Grundlagen und die Entwicklung psychischer Störungen. Stuttgart-New York: Schattauer; 2003. S. 727–753.

7. Hessel A, et al. Somatoforme Beschwerden bei Jugendlichen in Deutschland. Psychotherapeut 2003; 48: 109–116.

8. Gordon KE, Dooley JM, Wood EP. Self-reported headache frequency and features associated with frequent headaches in Canadian young adolescents. Headache 2004; 44: 555–561.

9. Lehmkuhl G, et al. Häufigkeit psychischer Auffälligkeiten und somatischer Beschwerden bei vier- bis zehnjährigen Kindern in Deutschland im Urteil der Eltern. Z Kinder Jugendpsychiatr Psychother 1998; 26: 83–96.

10. Domenech-Llaberia E, et al. Parental reports of somatic symptoms in preschool children: Prevalence and associations in a Spanish sample. J Am Acad Child Adolesc Psychiatry 2004; 43: 598–604.

11. Campo JV, et al. Somatization in pediatric primary care: association with psychopathology, functional impairment, and use of services. J Am Acad Child Adolesc Psychiatry 1999; 38: 1093–1101.

12. Essau CA, Conradt J, Petermann F. Häufigkeit und Komorbidität somatoformer Störungen bei Jugendlichen: Ergebnisse der Bremer Jugendstudie. Z Klin Psychol 2000; 29: 97–108.

13. Hessel A, et al. Somatoforme Beschwerden bei Jugendlichen in Deutschland. Psychotherapeut 2003; 48: 109–116.

14. Lieb R, Mastaler M, Wittchen HU. Gibt es somatoforme Störungen bei Jugendlichen und jungen Erwachsenen? Erste epidemiologische Befunde der Untersuchung einer bevölkerungsrepräsentativen Stichprobe. Verhaltenstherapie 1998; 8: 81–93.

15. Fritz GK, Fritsch S, Hagino O. Somatoform disorders in children and adolescents: A review of the past 10 years. J Am Acad Child Adolesc Psychiatry 1997; 36: 1329–1338.

16. Garralda ME. Practitioner review: Assessment and management of somatisation in childhood and adolescence: A practical perspective. J Child Psychol Psychiatry 1999; 40: 1159–1167.

17. Hessel A, et al. Somatoforme Beschwerden bei Jugendlichen in Deutschland. Psychotherapeut 2003; 48: 109–116.

18. Campo JV, Fritsch SL. Somatization in children and adolescents. J Am Acad Child Adolesc Psychiatry 1994; 33: 1223–1235.

19. Eminson DM. Somatising in children and adolescents. 1. Clinical presentations and aetiological factors. Adv Psychiatr Treatment 2001; 7: 266–274.

20. Bernstein GA, et al. Somatic symptoms in anxious-depressed school refusers. J Am Acad Child Adolesc Psychiatry 1997; 36: 661–668.

21. Berg PA. Neuroimmunologische Aspekte funktioneller somatischer Syndrome. Dtsch Med Wochenschr 2005; 130: 107–113.

22. Kapfhammer HP. Somatisierung – somatoforme Störungen – Ätiopathogenetische Modelle. Fortschr Neurol Psychiatr 2001; 69: 58–77.

23. Farmer A, et al. Is disabling fatigue in childhood influenced by genes? Psychol Med 1999; 29: 279–282.

24. Gillespie NA, et al. The genetic aetiology of somatic distress. Psychol Med 2000; 30: 1051–1061.

25. Hickie I, Kirk K, Martin N. Unique genetic and environmental determinants of prolonged fatigue: a twin study. Psychol Med 1999; 29: 259–268.

26. Kendler KS, et al. A Twin-Family Study of Self-Report Symptoms of Panic-Phobia and Somatization. Behav Genet 1995; 25: 499–515.

27. Kapfhammer HP. Somatisierung – somatoforme Störungen – Ätiopathogenetische Modelle. Fortschr Neurol Psychiatr 2001; 69: 58–77.

28. Offenbaecher M, et al. Possible association of fibromyalgia with a polymorphism in the serotonin transporter gene regulatory region. Arthritis Rheum 1999; 42: 2482–2488.

29. Schwarz MJ, et al. Evidence for an altered tryptophan metabolism in fibromyalgia. Neurobiol Dis 2002; 11: 434–442.

30. Rief W, et al. Psychobiological aspects of somatoform disorders: contributions of monoaminergic transmitter systems. Neuropsychobiology 2004; 49: 24–29.
31. Karst M, et al. Abnormality in the self-monitoring mechanism in patients with fibromyalgia and somatoform pain disorder. Psychosom Med 2005; 67: 111–115.
32. Aromaa M, et al. Pain experience of children with headache and their families: A controlled study. Pediatrics 2000; 106: 270–275.
33. Rocha EM, et al. Pain reactivity and somatization in kindergarten-age children. J Pediatr Psychol 2003; 28: 47–57.
34. Rief W, Auer C. Is somatization a habituation disorder? Physiological reactivity in somatization syndrome. Psychiatry Res 2001; 101: 63–74.
35. Rangel L, et al. Personality in adolescents with chronic fatigue syndrome. Eur Child Adolesc Psychiatry 2000; 9: 39–45.
36. Aromaa M, et al. Pain experience of children with headache and their families: A controlled study. Pediatrics 2000; 106: 270–275.
37. Campo JV, Fritsch SL. Somatization in children and adolescents. J Am Acad Child Adolesc Psychiatry 1994; 33: 1223–1235.
38. Cohn DA, et al. Mothers and Fathers Working Models of Childhood Attachment Relationships, Parenting Styles, and Child-Behavior. Dev Psychopathol 1992; 4: 417–431.
39. Field T. Maternal depression effects on infants and early interventions. Prev Med 1998; 27: 200–203.
40. Craig TKJ, Cox AD, Klein K. Intergenerational transmission of somatization behaviour: a study of chronic somatizers and their children. Psychol Med 2002; 32: 805–816.
41. Craig TK, et al. Intergenerational transmission of somatization behaviour: 2. Observations of joint attention and bids for attention. Psychol Med 2004; 34: 199–209.
42. Dunn-Geier BJ, et al. Adolescent Chronic Pain – the Ability to Cope. Pain 1986; 26: 23–32.
43. Garralda ME. Somatisation in children. J Child Psychol Psychiatry 1996; 37: 13–33.
44. Walker LS, Zeman JL. Parental Response to Child Illness Behavior. J Pediatr Psychol 1992; 17: 49–71.
45. Walker LS, Claar RL, Garber J. Social consequences of children's pain: When do they encourage symptom maintenance? J Pediatr Psychol 2002; 27: 689–698.
46. Rangel L, et al. Family health and characteristics in chronic fatigue syndrome, juvenile rheumatoid arthritis, and emotional disorders of childhood. J Am Acad Child Adolesc Psychiatry 2005; 44: 150–158.
47. Hunfeld JAM, et al. Physically unexplained chronic pain and its impact on children and their families: The mother's perception. Psychol Psychother Theory Res Practice 2002; 75: 251–260.
48. Herpertz-Dahlmann B, Hahn F, Hempt A. Diagnostik und Therapie der posttraumatischen Belastungsstörung im Kindes- und Jugendalter. Der Nervenarzt 2005; 76: 546–556.
49. Campo JV, Fritz G. A management model for pediatric somatization. Psychosomatics 2001; 42: 467–476.
50. Taylor S, Garralda E. The management of somatoform disorder in childhood. Curr Opin Psychiatry 2003; 16: 227–231.
51. Bleichhardt G, Timmer B, Rief W. Cognitive-behavioural therapy for patients with multiple somatoform symptoms – a randomised controlled trial in tertiary care. J Psychosom Res 2004; 56: 449–454.
52. Lidbeck J. Group therapy for somatization disorders in primary care: maintenance of treatment goals of short cognitive-behavioural treatment one-and-a-half-year follow-up. Acta Psychiatr Scand 2003; 107: 449–456.
53. Phillips KA, Albertini RS, Rasmussen SA. A randomized placebo-controlled trial of fluoxetine in body dysmorphic disorder. Arch Gen Psychiatry 2002; 59: 381–388.
54. Turkington D, et al. A randomized controlled trial of fluvoxamine in prostatodynia, a male somatoform pain disorder. J Clin Psychiatry 2002; 63: 778–781.
55. Volz HP, et al. St. John's wort extract (LI 160) in somatoform disorders: results of a placebo-controlled trial. Psychopharmacology (Berl) 2002; 164: 294–300.
56. Muller T, et al. Treatment of somatoform disorders with St. John's wort: A randomized, double-blind and placebo-controlled trial. Psychosom Med 2004; 66: 538–547.
57. Campo JV, et al. Citalopram treatment of pediatric recurrent abdominal pain and comorbid internalizing disorders: an exploratory study. J Am Acad Child Adolesc Psychiatry 2004; 43: 1234–1242.
58. Jans T, Warnke A. Der Verlauf dissoziativer Störungen im Kindes- und Jugendalter – Eine Literaturübersicht. Z Kinder Jugendpsychiatr Psychother 1999; 27: 139–150.
59. Fearon P, Hotopf M. Relation between headache in childhood and physical and psychiatric symptoms in adulthood: national birth cohort study. BMJ 2001; 322: 1145–1148A.

60. Poikolainen K, et al. Predictors of somatic symptoms: a five year follow up of adolescents. Arch Dis Child 2000; 83: 388–392.
61. Guidetti V, et al. Headache and psychiatric comorbidity: clinical aspects and outcome in an 8-year follow-up study. Cephalalgia 1998; 18: 455–462.
62. Lieb R, Mastaler M, Wittchen HU. Gibt es somatoforme Störungen bei Jugendlichen und jungen Erwachsenen? Erste epidemiologische Befunde der Untersuchung einer bevölkerungsrepräsentativen Stichprobe. Verhaltenstherapie 1998; 8: 81–93.
63. Zwaigenbaum L, et al. Highly somatizing young adolescents and the risk of depression. Pediatrics 1999; 103: 1203–1209.
64. Hiller W, et al. Wirksamkeit und Kosten-Nutzen-Effekte der stationären Therapie somatoformer Störungen. Fortschr Neurologie Psychiatrie 2004; 72: 136–146.
65. Reid S, et al. Frequent attenders in secondary care: a 3-year follow-up study of patients with medically unexplained symptoms. Psychol Med 2003; 33: 519–524.

Die Autoren erklären, dass kein Interessenkonflikt im Sinne der Richtlinien des Internationalen Committee of Medical Journal Editors vorliegt.

Dieses Kapitel beruht in größeren Teilen auf einer Überarbeitung und Aktualisierung im Deutschen Ärzteblatt erschienen Übersichtsarbeit: HAGENAH U, HERPERTZ-DAHLMANN B. Somatisierungsstörungen bei Kindern und Jugendlichen. Dtsch Ärztebl 2005; 102: 1953–1959.

18

Dissoziative Störungen und Konversionsstörungen

Thomas Jans und Andreas Warnke

Dissoziative Störungen äußern sich in einem Verlust von Bewegungsfähigkeit, sensorischen Ausfallserscheinungen, Anfallsereignissen oder psychischen Veränderungen, die mit verminderter Ansprechbarkeit, kognitiven Beeinträchtigungen und oft plötzlich verändertem und unvorhersehbarem Verhalten des Betroffenen einhergehen.

Die Symptomatik hat für Außenstehende meist einen alarmierenden und besorgniserregenden Charakter. Sie sind verunsichert, reagieren mit vermehrter Zuwendung und versuchen, dem Betroffenen Entlastung zu verschaffen. Im Gegensatz zur Besorgnis des Umfelds kann der Betroffene bemerkenswert indolent gegenüber seinen Beschwerden sein.

Ein Zusammenhang der Symptome mit aktuellen Belastungsmomenten wird oft deutlich. Vom Betroffenen werden sie demgegenüber fast regelhaft negiert. Eingeleitete organmedizinische Untersuchungen bleiben ohne erklärenden pathologischen Befund. Ein aufmerksamkeitsuchender und anforderungsvermeidender Charakter der Symptome wird meist von den Behandelnden und teils auch vom sozialen Umfeld wahrgenommen.

Reaktionen können Äußerungen von Unverständnis mit strafendem Charakter sein, aber auch inkonsistente Reaktionen aufgrund von Ambivalenz wegen der Sorge um den Betroffenen einerseits und der Verärgerung über seine als überzogen wahrgenommene Symptomatik andererseits. Die sich dadurch ergebende zusätzliche Belastung für den Betroffenen, intermittierende Zuwendung von Seiten des sozialen Umfelds und ein wahrgenommener Rechtfertigungsdruck können zur Aufrechterhaltung der Symptome beitragen.

Unsicherheit im Hinblick auf eine möglicherweise doch zugrunde liegende organische Erkrankung und wiederholte medizinische Untersuchungen können zusätzlich symptomverstärkend sein. Dies kann auch für psychotherapeutische Interventionen zutreffen, die der Symptomatik eine besondere Beachtung schenken.

Das »neurotische Paradoxon« besteht darin, dass die längerfristigen negativen Auswirkungen der Symptomatik die kurzfristig positiven deutlich überwiegen. Bleiben Umgebungsbedingungen und individuelle Bewältigungsstrategien unverändert, besteht die Gefahr der Chronifizierung der Symptomatik.

Definition und Klassifikation

Dissoziative oder Konversionssymptome sind Erscheinungsbilder der »Hysterie«, wobei dieser Begriff heutzutage meist vermieden wird und damit assoziierte Störungen in den modernen Klassifikationssystemen in verschiedenen diagnostischen Kategorien beschrieben werden. Der Grund hierfür ist in der Weite und Unschärfe des Hysteriebegriffs, seiner engen Verknüpfung mit tiefenpsychologischen Erklärungskonzepten und der negativen Konnotation des »Hysterischen« in der Alltagssprache zu sehen.

In den aktuellen Klassifikationssystemen werden hysterische Syndrome unter den somatoformen Störungen (Somatisierungsstörung, somatoforme Schmerzstörung und somatoforme autonome Funktionsstörungen) und den dissoziativen Störungen eingeordnet. Die »hysterische Charakterneurose« wird als histrionische Persönlichkeitsstörung unter den Persönlichkeitsstörungen klassifiziert.

Die Kategorie der »dissoziativen Störungen« ist in der ICD-10 (1) unter den »neurotischen, Belastungs- und somatoformen Störungen« eingegliedert und beinhaltet Verhaltenssyndrome, deren Hauptmerkmal ein teilweiser oder vollständiger Verlust der normalen Integration im Hinblick auf Erinnerungen an die Vergangenheit, Identitätsbewusstsein, unmittelbare Empfindungen und die Kontrolle über Körperbewegungen ist. Die Symptomatik darf nicht die einer körperlichen Erkrankung sein.

Im Gegensatz zur vorwiegend deskriptiven und ätiologische Vorannahmen vermeidenden Definition anderer diagnostischer Kategorien wird für dissoziative Störungen in der ICD-10 ein zeitlicher Zusammenhang zwischen Störungsbeginn und Belastungen, Problemen, Bedürfnissen oder gestörten Beziehungen des Betroffenen gefordert.

Einen Überblick über die Gruppe der d i s s o z i a t i v e n S t ö r u n g e n nach ICD-10 gibt Tab. 1.

Auch in der aktuellen Literatur ist die Nomenklatur im Hinblick auf die dissoziative Symptomatologie uneinheitlich. Zudem bestehen nicht zu vernachlässigende Unterschiede zwischen den Klassifikationssystemen der WHO und der amerikanischen psychiatrischen Gesellschaft (DSM-IV) (2).

In der ICD-10 ist der Begriff »dissoziativ« weit gefasst und umfasst Störungen vom Bewusstseinstypus (dissoziativ im engeren Sinn) und vom körpersymptomatischen Typus (oft auch als Konversionsstörungen bezeichnet).

Im DSM-IV bildet die Konversionsstörung eine Untergruppe der somatoformen Störungen. Konversionssymptome sind im DSM-IV auch in die Symptomliste der Somatisierungsstörung mit aufgenommen. Treten bei einer Somatisierungsstörung Konversionssymptome auf, so wird nach DSM-IV eine Diagnose gestellt, nach ICD-10 jedoch 2 Diagnosen (zu somatoformen Störungen siehe auch Kapitel 17, Seite 285).

Dissoziative Störungen vom Bewusstseinstypus bilden nach DSM-IV eine eigene Gruppe, die im Unterschied zur ICD-10 die Depersonalisationsstörung mit einschließt. Noch im DSM-III (3) war die Konversionsstörung weiter gefasst und beinhaltete auch somatoforme Symptome, wie psychogenes Erbrechen.

Die unterschiedlichen diagnostischen Systeme und Traditionen erschweren insgesamt das Verständnis und die Interpretation empirischer Befunde und Übersichtsarbeiten zum Themenkomplex der dissoziativen Störungen.

Epidemiologie

Repräsentative epidemiologische Befunde gibt es für das Kindesalter nicht. Die Häufigkeit dissoziativer Störungen schwankt in kinder- und jugendpsychiatrischen Inanspruchnahmestichproben einer Übersicht von BLANZ und LEHMKUHL (4) zufolge zwischen 0,5% und 17%. Unterschiede im Hinblick auf die angewendeten diagnostischen Kriterien und die Versorgungsaufträge der verschiedenen Zentren machen die Ergebnisse einschlägiger Studien jedoch schwer vergleichbar. Die von SRINATH et al. (5) mitgeteilte hohe Rate von 31% in einer kinder- und jugendpsychiatrischen Abteilung in Indien verweist auf bedeutsame Einflüsse des soziokulturellen Umfelds auf die Häufigkeit dissoziativer Störungen.

Prävalenzen somatoformer Störungen (DSM-IV) bei deutschen Jugendlichen und jungen Erwachsenen im Alter von 14–24 Jahren berichten LIEB et al. (6). Die Lebenszeitprävalenz der Konversionsstörung beträgt demnach 0,4%, diejenige der nicht näher bezeichneten dissoziativen Störung (beschränkt auf die Symptome Schwäche- sowie Ohnmachtsanfälle, Bewusstlosigkeit und Amnesie) 0,8%. Auf Symptomebene gaben 6,9% der Probanden typische Konversionssymptome, 9,8% weitere pseudoneurologische Symptome und 7,5% die genannten dissoziativen Symptome an. Es zeigte sich ein deutliches Überwiegen des weiblichen Geschlechts (Konversionsstörung: 0,14% ♂ vs. 0,56% ♀; nicht näher bezeichnete dissoziative Störung: 0,21% ♂ vs. 1,38% ♀). Ab dem 16./17. Lebensjahr wurde ein Anstieg der Prävalenzen deutlich. Es fanden sich keine bedeutsamen Zusammenhänge mit soziodemographischen Variablen. Die epidemiologische Erhebung von LIEB et al. (5) stützt sich auf Interviewdaten, eine organmedizinische Differenzialdiagnostik erfolgte nicht.

Typische dissoziative Symptome scheinen sich kaum vor dem 5. Lebensjahr zu entwickeln (7). NISSEN (8) verweist jedoch auf Symptome mit möglicher hysterischer Genese auch bei jüngeren

Störungen vom Bewusstseinstypus

- F44.0 Dissoziative Amnesie
- F44.1 Dissoziative Fugue
- F44.2 Dissoziativer Stupor
- F44.3 Dissoziative Trance- und Besessenheitszustände
- F44.8 GANSER-Syndrom
- F44.81 Multiple Persönlichkeit

Störungen vom körpersymptomatischen Typus

- F44.4 Dissoziative Bewegungsstörungen
- F44.5 Dissoziative Krampfanfälle
- F44.6 Dissoziative Sensibilitäts- und Empfindungsstörungen

Restkategorien

- F44.7 Dissoziative Störungen, gemischt
- F44.8 Sonstige dissoziative Störungen
- F44.82 Vorübergehende dissoziative Störungen in der Kindheit und Jugend
- F44.88 Sonstige näher bezeichnete dissoziative Störungen
- F44.9 Nicht näher bezeichnete dissoziative Störungen

Tab. 1
Klassifikation der dissoziativen Störungen in der ICD-10

Kindern. Bei Kindern scheint im Gegensatz zu Jugendlichen und Erwachsenen das Geschlechterverhältnis eher ausgeglichen zu sein (9–11).

Möglicherweise besteht ein sekulärer Trend dahingehend, dass sehr dramatisierende klinische Bilder weniger häufig auftreten (»arc de cercle«). Demgegenüber scheinen manche Störungen (zumindest im angloamerikanischen Sprachraum) häufiger zu werden, so etwa die dissoziative Identitätsstörung (12, 13).

Befunde sprechen für eine insgesamt stärkere Häufigkeit von Konversionsstörungen bei Personen mit niedrigerem Bildungsniveau, aus schwächeren sozioökonomischen Verhältnissen, ländlichen Gebieten und präindustriellen Gesellschaften (14, 15), wobei Assoziationen zur sozialen Schicht nicht durchgehend gefunden wurden (6).

Symptomentwicklung und Komorbidität

Die dissoziative Bewegungsstörung ist durch einen teilweisen oder vollständigen Verlust der Bewegungsfähigkeit gekennzeichnet. Meist sind die oberen oder unteren Extremitäten betroffen, dabei tendenziell häufiger die nicht dominante Seite. Faziale Lähmungserscheinungen sind vergleichsweise selten. Koordinationsstörungen (Ataxie), Tremor, Unfähigkeit zu stehen (Astasie) oder zu gehen (Abasie) können auftreten. Bei Stürzen ist oft ein Fallen in Richtung des Begleiters zu beobachten. Verletzungen sind dabei selten. Oft entsteht der Eindruck sehr unökonomischer Bewegungsabläufe.

Sekundär kann es zu Muskelatrophie oder Kontrakturen kommen. Auch psychogene Sprechstörungen (Dysarthrie, Aphonie) werden hier klassifiziert.

Das Erscheinungsbild von dissoziativen Krampfanfällen ist sehr variantenreich. Die Symptomatik kann epileptischen Anfällen sehr ähnlich sein oder sich aber auch deutlich von ihnen unterscheiden. Entscheidend für die Ausgestaltung des Anfalls ist auch das Vorwissen des Betroffenen über die Phänomenologie epileptischer Anfallsereignisse. Oft werden große Anfälle mimikriert. Die Bewusstseinslage erscheint oft eingetrübt, bei vorhandener Ansprechbarkeit. Kornealreflexe und Schmerzreaktionen sind vorhanden. Einnässen, Verletzungen beim Sturz oder Zungenbiss treten meist nicht auf. Eine Erhöhung des postiktalen Serumprolaktins findet sich nicht (16).

Dissoziative Sensibilitäts- und Empfindungsstörungen können alle Sinnesmodalitäten betreffen. An-, Hypo-, Hyper- und Parästhesien können auftreten, werden dabei meist in funktionellen Einheiten und nicht auf anatomisch-pathologischer Grundlage angegeben (z. B. handschuh- oder strumpfförmige Erscheinungen, streng mediane Begrenzungen). Hörschwäche ist häufiger als Taubheit, Sehschwäche (Tunnelsehen, Verschwommensehen) häufiger als Blindheit. Mikro- und Makropsie können auftreten.

Der dissoziative Stupor ist gekennzeichnet durch eine ausgeprägte Verringerung oder das Fehlen willkürlicher Bewegungen und der Reaktionen auf äußere Reize (Ansprache, Geräusche, Licht, Berührungen). Der Betroffene sitzt oder liegt lange Zeit nahezu bewegungslos und ist mutistisch. Das Fehlen einer eigentlichen Bewusstseinsstörung wird deutlich in seinem Muskeltonus, seiner Haltung und Atmung, gelegentlichem Öffnen der Augen und koordinierten Augenbewegungen.

Die dissoziative Amnesie tritt eigenständig oder auch mit anderen dissoziativen Bewusstseinsstörungen auf (Fugue, Identitätsstörung). Gedächtnisstörungen sind dem Betroffenen oft bewusst. Sie sind meist selektiv (personen- oder ereignisbezogen) und lokalisiert (zeitbezogen) und beziehen sich meist auf wichtige oder traumatische biographische Ereignisse. Der Grad der Erinnerungsfähigkeit kann schwankend sein (zeitlich, situativ). Globale Amnesien für die gesamte Biographie treten am ehesten mit einer Fugue auf.

Die dissoziative Fugue ist von einer Amnesie begleitet. Der Betroffene verlässt unerwartet seinen normalen Aktivitätsradius, reist an einen meist emotional bedeutsamen Ort und verhält sich dabei für Außenstehende geordnet und psychopathologisch unauffällig. Ein Teil der Betroffenen weist eine Amnesie für die bisherige Biographie auf und nimmt eine neue Identität an. Selten dauert die Fugue länger als einige Tage. Für die Zeit der Fugue besteht typischerweise eine Amnesie.

Bei der dissoziativen Identitätsstörung (multiple Persönlichkeitsstörung) treten für zeitlich begrenzte Zeit abgrenzbare Persönlichkeitszustände bzw. Identitäten auf, die verschiedene Namen annehmen und sich unterscheiden können in Bezug auf Alter, Geschlecht, kognitives Niveau, verbales und nonverbales Ausdrucksverhalten, emotionale und soziale Reagibilität und Interessensbildung. Die einzelnen Identitäten scheinen sich meist einander nicht bewusst zu sein, können aber auch etwa schriftlich miteinander kommunizieren.

Dissoziative Trance- und Besessenheitszustände sind gekennzeichnet durch kulturell situationsinadäquates, stereotypes und oft repetitives Verhalten, eingeengte Wahrnehmung und das Erscheinungsbild des von einer anderen Kraft, Persönlichkeit oder Gottheit Beherrschtseins.

Unter einem GANSER-Syndrom wird ein pseudopsychotischer Verwirrtheitszustand verstanden, dessen Hauptsymptom im Vorbeiantworten besteht und der von Pseudohalluzinationen, eingetrübt erscheinendem Bewusstsein und anderen dissoziativen Symptomen begleitet sein kann.

Das Depersonalisations- und Derealisationssyndrom wird in der ICD-10 im Gegensatz zum DSM-IV nicht innerhalb der dissoziativen Störungen aufgeführt, stellt jedoch eine Kernsymptomatik dissoziativer Symptomatologie dar (17). Eigene psychische Vorgänge, der eigene Körper oder Körperteile oder die Umwelt werden bei erhaltenem Realitätsbezug als seltsam verfremdet, unwirklich, künstlich und automatisiert erfahren. Gefühllosigkeit wird empfunden. Der Zustand fällt den Betroffenen als verändert auf, wird häufiger auch beklagt und kann mit einer Besorgnis um die eigene psychische Gesundheit einhergehen.

Im Kindes- und Jugendalter stehen unter den dissoziativen Störungen körpersymptomatische Störungen deutlich im Vordergrund: psychogene Krampfanfälle, Bewegungsstörungen (vor allem Gangstörungen und Lähmungen) sowie Sehstörungen. Störungen vom Bewusstseinstypus treten überwiegend in Form von dissoziativen Dämmerzuständen auf (18, 19). Dissoziative Fugue, Amnesien oder Besessenheitszustände sind sehr selten. Das GANSER-Syndrom wurde nur vereinzelt beschrieben (20, 21).

Einzelne dissoziative Symptome ohne deutlich beeinträchtigenden Charakter sind häufiger anzutreffen, wobei dissoziationsnahe Erlebens- und Verhaltensweisen auch bei normaler Entwicklung auftreten (starke Fantasietätigkeit und ein »Sich-Verlieren« im Spiel, Fantasiegefährten, Tagträumen, Depersonalisations- und Derealisationserleben während der Pubertät, passagere Symptome bei Übermüdung und Überlastung).

Komorbidität liegt häufig vor. Dies betrifft zum einen das gleichzeitige Vorkommen mehrerer dissoziativer Syndrome (gemischte dissoziative Störung). Monosymptomatische Bilder scheinen sogar seltener zu sein als polysymptomatische (22). Patienten mit dissoziativen Störungen vom körpersymptomatischen Typ weisen vermehrt Angststörungen, depressive Störungen und somatoforme Störungen auf. Dissoziative Bewusstseinsstörungen sind zusätzlich häufiger mit posttraumatischen Störungen und emotional instabilen Persönlichkeitsstörungen assoziiert.

Akute Belastungsreaktionen sind durch eine dissoziative Kernsymptomatik gekennzeichnet, wobei das klinische Bild sich größtenteils mit demjenigen einer dissoziativen Störung vom Bewusstseinstyp deckt. Sie sind durch ihre unmittelbare Kopplung an eine Extrembelastung und ihren passageren Charakter von dissoziativen Störungen abgrenzbar.

Ätiologie und Pathogenese

Als ätiologisch bedeutsam werden folgende Bedingungen angesehen (23):

○ *Eine familiäre Häufung von dissoziativen Störungen, wobei die Bedeutung genetischer Faktoren dabei weitgehend ungeklärt ist.* Einer Übersichtsarbeit von Blanz und Lehmkuhl (4) zufolge weisen etwa 20% der Eltern und 6% der Geschwister von Patienten mit einer hysterischen Neurose ebenfalls Konversionssymptome auf. Zwillings-, Adoptions- oder molekulargenetische Studien sind zu dissoziativen Störungen bei Kindern und Jugendlichen nicht vorhanden.

○ *Modelllernen.* Dem Symptombild ähnelnde Erkrankungen sind bei nahen Familienangehörigen überzufällig häufig vorhanden (24). Grattan-Smith et al. (25) berichten ein Modell für 54%, Siegel und Barthel (26) für 66% der untersuchten Kinder und Jugendlichen mit Konversionsstörungen nach DSM-III.

○ *Die »Symptomwahl« bestimmende Verletzungen oder Erkrankungen in der Vorgeschichte.* Die dissoziative Symptomatik kann sich in einer Körperregion oder körperlichen Funktion manifestieren, die lebensgeschichtlich mit Beschwerden oder Funktionsstörungen verbunden ist (im Sinne eines »locus minoris resistentiae«). Hierauf bezogene Prozesse der Selbstbeobachtung und Bewertung sind von Bedeutung, aber auch die diesbezügliche Aufmerksamkeitszuwendung vonseiten des Umfelds (diagnostische Maßnahmen, Bewertungen der Eltern).

Deutlich wird der Zusammenhang zwischen organischer und psychogener Störung etwa in der überzufälligen Koinzidenz von epileptischen und dissoziativen Krampfanfällen. Wewetzer et al. (27) zeigen in einer Kasuistik auf, dass auch eine nicht erkannte organische Krankheit eine Ursache für dissoziative Symptome sein kann.

○ *Eine Begünstigung durch organische Hirnschädigungen.* Es findet sich eine hohe Komorbidität von neurologischen und dissoziativen Störungen, deren Ausprägung jedoch vom Versorgungsauftrag der untersuchenden Zentren abhängig ist (deutlich höhere Komorbidität einer dissoziativen Störung mit neurologischen Störungen in neurologischen als in psychiatrischen Patientenkollektiven).

Neben den im letzten Abschnitt genannten Erklärungen könnte die Komorbidität mit neurologischen Störungen auf eine Hirnfunktionsstörung zurückzuführen sein, die dazu prädisponiert, dass sich vorab bestehende neurotische Persönlichkeitszüge in pseudoneurologischen Symptomen ausdrücken (28). Gegen die Bedeutung eines zentralen Verarbeitungsdefizits spricht jedoch, dass die komorbid vorhandenen neurologischen Störungen bei etwa der Hälfte der Patienten peripherer Natur sind (29).

○ *Eine disponierende Persönlichkeitsstruktur.* Die Entstehung dissoziativer Störungen wurde mit verschiedenen Persönlichkeitsdimensionen und habituellen Stressverarbeitungsstrategien in Zusammenhang gebracht. Beschrieben wurden mangelnde Introspektionsfähigkeit im Hinblick auf emotionale und körperliche Zustände, geringe diesbezügliche Verbalisierungsfähigkeit und ein Belastungsmomente diminuierender Verarbeitungsstil (Nähe zum Konzept der Alexithymie und zur Repression-Sensitization-Dichotomie).

Parallelen bestehen zu tiefenpsychologischen Ansätzen, die in der dissoziativen Symptombildung zusammenfassend einen symbolischen Ausdruck von Wünschen oder Konflikten sehen, die derzeit vom Betroffenen nicht adäquater kommuniziert werden können. Die Symptombildung führt demnach zu einer unreif-neurotischen Entlastung (»primärer Krankheitsgewinn«).

Befunde liegen zu verschiedenen Persönlichkeitstheorien vor (z. B.: hoher Neurotizismus und hohe Extraversion nach EYSENCK; hohe Schadensvermeidung, hohe Impulsivität und Neugkeitssuche bei niedriger Selbstdirektivität nach CLONINGER). Beziehungen bestehen zu histrionischen und emotional-instabilen Persönlichkeitsstörungen. Eine spezifische Verbindung von dissoziativen Störungen und »hysterischem Charakter« im Sinne von Mittelpunktstreben, Koketterie und dramatisierend-oberflächlicher Emotionalität scheint jedoch nicht zu bestehen.

Zusammenhänge zwischen Persönlichkeits- bzw. Temperamentsfaktoren und dissoziativen Störungen sind bei Kindern und Jugendlichen insgesamt unzureichend untersucht.

○ *Eine aktuelle oder aktualisierte Konflikt- oder Überforderungssituation.* Aktuelle Belastungs- und Überforderungsmomente stehen regelhaft mit dissoziativen Störungen in Zusammenhang. Dieser Zusammenhang hat Eingang in die diagnostischen Kriterien gefunden und stellt ein Diagnosekriterium dar. VON ASTER et al. (19) fanden eine Erkrankung der Eltern und schwierige sozioökonomische Verhältnisse im Vergleich zu klinischen Kontrollgruppen erhöht. Im Vergleich zur gesunden Kontrollgruppe waren eine positive Familienanamnese für psychiatrische Störungen und Ehekonflikte der Eltern vermehrt vorhanden.

Familiäre Konflikte und inadäquate Kommunikation fanden SIEGEL und BARTHEL (26) bei jeweils etwa der Hälfte der Betroffenen. Drohende oder zurückliegende Trennungserlebnisse beschrieben in gleichem Ausmaß GRATTAN-SMITH et al. (25). Dies verweist auf höhere Belastungsfaktoren und verminderte Ressourcen in den Familien dissoziativ erkrankter Kinder und Jugendlicher.

Im klinischen Alltag haben daneben Leistungsüberforderungen in Schule oder Berufsausbildung und Konflikte mit Gleichaltrigen einen hohen Stellenwert. Dies trifft vor allem auch für intellektuell unterdurchschnittlich im Bereich der Lernbehinderung begabte Kinder und Jugendliche zu, wenn sie mit schulisch zu hohen Ansprüchen konfrontiert sind. Auf Belastungsmomente durch körperliche Erkrankungen oder Stigmata wurde bereits hingewiesen.

Die Bedeutung von Belastungen für die Entwicklung dissoziativer Störungen wird durch die Assoziation zwischen akuten und posttraumatischen Belastungsstörungen und dissoziativen Symptomen deutlich. Traumata in Form sexuellen Missbrauchs, Misshandlung und emotionaler Vernachlässigung stellen die bedeutsamsten Prädiktoren für die Entwicklung einer dissoziativen Störung bei Jugendlichen und Erwachsenen dar (30).

Die Bedeutung sexueller Traumatisierungen scheint jedoch in der Vergangenheit eher überschätzt worden zu sein. So besteht kein eindeutiger Zusammenhang zwischen dem Schweregrad der Traumatisierung und dem Ausmaß dissoziativer Beschwerden. Nicht als grundsätzliche Alternative, sondern als Hypothese, die auch weitere Erklärungsmomente neben den Folgen einer Traumatisierung zulässt, wurde für die dissoziative Identitätsstörung ein soziokognitives Erklärungsmodell formuliert, das die Bedeutung von Medieneinflüssen und iatrogenen Einflüssen in Interaktion mit Persönlichkeitsvariablen betont (12).

Für die Bedeutung iatrogener Einflüsse und gegen eine Überbetonung des Stellenwerts von Traumatisierungen bei der Entwicklung der dissoziativen Identitätsstörung sprechen nach LILIENFELD et al. (12) folgende Befunde:

1. Der dramatische Anstieg der Zahl von Patienten mit dieser Diagnose in den letzten Jahrzehnten.

2. Der Anstieg der Anzahl verschiedener präsentierter Persönlichkeiten im Behandlungsverlauf.

3. Die deutlich gestiegene Aufmerksamkeit von Therapeuten für das Störungsbild.

4. Viele Patienten zeigen zu Beginn der Therapie keine multiplen Persönlichkeiten, wobei das Vollbild der Störung erst im Therapieverlauf deutlich wird.

5. In Therapien werden Persönlichkeitsalterationen oftmals verbal verstärkt und Patienten ermutigt, weiter Kontakt mit anderen Persönlichkeiten aufrechtzuerhalten.

6. Hypnotherapeuten scheinen mehr Patienten mit dieser Diagnose zu behandeln als andere Therapeuten.

7. Eine hohe Anzahl von Patienten wurde von einer vergleichsweise geringen Zahl von Therapeuten diagnostiziert.

8. In Experimenten wurde deutlich, dass Probanden mit wenigen Hinweisen dazu in der Lage sind, viele Aspekte des klinischen Bildes der Störung darzustellen.

○ *Operante Faktoren in Form positiver oder negativer Verstärkung (»sekundärer« Krankheitsgewinn).* Symptomverstärkende Aufmerksamkeit und Zuwendung von Seiten des sozialen Umfelds für die Symptomatik ist aufgrund des häufig alarmierenden und dramatischen Charakters der Beschwerden regelhaft vorhanden. Bei emotional vernachlässigendem familiärem Umfeld oder fehlenden befriedigenden Sozialbeziehungen ist deren verstärkende Wirkung besonders ausgeprägt.

Iatrogene Einflüsse in Form wiederholter Untersuchungen und verstärkender Zuwendung gegenüber der Symptomatik in Psychotherapien können ebenfalls aufrechterhaltende Funktion haben. Im Sinne negativer Verstärkung können das Vermeiden von Alltagsanforderungen oder auch die Aussetzung der offenen Austragung von Elternkonflikten wegen der Erkrankung des Kindes wirken. Ein Krankheitsgewinn der einen oder anderen Art wurde zusammenfassend für die Mehrzahl der Betroffenen beschrieben.

Neurobiologische Mechanismen fokussieren zum einen die Auswirkungen traumatischer Erfahrungen und der begleitenden Stressreaktion auf die Entwicklung dissoziativer Bewusstseinsstörungen (dabei vor allem amnestische Symptome). Dem Regelkreis von Thalamus, Amygdala, Hippocampus und präfrontalem Kortex kommt dabei eine wichtige Rolle zu.

Beschriebene hippocampale Atrophien nach Extrembelastungen wurden auf glutamaterge Neurotoxizität und potenzierende Glukokortikoideinflüsse zurückgeführt. Andere Neuropeptide und Neurotransmitter sind jedoch auch von Bedeutung. Depersonalisationserleben wurde mit einer funktionellen Abnormität sensorischer kortikaler Areale und anderer Strukturen in Zusammenhang gebracht, die für das Erleben eines integrierten Körperschemas von Bedeutung sind. Pseudoparalysen standen mit Minderaktivierungen kontralateraler Strukturen des Thalamus und der Basalganglien und mit Minderaktivierungen präfrontaler Strukturen, die für Entscheidungen über Handlungsalternativen verantwortlich sind, in Zusammenhang. Reviews zu neurobiologischen Zusammenhängen: (30–32).

Diagnose und Differenzialdiagnostik

Einen Rahmen zur Diagnostik geben die diagnostischen und therapeutischen Leitlinien der Fachgesellschaften (33) und das multiaxiale Klassifikationschema (34):

1. Achse: klinisch-psychiatrisches Syndrom

Es erfolgt die Prüfung, ob eine dissoziative Störung vorliegt. Begleitende komorbide Störungen werden hier klassifiziert.

2. Achse: umschriebene Entwicklungsstörungen

Besonderheiten in der Entwicklung des Sprechens und der Sprache, der motorischen Funktionen oder der Fertigkeiten des Lesens, Rechtschreibens und Rechnens sind festzustellen, damit gegebenfalls eine spezifische Förderung eingeleitet werden kann.

3. Achse: Intelligenz

Dissoziative Störungen können mit kognitiven (Gedächtnis, Konzentration), motivationalen und emotionalen Beeinträchtigungen (Versagensangst, Anforderungsvermeidung) einhergehen, die das Bewältigen schulischer Anforderungen beeinträchtigen. Schulversagen kann die Folge sein.

Die Bestimmung der intellektuellen Leistungsfähigkeit ermöglicht eine Einschätzung, ob Schulversagen eher eine Folge der Störung ist, oder ob etwa intellektuelle Überforderung auf dem besuchten Schultyp eine chronische Belastungsbedingung darstellt, im Rahmen derer das betroffene Kind eine dissoziative Störung entwickelt hat. Es ist auch wichtig, die Begabung des Kindes zu kennen, um die Gesprächsführung und die Entscheidung über spezifische Intervention darauf abzustimmen.

4. Achse: körperliche Symptomatik

Über die medizinische Diagnostik muss die körperliche Begründung der Symptomatik ausgeschlossen werden. Die Diagnostik muss sich aber auch auf mögliche organische Erkrankungen richten, die die Entwicklung der dissoziativen Symptomatik begünstigten, wenngleich sie diese auch nicht hinreichend erklären können.

5. Achse: psychosoziale Umstände

Zu erfassen sind die alltäglichen Lebensverhältnisse des Patienten. Dazu gehören die Qualität der intrafamiliären Beziehungen, die körperliche und psychische Gesundheit von Familienangehörigen, Besonderheiten der Erziehungsbedingungen (Verarmung, in der Erziehung überforderte Eltern), chronische Belastungen im Zusammenhang mit Schule oder Arbeit oder belastende Lebensereignisse infolge von Verhaltensstörungen oder Behinderungen des Kindes. Die Belastungsmomente müssen im Behandlungsplan angemessen berücksichtigt werden.

6. Achse: Globalbeurteilung der psychosozialen Anpassung

Es geht um die Beurteilung des Ausmaßes, mit dem das Kind oder der Jugendliche in der Alltagsbewältigung beeinträchtigt ist.

Die Beurteilung bezieht sich auf folgende Bereiche: Beziehung zu Familienangehörigen, Gleichaltrigen und Erwachsenen außerhalb der Familie; Bewältigung von sozialen Situationen und des Lebensalltags (allgemeine Selbstständigkeit, lebenspraktische Fähigkeiten, persönliche Hygiene und Ordnung); Interessen und Freizeitaktivitäten; schulische und berufliche Anpassung. Der Grad der Beeinträchtigung hat Bedeutung für die Einschätzung des Schweregrads der Störung, die Indikation zu ambulanter oder stationärer Therapie und den Eingliederungsbedarf.

Die Diagnostik beinhaltet eine Strategie, die verschiedene Informationsquellen und methodische Zugänge berücksichtigt. Neben der Untersuchung des Patienten sind Eltern, Bezugspersonen sowie Erzieher oder Lehrer mit einzubeziehen. Körperlich-neurologische Untersuchung, Exploration und Anamneseerhebung, diagnostische Interviews, Selbst- und Fremdbeurteilungsverfahren, Verhaltensbeobachtung zu Ausdrucksverhalten, spontaner Aktivität und sozialer Beteiligung sowie Leistungstests sind hier von Bedeutung.

Bei der Interpretation der Ergebnisse von Leistungstests muss daran gedacht werden, dass gemessene Minderleistungen auch durch kognitive oder motivationale Einschränkungen, die mit der Störung auftreten, bedingt sein können. Testwiederholungen zur Validierung der erhobenen Befunde sind nach klinischer Besserung angezeigt.

Selbstbeurteilungsverfahren können die Diagnose stützen und eignen sich zur Verlaufsbeurteilung:

- Heidelberger Dissoziationsinventar (HDI) (35).
- Fragebogen zu dissoziativen Symptomen (FDS) (36).

Diagnostische Interviews können die Zuverlässigkeit der klassifikatorischen Diagnostik erhöhen:

- Heidelberger Dissoziationsinventar (HDI) (35).
- Strukturiertes Klinisches Interview für DSM-IV, Dissoziative Störungen, SKID-D (37).

Tab. 2
Schwerpunkte der störungsspezifischen Exploration

- Bisherige ärztliche oder psychologische Diagnostik und Therapie
- Subjektives Störungsmodell von Patient und Eltern (Ursachen und Behandelbarkeit der Symptome)
- Verhalten bei der Untersuchung: elterliches Misstrauen und/oder Ängstlichkeit; Misstrauen vor allem des Betroffenen bezüglich Unterstellung psychischer Probleme; auffallende Indifferenz bezüglich der Symptome
- Dauer, Ausprägung, Variabilität der Symptomatik, Wandlung in zeitlichem Zusammenhang mit Interventionen oder Belastungsmomenten
- Auslösende Bedingungen
- Reaktionen des sozialen Umfelds
- Bisheriger Umgang mit gesundheitlichen Sorgen (inkl. Symptomen) in der engeren Familie
- Modell für die Symptomatik im sozialen Umfeld; modellierend wirkende Symptome einer vorliegenden organischen Grunderkrankung
- Überforderungen und Belastungsfaktoren (Familie, Peers, Schule, Erkrankungen oder Behinderungen) sowie bisherige Bewältigungsstrategien
- Komorbidität (vor allem Angst, Depression, somatische Beschwerden)
- Generell: Eigenanamnese, Familienanamnese, schulische und soziale Integration

Einen Überblick über *inhaltliche Schwerpunkte* der Exploration von Patient und Eltern gibt Tab. 2.

Für die medizinische Diagnostik gilt: Die Ausschlussdiagnostik hat umfassend zu erfolgen und schließt in der Regel konsiliarische fachärztliche Untersuchungen mit ein. Die Wichtigkeit einer gründlichen medizinischen Differenzialdiagnostik wird gestützt durch Verlaufsstudien. Die relative Häufigkeit falsch-positiver Diagnosen im Sinne der fälschlichen Einordnung einer Symptomatik als dissoziativ und Übersehen ihrer organischen Genese liegt in Verlaufsstudien bei Kindern und Jugendlichen bei bis zu 17% (38).

Kössler und Scheidt (39) berichten eine deutliche Abhängigkeit der Validität der Diagnose einer dissoziativen Störung von der methodischen Qualität der Verlaufsstudien (Fehldiagnosen in methodisch unzulänglichen Studien zwischen 12% und 100%, in methodisch versierteren Studien deutlich unter 10%). Trotz der Wichtigkeit einer genauen Differenzialdiagnostik sind Untersuchungen oder deren Wiederholung ohne eindeutige Indikation zu vermeiden, um ein häufig vorhandenes rein körperliches Konzept der Symptomgenese bei Patient und Eltern nicht weiter zu stützen.

Die Diagnosestellung einer dissoziativen Störung ergibt sich nicht allein über den Ausschluss einer körperlichen Begründbarkeit der Symptomatik. *Positive Diagnosekriterien* sind zu berücksichtigen (Tab. 3). Hierbei ist es jedoch wichtig zu berücksichtigen, dass die Validität der einzelnen beschriebenen Merkmale nicht so hoch ist, wie dies manchmal nahegelegt wird. So trat die häufig als pathognomisch beschriebene »belle indifférence« in einigen Stichproben auch vergleichsweise selten auf: Siegel & Barthel (26): 30%; Grattan-Smith et al. (25): 19%. Darüber hinaus kommt sie auch bei akuten neurologischen Störungen vor und kann sogar als Anosognosie neurologisches Symptom sein.

Einige wichtige Differenzialdiagnosen sind in Tab. 4 aufgeführt. In der kinder- und jugendpsychiatrischen Versorgung steht die Differenzialdiagnose zu neurologischen und psychotischen Störungen im Vordergrund.

Wichtig ist es, bei Untersuchungen eine Grundhaltung einzunehmen, die Kränkungen auf Seiten des Betroffenen und seiner Eltern möglichst vermeidet. Häufig liegt beim Patienten und dessen Familie ein organisches Störungskonzept vor. Der Verweis auf eine fehlende körperliche Begründung der Beschwerden oder eine psychische Verursachung kann auf Unverständnis stoßen, Kränkungen auslösen oder als Vorwurf interpretiert werden. Symptomverschlechterung oder Behandlungsabbruch können die Folge sein.

Bei der Mitteilung von Untersuchungsergebnissen muss die Situation des an einer dissoziativen Störung Erkrankten vergegenwärtigt werden, die schon von PAGET treffend beschrieben wurde: *»Sie sagen: ›Ich kann nicht‹, es macht den Eindruck wie: ›Ich will nicht‹, aber es ist: ›Ich kann nicht wollen‹«* (29).

Eine Verärgerung des Untersuchenden über den »harmlosen Charakter« der initial möglicherweise als akut bedrohlich erscheinenden Symptomatik ist nachvollziehbar, wird aber der Situation des Betroffenen nicht gerecht, der aktuell keine Verhaltensalternative zum Rückzug in die Symptomatik hat. Die Funktionseinschränkungen und Beschwerden müssen ernst genommen werden. Vermittelt werden muss ein »Ja, aber nicht so« nach VIKTOR V. WEIZSÄCKER (41).

Bewährt hat sich in der Mitteilung der körperlichen Untersuchungsergebnisse folgendes Vorgehen:

1. Die Funktionseinschränkung zusammenfassend zu beschreiben (und damit auch ernst zu nehmen).

- Auffallend unbeschwerte Symptomschilderung (»belle indifférence«)
- Symptomänderungen bei der medizinischen Untersuchung
- Vermehrt psychiatrische und/oder psychosomatische Erkrankungen in der Familie
- Starke Beschwerdefokussierung bei früheren organischen Erkrankungen
- Frühe Somatisierungsneigung
- Modell für die Symptomatik
- Organische Erkrankungen koinzident mit dem Beginn der Symptomatik
- Deutliche Belastungsfaktoren (traumatisch, Überforderungen verschiedenster Art)
- Krankheitsgewinn
- Symbol- und Ausdrucksgehalt der Symptomatik
- Doctorshopping
- Persönlichkeitsakzentuierungen (vor allem emotional instabiler Typ)

Tab. 3
Positive Kriterien für das Vorliegen einer dissoziativen Störung (40)

2. Ausschlussdiagnosen zu begründen.

3. Die mögliche Genese bei Belastungen zu formulieren.

4. Die Sicherheit einer Behandelbarkeit der Störung, die meist mit einem Funktionstraining beginnt, zu vermitteln.

Fachärzte, die konsiliarisch einbezogen werden, sollten bei der Überweisung auf den Umgang mit dem Patienten vorbereitet werden.

Therapie

Eine dissoziative Störung ist regelhaft Folge einer Überforderungsbedingung, die der Betroffene nicht angemessen bewältigen kann. Kognitive, emotionale oder verhaltensbezogene Möglichkeiten reichen nicht aus, um etwa mit schulischen oder sozialen Anforderungen effektiv umzugehen.

Ein Schwerpunkt der Behandlung besteht deswegen darin, den Betroffenen von aktuell nicht zu bewältigenden Anforderungen zu entlasten und seine Ressourcen zu stärken, während er gleichzei-

- ○ Ausschluss primär organischer Verursachung körper- und bewusstseinsbezogener Symptome
- ○ Vor allem bewusstseinsbezogene dissoziative Symptome sind abzugrenzen von ähnlichen Symptomen bei anderen psychischen Störungen, z. B.:
  - – Derealisations- und Depersonalisationserleben bei Schizophrenie und emotional instabiler Persönlichkeitsstörung
  - – Depressiver und katatoner Stupor
  - – Wahnhafte Identitätsdiffusion bei Schizophrenien
  - – Wahrnehmungsstörungen, Verwirrtheitszustände, Gedächtnisstörungen und andere kognitive Störungen bei endogenen und exogenen Psychosen
  - – Floride, wechselnde Psychopathologie bei bipolaren Störungen (vor allem bei »rapid cycling«)
  - – Dissoziative Zustände bei akuten Belastungsreaktionen, posttraumatischen Belastungsstörungen und emotional instabiler Persönlichkeitsstörung
  - – Wahrnehmungsstörungen, Verwirrtheit, Desorientierung und andere kognitive Symptome bei substanzbezogenen Störungen (vor allem Intoxikation und Entzug)
- ○ Simulation: zweckgerichtete, bewusste und kontrollierte Vortäuschung von Symptomen; die Symptomatik sistiert typischerweise bei Erreichen des Ziels oder wird aufgegeben, wenn ein Erreichen des Ziels nicht mehr in Aussicht steht; Simulation ist sozial deviant, aber nicht psychopathologisch
- ○ Artifizielle Störung (»MÜNCHHAUSEN-Syndrom«): Symptome werden manipulativ hervorgerufen durch Selbstverletzungen oder Substanzeinnahme mit dem Ziel, weiterführende ärztliche diagnostische und therapeutische Maßnahmen zu erwirken; die Symptomatik hat psychopathologischen Charakter

Tab. 4
Wichtige Differenzialdiagnosen

tig mit Anforderungen konfrontiert wird, die er schrittweise bewältigen kann. Notwendige Entlastung darf nie umfassende Schonung sein, sondern muss immer mit einer gestuften Rückführung an Alltagsbelastungen einhergehen. Die Wiederherstellung der Fähigkeit zu Alltagsbewältigung kann als Lösung der zugrunde liegenden Belastung bzw. des Konfliktes verstanden werden. Wichtig ist es, daran zu denken, dass die Lösung auch eine situative im Sinne der Veränderung von Umgebungsbedingungen sein kann.

Je nach zugrunde liegenden auslösenden und aufrechterhaltenden Bedingungen sind die hier zum Tragen kommenden psychotherapeutischen Interventionen sehr unterschiedlich und nicht spezifisch für dissoziative Störungen (z. B. kognitive Verhaltenstherapie, Stressbewältigungstraining, Training sozialer Kompetenzen, Kommunikationstraining; familientherapeutische Verfahren; Therapie komorbider Störungen; Interventionen bei schulischen Überforderungen: Therapie von Teilleistungsstörungen, Lehrerberatung, Umschulung; Hilfen für Eltern: Therapie bei eigenen psychischen Störungen, sozialrechtliche Beratung; Jugendhilfemaßnahmen).

Ein weiterer Schwerpunkt liegt darin, dem Patienten zu helfen, seine dissoziativen Symptome zu bewältigen. Die Therapie muss so gestaltet sein, dass der Betroffene die Möglichkeit hat, seine Symptome aufzugeben, ohne sein Gesicht zu verlieren.

Dem Training der beeinträchtigten motorisch-sensorischen oder bewusstseinsbezogenen Funktionen kommt dabei besondere Bedeutung zu (z. B. Physiotherapie bei dissoziativen Bewegungsstörungen oder kognitives Training bei dissoziativen Beeinträchtigungen mentaler Fähigkeiten). Zusätzlich haben sich passive Maßnahmen bewährt und können einen positiven suggestiven Effekt haben (z. B. Massagen, Wärmebehandlungen, Reizstimulation). Dabei ist darauf zu achten, dass der Patient mit zunehmender Verfügbarkeit über die beeinträchtigten Funktionen nicht mit unveränderten Umgebungsbedingungen konfrontiert wird, die ursprünglich zur Entstehung oder Aufrechterhaltung der Symptome beigetragen haben. Ein Rückfall wäre in diesem Fall nahezu unvermeidlich.

Eine Grundlage der Therapie bildet die Verhaltensanalyse (42). Die Makroanalyse bezieht sich auf die Erfassung persönlicher Ressourcen oder Defizite des Patienten, mit aktuellen Alltagsanforderungen oder traumatisierenden Erfahrungen in der Vergangenheit zurecht zu kommen. Die Mikroanalyse besteht in der Herausarbeitung externer und interner, vorausgehender und nachfolgender Bedingungen einzelner dissoziativer Symptome in spezifischen Situationen.

Es wird ein Bedingungsmodell erstellt, in dem symptomauslösende und aufrechterhaltende Faktoren in einen funktionalen Zusammenhang gebracht werden. Dieses Modell ist leitend für die gesamte Therapieplanung (z. B.: Die 12-jährige Patientin bekam eine »hemiparetische Gangstörung« und »Hyperventilationstetanien« nach Schlaganfall der das Kind versorgenden Großmutter; das Mädchen war durch die Mehrfachbelastung Schule, Pflege und Haushaltsführung für die Großmutter überfordert; Therapieziel war die Entlastung des Kindes zunächst durch stationäre Aufnahme und Maßnahmen, die durch externe Familienhilfe und Pflegedienst das Kind von der Verantwortung für Haushalt und Pflege der Großmutter entlastete).

Die Ergebnisse der Verhaltensanalyse und die daraus abgeleiteten Interventionen müssen dem Patienten und seinen Eltern erklärt werden. Dadurch wird die Therapie für die Beteiligten transparent. Ein Verständnis für die Grundlage der Interventionen reduziert den Widerstand des Patienten gegen Veränderungen und stärkt seine Möglichkeit, eine aktive Rolle in der Therapie einzunehmen. Jedoch müssen das Aufzeigen funktionaler Zusammenhänge, Interpretationen und einsichtsorientierte Strategien vorsichtig eingeführt werden.

Betroffene lehnen häufig ein psychologisches Erklärungsmodell wegen des von ihnen daraus abgeleiteten Vorwurfs ab, dass sie die Beeinträchtigungen nur vortäuschen. Auch ist ein Therapieplan, der zum Ziel hat, die dissoziativen Symptome zu verringern, initial für den Patienten oft angstbesetzt, da die dissoziative Symptomatik aktuell zu einer Entlastung führt und seine Bewältigungsstrategie darstellt. Alternativen sind ihm zu Beginn der Therapie noch nicht vorstellbar.

Am Anfang der Therapie stehen übende und symptomorientierte Maßnahmen im Vordergrund. Einsichtsorientierte und problemaktualisierende Maßnahmen werden später eingeführt. Die Interventionen vollziehen sich in folgenden Schritten:

- Aufklärung des Patienten und seiner Bezugspersonen über die Störung, deren Therapierbarkeit und Strategien zum Umgang mit dem Patienten.
- Entlastung des Patienten von überfordernden Anforderungen.
- Funktionstraining und passive Therapiemaßnahmen, einhergehend mit der Steigerung von Alltagsanforderungen.
- Situative Maßnahmen und psychotherapeutische Interventionen mit zunehmend konflikt- und einsichtsorientiertem Charakter.

Eine stationäre Behandlung ist indiziert bei:

- unzureichenden diagnostischen Möglichkeiten im Rahmen einer ambulanten Behandlung;
- Erfolglosigkeit ambulanter Therapie;
- Vorliegen schwer ausgeprägter komorbider Störungen;
- die Umgebung stark ängstigender oder überfordernder Symptomatik, subjektiv stark behindernder Symptomatik (z. B. Anfälle, Lähmungen), chronifizierter Symptomatik;
- nicht mehr zu bewältigendem Lebensalltag (z. B. Schulbesuch) oder nur mit symptomfixierenden Hilfen zu bewältigendem Lebensalltag (z. B. ständige Begleitung, Rollstuhlnotwendigkeit);
- ambulant nicht modifizierbarer symptomverstärkender familiärer Interaktion;
- Verdacht auf Missbrauch, Misshandlung, Vernachlässigung.

Bei der Vermittlung einer stationären Behandlungsindikation ist meist ein aufwändiges Beratungsgespräch notwendig, in dem Ängste und Misstrauen reduziert werden. Bei Verdacht auf sexuellen Missbrauch, Misshandlung oder Vernachlässigung sind möglicherweise juristische Schritte und Jugendhilfemaßnahmen mit zu bedenken.

Eine stationäre Behandlung geht häufig mit einer Herausnahme aus aktuellen Konfliktsituationen und veränderten kontingenten Reaktionen auf die Symptome des Patienten durch ein professionelles therapeutisches Team einher. Es kann nicht erwartet werden, dass die in diesem Setting erzielten therapeutischen Erfolge nach Entlassung ohne Weiteres stabil sind.

Eine rein symptomorientierte Behandlung kann eine anhaltende Besserung nicht garantieren. Im stationären Behandlungsplan sind demnach die Rückgliederung in das Herkunftsmilieu und die Berücksichtigung dort vorhandener Stressoren, auslösender und aufrechterhaltender Bedingungen sowie die Planung der ambulanten Nachsorge zu integrieren.

Allgemeine Regeln für den Umgang mit Patienten mit dissoziativen Störungen (vor allem im stationären Setting) sind in Tab. 5 zusammengefasst.

Tab. 5
Regeln für den Umgang mit Kindern und Jugendlichen mit dissoziativen Störungen in stationärer Behandlung (43)

- Ablehnung, Ungeduld und Angst der Umgebung haben die Betroffenen oft erfahren: deshalb ruhig, sicher und vertrauensvoll gegenübertreten, nicht übel nehmen und den Patienten annehmen
- Unsicherheit und Hilflosigkeit der Umgebung haben die Betroffenen ebenfalls oft erfahren: deshalb mitteilen, dass es hier und jetzt zu einer Veränderung der schweren Störung kommen wird
- Betroffene erlebten oft die Aktivierung weiterer Hilfen und damit einhergehend auch einen Rückzug bisheriger Helfer: deshalb Sicherheit vermitteln, dass man gemeinsam mit dem Patienten die Behandlung bis zum Schluss durchstehen wird
- Betroffene können oft nicht anders als klagend mit nahezu jedem über Probleme zu reden: deshalb Klagelitaneien unterbrechen, sich nicht von Probleminhalten erdrücken lassen, nie Tür- und Angelgespräche führen und feste Gesprächstermine vereinbaren
- Oft sind verschiedenste pädagogische Tricks, von Bestrafung bis zu übermäßigem Lob, schon erfolglos versucht worden; Lob kann als Kritik empfunden werden (»na siehst du, es geht doch«): deshalb Vorsicht mit Lob und Belohnung
- Selten wurden die Leistungen des Patienten in der Vergangenheit entsprechend gewürdigt: deshalb sachlich, durchaus auch erstaunt und vorsichtig lobend mitteilen, dass dem Patienten Neues möglich geworden ist
- Kranksein ist Lebensinhalt des Betroffenen geworden, Veränderungen machen Angst: deshalb entsprechend den Ansprüchen und Interessen des Kindes Alltagstätigkeiten anbieten
- Gefühle und Wünsche vor allem im zwischenmenschlichen Bereich wurden bisher stark nur über die Symptomatik kommuniziert: deshalb jede Möglichkeit des Neulernens, Neuerfahrens und Umlernens nutzen, jede Dramatik vor der Gruppe vermeiden

Verlauf und Prognose

Studien zum Behandlungsverlauf dissoziativer Störungen im Kindes- und Jugendalter sprechen für gute therapeutische Erfolge bei den meisten Patienten innerhalb weniger Wochen. Die Anteile der bei Behandlungsende gebesserten Patienten liegen einer Übersichtsarbeit von JANS und WARNKE (38) zufolge zwischen 78% und 97%. Die Langzeitprognose erscheint jedoch weniger günstig. Zwischen

14% und 56% der Patienten wiesen im längerfristigen Verlauf bei Katamnese weiterhin dissoziative Symptome auf.

In einer Langzeitkatamnese von durchschnittlich 12 Jahren wurde bei 22% ehemaliger kinder- und jugendpsychiatrischer Patienten im Erwachsenenalter eine dissoziative Störung diagnostiziert (44). Die Entwicklung anderer psychischer Störungen ist im Langzeitverlauf häufig, wobei Angststörungen, somatoforme und depressive Störungen sowie Persönlichkeitsstörungen im Vordergrund stehen.

Prognostisch eher günstig sind eine kurze Krankheitsdauer bis zur Diagnosestellung und Behandlung, ein akuter Symptombeginn und identifizierbare Auslösebedingungen. Fehlende Behandlungsbereitschaft, Behandlungsabbrüche und eine Anamnese mit wiederholten medizinischen Eingriffen sind prognostisch eher ungünstig. Bei Kindern und Jugendlichen scheint die dissoziative Symptomatik öfters vorübergehender Natur zu sein als bei Erwachsenen.

Es gibt Hinweise auf eine tendenziell ungünstigere Prognose dissoziativer Krampfanfälle und auch chronifizierter Sehstörungen im Vergleich zu anderen dissoziativen Störungen. Verlaufsstudien bei Kindern und Jugendlichen beziehen sich jedoch meist auf körpersymptomatische Störungen. Zum Verlauf dissoziativer Störungen vom Bewusstseinstypus liegen vorwiegend nur Einzelfallbeschreibungen vor.

Beispiel

Aktuelle Symptomatik

P. wurde im Alter von 12 Jahren stationär in der kinder- und jugendpsychiatrischen Universitätsklinik Würzburg aufgenommen. Vorab fand ein einmonatiger stationärer pädiatrischer Aufenthalt statt. Anlass zu diesem Aufenthalt gab ein seit 2 Wochen bestehendes mehrfach tägliches Erbrechen; P. habe dabei 13 kg abgenommen. Im Verlauf der stationären Behandlung besserte sich der Zustand der Patientin, jedoch traten zunehmend Hyperventilationsanfälle auf. Ein enges verhaltenstherapeutisch orientiertes Programm (Verstärkerentzug mit Belohnung für geringere Symptomausprägung) zeigte keinen Erfolg. P. äußerte, Angst vor den Behandelnden und dem Alleinsein zu haben, weswegen sie gegen die Hyperventilationsanfälle machtlos sei.

Bei Aufnahme in die kinderpsychiatrische Behandlung wirkte P. deprimiert, hoffnungslos und sehr ängstlich. Sie sprach durchwegs leise und langsam. Sie nahm eine nach vorn gebeugte, verkrampft wirkende Körperhaltung mit Kontraktur der Schulter- und Halsmuskulatur ein. Eine scheinbare Hemiparese des linken Armes war vorhanden.

Vorgeschichte

Schwangerschaft und Geburt seien komplikationslos verlaufen. Bereits kurz nach der Geburt wurde P. von ihren Großeltern versorgt und auch von diesen aufgezogen. Die Entwicklung von Motorik, Sprache und Kontrolle über die Ausscheidung sei zeitgerecht verlaufen. Den Kindergarten habe P. ohne besondere Trennungsschwierigkeiten besucht. Sie sei zeitgerecht eingeschult worden, habe aber aufgrund von Leistungsschwierigkeiten die 3. Klasse der Grundschule wiederholt.

Bei Aufnahme besuchte sie die 5. Klasse der Hauptschule mit durchschnittlichen Leistungen. Ihre Großeltern redete P. als Eltern an. Im Alter von 9 Jahren habe sie eher beiläufig erfahren, dass die primären Erziehungspersonen nicht ihre leiblichen Eltern, sondern die Großeltern mütterlicherseits sind. Der Vater sei unbekannt. Ihre Mutter habe P. nur wenige Male gesehen. 6 Monate vor Aufnahme habe die Großmutter einen Apoplex erlitten mit seither bestehender Aphasie und Hemiparese links. Der Großvater sei arbeitslos. P. war stark in die Erledigung häuslicher Pflichten und die Pflege der Großmutter eingebunden.

Diagnostik

Neben der körperlich-neurologischen Untersuchung bestand die Diagnostik aus Ekg, EEG,

AEP, VEP, CT des Schädels nativ und i.v. Kontrastierung, Kontrolle der Laborwerte (Serum, Liquor, Harn) und ergab zusammenfassend keinen die Symptomatik erklärenden pathologischen Befund. Die ausführliche leistungspsychologische Diagnostik hatte eine durchschnittliche Intelligenz zum Ergebnis, ohne Besonderheiten in Bezug auf Aufmerksamkeit, Gedächtnis und Sprache, die auf möglicherweise organisch bedingte Leistungsminderungen hingewiesen hätten.

Intervention und Verlauf

Ein Modell für die Symptomentwicklung stellte die Symptomatik der Großmutter mit Zustand nach apoplektischem Insult dar. Neben schulischen Versagensängsten und einer sozialen Randstellung unter Gleichaltrigen lagen Belastungsmomente im familiären Bereich (Ängste, dass die Großmutter sterben könnte; Überforderung mit der Übernahme häuslicher Pflichten nach Erkrankung der Großmutter; Wunsch nach intensiveren Kontakten zur Mutter).

P. zeigte zu Beginn des Aufenthaltes eine ausgeprägte und vielseitige Symptomatik mit einer nach vorn gebeugten Körperhaltung, einem auffälligen Gangbild, einer als schlaffe Lähmung imponierenden Haltung des linken Armes bei allerdings immer wieder in kurzen Momenten unbeeinträchtigter Motorik sowie einer leisen, monotonen Stimme. Erbrechen trat nicht auf. Vor allem in Situationen, in denen P. nicht alleine war, hyperventilierte sie wiederholt stark, wobei sie auf ihren Atembeutel zurückgriff, ohne den sie nicht sein mochte.

Die T h e r a p i e zielte zunächst auf eine Entängstigung und eine Symptomreduktion ab. Im verhaltenstherapeutischen Setting kam es zu einer Reduktion der Hyperventilationszustände, durch physiotherapeutische Maßnahmen wurden die Körperhaltung und das Gangbild lockerer, mithilfe der aktiven Musiktherapie sistierten die Sprechauffälligkeiten. Einbezogen in den Behandlungsplan waren Beschäftigungstherapie, Hippotherapie und ein Gruppentraining sozialer Kompetenz. Zur Anxiolyse wurde zeitlich begrenzt Lorazepam verordnet.

Nach Symptomremission war ein recht guter einsichtsorientierter psychotherapeutischer Zugang zu P. möglich. Sie äußerte ihre Befürchtungen um das Wohlergehen der Großmutter. Erkennbar wurden ein hohes Anspruchniveau bezüglich Leistung und Pflichterfüllung sowie Schwierigkeiten in der Gestaltung von Kontakten zu Gleichaltrigen. Beratend wurden die Großeltern über das Störungsbild aufgeklärt. Wege zur Entlastung P. von häuslichen Pflichten wurden aufgezeigt. Informationen über die Erkrankung verhalfen ihr, den Gesundheitszustand und die Gefährdung der Großmutter angemessener bewerten zu können.

Für die nach Entlassung anstehenden Schulferien wurde die Teilnahme an einem Ferienprogramm angebahnt. Eine Intensivierung der Kontakte zur Mutter hätte wegen deren aktueller Lebensumstände für P. eher eine zusätzliche Belastung dargestellt und wurde nicht aktiv unterstützt.

P. konnte in gutem Zustand aus der 2-monatigen stationären Behandlung entlassen werden. Für eine Pharmakotherapie bestand zu diesem Zeitpunkt keine Indikation mehr. Während einer schon bei Entlassung geplanten knapp einwöchigen Wiederaufnahme zur Vorbereitung auf den nach den Sommerferien anstehenden Schulbesuch war der Zustand von P. weiterhin stabil.

Fazit für Klinik und Praxis

○ Entscheidend ist ein möglichst frühzeitiges und sicheres Einordnen der Symptomatik als dissoziativ verbunden mit der Einleitung einer fachgerechten Behandlung. Notwendige differenzialdiagnostische Untersuchungen sind unabdingbar, wobei wiederholte Untersuchungen, die lediglich die Indikation haben, den Patienten und dessen Eltern kurzfristig zu beruhigen, vermieden werden müssen.

○ Dem Kinderarzt kommt die wesentliche Rolle zu, dem Betroffenen und seinen Eltern ein nicht primär somatisches Störungs- und Behandlungsmodell so zu vermitteln, dass eine Überweisung zum Facharzt für Kinder- und Jugendpsychiatrie oder zum Kinder- und Jugendpsychotherapeuten nicht als Kränkung erlebt wird. Voraussetzung hierfür ist es, die Symptomatik des Patienten und seine aktuell fehlende Alternative zur adäquaten Belastungsbewältigung ernst zu nehmen. Deutungsversuche oder auch das Benennen offensichtlicher Überforderungsmomente sind in diesem Stadium meist nicht angezeigt, da sie häufig Widerstand auf Seiten der Betroffenen hervorrufen.

○ Hilfreich kann es sein, die Symptome als individuelle Reaktion auf »Stress« zu bewerten und die Überweisung als Möglichkeit zu beschreiben, Wege zur Stressreduktion und damit auch zur Besserung zu finden.

Literatur

1. Dilling H, Mombour W, Schmidt MH, Hrsg. Internationale Klassifikation psychischer Störungen: ICD-10, Kapitel V (F). Bern: Huber; 1991.
2. American Psychiatric Association (APA). Diagnostic and statistical manual of mental disorders (DSM-IV). Washington: American Psychiatric Association; 1994.
3. American Psychiatric Association (APA). Diagnostic and statistical manual of mental disorders (DSM-III). Washington: American Psychiatric Association; 1980.
4. Blanz B, Lehmkuhl G. Konversionssymptomatik im Kindes- und Jugendalter. Fortschr Neurol Psychiatr 1986; 54: 356–363.
5. Srinath S, et al. Characteristics of a child inpatient population with hysteria in India. J Am Acad Child Adolesc Psychiatr 1993; 32: 822–825.
6. Lieb R, Mastaler M, Wittchen HU. Gibt es somatoforme Störungen bei Jugendlichen und jungen Erwachsenen? Erste epidemiologische Befunde der Untersuchung einer bevölkerungsrepräsentativen Stichprobe. Verhaltenstherapie 1998; 8: 81–93.
7. Goodyer I. Hysterical conversion reactions in childhood. J Child Psychol Psychiatr 1981; 22: 179–188.
8. Nissen G. Funktionelle und hysterische Störungen im Kindes- und Jugendalter. In: Nissen G, Hrsg. Hysterie und Konversion – Prävention und Therapie. Bern: Huber; 1997. S. 21–34.
9. Kotsopoulos S, Snow B. Conversion disorders in children: a study of clinical outcome. Psychiatr J Univ Ottawa 1986; 11: 134–139.
10. Spierings C, et al. Conversion disorders in childhood: a retrospective follow-up study of 84 inpatients. Dev Med Child Neurol 1990; 32: 865–871.
11. Turgay A. Treatment outcome for children and adolescents with conversion disorder. Can J Psychiatr 1990; 35: 585–589.
12. Lilienfeld SO, et al. Dissociative identity disorder and the sociocognitive modell: recalling lessons from the past. Psychol Bull 1999; 125: 507–523.
13. Hocke V, Schmidtke A. »Multiple Persönlichkeitsstörung« im Kindes- und Jugendalter. Z Kinder Jugendpsychiatr Psychother 1998; 26: 273–284.
14. Folks DG, Ford CV, Regan WM. Conversion symptoms in a general hospital. Psychosomatics 1984; 25: 285–295.
15. Jones MM. Conversion reaction: anachronism or evolutionary form? A review of the neurologic, behavioral, and psychoanalytic literature. Psychol Bull 1980; 87: 427–441.
16. Schmitt GM, Kurlemann G. Bedeutung der Serumprolaktinbestimmung in der Differentialdiagnose psychogener Anfälle – dargestellt an zwei Fallbeispielen. Z Kinder Jugendpsychiatr Psychother 1990; 18: 29–34.
17. Resch F, Brunner R, Oelkers-Ax R. Dissoziative und somatoforme Störungen. In: Eggers C, Fegert JM, Resch F, Hrsg. Psychiatrie und Psychotherapie des Kindes- und Jugendalters. Berlin: Springer; 2004. S. 541–568.
18. Lehmkuhl G, et al. Conversion disorder (DSM-III 300.11): symptomatology and course in childhood and adolescence. Eur Arch Psychiatry Clin Neurosci 1989; 238: 155–160.
19. von Aster M, et al. Konversionssyndrome bei Kindern und Jugendlichen. Prax Kinderpsychol Kinderpsychiatr 1987; 36: 240–248.
20. Schneider R, Klosinski G. Wanderer zwischen fünf Welten: ein Jugendlicher mit Ganser-Syndrom. Acta Paedopsychiatr 1989; 52: 150–155.

21. Miller P, Bramble D, Buxton N. Case study: Ganser syndrome in children and adolscents. J Am Acad Child Adolesc Psychiatr 1997; 36: 112–115.
22. Blanz B, et al. Hysterische Neurosen im Kindes- und Jugendalter. Z Kinder Jugendpsychiatr Psychother 1987; 15: 97–111.
23. Remschmidt H. Konversions-Syndrome. In: Remschmidt H, Hrsg. Psychotherapie im Kindes- und Jugendalter. Stuttgart: Thieme; 1997. S. 243–249.
24. Volkmar F, Poll J, Lewis M. Conversion reactions in childhood and adolescence. J Am Acad Child Adolesc Psychiatr 1984; 23: 424–430.
25. Grattan-Smith P, Fairley M, Procopis P. Clinical features of conversion disorder. Arch Dis Child 1988; 63: 408–414.
26. Siegel M, Barthel RP. Conversion disorders on a child psychiatry consultation service. Psychosomatics 1986; 27: 201–204.
27. Wewetzer C, Jans T, Warnke A. Differentialdiagnose einer dissoziativen Bewegungsstörung: Kasuistik II. In: Resch F, Schulte-Markwort M, Hrsg. Kursbuch für integrative Kinder- und Jugendpsychotherapie – Schwerpunkt: Dissoziation und Trauma. Weinheim: Beltz; 2005. S. 133–140.
28. Toone BK. Disorders of hysterical conversion. In: Bass C, editor. Somatisation: physical symptoms and neurological illness. Oxford: Blackwell; 1990. p. 207–234.
29. Crimlisk HL, Ron MA. Conversion hysteria: history, diagnostic issues, and clinical practice. Cogn Neuropsychiatr 1999; 4: 165–180.
30. Brunner R, Resch F. Neurobiologische Mechanismen dissoziativer Störungen. In: Resch F, Schulte-Markwort M, Hrsg. Kursbuch für integrative Kinder- und Jugendpsychotherapie – Schwerpunkt: Dissoziation und Trauma. Weinheim: Beltz; 2005. S. 21–42.
31. Kapfhammer HP, et al. Trauma und Dissoziation – eine neurobiologische Perspektive. Psychotherapie 2001; 6: 114–129.
32. Lehmann K, Teuchert-Noodt G. Trauma und Hirnentwicklung. In: Resch F, Schulte-Markwort M, Hrsg. Kursbuch für integrative Kinder- und Jugendpsychotherapie – Schwerpunkt: Dissoziation und Trauma. Weinheim: Beltz; 2005. S. 4–20.
33. Deutsche Gesellschaft für Kinder- und Jugendpsychiatrie und Psychotherapie, Bundesarbeitsgemeinschaft leitender Klinikärzte für Kinder- und Jugendpsychiatrie und Psychotherapie, Bundesverband der Ärzte für Kinder- und Jugendpsychiatrie und Psychotherapie, Hrsg. Leitlinien zur Diagnostik und Therapie von psychischen Störungen im Säuglings-, Kindes- und Jugendalter. Köln: Deutscher Ärzte-Verlag; 2003.
34. Remschmidt H, Schmidt M, Postka F, Hrsg. Multiaxiales Klassifikationsschema für psychische Störungen des Kindes- und Jugendalters nach ICD-10 der WHO. Bern: Huber; 2001.
35. Brunner RM, et al. Heidelberger Dissoziations-Inventar. Frankfurt: Swets; 1999.
36. Freyberger HJ, Spitzer C, Stieglitz RD. Fragebogen zu dissoziativen Symptomen. Huber: Bern; 1999.
37. Gast U, et al. Strukturiertes klinisches Interview für DSM-IV Dissoziative Störungen. Göttingen: Hogrefe; 2000.
38. Jans T, Warnke A. Der Verlauf dissoziativer Störungen im Kindes- und Jugendalter – eine Literaturübersicht. Z Kinder Jugendpsychiatr Psychother 1999; 27: 139–150.
39. Kößler M, Scheidt CE. Konversionsstörungen: Diagnose, Klassifikation, Therapie. Stuttgart: Schattauer; 1997.
40. Brunner R, Resch F. Dissoziative und somatoforme Störungen. In: Herpertz-Dahlmann B, et al., Hrsg. Entwicklungspsychiatrie – Biologische Grundlagen und die Entwicklung psychischer Störungen. Stuttgart: Schattauer; 2003. S. 727–751.
41. von Weizsäcker V. Gesammelte Schriften. 6. Körpergeschehen und Neurose, Psychosomatische Medizin. Frankfurt: Suhrkamp; 1986.
42. von Aster M. Psychotherapie bei Konversionsstörungen. In: Remschmidt H, Hrsg. Praxis der Psychotherapie mit Kindern und Jugendlichen – Störungsspezifische Behandlungsformen und Qualitätssicherung. Köln: Deutscher Ärzte-Verlag; 2004. S. 127–137.
43. Friese HJ. Hysterie im Kindes- und Jugendalter – gibt es Regeln für die stationäre Behandlung? Krankenpflege-Journal 1986, 7: 8–14.
44. Schneck S, Ellgring H, Warnke A. Der Verlauf dissoziativer Störungen im Kindes- und Jugendalter. 27. Kongress der Deutschen Gesellschaft für Kinder- und Jugendpsychiatrie und Psychotherapie 2002, Berlin.

19

Dysmorphophobie

CLAUDIA MEHLER-WEX

Der Begriff »Dysmorphophobie« leitet sich von HERODOTS »Dismorfia« ab, einem Mythos über das »hässlichste Mädchen Spartas«. MORSELLI (1) beschrieb die körperdysmorphe Störung erstmals im Jahre 1891. Der Betreffende sei »un vero infelice«, ein Unglücklicher, dessen Befürchtungen in der Vermutung einer Entstellung (»un dubbio di una deformita«) bestünden, ohne dass eine objektive Anomalie vorliege. Dabei bestehe die Überzeugung, von anderen in gleicher Weise als hässlich wahrgenommen zu werden und wegen der Entstellung permanent beobachtet zu werden. Im Mittelpunkt dieser überwertigen Idee stehen Körperteile, die in Kontakt zur Umwelt stehen (Gesicht, Zähne, Haare, Statur, primäre und sekundäre Geschlechtsmerkmale).

KRAEPELIN (2) ordnete 1915 die Dysmorphophobie den Zwangsneurosen zu, unter der Rubrik der sog. »Verkehrsangst«, einer sozialen Unsicherheit aufgrund einer *»selbstquälerischen Überschätzung wirklicher oder der Einbildung vermeintlicher persönlicher Mängel«*. 1980 wurde die körperdysmorphe Störung in DSM-III als »atypische somatoforme Störung« aufgenommen (300.70), 1987 in DSM-III-R, unterteilt in »wahnhafte Störung, somatoformer Subtyp« (297.10) und »Körperdysmorphe Störung« (300.70).

Verwandte Begrifflichkeiten für die heute als Dysmorphophobie bezeichnete Störung sind Schönheitshypochondrie, monosymptomatische Hypochondrie, THERSITES-Komplex (nach dem durch HOMER beschriebenen hässlichen Soldaten der griechischen Truppen vor Troja) oder DORIAN-GRAY-Syndrom (nach OSCAR WILDES narzisstischer Romanfigur).

Definition und Klassifikation

In der ICD-10 wird die Dysmorphophobie unter der Rubrik somatoformer Störungen, die bei fehlendem organischen Korrelat durch vielfältige, persistierende und wechselnde körperliche Beschwerden über mindestens 2 Jahre hinweg gekennzeichnet sind (siehe Kapitel 17, »Somatisierungsstörungen bei Kindern und Jugendlichen«, S. 285), den hypochondrischen Störungen (F45.2) zugerechnet.

Definitionsgemäß handelt es sich um eine beharrliche, anhaltende und zumeist auf einen Körperteil oder 2 Körperteile fokussierte Beschäftigung mit der äußeren Erscheinung, wobei die Selbstwahrnehmung übertrieben stark, abnorm und unrealistisch bei fehlendem oder objektiv geringfügigem Korrelat imponiert. Typischerweise sind exponierte Stellen, wie Haare (z. B. Alopezie), Gesicht (vor allem Nase), Haut (z. B. Akne, Narben) und Körperbau sowie die für das sexuelle Selbstbewusstsein bedeutsamen primären und sekundären Geschlechtsmerkmale (Penis, Mammae) betroffen.

Diagnostisch stehen Wahrnehmungsstörungen und überwertige Ideen (d. h. Überbewertung der Bedeutung der jeweilig vermuteten Entstellung für die Umwelt und das eigene Lebenskonzept), wahnhaft anmutende Selbstbeobachtung, vermeidende bzw. zwanghafte Sozialverhaltensauffälligkeiten sowie affektive Symptome wie Ängste, Depression und Scham im Vordergrund, des Weiteren Beziehungsideen im Sinne des Gefühls permanenten Beobachtetwerdens.

Die Abgrenzung zur Paranoia ist oft schwierig. Werden die dysmorphophoben Gedanken vom Betreffenden zwar – entgegen der Realität – als sachlich adäquat erlebt, besteht ansonsten aber ein normales Funktionsniveau von Denken, Verhalten und Affekt ist die Diagnose der »sonstigen anhaltenden wahnhaften Störung« (ICD-10 F22.8) näher liegend; bei zusätzlichen Auffälligkeiten in Wahrnehmung, Denken und Emotionalität muss von einer schizophrenen Erkrankung ausgegangen werden (ICD-10 F20).

Drängen sich die Gedanken trotz Abwehr dem Betreffenden auf und empfindet er sie – realitätskonform – als unsinnig und unangenehm, so ist eine Zwangsstörung im Sinne von Zwangsgedanken anzunehmen (ICD-10 F42.0). Bei Depressionen (ICD-10 F32 und F33) imponieren primär übergreifende Symptome mangelnden Selbstwertgefühls und Hoffnungslosigkeit, es besteht keine isolierte Fokussierung auf ein körperliches Merkmal. Wahninhalte der Depression beziehen sich in der Regel auf existenziell bedeutsame Verarmungs- oder Eifersuchtsideen.

Im DSM-IV werden »körperdysmorphe Störung« (DSM-IV 300.7) und »wahnhafte Störung mit körperbezogenem Wahn« (DSM-IV 297.1) unterschieden; bei beiden sind wahnhafte Überzeugungen erlaubt. Bei der körperdysmorphen Störung ist die zwanghafte und zum Teil völlig einnehmende Überprüfung der entstellten Körperteile mit daraus resultierendem Leidensdruck kennzeichnend, wohingegen bei der wahnhaften Störung mit körperbezogenem Wahn Stimmungslabilität, Reizbarkeit und querulatorisches Einfordern medizinischer Prozeduren im Mittelpunkt stehen (»doctorshopping«).

Symptomatik

Durch die beschriebene Selbstbeobachtung kommt es zu übergreifenden Verhaltensänderungen und zu sozialer Beeinträchtigung; die Begegnung mit anderen wird angstvoll im Hinblick auf eine erwartete, entstellungsbedingte Ablehnung erlebt und schließlich gemieden, oder aber es besteht der permanente Drang zur Rückversicherung mit entsprechender Einschränkung der adäquaten Interaktions- und Kommunikationsfähigkeit.

Kontrollierendes Betasten oder Manipulationen der betreffenden Stellen können Läsionen hervorrufen (etwa 30% der Beobachtungen); langes und wiederholtes Betrachten im Spiegel (bei 84% der Betroffenen) rührt einerseits aus dem Wunsch nach beruhigender Relativierung der Ängste, führt aber andererseits zur Überbewertung und Verstärkung der Fehlwahrnehmung (3).

Weitere Verhaltensbesonderheiten sind Aufmerksamkeitsfokussierung auf die entsprechenden Körperteile auch bei anderen, um zu vergleichen (91% der Betroffenen), Verstecken der vermuteten Entstellung und Meiden von Spiegeln (84% bzw. 35%), ärztliche Konsultation mit dem Wunsch nach z. B. operativer Veränderung (72%), ausgeprägte, wiederholte und langwierige pflegerische Übersprungshandlungen wie Kämmen, Rasieren etc. (35%) (3).

Etwa ein Drittel der Patienten mit Dysmorphophobie beschäftigt sich täglich mehrere Stunden zwanghaft mit kontrollierenden oder kompensatorischen Handlungen, die als unsinnig, unkontrollierbar und bei Unterlassung als ängstigend erlebt werden (4). Folgen können sozialphobische Rückzugstendenzen sein (37% einer Untersuchung an 250 erwachsenen Patienten und 39 Kindern und Jugendlichen mit Dysmorphophobie) sowie schwere Depressionen (74%) bis hin zu Suizidalität und Substanzmissbrauch (32%) (5).

Epidemiologie

Die Prävalenz einer dysmorphophoben Störung wird in der Normalbevölkerung mit 0,7–5% angenommen, wobei die Patienten besonders bei dermatologischen oder plastisch-chirurgischen Institutionen zu finden sind (46% bzw. 38% aller Betroffenen) (3). In der Population depressiver Patienten steigt die Prävalenz der Dysmorphophobie auf 6–11% (6). Im Geschlechtervergleich bei erwachsenen Patienten mit Dysmorphophobie (n = 58) zeigte sich, dass sich Frauen vorrangig mit Brust und Beinen beschäftigen, besonders viel Aufwand in die Überprüfung im Spiegel und das Verbergen investieren und häufig an komorbiden Angststörungen oder Bulimie leiden, wohingegen Männer vor allem mit Genitalien, Körperbehaarung und Körpergröße befasst sind und eine hohe Komorbidität mit bipolaren Erkrankungen aufwiesen (7).

In der größten verfügbaren Studie (n = 289, Durchschnittsalter 33 ± 10,3 Jahre, davon 39 zwischen 6 und 17 Jahren, Durchschnittsalter in dieser Subgruppe 14,7 ± 2,5 Jahre) (5) zeigte sich ein nahezu ausgeglichenes Geschlechterverhältnis (♀:♂ = 1,3:1); das durchschnittliche Alter des Erkrankungsbeginns lag für die Gesamtstichprobe zwischen knapp 15 und 17 Jahren, jedoch bei sehr breiter Streuung und langer Krankheitsdauer bereits bei Diagnosestellung bei 15,5 ± 2,5 Jahren.

Die erhöhte Vulnerabilität im Adoleszentenalter erklärt sich durch die vermehrte Beschäftigung mit dem Selbstkonzept und der Wirkung auf andere. Selbstunsicherheit, soziale Ängstlichkeit, Gehemmtheit und Schamgefühle sind prädisponierende Faktoren.

Vorrangig fanden in der Population der erwähnten Studie (5) Haut (69%), Haare (56%) und Nase (36%) Beachtung; im Durchschnitt sorgten sich die Patienten um 3,8 ± 2,4 (1–13) Körperregionen. 76% suchten im Vorfeld nicht-psychiatrische, vorrangig dermatologische oder chirurgische Hilfen (die sie zu 86% auch erhielten) und unternahmen durchschnittlich 4 Behandlungsversuche; 45% der Gesamtstichprobe hatten in der Regel mehr als 2 dermatologische Maßnahmen erhalten (Dermabrasion, Isotretinoin zur systemischen Aknebehandlung, Minoxidil gegen Haarausfall) und/oder mehr als 2 chirurgische (23% der Erwachsenen; davon 42% Rhinoplastik, 14% Kinnkorrekturen, 10% Brustoperationen) und/oder zahnärztliche.

Nur 36% aller gestellten Anfragen in der erwähnten Studie in Bezug auf gewünschte Eingriffe waren von ärztlicher Seite wegen fehlender medizinischer Notwendigkeit abgelehnt worden;

ein eigener Rückzug des Ansinnens wurde nur von 3,6% der Patienten berichtet, bei 8,5% spielten finanzielle Gründe eine Rolle.

In einer konsekutiven Fallstudie (8) zu 33 Kindern und Jugendlichen (Durchschnittsalter 14,9 ± 2,2 Jahre, Altersspanne 6–17 Jahre) mit einer körperdysmorphen Störung überwogen im Gegensatz zu den Erwachsenenstudien bei weitem die weiblichen Patienten (91%). 61% der Gesamtstichprobe sorgten sich um ihre Haut, 55% um das Haar, 48% um ihr Gewicht (deutlich mehr als bei Erwachsenen), 39% um ihr Gesicht, 30% um die Zähne, je 27% um Nase oder Beine, 24% um den Bauch, 21% um die Brust, 18% um die Hüften und 15% um den Körperbau. Zwischen 1 Körperregion und 8 Körperregionen wurden beklagt. 68% verbrachten mehr als 3 Stunden pro Tag mit Gedanken und Handlungen an ihr Äußeres, bei 50% wurden die körperbezogenen Ideen als wahnhaft eingeordnet. Kompensationsstrategien waren vorrangig Verbergen der vermuteten Entstellung (94%), zwanghafte Überprüfungen im Spiegelbild (85%) und Einfordern von Rückversicherung durch andere (73%). Bei 94% waren Beeinträchtigungen im sozialen Bereich die Folge, bei 85% auch im schulisch-beruflichen Sektor. Sekundär aggressive Durchbrüche sowie Suizidgedanken wurden von 38% bzw. 67% beschrieben, Suizidversuche betrafen 21%.

Ätiologie und Pathogenese

Wegen der klinisch ähnlichen Symptomatologie wie bei Zwangserkrankungen und der Behandlungserfolge mit der Substanzklasse der Serotoninwiederaufnahmehemmer ist an eine Involvierung des Serotoninsystems zu denken. Diese Hypothese beruhte ursprünglich auf der Beobachtung, dass LSD als Serotonin-5-HT_2-Rezeptor-Agonist nahezu regelhaft Veränderungen der Körperwahrnehmung auslöst (optische, olfaktorische, gustatorische und taktile Phänomene) und bei 80% der Patienten durch den 5-HT_2-Antagonisten Pimozid eine Symptomresponse erreicht werden konnte (9).

Psychodynamische Theorien gehen von einer narzisstischen Pathologie mit hohem Selbstideal bei gleichzeitig schwacher Identität aus; intra- und interpersonelle Konflikte werden hierbei als autoprotektiver Mechanismus ins Körperliche projiziert, wobei die Bezugspersonen weiterhin als kritische Beobachter fungieren (10, 11). Aus tiefenpsychologischer Sicht werden eine von Ambivalenz geprägte Symbiose mit der Mutter als Maßstab für körperliche Ästhetik sowie sexuelle Hemmungen und eine Abhängigkeit vom Stellenwert des Körperlichen in der Familie diskutiert (11).

Als häufige Persönlichkeitsmerkmale der Betroffenen werden in der Literatur immer wieder schizoide (d. h. soziales Einzelgängertum bei geringer affektiver Schwingungsfähigkeit), narzisstische, zwanghafte und sensitive Wesenszüge bei leichter Kränkbarkeit, Minderwertigkeitsgefühlen, übersteigerten Normvorstellungen und eingeschränkter sozialer Kompetenz diskutiert (11).

Thomas und Goldberg (12) stellten als weitere Kennzeichen dysmorphophober Patienten im Unterschied zu Anwärtern gerechtfertigter plastisch-chirurgischer Eingriffe und gesunder Kontrollen ein erhöhtes Maß an Ängstlichkeit, Neurotizismus und Depressivität sowie eine geringere Extraversion fest; auch schätzen diese Patienten ihre Entstellung als ausgeprägter ein als Patienten mit tatsächlichem Makel.

Das in den Medien propagierte Schönheitsideal und die immer größer werdende gesellschaftliche Akzeptanz von ästhetischer Chirurgie tragen ebenfalls zur Entstehung von Dysmorphophobien bei.

Diagnose und Differenzialdiagnosen

Da die Betroffenen zwar konkrete ärztliche (vor allem dermatologische oder chirurgische) Hilfe suchen, die wahren Ausmaße der tiefergehenden psychischen Belastung und ihre Auswirkungen auf den Alltag und das Sozialleben jedoch schamhaft verschweigen, werden körperdysmorphe Störungen oft übersehen.

Wichtig ist deshalb, vor allem in der Population mit erhöhter Prävalenz dieses Syndroms, nämlich Patienten kosmetisch-hautärztlicher, ästhetisch-chirurgi-

	Kennzeichen/Unterschiede
Dysmorphophobie	Überwertige Entstellungsidee (vor allem ichdyston), unrealistische Selbstwahrnehmung, Körperbezogenheit (vor allem exponierte Körperteile betreffend), Kontrolle/ Vermeidung, Scham, Einfordern der optischen Beurteilung durch Umwelt
Zwangsstörung	Intakte Selbstwahrnehmung, Abwehr äußerer Faktoren (z. B. Kontamination), Scham ist nicht leitender Affekt, ausgeprägte Angst bei Unterlassung des Zwangs, stärkere Ich-Dystonie
Sozialphobie	Angst vor sozialer Interaktion und negativer Bewertung vor allem wegen unsicheren Verhaltens, optische Selbstwahrnehmung intakt
Schizophrene Erkrankung	Zönästhesien, ichsyntone zum Teil bizarre Missempfindungen, Depersonalisationserleben, Wahnhaftigkeit, fehlende Krankheitseinsicht, Negativsymptomatik
Essstörung	Generalisierte Körperschemastörung, fehlende Krankheitseinsicht
Hypochondrie	Überwertige Befürchtung einer schweren Organerkrankung im Sinne einer Dysfunktion, fluktuierende Beschwerden, Beurteilung durch Andere spielt untergeordnete Rolle, kein Verstecken der Symptomatik, fehlende Krankheitseinsicht
Störung der Geschlechtsidentität	Ichsyntone Identifikation mit dem anderen Geschlecht, keine Wahrnehmungsstörung
Paranoide Persönlichkeitsstörung	Keine Wahrnehmungsstörung, übergreifende Wesensart (misstrauisch, kränkbar, querulatorisch), keine Krankheitseinsicht
Depression	Oft äußere Vernachlässigung, keine Fokussierung der Insuffizienzgefühle auf umschriebene Körperteile, keine körperbezogenen Zwangshandlungen, Response auch auf nicht serotonerge Antidepressiva (6)

Tab. 1
Differenzialdiagnosen und differenzialdiagnostische Kriterien bei Dysmorphophobie (3)

scher und psychiatrischer (Differenzialdiagnose) Einrichtungen, explizit nach fokussierten Sorgen bezüglich eines äußeren vermuteten Makels und dem Ausmaß und den Auswirkungen dieser Befürchtung zu fragen.

In einer Inanspruchnahmepopulation plastisch chirurgischer Institutionen in Japan (n = 415, Durchschnittsalter der Frauen ~26 Jahre, der Männer ~39 Jahre) wurde in Verbindung mit einer psychiatrischen Zusatzdiagnostik in 47,7% eine psychiatrische Erkrankung festgestellt (>10% neurotische Störungen oder Hypochondrie, 8% Depression, je 4% wahnhafte Störung bzw. Schizophrenie und 3% histrione Persönlichkeitsstörungen) (13). Dies unterstreicht die Notwendigkeit einer sorgfältigen psychiatrischen Begleitdiagnostik.

Neben einer ausführlichen Anamnese einschließlich fremdanamnestischer Angaben eignen sich als Screeninginstrumente in der Praxis vor allem das »Body Dysmorphic Diagnostic Module« BDDDM mit 6 Items nach DSM-IV-Kriterien (14), die aus dem BDDDM abgeleitete »Ratingskala zur Einschätzung der Entstellung« (15), die die Diskrepanz zwischen der Selbst- und Fremdeinschätzung bezüglich des Items »Einschätzung der Entstellung« erhebt (11-stufige Beurteilung zwischen »gar nicht beeinträchtigt« und »sehr stark beeinträchtigt«; Cut-off der Diskrepanz >3), und der Fragebogen »Hinweisreize auf das Vorliegen einer körperdysmorphen Störung« mit 26 Items (3).

Wegen hoher Reliabilität, Sensitivität und Validität sind darüber hinaus die »Body Dysmorphic Disorder Modification of the Yale-Brown Obsessive Compulsive Scale« BDD-YBOCS mit 10 Items bei 5-stufiger Bewertung zwischen »gar nicht« und »sehr stark« (15), das »Body Dysmorphic Questionnaire« BDQ (4) mit 4 Selbstbeurteilungsfragen zu empfehlen sowie die »Body Dysmorphic Examination« BDDE mit 34 Items (16); letztere erfasst die Bereiche Selbstbeobachtungsintensität, Selbstsicherheit, Bedeutung von Äußerlichkeiten, sozialer Rückzug, Verbergen und wiederholte Überprüfung von Makeln sowohl qualitativ als auch quantitativ (abgestuftes Rating von 0 = nicht vorhanden bis 6 = fast täglich).

Von der Dysmorphophobie müssen Zwangsstörungen und schizophreniforme Erkrankungen mit wahnhaften Zügen abgegrenzt werden. Taktile Halluzinationen und Depersonalisationsphänomene (d. h. veränderte Wahrnehmung des Selbst, Beeinflussungsideen) sowie Körperschemastörungen treten bei 50% der psychotischen Störungen als ein häufig überdauerndes Symptom auf; typisch sind unklare Körpergrenzen, Entfremdungserleben bestimmter Körperteile und geänderte Größenwahrnehmung mit im Gegensatz zu Gesunden zumeist signifikanter Unterschätzung der Körpermaße (17).

Eng verwandt mit der Dysmorphophobie sind außerdem die soziale Phobie (generelle Angst vor prüfender Bewertung durch andere Menschen bei niedrigem Selbstwertgefühl) und Hypochondrie (beharrliche Überzeugung, an einer schweren, fortschreitenden körperlichen Erkrankung zu leiden – bei fehlender organischer Grundlage). Die Körperschemastörung (Fehlwahrnehmung des Körperbildes, vor allem der Figur und Fettverteilung) als Leitsymptom der Essstörungen, vor allem der Anorexia nervosa, muss ebenfalls von einer primären Dysmorphophobie unterschieden werden.

Die Kriterien der Differenzialdiagnosen sind in Tab. 1 dargestellt.

Therapie und Prävention

Psychotherapeutisch stehen kognitive und verhaltenstherapeutische Verfahren im Vordergrund. In der kognitiven Umstrukturierung sind die Erkennung und konstruktive Veränderung sog. dysfunktionaler Gedanken, d. h. sachlich inadäquate Überzeugungen mit resultierenden Einschränkungen des sozialen und alltäglichen Funktionsniveaus, vorrangiges Ziel.

Auf verhaltenstherapeutischer Ebene wird schrittweise mit dem belastenden Aspekt konfrontiert (sog. Exposition), d. h. bei Dysmorphophobie wird das Unterlassen von verbergenden oder überprüfenden Maßnahmen an dem wahrgenommenen Makel sowie das bewusste Aufsuchen sozialer Situationen geübt. Zielsetzungen sind eine Relativierung der Fehlwahrnehmung und eine Entängstigung in der sozialen Interaktion bis hin zur psychosozialen Reintegration mit adäquater Alltagsbelastbarkeit und Interessensfindung.

Von besonderer Bedeutung ist die Einbeziehung der Eltern in die Therapie. Durch ausführliche Aufklärung über das Störungsbild und das Betonen der Kontraindikation invasiver Maßnahmen können Fehlbehandlungen vorgebeugt werden. Außerdem kann ein günstiger Behandlungsverlauf nur durch ein kooperatives Umsetzen der verhaltenstherapeutischen Strategien auch im häuslichen Umfeld gewährleistet sein. Hierbei dürfen appellative, krankheitswertige Mechanismen nicht durch Zuwendung und Aufmerksamkeit aufrechterhalten werden, vielmehr sind gesunde, altersentsprechende Verhaltensweisen und Normalität zu verstärken.

In 3 größeren Studien (18–20) sowie einer Untersuchung an Kindern und Jugendlichen (7) zur medikamentösen Therapie der Dysmorphophobie erwiesen sich die serotoninagonistischen Antidepressiva Fluvoxamin, Fluoxetin und das Trizyklikum Clomipramin bei jeweils über 50% der untersuchten Patienten als wirksam.

Eine retrospektive Metaanalyse an über 130 medikamentös behandelten Patienten mit Dysmorphophobie ergab für die Serotoninwiederaufnahmehemmer (SSRI) bei 42% der Patienten eine gute bis sehr gute Besserung, bei Einsatz von Monoaminoxidasehemmern bei 30% und bei trizyklischen Antidepressiva ohne Affinität zu Serotoninrezeptoren nur bei 15% (21). Zu beachten ist der Wirkungseintritt der SSRI im Hinblick auf die Symptome der dysmorphophoben Störung: insgesamt ist von einer mindestens 6–16-wöchigen Latenz auszugehen, wobei mitunter die begleitende sekundäre Depression später respondiert (6).

Meist erfordert die Therapie der Dysmorphophobie höhere SSRI-Dosen und längere Behandlungszeiträume als depressive Erkrankungen; bei fehlender Wirksamkeit eines SSRI sollte auf ein anderes SSRI umgestellt werden; empfohlen wird auch die Erwägung einer Plasmaspiegelanhebung des SSRI durch Buspiron, Clomipramin oder atypische Neuroleptika wie Olanzapin (6). Neuroleptika, Lithium, Benzodiazepine und Elektrokrampftherapie zeigten sich in bisherigen Behandlungsversuchen unwirksam (10).

Invasive Methoden im Sinne ästhetischer Chirurgie oder diverser dermatologischer Methoden, wie Lasertechnik oder Dermabrasion, werden häufig gefordert, sind aber bei Patienten mit Dysmorphophobie oft mit geringer Zufriedenheit assoziiert. Häufig verschiebt sich das Empfinden eines Makels auf einen anderen Bereich des Körpers, oder aber der bereits erfolgte Eingriff wird von dem Betreffenden mitunter als Verschlechterung wahrgenommen, woraufhin sich die Suche nach operativer Verschönerung fortsetzt bei gegebenenfalls zunehmender Depressivität und Zwanghaftigkeit sowie zum Teil aggressivem Verhalten.

In der großen Studie von PHILLIPS (5) an 289 Patienten mit Dysmorphophobie führten nur 23% aller im Vorfeld vor allem chirurgisch, dermatologisch und dental durchgeführten Eingriffe zu dem subjektiven Gefühl einer Besserung des Makels, aber nur 7% der Stichprobenpatienten zeigten sich geheilt im Hinblick auf die dysmorphophobe Problematik, bei allen anderen Patienten persistierte oder verschob sich die Fehlwahrnehmung. Bei der Subgruppe der Kinder und Jugendlichen hatten 41% Eingriffe erhalten – alle blieben ohne Erfolg für die Dysmorphophobie.

Verlauf und Prognose

Ungünstig sind wahnhafte Überzeugungen ohne die Fähigkeit einer realistischeren, distanzierten Betrachtungsweise, schwere Begleitdepressionen und soziale Vermeidung. Typisch und problematisch ist das sog. »doctorshopping«, bis schließlich nach zahlreichen Versuchen der gewünschte Eingriff doch durchgeführt wird.

Mitunter kommt es bei Ablehnung oder Bedingungen, die die Durchführung der Maßnahme behindern (z. B. finanzielle Aspekte, Verbot) zu großer Not mit schweren Selbstverstümmelungen im Sinne eines Selbstbehandlungsversuchs oder Fremdaggressivität; es wird von Patienten berichtet, die sich die Nase mit dem Hammer zertrümmerten, um endlich die plastische Operation zu erhalten bzw. von Patienten, die mit Hühnerknorpeln selbst die Nase operativ massiv manipulierten oder sich Mamillen abschnitten (5). Invasive Eingriffe bessern die dysmorphophobe Problematik meist nicht.

Beispiel

Eine 17-jährige Jugendliche aus einer gutsituierten, gesellschaftlich sehr aktiven Familie, wohnhaft in einer Großstadt, hatte sich bereits seit ihrem 13. Lebensjahr in einer Peergroup mit klaren modischen und ästhetischen Idealen befunden. Desgleichen wurde im Elternhaus großer Wert auf gepflegte, teure Kleidung und ein perfektes kosmetisches Erscheinungsbild gelegt. Das Mädchen verfügte über einen großen Bekanntenkreis und wurde in ihrer frühreifen Eigenständigkeit sehr gefördert, zeigte sich sozial gewandt und nahm an den zahlreichen gesellschaftlichen Verpflichtungen der Eltern teil.

Ab dem 13. Lebensjahr frequentierte das Mädchen – wie Vater und Mutter – regelmäßig das heimische Solarium mit immer höherer Frequenz, um zu einer besonders tiefen Bräune, auch im Vergleich zu ihren Freundinnen, zu kommen. Infolge der Besonnung bildeten sich Sommersprossen, die als attraktiv gewertet wurden und zu noch stärkerem Gebrauch des Solariums führten.

Nach etwa 2 Jahren konfluierten auf der linken Wange die Sommersprossen großflächig zu einem dunklen Fleck im Sinne einer Pigmentstörung, was die Betroffene als sehr belastend und mit ihrem Schönheitsideal unvereinbar wahrnahm. Diese Einschätzung wurde von der Mutter geteilt, die mit dem Mädchen Camouflage-Make-up-Techniken zur Abdeckung erarbeitete und außerdem dermatologische Praxen aufsuchte mit dem Ziel einer möglichst schnellen, eventuell auch invasiven Maßnahme zur Aufhellung des Flecks. Der hohe finanzielle Aufwand wurde uneingeschränkt von den Eltern getragen.

Die Stimmung der Jugendlichen hatte sich reaktiv sehr verschlechtert, sie zog sich recht abrupt von sozialen Aktivitäten zurück und verbrachte viel Zeit mit dem Erproben von kosmetischen Abdeckverfahren vor dem Spiegel. Auch die Eltern unterstützten das Fernbleiben der Tochter von gesellschaftlichen Ereignissen, um deren Makel vor den anderen bis zur Behebung zu verbergen. Für im Zusammenhang stehende zahlreiche hautärztliche und kosmetische Termine wurde sie von den Eltern von der Schule befreit, da die Hautproblematik als vorrangig galt.

Bei den Kosmetik- und dermatologischen Behandlungen (u. a. Dermabrasionen, bleichende Cremes) wurde die zu diesem Zeitpunkt 16-Jährige immer wieder auf die hohe Gefahr von Sonnenschäden und vorzeitiger Hautalterung hingewiesen. Im Weiteren überprüfte sie immer häufiger ihr Gesicht und ihren Körper auf Faltenbildung und kam zu der Befürchtung, ihr Bindegewebe an den Oberschenkeln und Oberarmen sei durch die Besonnungen besonders schlaff. Diese Meinung wurde von niemandem geteilt, für die Jugendliche wurde es jedoch zu einer wahnhaft anmutenden Überzeugung. Sie tastete stundenlang täglich vor allem ihre Oberarmrückseiten ab, stand vor dem Spiegel und verließ wetterunabhängig ihr Zimmer nur mit langärmliger Kleidung. Sie verweigerte jeden Kontakt zu ihrem Freundeskreis und schließlich den Schulbesuch; sie wies starke Stimmungseinbrüche mit aggressiven impulsiven Durchbrüchen auf und äußerte Suizidideen.

Es kam – notärztlich vermittelt – zur Aufnahme in eine kinder- und jugendpsychiatrische Klinik, wo sich das Mädchen zunächst völlig verweigerte, aggressiv und destruktiv agierte, was akut die Gabe von Lorazepam erforderte, und schließlich in der Folgezeit in eine gereizt-depressive, passive Haltung verfiel. Im Visitengespräch perseverierte sie ihre Sorgen um die Erschlaffung des Oberarmbindegewebes; zu einer konstruktiven Kontaktaufnahme mit Mitpatienten kam es nicht, Angebote zur Beschäftigungstherapie wurden nur auf Nachdruck mit geringer Motivation automatisiert wahrgenommen, physiotherapeutische Maßnahmen lehnte die Patienten völlig ab.

Um eine Distanzierungsfähigkeit und eine Stimmungsstabilisierung zu ermöglichen, wurde mit Clomipramin 150 mg behandelt. Kreisende Gespräche mit Mitpatienten über die Hautprobleme wurden unterbrochen, den Klagen der Patientin schenkte man verhaltenstherapeutisch keine Aufmerksamkeit und schickte sie in diesen appellativen Situationen zu Entspannungsübungen in ihr Zimmer. Eine verpflichtende Tagesstruktur konnte durchgesetzt werden, außerdem wurden immer wieder Angebote und Ermutigungen ausgesprochen, an altersentsprechenden Aktivitäten teilzunehmen.

Ab der 3. Behandlungswoche schien sich ein erstes Interesse für bestimmte Stationsangelegenheiten herauszubilden sowie die Bereitschaft zu therapeutischen Gesprächen. Im Weiteren konnten kognitive Verfahren eingesetzt werden, denen die Jugendliche zunächst mit großem Misstrauen, dann aber mit zunehmender Offenheit begegnete. Nachdem die Integration in den Stationsalltag, in die Klinikschule und in die Gruppe der Mitpatienten gelungen war, erfolgten Expositionsübungen, wie das Tragen kurzärmliger Kleidung, Ausgänge und schließlich der Besuch einer Außenschule.

Ein sehr wichtiger Bestandteil der Therapie war die Aufklärung der Eltern über das Krankheitsbild und aufrechterhaltende Mechanismen; sie wurden intensiv verhaltenstherapeutisch im Umgang mit ästhetischen Ansprüchen geschult und planten nach ausführlicher Vorbereitung mit der Tochter eine zunächst kleinere Feier im Kreis engerer, von der Patientin gewählter Bekannter, von denen sie gut aufgenommen wurde.

Es folgten therapeutische Beurlaubungen mit der Hausaufgabe der Wiederaufnahme sozialer Kontakte. Ein erfreuliches Ergebnis der Behandlung war die kritische Selektion eines engeren Freundeskreises in Abgrenzung von den oberflächlichen, zahllosen Kontakten im Vorfeld. Die psychiatrische Behandlung wurde jedoch von der Familie nach außen verschwiegen. Nach 5 Monaten konnte die Jugendliche in die ambulante Weiterbehandlung entlassen werden.

Fazit für Klinik und Praxis

- Bei nachhaltigem Beklagen eines objektiv nicht nachvollziehbaren Makels und bei Drängen auf operative Behandlung durch einen Patienten muss differenzialdiagnostisch an eine dysmorphophobe Störung gedacht werden.

- Die Diagnostik sollte einem kinder- und jugendpsychiatrischen Facharzt vorbehalten bleiben.

- Bei Bestätigung des Störungsbildes ist eine verhaltenstherapeutisch-kognitive Therapie mit gegebenenfalls medikamentöser Unterstützung durch Serotoninwiederaufnahmehemmer durch einen Kinder- und Jugendpsychiater indiziert.

- Invasive Eingriffe sollten unbedingt vermieden werden.

Literatur

1. Morselli E. Sulla dismorfofobia e sulla tafefobia due forme non per ance descritte di pazzia con idee fisse. Bo Accademia delle Scienze. Mediche die Genova 1891; VI: 110–119.

2. Kraepelin E. Psychiatrie. Ein Lehrbuch für Studierende und Ärzte. Leipzig: Barth; 1915.

3. Driesch G, Burgmer M, Heuft G. Körperdysmorphe Störung. Nervenarzt 2004; 75: 917–931.

4. Phillips KA. The broken mirror. Understanding and treating body dysmorphic disorder. New York: Oxford University Press; 1986.

5. Phillips KA, et al. Surgical and nonpsychiatric medical treatment of patients with body dysmorphic disorder. Psychosomatics 2001; 6: 504–510.

6. Phillips KA. Body dysmorphic disorder and depression: theoretical considerations and treatment strategies. Psychiatr Q 1999; 70: 313–331.

7. Perugi G, et al. Gender-related differences in body dysmorphic disorder. J Nerv Ment Dis 1997; 185: 578–582.

8. Albertini RS, Phillips KA. Thirty-three cases of body dysmorphic disorder in children and adolescents. J Am Acad Child Adolesc Psychiatry 1999; 38: 453–459.

9. King BH. Hypothesis: Involvement of the serotonergic system in the clinical expression of monosymptomatic hypochondriasis. Pharmacopsychiatr 1990; 23: 85–89.

10. Wegner U, et al. Dysmorphophobie – Symptom oder Diagnose? Nervenarzt 1999; 70: 233–239.

11. Joraschky P, Moesler TA. Die Dysmorphophobie. In: Kaschka WP, Lungershausen E, Hrsg. Tropon-Symposium. VII, Paranoide Störungen. Berlin-Heidelberg: Springer; 1992. S. 81–97.

12. Thomas CS, Goldberg DP. Appearence, body image and distress in facial dysmorphophobia. Acta Psychiatr Scand 1995; 92: 231–236.

13. Ishigooka J, et al. Demographic features of patients seeking cosmetic surgery. Psychiatry and Clinical Neurosciences 1998; 52: 283–287.

14. Phillips KA. Body dysmorphic disorder diagnostic module. Belmont, MA: McLean Hospital; 1994.

15. Stangier U, et al. Diagnostische Erfassung der körperdysmorphen Störung – eine Pilotstudie. Nervenarzt 2000; 71: 876–884.

16. Rosen JC, Reiter J. Development of the body dysmorphic disorder examination. Behav Res Ther 1996; 34: 755–766.

17. Röhricht F, Priebe S. Störungen des Körpererlebens bei schizophrenen Patienten. Fortschr Neurol Psychiatr 1997; 65: 323–336.

18. Phillips KA, Dwight MM, McElroy SL. Efficacy and safety of fluvoxamine in body dysmorphic disorder. J Clin Psychiatry 1998; 59: 165–171.

19. Phillips KA, Albertini RS, Rasmussen SA. A randomised placebo-controlled trial of fluoxetine in body dysmorphic disorder. Arch Gen Psychiatry 2002; 59: 381–388.

20. Hollander E, et al. Clomipramine versus desipramine crossover trial in body dysmorphic disorder: selective efficacy of a serotonin reuptake inhibitor in imagined ugliness. Arch Gen Psychiatry 1999; 56: 1033–1039.

21. Phillips KA. Body dysmorphic disorder: diagnosis and treatment of imagined ugliness. J Clin Psychiatry 1996; 57: 61–64.

20

Posttraumatische Belastungsstörung

Beate Herpertz-Dahlmann, Andrea Hempt und Freya Hahn

Entsprechend vieler anderer psychischer Störungen des Kindes- und Jugendalters wurde die Bedeutung der posttraumatischen Belastungsstörung in frühen Lebensepisoden erst viel später erkannt und beschrieben als im Erwachsenenalter. Die Diagnose »posttraumatische Belastungsstörung« fand 1980 Aufnahme in das amerikanische Klassifikationssystem DSM-III (1). Obwohl frühere Beschreibungen darauf hinwiesen, dass Traumata auch ernsthafte psychische Folgen für Kinder haben können (2), wurde diesen erst in der revidierten Fassung des DSM-III Rechnung getragen (3).

Definition und Klassifikation

Laut DSM-IV (4) folgt die posttraumatische Belastungsstörung einer Konfrontation mit schwerwiegenden Ereignissen, die den *»tatsächlichen oder drohenden Tod oder ernsthafte Verletzung oder eine Gefahr der körperlichen Unversehrtheit der eigenen Person oder anderer Personen beinhalten«* und bei dem Betroffenen Furcht, Hilflosigkeit oder Entsetzen auslösen.

Kinder und Jugendliche können auf vielfältige Weise traumatisiert werden (Tab. 1). Wenig berücksichtigt wird häufig, dass eine schwerwiegende Erkrankung oder der Tod von nahen Angehörigen eine posttraumatische Belastungsstörung nach sich ziehen kann. Auch die mündliche Übermittlung von solchen Ereignissen scheint bei Kindern eine solche Störung auslösen zu können.

Für die Diagnose werden Symptome intensiven Wiedererlebens, anhaltender Vermeidung traumabezogener Reize und erhöhten Arousals gefordert. Dabei sollte die Symptomatik in *»klinisch bedeutsamer Weise Leiden oder Beeinträchtigungen in sozialen, beruflichen oder anderen wichtigen Funktionsbereichen«* zur Folge haben.

Im Wesentlichen stimmen die Kriterien der ICD-10 mit denen des DSM IV überein, unterscheiden sich aber hinsichtlich der geforderten Anzahl der Symptome. Zusätzlich wird im DSM-IV für einige Symptome der posttraumatischen Belastungsstörung spezifiziert, in welcher Form sie sich bei Kindern äußern können.

Tab. 1
Möglichkeiten von Traumatisierungen bei Kindern und Jugendlichen (5)

Naturkatastrophen

- Erdbeben
- Vulkanausbrüche
- Hurrikans
- Überschwemmungen

Von Menschen hervorgerufene Katastrophen

- *Technologische Katastrophen:*
  Verkehrsunfälle (Auto, Schiff, Zug, Flugzeug)
  Großbrände und ökologische Katastrophen, z. B. Kernkraftunfälle
- *Katastrophen als Folge menschlicher Aggressivität und Grausamkeit außerhalb der Familie:*
  Geiselnahme, Entführung
  Terrorismus
  Krieg
  Folter
  Vergewaltigung
  Genozid
- *Katastrophen innerhalb der Familie:*
  Erleben schwerer Gewalttätigkeit zwischen den Eltern
  Emotionaler, körperlicher und sexueller Missbrauch, massive Vernachlässigung, Trennung von den Eltern

Reaktion auf das traumatische Ereignis (Kriterium A)

Furcht oder Hilflosigkeit kann sich bei Kindern auch in aufgelöstem oder agitiertem Verhalten ausdrücken. Dabei muss berücksichtigt werden, dass es gerade jüngeren und kognitiv minderbegabten Kindern schwer fällt, ihre Reaktionen auf ein traumatisches Ereignis zu beschreiben.

Wiedererleben des Traumas (Kriterium B)

Wiederkehrendes Erleben und Erinnern des Traumas kann sich bei Kindern in repetitivem, monotonem Nachspielen der traumatischen Erlebnisse zeigen. Dieses als Ausdruck einer Pathologie zu bezeichnende Spielverhalten muss vom Spielen als kindspezifischem Verarbeitungsmechanismus abgegrenzt werden. Albträume stellen eine weitere Form des Wiedererlebens dar. Dabei müssen sie sich nicht direkt auf das Trauma beziehen, sondern können ohne wiedererkennbaren Inhalt sein.

Bei kleinen Kindern kann eine traumaspezifische Neuinszenierung auftreten. Flashbacks, d. h. besonders real wirkende Erinnerungen, sind bei Kindern im Gegensatz zu Erwachsenen weniger häufig dokumentiert (6).

Vermeidung traumaspezifischer Reize, Abflachung der allgemeinen Reagibilität (Kriterium C)

Wie Erwachsene versuchen auch Kinder, belastende Erinnerungen und Gedanken an das Trauma zu unterdrücken. Mit dem

Trauma assoziierte Aktivitäten, auch wenn sie früher als angenehm erlebt wurden, werden vermieden. Vor allem bei Kindern im Vorschulalter kann sich ein Vermeidungsverhalten auch in einer absoluten Leugnung des Geschehenen äußern.

Erhöhtes Arousal (Kriterium D)

Ein erhöhtes Arousal, d. h. eine zu geringe Reizschwelle für vegetative Reaktionen und Affektäußerungen, kann sich z. B. in Schlafstörungen, einer erhöhten Irritierbarkeit, Konzentrationsschwierigkeiten und einer vermehrten Schreckhaftigkeit äußern. Bei Kindern kann sich dies auch in nachlassenden Schulleistungen oder einer Beeinträchtigung sozialer Kontakte niederschlagen (7).

Dauer der Symptomatik (Kriterium E)

Zur Diagnosestellung sollte die Symptomatik mindestens 1 Monat bestehen. Bei kürzeren Zeiträumen spricht man von einer akuten Belastungsreaktion. Posttraumatische Symptome können verzögert einsetzen und mehrere Monate oder auch Jahre anhalten.

Zahlreiche Untersuchungen zeigen, dass die Diagnosekriterien von DSM-IV und ICD-10 kindspezifische Traumareaktionen nur unzureichend abbilden. (9). Das häufig auftretende regressive Verhalten, somatische Beschwerden und unterschiedliche Formen von Angststörungen (7, 9) lassen sich allenfalls unter Beeinträchtigung der Alltagsfunktionen (DSM-IV, Kriterium F) subsumieren.

Um der mangelnden Verbalisierungsfähigkeit jüngerer Kinder gerecht zu werden, entwickelten SCHEERINGA et al. (10) alternative Kriterien, um posttraumatische Symptome bei Kleinkindern zu erfassen. Anstelle subjektiven Erlebens können konkrete Verhaltensweisen von den Eltern erfragt werden. Das Symptom »Vermindertes Interesse an Aktivitäten, die vor dem Trauma wichtig waren«, formulierten die Autoren z. B. als »Einschränkung des Spielverhaltens«. Statt »Gefühl der Entfremdung von anderen« schlagen sie »Sozialer Rückzug« vor.

Epidemiologie

Im Vergleich zu Erwachsenen gibt es kaum repräsentative Untersuchungen zur Epidemiologie posttraumatischer Symptome bei Kindern. Prävalenzstudien an jüngeren Kindern unter 12 Jahren fehlen gänzlich. Die Lebenszeitprävalenz für posttraumatische Belastungsstörungen bei 14–18-jährigen Jugendlichen beträgt 5–10% (11, 12). Dabei variieren die Raten in Abhängigkeit von der Traumaerfahrung. Das höchste Risiko bergen sexueller Missbrauch und Misshandlung mit Prävalenzraten von 34–58% (13).

In Deutschland wurden repräsentative Prävalenzdaten der posttraumatischen Belastungsstörung bei Kindern und Jugendlichen erstmals in der »Bremer Jugendstudie« (14) erhoben.

1035 durch eine Zufallsauswahl rekrutierte Jugendliche im Alter von 12–17 Jahren wurden anhand eines standardisierten Interviews u. a. zu traumatischen Erfahrungen befragt. Insgesamt berichteten 22,5% der Jugendlichen, mindestens 1 Trauma erlebt zu haben. 7,3% der Traumatisierten erfüllten die DSM-IV-Kriterien einer posttraumatischen Belastungsstörung; das entspricht einer Lebenszeitprävalenz in der Gesamtstichprobe von 1,6%. Über 90% der Jugendlichen mit einer posttraumatischen Belastungsstörung gaben an, in ihrem Alltagsleben stark beeinträchtigt zu sein. Nur 33% nahm allerdings professionelle Hilfe in Anspruch, 11% bei einem Allgemeinarzt, 23% in Einrichtungen der psychosozialen Versorgung.

Angaben zu Alterseffekten, bezogen auf die Entwicklung von Symptomen der posttraumatischen Störung, sind widersprüchlich (15, 16). Die Mehrzahl der Befunde macht aber deutlich, dass Kinder umso vulnerabler für die psychischen Folgen sind, je jünger sie zum Zeitpunkt eines Traumas waren. So fanden ACKERMAN et al. (17)

in einer Gruppe sexuell missbrauchter und körperlich misshandelter Kinder eine umso stärker ausgeprägte Psychopathologie, je jünger die Kinder zum Zeitpunkt des Missbrauchs waren. Andererseits zeigten Kinder eine schwächere Reaktion auf die Atomreaktorkatastrophe in Tschernobyl als ihre Mütter oder Väter (11).

Es finden sich konstant geschlechtsspezifische Unterschiede hinsichtlich posttraumatischer Symptome. Obwohl Mädchen und Jungen in der repräsentativen Längsschnittstudie von GIACONIA et al. (18) in gleichem Ausmaß von traumatischen Erfahrungen berichteten, entwickelten Mädchen 6-mal häufiger eine posttraumatische Belastungsstörung. Verantwortlich für diesen Effekt ist sicher das für Mädchen erhöhte Risiko einer Vergewaltigung, welche im Vergleich zu anderen Traumata eine stärkere Potenz für psychische Folgen in sich trägt (18).

Jungen sind hingegen gefährdeter, emotional vernachlässigt zu werden (19). Allerdings zeigen auch nach gleicher Traumaerfahrung Mädchen im Vergleich zu Jungen vermehrt posttraumatische Symptome, was möglicherweise neurobiologische Ursachen hat.

Komorbidität

Adoleszente mit einer posttraumatischen Belastungsstörung tragen ein höheres Risiko, eine weitere psychische Störung zu entwickeln als Gleichaltrige ohne diese Störung. In der Studie von GIACONIA et al. (18) wurde bei zwei Fünftel der Jugendlichen, die unter einer posttraumatischen Belastungsstörung litten, eine »major depression« diagnostiziert. Bci 70% dieser Patienten ging die posttraumatische Belastungsstörung der Depression voraus bzw. beide Störungen traten zur gleichen Zeit auf. Auch ESSAU et al. (14) fanden Überlappungen mit anderen Störungen. Die posttraumatische Belastungsstörung trat in hohem Maße mit depressiven Störungen (41,2%), somatoformen Störungen (35,3%) sowie Substanzabusus (29,4%) komorbid auf. Bei Klein- und Vorschulkindern werden gehäuft Trennungsangst, depressive Symptome und extroversive Störungen gefunden (10).

Ätiologie und Pathogenese

Bei der Genese einer posttraumatischen Belastungsstörung ist kein monokausales Geschehen anzunehmen. Auch wenn es ohne ein umschriebenes Trauma nicht zu einer posttraumatischen Belastungsstörung kommen kann, ist das Trauma alleine nicht ausreichend für die Entstehung. Nicht wenige Betroffene entwickeln auch nach schwerster Traumatisierung keine posttraumatische Belastungsstörung. Darüber hinaus zeigen sich bei Menschen mit dieser Störung sehr unterschiedliche Krankeitsverläufe. Das legt ein Zusammenwirken verschiedener Faktoren nahe. Diskutiert werden traumabedingte, familiäre, psychologische und biologische einschließlich genetischer Faktoren, die die Entstehung und Aufrechterhaltung einer posttraumatischen Belastungsstörung begünstigen können.

Traumaspezifische Faktoren

Die Wahrscheinlichkeit, nach einem Trauma psychische Beeinträchtigungen zu erleben, variiert in Abhängigkeit von der Art der Traumaerfahrung. Nach einer dänischen Studie waren traumatische Ereignisse, die mit einer hohen Wahrscheinlichkeit (in absteigender Reihenfolge) mit der Entstehung einer posttraumatischen Belastungsstörung verbunden waren, Vergewaltigung, Suizidhandlung naher Anghöriger, Todesfall in der Familie, schwerwiegende körperliche Erkrankungen sowie Misshandlung oder Missbrauch (12).

Traumatische Erfahrungen ziehen oft weitere negative Lebensereignisse nach sich, z. B. die Herausnahme des Kindes aus der Familie nach Misshandlung, Verlust des Wohnortes und der damit verbundenen sozialen Strukturen oder materielle Not bei Naturkatastrophen. Das Maß an sozialer Unterstützung nach einer traumatischen Erfahrung scheint in einem direkten Zusammenhang mit der Besserung der akuten Symptomatik, aber auch mit dem langfristigen Heilungserfolg zu stehen (20).

Individuelle Faktoren

Eine prätraumatische Psychopathologie kann das Risiko für ein Kind erhöhen, als Folge eines Traumas eine posttraumatische Belastungsstörung zu entwickeln. Für die Entwicklung vieler psychiatrischer Erkrankungen stellen extroversive Verhaltensweisen bei Kindern und Jugendlichen einen Risikofaktor dar. Bei der posttraumatischen Belastungsstörung hingegen sind introversive Auffälligkeiten, wie prätraumatische Ängstlichkeit, und Aufmerksamkeitsprobleme disponierend (21).

Familiäre Faktoren

Bei der Bewertung und Bewältigung traumatischer Ereignisse sind Kinder auf die Unterstützung von erwachsenen Bezugspersonen angewiesen. Dabei spielen die Reaktion der Eltern auf das Trauma und ihr Umgang damit eine bedeutende Rolle. In der Studie von VILA et al. (22) zeigte sich z. B. ein signifikanter Zusammenhang zwischen dem Ausmaß an elterlichem Distress und der Intensität kindlicher Reaktionen auf ein Bergwerksunglück. Andere Studien zeigen, dass Eltern durch dysfunktionale Bewältigungsstrategien, beispielsweise Vermeidung traumabezogener Gespräche, zur Aufrechterhaltung kindlicher Symptomatik der posttraumatischen Belastungsstörung beitragen können (23, 24).

Eine positive und stützende Eltern-Kind-Beziehung ist als protektiver Faktor gegenüber der Entwicklung einer posttraumatischen Belastungsstörung anzusehen und kann selbst die Auswirkungen schwerer Traumata mildern (20). Dagegen ist es Eltern mit einer posttraumatischen Belastungsstörung nach gemeinsam erlebtem Trauma scheinbar nur unzureichend möglich, ihre Kinder bei der Verarbeitung des Erlebten zu unterstützen (25).

Psychologische Faktoren

Zum Verständnis der Entstehung und Aufrechterhaltung posttraumatischer Symptome werden Konditionierungsmechanismen und kognitive Prozesse herangezogen. Basierend auf MOWRERS Zwei-Faktoren-Theorie nimmt man an, dass die Merkmale einer traumatischen Situation zunächst durch klasssisches Konditionieren mit ursprünglich neutralen Reizen verknüpft werden. Eine Konfrontation mit diesen Stimuli führt zu einer emotionalen Belastung für die Betroffenen und wird deshalb vermieden. Da negative Emotionen auf diesem Weg umgangen werden, wird das Vermeidungsverhalten über den Prozess der operanten Konditionierung aufrechterhalten (26).

Kognitive Theorien wurden vor allem auf der Grundlage von Untersuchungen an erwachsenen Traumaopfern entwickelt (27). Eine Modifikation kognitiver Modelle im Hinblick auf die entwicklungsbedingten Besonderheiten von Kindern steht noch aus. Faktoren wie eine Erschütterung des Sicherheitsgefühls und die erlebte Unkontrollierbarkeit der Situation spielen sicher auch bei der Entstehung der posttraumatischen Belastungsstörung bei Kindern eine entscheidende Rolle. Eine dysfunktionale Interpretation des Geschehens und seiner Folgen (z. B. Selbstbeschuldigungen, Gefühle des Versagens) tragen zur Aufrechterhaltung der Symptomatik bei (28).

Biologische Faktoren

Frühe, vor allem rezidivierende traumatisierende Erfahrungen scheinen zahlreiche Funktionen des zentralen Nervensystems, seine anatomische Entwicklung sowie neuroendokrine und immunologische Regulationsmechanismen zu beeinträchtigen. Spezifische hormonale und Neurotransmittersysteme, die in die Stressreaktion des menschlichen Organismus eingebunden sind, umfassen die noradrenerge Transmission, Serotonin, Dopamin, γ-Aminobuttersäure (GABA), das kortikoide System sowie endogene Opiate. Diese Neurotransmittersysteme sind vor allem in Hirngebieten vertreten, die für Symptome der posttraumatischen Belastungsstörung, aber auch für andere psychiatrische Erkrankungen eine wesentliche Rolle spielen, d. h. in der Hippocampusregion, der Amygdala und im Bereich des präfrontalen Kortex.

Patienten mit einer posttraumatischen Belastungsstörung weisen Veränderungen in den Regulationsabläufen der Hypothalamus-Hypophysen-Nebennierenrinde (HHN)-Achse auf. Dies wurde wiederholt in Untersuchungen dargelegt, auch wenn die Befundlage hierzu inhomogen ist. Bei traumatisierten Kindern lassen sich erhöhte Kortisolspiegel im Vergleich zu gesunden Kontrollpersonen nachweisen (29). In Longitudinaluntersuchungen fand man, dass es im Verlauf der Entwicklung zu einer »Downregulation« der HHN-Achse mit verminderter ACTH-Sekretion nach CRH-Provokation kommt (30).

Genetische Faktoren

Verschiedene Untersuchungen lassen eine genetisch bedingte Vulnerabilität für die Entwicklung einer posttraumatischen Belastungsstörung vermuten, die sich vermutlich in Persönlichkeitsmerkmalen manifestiert (Neurotizismus, antisoziale Persönlichkeitsmerkmale) (31). True et al. (32) untersuchten 4042 Zwillingspaare, die in Vietnam als Soldaten stationiert waren. Die Ausprägung verschiedener Symptome der posttraumatischen Belastungsstörung von monozygoten Zwillingen korrelierten signifikant höher miteinander als die der dizygoten. Weitere Studien an dizygoten und monozygoten Zwillingen machen deutlich, dass sowohl das Risiko, ein Trauma zu erleiden, als auch Symptome zu entwickeln, u. a. von Hereditätsfaktoren abhängt (31, 33).

Überprüfte Ätiologiemodelle, die das Zusammenwirken dieser Faktoren gemeinsam mit entwicklungspsychologischen Aspekten berücksichtigen, gibt es bislang nicht.

Neurobiologische Folgen

Durch die hohe Plastizität des menschlichen Gehirns können anhaltende Stresssituationen, vor allem während früher Lebensepisoden, Veränderungen in Struktur und Funktion des Gehirns bewirken. In Magnetresonanzuntersuchungen konnte wiederholt eine verminderte Größe des linken Hippocampus bei Erwachsenen nachgewiesen werden, die als Kinder Opfer körperlicher oder sexueller Misshandlung waren (13, 34, 35). Untersuchungen an Vietnamveteranen mit posttraumatischer Belastungsstörung zeigten ein reduziertes Volumen des rechten Hippocampus (36). Eine Schädigung des Hippocampus scheint in engem Zusammenhang mit einer chronischen posttraumatischen Belastungsstörung zu stehen. Neuere Untersuchungen weisen auch darauf hin, dass ein kleinerer Hippocampus nicht ausschließlich Folge, sondern auch Ursache einer posttraumatischen Belastungsstörung sein kann (33).

Auswirkungen früher chronischer Traumatisierung lassen sich auch in anderen Hirnregionen, wie den Amygdala, dem Corpus callosum und dem Kleinhirn nachweisen. Es ist anzunehmen, dass diese »neuronalen Narben« auch für spätere psychische Erkrankungen, z. B. Angststörungen und depressive Erkrankungen, prädisponieren.

Diagnostik

Erstgespräch

Prinzipien, die später in der Therapie traumatisierter Kinder bedeutsam sind, sollten bereits während des diagnostischen Prozesses berücksichtigt werden: Transparenz und individuumspezifisches Vorgehen. Infolge der mit einer Traumatisierung oft einhergehenden Erschütterung des Sicherheitsgefühls sind die betroffenen Kinder häufig unsicher und ängstlich. Ein erster Kontakt sollte daher in Begleitung der Eltern oder wichtiger Bezugspersonen stattfinden. Bei älteren Jugendlichen kann es allerdings indiziert sein, von Beginn an den Patienten alleine zu explorieren, um Gefühlen wie Scham und Schuld Rechnung zu tragen.

Nach einem ersten Kontaktaufbau, in dem der Untersucher sich vorstellt und Rahmen und Funktion der Untersuchungen umschreibt, wird das Kind oder der Jugendliche ermutigt, vom Hergang des Traumas zu berichten und die aktuelle Befindlichkeit zu beschreiben. Hierbei sollten zunächst möglichst offene Fragen mit wenig Vorgaben formuliert werden. Dies ist u. a. für spätere Glaubwürdigkeitsfragen von Bedeutung.

In einem 2. Schritt kann der Untersucher Einzelheiten zum Traumaablauf erfragen sowie die Emotionen und Affekte explorieren, die für das Kind mit dem Erlebnis verbunden sind. Er sollte darauf achten, dass das Kind oder der Jugendliche den Gesprächsraum wieder gefasst verlassen kann.

Im weiteren Verlauf ist es wichtig, das Kind einzeln zu explorieren. Untersuchungen zeigen, dass Kinder ein stärkeres Maß an Beeinträchtigung berichten, wenn sie getrennt von ihren Eltern befragt werden. YULE und WILLIAMS (37) erklärten diesen Effekt mit dem Wunsch der Kinder, ihre Eltern vor zusätzlichen Belastungen zu schützen.

Es kann vorkommen, dass vor allem jüngere Kinder über das Erlebte zunächst nicht sprechen wollen. In diesem Fall sollten die Eltern mit Einverständnis des Kindes in dessen Beisein berichten. Allerdings darf man sich bei der Beurteilung der psychischen Befindlichkeit von Kindern nicht ausschließlich auf Elternaussagen verlassen. Eltern neigen dazu, vor allem internalisierende Symptome ihrer Kinder zu unterschätzen. Andererseits nehmen sie verändertes Spielverhalten oder erhöhte Aggressivität bewusster wahr als die Kinder selbst.

Anamneseerhebung

Neben der Erfassung eines aktuellen psychopathologischen Befundes ist eine ausführliche Anamneseerhebung Voraussetzung, um mögliche Folgen der Traumatisierung für Kind und Familie einschätzen zu können. Neben der Entwicklungsanamnese und der psychiatrischen Krankengeschichte des Kindes sollten auch mögliche traumatische Erfahrungen der Eltern erfasst werden, da dies einen Risikofaktor für die Entwicklung posttraumatischer Symptome bei Kindern darstellt.

Bedeutungsvoll für die Therapieplanung ist die Erfassung von Ressourcen des Kindes und seiner Familie. Ein tragfähiges soziales Nctz fungiert als protektiver Faktor bei der Bewältigung traumatischer Erlebnisse.

Psychologische Diagnostik

Von Untersuchungen traumatisierter Kinder lässt sich die Empfehlung zum Einsatz strukturierter bzw. halbstrukturierter Interviews bei der Diagnostik der posttraumatischen Belastungsstörung ableiten (6). Im Gegensatz zum englischen existiert im deutschen Sprachraum nur eine begrenzte Anzahl validierter Verfahren. Die »Clinician-Administered PTSD Scale for Children and Adolescents« (CAPS-CA) wurde von NADER et al. (38) speziell für den Einsatz bei Kindern ab 8 Jahre entwickelt (Übersetzung von R. STEIL; die adaptierte deutsche Version von FÜCHSEL und STEIL [39] ist in Vorbereitung).

Das strukturierte klinische Interview prüft durch kindgerecht formulierte Fragen, ob die für eine Diagnose notwendigen Symptome vorliegen. Dabei wird explizit auf die im DSM-IV (4) formulierten Zusatzkriterien für Kinder eingegangen. Neben der aktuellen Symptomatik werden mögliche Beeinträchtigungen in sozialen und schulischen Bereichen sowie in der Entwicklung des Kindes erfasst. Für die deutsche CAPS-CA liegen sehr gute Reliabilitätswerte (CRONBACHS Alpha) vor.

Das »Diagnostische Interview für psychische Störungen im Kindes- und Jugendalter« (40) ist ebenfalls für die Diagnostik der posttraumatischen Belastungsstörung geeignet. Das Interview besteht aus einer Eltern- und einer parallelen Kinderversion und ist bei Kindern ab 6 Jahren einsetzbar. Es liegen jedoch keine speziellen Gütekriterien zur Erfassung der posttraumatischen Belastungsstörung vor.

Jüngeren Kindern wird man mit den vorliegenden Diagnoseinstrumenten nicht gerecht. SCHEERINGA et al. (41) kritisieren an den kindspezifischen Symptomen der posttraumatischen Belastungsstörung im

DSM-IV, dass allein 8 Items von den Betroffenen eine sprachliche Beschreibung erfordern. Dies lässt die entwicklungsspezifischen Besonderheiten jüngerer Kinder unberücksichtigt. Aufgrund des kognitiven und sprachlichen Entwicklungsstandes hat man verbal kaum Zugang zu validen Informationen. Empfehlenswert ist, auf nonverbales und projektives Material zurückzugreifen. Mögliche Verfahren sind der Sceno-Test oder »Familie in Tieren« (Abb. 1 und 2).

Eine Untersuchung von SALMON et al. (42) zeigt sehr eindrucksvoll, dass Kinder bis zum Alter von 7 Jahren leichter von schwierigen Erlebnissen berichten können, wenn sie begleitend malen. Vermutet wird, dass das Zeichnen eine Struktur schafft, um die herum die Erzählung organisiert werden kann (Abb. 3).

Abschließende Beratung

In einem ausführlichem Gespräch sollten Kind und Eltern die erhobenen Befunde und mögliche Therapieimplikationen erläutert werden. In einer ersten Psychoedukation sollten Traumasymptome als zunächst normale Reaktion auf außergewöhnliche Erfahrungen erklärt werden. Bereits die Information über Entstehung und Aufrechterhaltung der Symptomatik sowie Behandlungsmöglichkeiten kann therapeutische Effekte haben, indem sie hilft, dysfunktionale Interpretationen *(»Ich bin verrückt«, »Das Leben meines Kindes ist zerstört«)* zu entschärfen (43).

Therapie und Prävention

Lange Zeit wurde in der Therapie posttraumatischer Symptome bei Kindern und Jugendlichen auf Methoden zurückgegriffen, die sich bei Erwachsenen bewährt hatten. Bezüglich spezifischer Interventionen bei posttraumatischen Belastungsstörungen im Kindes- und Jugendalter existieren nur wenige kontrollierte Studien. Es wurden vor allem kognitiv-behaviorale Methoden (CBT) überprüft (44). Eine Untersuchung belegte zwar die Wirksamkeit der häufig angewendeten Behandlungstechnik EMDR (eye movement desensitization and reprocessing), konnte allerdings unspezifische Wirkmechanismen nicht ausschließen (45).

Behandlungsgrundsätze

Die Wirksamkeit therapeutischer Maßnahmen setzt einen Schutz vor Retraumatisierungen und ein vom Kind als sicher und kontrollierbar erlebtes Umfeld voraus. Ist dies nicht gegeben, muss der therapeutische Auftrag zunächst darin bestehen, diesen sicheren Bereich herzustellen. Die Therapie traumatisierter Kinder und Jugendlicher sollte transparent sein, das jeweilige Entwicklungsniveau berücksichtigen, symptomorientiert erfolgen und die Bezugspersonen mit einbeziehen.

Eine umfassende Aufklärung über das therapeutische Vorgehen schafft Transparenz, die dem oft mit der traumatischen Erfahrung einhergehenden Gefühl der Unkontrollierbarkeit entgegenwirken soll. Auch auf die Gefahr einer vorübergehenden Instabilität durch das Thematisieren traumatischer Erfahrungen sollten Eltern und Kind vorbereitet sein.

Das therapeutische Vorgehen muss den unterschiedlichen verbalen und kognitiven Fähigkeiten der Kinder angepasst sein. Je jünger die Kinder sind, desto handlungsorientierter sollte die Therapie sein. Da Kinder ein breites Spektrum posttraumatischer Reaktionen präsentieren können, ist eine symptomorientierte Behandlung erforderlich.

Bis zum Erreichen des Grundschulalters orientieren sich Kinder bei der Bewertung von Situationen an ihren Bezugspersonen (social referencing). In diesem

Abb. 1
Sceno-Darstellung eines 6-j. Mädchens, dessen Eltern verstarben. Auffallend ist, dass bei diesem Picknick im Wald nur Kinder anwesend sind. Erwachsene fehlen

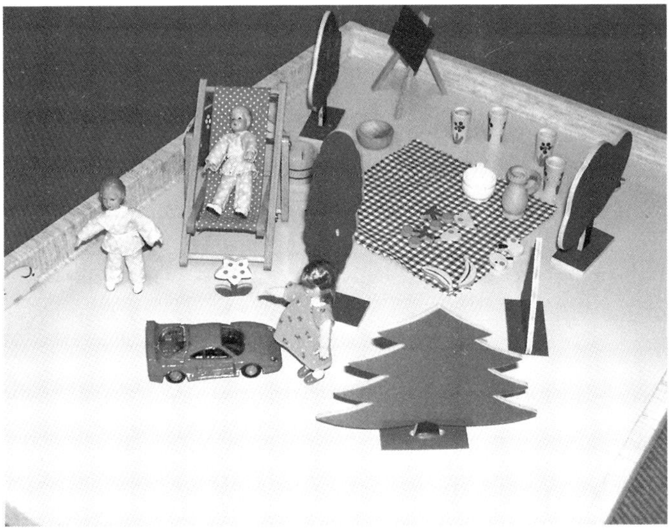

Abb. 2
Familie in Tieren. Bild eines 8-j. Jungen, dessen Mutter plötzlich gestorben war. Der Tod wurde von dem Kind wochenlang geleugnet, was sich auch in diesem Bild widerspiegelt

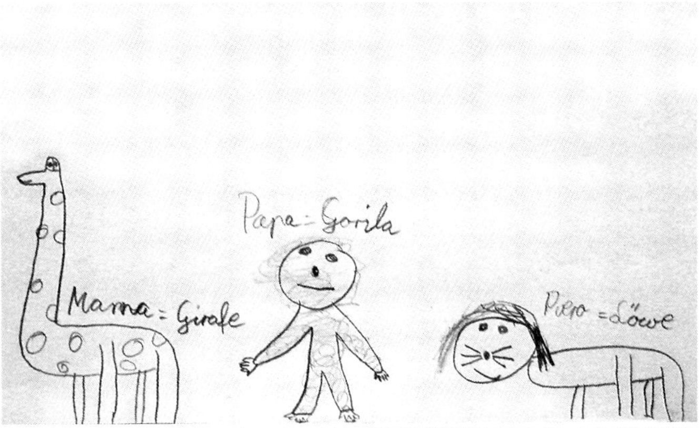

Abb. 3
Bild eines 5-j. Mädchens, Darstellung des erlebten Missbrauchs, in der linken Bildhälfte ist der Täter mit 2 Köpfen gezeichnet, die die erlebte Übermacht verdeutlichen

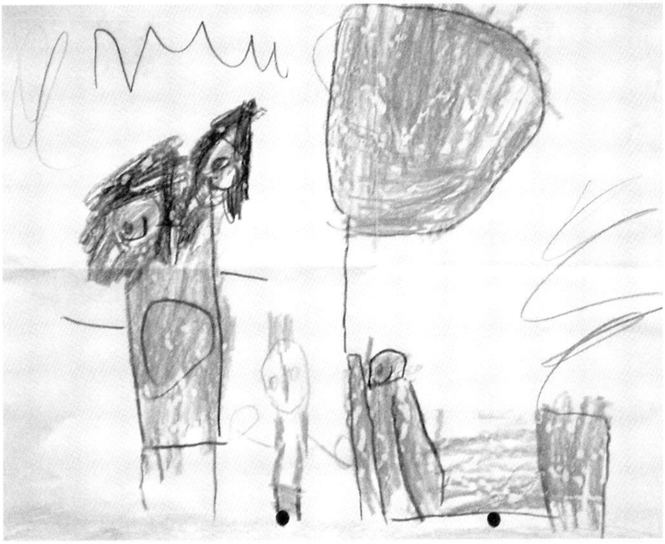

Alter sind sie kaum in der Lage, erlebten Stress durch den Einsatz kognitiver Strategien, wie positive Selbstinstruktionen, zu kompensieren. Häufig gelingt es ihnen nicht, die in der Therapie erarbeiteten Möglichkeiten der Stressbewältigung selbständig in ihren Alltag zu projizieren. Daher ist es oft hilfreich, die Bezugspersonen als Kotherapeuten zu integrieren (43).

Therapieziele

Aus dem Verständnis um die Entstehung und Aufrechterhaltung der posttraumatischen Belastungsstörung ergeben sich die Therapieziele. Zunächst sollten die Kinder und ihre Eltern darin unterstützt werden, Worte für das Erlebte und die begleitenden Emotionen zu finden. Die häufig real und bedrohlich erlebten Intrusionen und Flashbacks sind Ausdruck mangelnder Traumaverarbeitung. Daher ist ein weiteres Ziel der Behandlung, das Trauma als vergangen einordnen zu können.

Sekundäre Gefühle, wie Schuld und Scham, sowie dysfunktionale Überzeugungen tragen häufig zur Aufrechterhaltung der Symptomatik bei. Diese kritisch zu überprüfen und durch konstruktive, stärker an der Realität orientierte Gedanken zu ersetzen, stellt einen 3. Behandlungsschwerpunkt dar.

Die Integration und Verarbeitung traumabezogener Reize soll durch den Abbau von Vermeidungsverhalten ergänzt werden.

Behandlungstechniken

Die Behandlung sollte kind- und elternspezifische Interventionen umfassen. Mit Berücksichtigung des Entwicklungsstandes werden die Kinder darin angeleitet, ihre Gefühle zu erkennen und zum Ausdruck zu bringen. Zu dysfunktionalen Gedanken werden über positive Selbstinstruktionen Alternativen entwickelt. Entspannungsverfahren (z. B. progressive Muskelrelaxation nach JAKOBSEN) und die Imagination positiver Bilder oder Situationen (»sicherer Ort«) können der erhöhten vegetativen Erregbarkeit entgegenwirken. Ihr Einsatz erleichtert häufig auch die mit einer Traumaexposition einhergehenden negativen Gefühle zu tolerieren. Die graduelle Konfrontation mit traumabezogenen Reizen dient dem Abbau von Vermeidungsverhalten über eine erlebte Angstreduktion.

Bei der häufig erforderlichen Mitbehandlung der Eltern wird auf ähnliche Interventionstechniken zurückgegriffen. Den Eltern sollte die Möglichkeit gegeben werden, ihre Belastung durch die Traumatisierung ihres Kindes zu äußern. Dysfunktionale Bedeutungszuschreibungen (*»Das Leben meines Kindes ist zerstört«*) werden identifiziert und relativiert. Abgeleitet von dem Verständnis über aufrechterhaltende Bedingungen von Problemverhalten wird ein konstruktiver Umgang damit erarbeitet. Darüber hinaus werden die Eltern angeleitet, das Kind beim Transfer des in der Therapie Erarbeiteten in den Alltag zu unterstützen.

Eltern und Kinder zeigen sich oft unsicher im Austausch über das traumatische Erlebnis. Gemeinsame Sitzungen sollen die Kommunikation fördern und Ängste abbauen.

Ein von DEBLINGER und HOPE HEFLIN (43) entwickeltes und validiertes, kognitiv-behaviorales Therapiemanual integriert die beschriebenen Grundsätze und Techniken. Es wurde für die Behandlung sexuell traumatisierter Kinder konzipiert, lässt sich aber gut auf andere Arten der Traumatisierung übertragen.

Psychopharmakologische Behandlung

Zur medikamentösen Behandlung der posttraumatischen Belastungsstörung im Kindes- und Jugendalter liegen bisher keine kontrollierten Studien vor. Neben der Psychotherapie sollte eine zusätzliche pharmakologische Behandlung in Erwägung gezogen werden, wenn bestimmte Symptome – vor allem die des Arousals, aber auch Vermeidungsverhalten und dissoziative Störungen – als sehr belastend erlebt werden.

In der klinischen Praxis empfiehlt sich in diesem Fall der Einsatz eines Pharmakons mit breitem Wirkungsspektrum als Medikament der 1. Wahl, z. B. die Gabe eines selektiven Serotoninwiederaufnahmehemmers (SSRI), für den im Erwachsenenalter die Effektivität bei posttraumatischer Belastungsstörung bestätigt werden konnte. Für das Kindes- und Jugendalter liegen Studien zur wirksamen Behandlung bei Angst- und depressiven Störungen vor, sodass der Einsatz zu vertreten ist. In jüngster Zeit wurde allerdings bei der Behandlung von depressiven Störungen mit SSRI von gehäuften suizidalen Handlungen (nicht Suiziden!) berichtet, die einer weiteren genaueren Evaluierung bedürfen (46).

Bei schwerwiegendem selbstverletzenden Verhalten und dissoziativen Störungen muss auch der Einsatz eines atypischen Neuroleptikums (Risperidon oder Olanzapin) in Erwägung gezogen werden (47). Jüngere Studien konnten auch eine allgemeine Besserung der Symptomatik, vor allem der intrusiven Störungen und der Übererregbarkeit, unter diesen Neuroleptika aufzeigen (48).

Beispiele

Beispiel 1

Ein 10-jähriges Mädchen, Opfer wiederholter sexueller Übergriffe durch ein entferntes Familienmitglied, berichtete im Beisein ihrer Mutter keinerlei Beeinträchtigung durch den erlebten Missbrauch. Getrennt von ihrer Mutter befragt, begann sie bei der Exploration zu weinen und gab eine starke Belastung an. Bei Konfrontation in sensu durch Berichte über das Erlebte zeigte sie eine ausgeprägte Angstsymptomatik und infolge dessen massives Vermeidungsverhalten. Die übrigen Diagnosekriterien der posttraumatischen Belastungsstörung waren nicht erfüllt. Da die Mutter dem Täter sehr nahe stand, zeigte sie erhebliche Unsicherheiten und Ambivalenzen im Umgang mit den Missbrauchserlebnissen ihrer Tochter.

Aufgrund der deutlichen emotionalen Belastung des Mädchens und der fehlenden familiären Unterstützung in der Traumabewältigung wurde eine Therapieindikation gestellt. Das Mädchen war zunächst kaum in der Lage, über das Erlebte und die begleitenden Emotionen zu sprechen. Am Beginn der Behandlung stand somit die Wahrnehmung und Beschreibung positiver und negativer Gefühle. Im Verlauf wurden Schuldgefühle gegenüber der Mutter deutlich und die Sorge, sie könnte durch genaue Kenntnis des Geschehenen zu stark belastet sein. Eine Angsthierarchie ergab als maximal angstbesetzte Situation, mit der Mutter über das Erlebte zu sprechen.

In mehreren Einzelsitzungen konnte das Mädchen allmählich eine Angstreduktion beim Berichten über den Missbrauch erfahren. Parallel wurde die Mutter im Umgang mit ihren eigenen ambivalenten Gefühlen und der Belastung ihrer Tochter unterstützt. Nach intensiver Vorbereitung konnte das Mädchen schließlich im Beisein der Mutter von ihren Missbrauchserlebnissen erzählen. Modellhaft wurden ein angemessener Austausch über das Erlebte vermittelt und Möglichkeiten erarbeitet, diesen auch außerhalb des therapeutischen Settings, unter Alltagsbedingungen, zu pflegen.

Beispiel 2

Ein 5-jähriger Junge, der von einem Nachbarn sexuell missbraucht worden war, weigerte sich zu Beginn, selbst im Beisein der Eltern, mit der Untersucherin zu sprechen. Die Eltern berichteten infolge des Missbrauchs aggressives und sexualisiertes Verhalten, Schlafstörungen mit Albträumen und nächtliches Einnässen ihres Sohnes. Sukzessive konnte erreicht werden, dass er zunächst bei offener Türe mit der Untersucherin alleine im Zimmer spielen und schließlich auch berichten konnte. Parallel dazu malte er Bilder und fand zunehmend Worte für das Erlebte.

Um die bei den Erinnerungen an das Trauma erlebte Angst bewältigen zu können, gestaltete er, gemeinsam mit der Therapeutin, ein Bild von einem sicheren Ort. Es zeigte eine Höhle, die von einem großen Hund bewacht wurde.

Durch den Missbrauch ihres Sohnes wurde bei der Mutter ein eigenes, unverarbeitetes Trauma aktualisiert, was zu einer vorübergehenden emotionalen Instabilität mit dysfunktionalen Bedeutungszuschreibungen führte. Sie glaubte das Leben ihres Sohnes zerstört und neigte dazu, seine extraversiven Verhaltensweisen zu entschuldigen. Begleitend zu einer psychotherapeutischen Behandlung der Mutter erlernten die Eltern den Umgang mit den Ängsten ihres Sohnes und konnten schließlich auch seine extraversiven Verhaltensweisen eingrenzen.

Der Junge hängte sich das Bild seines sicheren Ortes über sein Bett. Neben der zunehmenden Stabilität der Eltern trug dies dazu bei, ein Gefühl von Sicherheit wieder herzustellen. Die Schlafstörungen und die extraversiven Verhaltensweisen traten immer seltener auf. Ohne spezielle Behandlung sistierte auch das Einnässen.

Fazit für Klinik und Praxis

○ Zu Traumatisierungen von Kindern und Jugendlichen kann es auf vielfältige Weise kommen. Sowohl Naturkatastrophen als auch von Menschen hervorgerufenen Katastrophen, wie beispielsweise Verkehrsunfälle, Geiselnahmen, Krieg, Folter, besonders aber Gewalttätigkeit in der Familie bzw. sexueller Missbrauch und Misshandlung, können posttraumatische Belastungsstörungen auslösen.

○ Kinder und Jugendliche mit Traumaerfahrung sollten zeitnah kinder- und jugendpsychiatrisch untersucht werden. Dies gilt vor allem für Betroffene besonders schwerer Traumatisierung sowie Kinder und Jugendliche, die bereits vor dem Trauma psychiatrische Symptome aufwiesen und deren Umfeld durch psychosoziale Belastungsfaktoren gekennzeichnet ist. Dem für diese Kinder erhöhten Risiko, eine posttraumatische Belastungsstörung oder eine andere psychiatrische Störungen zu entwickeln, kann damit entgegengewirkt werden (49).

Literatur

1. American Psychiatric Association (APA). Diagnostic and statistical manual of mental disorders (DSM-III). Washington: American Psychiatric Association; 1980.

2. Saigh PA, Green BL, Korol M. The history and prevalence of posttraumatic stress disorder with special refernce to children and adolescents. J School Psychology 1996; 34: 107–131.

3. American Psychiatric Association (APA). Diagnostic and statistical manual of mental disorders (DSM-III). Washington: American Psychiatric Association; 1987.

4. American Psychiatric Association (APA). Diagnostic and statistical manual of mental disorders (DSM-III). Washington: American Psychiatric Association; 1994.

5. Riedesser P. Entwicklungspsychotraumatologie. In: Herpertz-Dahlmann B, et al., Hrsg. Entwicklungspsychiatrie. Stuttgart: Schattauer; 2003, S. 243–252.

6. Perrin S, Smith P, Yule W. The assessment and treatment of Post-traumatic Stress Disorder in children and adolescents. J Child Psychol Psychiatry 2000; 41: 277–289.

7. Armsworth MW, Holaday M. The effects of psychological trauma on children and adolescents. J Counseling Dev 1993; 72: 49–55.

8. Di Gallo A, Barton J, Parry-Jones WL. Road traffic accidents; early psychological consequences in children and adolescents. Br J Psychiatry 1997; 170: 358–362.

9. Winje D, Ulvik A. Long-term outcome of trauma in children: The psychological consequences of a bus accident. J Child Psychol Psychiatry 1998; 39: 635–642.

10. Scheeringa MS, et al. New findings on alternative criteria for PTSD in preschool children. J Am Acad Child Adolesc Psychiatry 2003; 42: 561–570.

11. Pfefferbaum B. Posttraumatic Stress Disorder. In: Lewis M, editor. Child and adolescent psychiatry, 3rd ed. Philadelphia: Lippincott-Williams & Wilkins; 2002, p. 912–925.
12. Elklit A. Victimization and PTB in a Danish national youth probability sample. J Am Acad Child Adolesc Psychiatr 2002; 41: 174–181.
13. Teicher MH, et al. The neurobiological consequences of early stress and childhood maltreatment. Sci Am 2003, 27: 33–44.
14. Essau CA, Conradt J, Petermann F. Häufigkeit der Posttraumatischen Belastungsstörung bei Jugendlichen: Ergebnisse der Bremer Jugendstudie. Kinder Jugendpychiatr und Psychother 1999; 27: 37–45.
15. American Academy of Child and Adolescent Psychiatry. Practice parameters for the assessment and treatment of children and adolescents with posttraumatic stress disorder. J Am Acad Child Adolesc Psychiatry 1998; 37: 4–26.
16. Shannon MP, et al. Children exposed to disaster: I. Epidemiology of post-traumatic symptoms and symptom profiles. J Am Acad Adolesc Psychiatry 1994; 33: 80–93.
17. Ackerman PT, et al. Prevalence of post-traumatic stress disorder and other psychiatric diagnosis in three groups of abused children (sexual, physical, and both). Child Abuse Negl 1998, 22: 759–774.
18. Giaconia RM, et al. Traumas and posttraumatic stress disorder in a community population of older adolescents. J Am Acad Child Adolesc Psychiatry 1995; 34: 1369–1380.
19. van der Kolk BA. The neuorbiology of childhood trauma and abuse. Child Adolesc Psychiatr Clin N Am 2003; 12: 293–317.
20. Laor N, et al. Israeli preschoolers under Scud missile attacks. A developmental perspective on risk-modifying factors. Arch Gen Psychiatry 1996; 53: 416–423.
21. La Greca AM, Silverman WK, Wasserstein SB. Children's predisaster functioning as a predictor of posttraumatic stress following hurricane Andrew. J Consult Clin Psychol 1998; 66: 883–892.
22. Vila G, et al. A study of posttraumatic disorders in children who experienced an industrial disaster in the Briey region. Eur Child Adolesc Psychiatry 2001; 10: 10–18.
23. Scheeringa MS, Zeanah CH. A Relational Perspective on PTB in Early Childhood. J Trauma Stress 2001; 14/4: 799–815.
24. Schreier H, et al. Posttraumatic stress symptoms in children after mild to moderate pediatric trauma: a longitudinal examination of symptom prevalence, correlates, and parent-child symptom reporting. J Trauma 2005; 58: 353–363.
25. McFarlane AC. Family functioning and over-protection following a natural disaster: The longitudinal effects of post-traumatic morbidity. Aust and N Z J Psychiatry 1987; 21: 210–218.
26. Keane TM, Zimmerling RT, Caddell JM. A behavioral formulation of post-traumtic stress disorder in Vietnam veterans. The Behavior Therapist 1985; 8: 9–12.
27. Steil R. Psychologische Modelle zur Ätiologie und Aufrechterhaltung der Posttraumatischen Belastungsstörung. Psychmed 1999; 11: 10–20.
28. Steil R, Ehlers A. Dysfunctional meaning of posttraumatic intrusions in chronic PTB. Behav Res Ther 2000; 38: 537–558.
29. Carrion VG, et al. Diurnal Salivary Cortisol in pediatric posttraumatic stress disorder. Biol Psychiatry 2002; 51: 575–582.
30. Weber DA, Reynolds CR. Clinical perspectives on neurobiological effects of psychological trauma. Neuropsychol Rev 2004; 14: 115–129.
31. Stein MB, et al. Genetic and environmental influences on trauma exposure and posttraumatic stress disorder symptoms: a twin study. Am J Psychiatry 2002; 159: 1675–1681.
32. True W, et al. A twin study of genetic and environmental contributions to liability for post-traumatic stress symptoms. Arch Gen Psychiatry 1993; 50: 257–263.
33. Gilbertson MW, et al. Smaller hippocampal volumne predicts pathologic vulnerability to psychological trauma. Nature Neuroscience. 2002; 5: 1242–1247.
34. Bremner JD. Long-term effects of childhood abuse on brain and neurobiology. Child Adolesc Psychiatr Clin N Am 2003; 12: 271–292.
35. Teicher MH. Scars that won't heal: the neurobiology of child abuse. Sci Am 2002; 286: 68–75.
36. Bremner JD, et al. MRI-based measurement of hippocampal volume in patients with combat-relates posttraumatic stress disorder. Am J Psychiatry 1995; 52: 973–981.
37. Yule W, Williams R. Posttraumatic stress reaction in children. J Trauma Stress 1990; 3: 279–295.
38. Nader KO, Newman E, Weathers FW. Clinician-administered PTB scale for children and adolescents for DSM-IV. Los Angeles (CA): UCLA Neuropsychiatric Institute and National Center for PTB; 1998.
39. Füchsel G, Steil R. Interviews zu Belastungsstörungen bei Kindern und Jugendlichen (IBS-KJ). Göttingen: Hogrefe. In Druck 2006.

40. Unnewehr S, Schneider S, Margraf J, editors. Kinder-Dips: Diagnostisches Interview bei psychischen Störungen im Kindes- und Jugendalter. Berlin: Springer; 1995.
41. Scheeringa MS, et al. Two approaches to the diagnosis of posttraumatic stress disorder in infancy and early childhood. J Am Acad Child Adolesc Psychiatry 1995; 34: 191–200.
42. Salmon K, Roncolato W, Gleitzman M. Children's reports of emotionally laden events: adapting the interview to the child. Appl Cognitive Psychology 2003; 17: 65–79.
43. Deblinger E, Hope Heflin A. Treating sexually abused children and their nonoffending parents. A cognitive behavioral approach. Thousand Oaks: Sage Publications; 1996.
44. Tisha LT, Chemtob CM. Efficacy of treatment for child and adolescent traumatic stress. Arch Pediatr Adolesc Med 2004; 158: 786–791.
45. Chemtob CM, et al. Treatment for elementary school children with disaster-related posttraumatic stress disorder: a field study. J Clin Psychol 2002; 58: 99–112.
46. Fegert JM, Herpertz-Dahlmann B. Serotoninwiederaufnahmehemmer im Kindes- und Jugendalter. Warnhinweise der Behörden, Analyseergebnisse und Empfehlungen. Der Nervenarzt 2005; 76: 1330–1349.
47. Donnelly CL. Pharmacologic treatment approaches for children and adolescents with posttraumatic stress disorder. Child Adolesc Psychiatr Clin N Am 2003; 12: 251–269.
48. Reich DB, et al. A preliminary study of risperidone in the treatment of posttraumatic stress disorder related to childhood abuse in women. J Clin Psychiatry 2004; 65: 1601–1606.
49. Pine DS, Cohen JA. Trauma in children and adolescents: risk and treatment of psychiatric sequelae. Biol Psychiatry 2002, 51: 519–531.

Weitere Literatur

50. Bremner JD, et al. Magnetic resonance imaging-based measurement of hippocampal volume in posttraumatic stress disorder related to childhood physical and sexual abuse – a preliminary report. Biol Psychiatry 1997; 41: 23–32.
51. World Health Organization. Internationale Klassifikation psychischer Störungen: ICD-10, Kapitel V (F). Klinisch-diagnostische Leitlinien. Deutsche Ausgabe: Dilling, Mombour, Schmidt. Bern: Huber; 1991.
52. Yehuda R. Clinical Relevance of Biologic Findings in PTB. Psychiatric Quarterly. 2002, 73/2: 123–133.

Dieses Kapitel fußt in weiten Teilen auf der Publikation: HERPERTZ-DAHLMANN B, HAHN F, HEMPT A. Diagnostik und Therapie der posttraumatischen Belastungsstörung im Kindes- und Jugendalter. Aufgaben einer Kinder- und jugendpsychiatrischen Traumaambulanz. Nervenarzt 2005; 76: 546–556.

Leben mit chronischen Erkrankungen

21

Krankheitsbewältigung

INGE SEIFFGE-KRENKE

Etwa 10% aller Jugendlichen sind von einer chronischen Erkrankung, wie Asthma, Diabetes, juvenile Arthritis, Mukoviszidose, Krebs u. a., betroffen.

Die Forschung zur Krankheitsbewältigung der vergangenen 30 Jahre hat sich zu einem erheblichen Teil auf medizinisch gut kontrollierbare Erkrankungen konzentriert, während der Entwicklungskontext wenig beachtet wurde. Sie zeigt, dass dem familiären Umfeld und der familiären Unterstützung entscheidende Bedeutung zukommt. Sie verdeutlicht aber auch, dass die zunehmende kognitive Reife des Jugendlichen nicht notwendigerweise zu einer besseren Compliance und Krankheitsbewältigung führt. Die zusätzlichen adoleszenzspezifischen Anforderungen können nämlich die Bewältigungskapazitäten des erkrankten Jugendlichen und seiner Familie überfordern.

Eine angemessene Balance zwischen Entwicklungsanforderungen und Krankheitsbewältigung ist dringend notwendig, oftmals aber nur unter großen Schwierigkeiten erreichbar. Wir betrachten daher im Folgenden die Bewältigung chronischer Erkrankungen immer im Entwicklungskontext und berücksichtigen die besondere Lebenslage der erkrankten Jugendlichen.

Definition und Epidemiologie chronischer Krankheiten

Chronische körperliche Krankheiten sind einerseits von akuten Erkrankungen und andererseits von verschiedenen Behinderungsformen zu unterscheiden.

PETERMANN et al. (1) definieren *»chronische Krankheiten* (als) *ausschließlich auf körperliche Erkrankungen* (bezogen), *die* *viele Jahre oder lebenslang in mehr oder weniger bedrohlicher Weise das Planen, Handeln und Empfinden des Kindes und seiner Familie bestimmen«*. Der Aspekt der Chronizität ermöglicht eine hinreichende Trennung von akuten Erkrankungsformen. Ein 2. Aspekt, der auf den bedrohlichen Verlauf der Erkrankung hinweist, eignet sich hingegen zur Abgrenzung von in ihrem Verlauf eher statischen Behinderungen, die häufig mit chronischen Krankheiten gleichgesetzt werden.

SCHULZ und HELLHAMMER (2) verstehen unter dem Begriff »chronische Erkrankung« nur solche Erkrankungen, die sich durch eine langsame Entwicklung sowie einen nicht vorherzusagenden Verlauf auszeichnen und über einen langen Zeitraum andauern bzw. nicht heilbar sind.

Auch das Merkmal des »nicht vorherzusagenden Verlaufs« eignet sich für eine Abgrenzung von Behinderungen, die einen stabilen Verlauf haben. Eine solche Trennung ist durchaus sinnvoll, weil eine Subsumierung von chronischen Erkrankungen im engeren Sinne und Behinderungen zu einer Prävalenz bis zu 31% bei Jugendlichen führen kann und damit wenig aussagekräftig ist (3).

Prävalenz und Inzidenz

Zugrunde gelegt wird eine enge Definition chronischer Erkrankungen mit ihren charakteristischen Merkmalen der Eingrenzung auf körperliche Erkrankungen mit jahrelanger bis lebenslanger Dauer, bedrohlichen Ausmaßen und nicht vorherzusagenden Verlauf.

Die Prävalenz solcher Erkrankungen wird übereinstimmend mit etwa 10% angegeben, wobei in der Regel Kinder und Jugendliche in einer Gruppe zusammengefasst werden (4–7). Sie setzt sich aus einer Vielzahl unterschiedlicher Krankheitsbilder zusammen, die einzeln betrachtet jeweils sehr selten sind. Prävalenzen von mehr als 3% finden sich durchgängig nur für Asthma bronchiale (8, 9). Vergleichsweise häufig sind auch Epilepsie (10) sowie die Gruppe der kardialen Erkrankungen (11). Alle anderen Erkrankungsformen weisen demgegenüber deutlich niedrigere Prävalenzraten auf, die ungefähr zwischen 0,02% (zystische Fibrose) und 0,34% (Arthritis) liegen.

Zu bedenken ist ferner, dass für einige Erkrankungen, z. B. Diabetes und Krebs, die Zahl der Neuerkrankungen in den letzten 20–30 Jahren sehr stark angestiegen ist (12, 13).

Die – relativ gesehen – starke Zunahme chronischer Krankheiten bei Kindern und Jugendlichen lässt sich jedoch nicht allein auf steigende Inzidenzraten, d. h. Neuerkrankungen in diesem Altersabschnitt, zurückführen. Vielmehr konnten medizinische Fortschritte bei der Behandlung und Diagnostik chronischer Krankheiten die Mortalitätsrate im Kindesalter dramatisch senken, sodass nun viele Kinder mit lebensbedrohlichen Krankheiten, wie z. B. Mukoviszidose, überleben oder zumindest das Erwachsenenalter erreichen.

Diese strukturellen Veränderungen der pädiatrischen Epidemiologie haben Konsequenzen für die psychologische Betreuung von Familien mit chronisch kranken Jugendlichen, die sich in einer besonderen Lebenslage befinden, aber auch für die Forschung.

Schwerpunkte der Forschung: Krankheitsbewältigung und allgemeine Adaptation

Das Forschungsinteresse an der Krankheitsbewältigung hat zwar in den letzten 30 Jahren kontinuierlich zugenommen, es zeigen sich jedoch deutliche Verschiebungen. 2 Metaanalysen, die sich auf den Zeitraum von 1970–1994 (14, 15) beziehen und rund 350 Arbeiten umfassen, illustrieren dies. Zu Beginn der Forschung bis etwa Mitte der 80er-Jahre des vergangenen Jahrhunderts wandte man sich vor allem selten auftretenden Krankheiten zu, die extrem belastend waren, für die es keine angemessene Behandlung gab und die oft eine unausweichliche Finalität (Tod, schwere Schädigungen) zur Folge hatten.

Häufig untersucht wurden neben Krankheiten mit hoher Mortalitätsrate auch Krankheiten, bei denen es zu krisenhaften Zuspitzungen mit zum Teil lebensbedrohlichem Ausmaß kommen kann (z. B. akutes Nierenversagen, Dialysezwischenfälle, diabetisches Koma, hypoglykämischer Schock). Es ist einleuchtend, dass Krankheitsbewältigung bei diesen schwerwiegenden Krankheiten häufig Verleugnung bzw. Auseinandersetzung mit dem Tod umfasst.

In der Folge wurden zunehmend häufiger Krankheitsbilder untersucht, die weniger letal, gut behandelbar und prinzipiell auch besser kontrollierbar für die Erkrankten sind, sodass inzwischen in 62% aller Studien der Diabetes im Zentrum steht, gefolgt von Untersuchungen an Jugendlichen mit Krebserkrankungen (21%) und Spina bifida (11%). Damit wurden die Bewältigungsprozesse, die nun neben Abwehr auch Coping umfassten, besser abbildbar.

Allerdings besteht immer noch ein gewisses Missverhältnis zwischen der Prävalenz/Inzidenz von Erkrankungen und ihrer Untersuchungshäufigkeit. Das geringe Erkrankungsrisiko der meisten untersuchten Krankheitsbilder führte dazu, dass meist nur geringe Patientenzahlen (bis etwa 50) untersucht wurden. Längsschnittstudien mit Kontrollgruppen waren dagegen vergleichsweise selten. Über 75% der Studien haben altersgemischte Gruppen von Kindern und Adoleszenten untersucht.

Beide Metaanalysen verdeutlichen, dass die psychosoziale Anpassung chronisch kranker Jugendlicher seit Dekaden ein wesentlicher Forschungsschwerpunkt ist. Über 70% der analysierten Studien beschäftigen sich mit »adjustment« oder »psychosocial functioning«, während nur rund 11% Anpassung aus medizinischer Sicht (Compliance and Adherence) und 14% Krankheitsbewältigung (Coping) untersuchten. Zwar hat der Prozentsatz von Arbeiten, die Krankheitsbewältigung im engeren Sinne (Coping) untersuchen, kontinuierlich zugenommen und wird besonders in einer neuren Übersichtsarbeit deutlich (16), er bleibt jedoch immer noch unter dem Anteil von Arbeiten, die sich mit allgemeinen Fragen der Adaptation beschäftigen. Allerdings bestehen, wie im Folgenden gezeigt werden soll, erhebliche Beziehungen zwischen beiden Prozessen.

Krankheitsbewältigung: Einflüsse des Entwicklungskontextes

Krankheitsbewältigung ist immer nur im Kontext beschreibbar. Dies gilt umso mehr für Kinder und Jugendliche, deren Entwicklung noch nicht abgeschlossen ist und die in ihren Entwicklungsmöglichkeiten und ihren Ressourcen, sehr stark vom Kontext abhängig sind. Unterschiedliche Kontexte, wie Schule, Freunde oder die Familie, fördern und begrenzen unterschiedliche Bewältigungstrategien.

Natürlich ist die Krankheitsbewältigung auch abhängig von dem spezifischen Erscheinungsbild. Chronische Erkrankungen umfassen ein weites Spektrum von solchen mit geringen Behinderungen und einem stabilen Verlauf bis hin zu progressiven, lebensverkürzenden Erkrankungen, die massive Behinderungen und äußerliche Stigmatisierungen mit sich bringen (17). Dies hat jeweils Konsequenzen für das Spektrum an Bewältigungsmöglichkeiten, über das der Erkrankte und seine Familie verfügen können.

Es gibt demnach krankheitsspezifische Unterschiede hinsichtlich Manifestationszeitpunkt, Verlaufstyp, Schweregrad und Grad der äußerlich sichtbaren Behinderung, die die Krankheitsbewältigung beeinflussen.

Unter entwicklungspsychologischer Perspektive lassen sich jedoch Charakteristika erkennen, die den verschiedenen Erkrankungsformen gemeinsam sind und Einfluss auf die Krankheitsbewältigung haben. STEIN und JESSOP (18) betonen in ihrem »noncategorical approach« die ähnlichen Erfahrungen, die allen chronisch Erkrankten gemeinsam sind.

Der Beginn und die Fortdauer einer chronischen Erkrankung im Jugendalter stellen eine besondere Belastungssituation dar, die den ohnehin stressreichen Übergang zum Erwachsenenalter erschweren kann. Typische Belastungen, die mit einer chronischen Erkrankung einhergehen, wie Diät, Medikamenteneinnahme, Krankenhausaufenthalte und Schmerzen, schränken den Erfahrungsbereich des heranwachsenden Jugendlichen ein, beeinträchtigen seine alltäglichen Aktivitäten und Kommunikationsmöglichkeiten und begrenzen zudem seine schulischen und beruflichen Ausbildungsmöglichkeiten (7). Die erkrankungsbedingten Einschränkungen stehen in augenfälligem Widerspruch zu den Anforderungen des Jugendalters, die sich durch eine zunehmende Autonomie, Ablösung von den Eltern und den Aufbau neuer Beziehungen zu Gleichaltrigen kennzeichnen lassen (19).

Für die meisten chronisch Kranken gelten ähnliche kognitive, affektive und soziale Entwicklungsgesetzmäßigkeiten. Untersuchungen über die Entstehung von Krankheiten (20) haben gezeigt, dass Patienten erst mit dem Erreichen der Fähigkeit zu formal-logischen Operationen, etwa ab 12 Jahren, und der Verfügbarkeit von ausreichenden Kenntnissen über körperinterne Abläufe in der Lage sind, sich der Auffassung von Krankheit im Sinne eines komplexen, psychobiologischen Prozesses zu nähern, wie sie von Erwachsenen gesehen wird. Subjektive Gesundheitsvorstellungen differenzieren sich aus, das Körperkonzept entwickelt sich, und es kommt zu entwicklungsbedingten Veränderungen im Risikoverhalten (21), die zu einer Unterschätzung der eigenen Gefährdung bei Jugendlichen führen.

Zu den eher einheitlichen Erfahrungen von chronisch kranken Jugendlichen zählt auch, dass in der Pubertät, u. a. bedingt durch hormonelle Veränderungen und die zunehmenden Autonomiebestrebungen, zusätzliche medizinische Komplikationen auftreten können. Mit Abschluss der Pubertät stellt sich oft wieder ein Zustand relativer medizinischer Stabilität ein.

Entwicklungspsychologische Faktoren sind im medizinischen Kontext bei chronisch kranken Jugendlichen bislang stark vernachlässigt worden. Dazu zählen etwa die erhöhte Risikobereitschaft Jugendlicher, ihre abnehmende Bereitschaft, gegenüber Erwachsenen private Dinge zu berichten sowie ihre generelle Tendenz, sich von Erwachsenen abzulösen und sich ihrer Freundesgruppe stärker zuzuwenden. Diese Faktoren können schwerwiegende Konsequenzen für die Krankheitsbewältigung und die Compliance haben.

Einflüsse des medizinischen Kontextes auf die Krankheitsbewältigung

Faktoren aus dem medizinischen Kontext, die nachweislich Einfluss auf die Krankheitsbewältigung haben, umfassen die Krankheitsdauer, krankheitsbezogenes Wissen, die Compliance und weitere Aspekte der Arzt-Patienten-Beziehung.

Krankheitsdauer

Verschiedentlich wird vermutet, dass Patienten bei längerer Krankheitsdauer besser lernen, mit einer chronischen Erkrankung umzugehen. Aus Studien der letzten Jahre kann jedoch der Schluss gezogen werden, dass die Krankheitsdauer allein keinen bedeutsamen Einfluss auf die gelungene medizinische Anpassung ausübt. Unter einer gelungenen Anpassung im medizinischen Sinne werden hierbei zum Teil Messungen der Krankheitsschwere (beispielsweise bei Diabetikern die metabolische Kontrolle, bei Asthmatikern die Häufigkeit der Asthmaanfälle) verstanden.

Die meisten Studien berichten, dass mit zunehmender Krankheitsdauer die medizinische Anpassung schlechter wird, u. a. bedingt durch Reifungsvorgänge (22, 23). Ähnliche Zusammenhänge, die die Interaktion zwischen Krankheitsstatus, hormonellen und entwicklungsbedingten Faktoren unterstreichen, gelten vermutlich auch für andere chronische Erkrankungen (24). Hier fehlen allerdings bislang Studien, die medizinische Parameter mit der Krankheitsdauer in Beziehung setzen.

In Bezug auf die Zusammenhänge zwischen Coping und Krankheitsdauer sind die Befunde uneinheitlich (16), weil auch andere Faktoren die Effekte verbesserter Bewältigungsfertigkeiten beeinträchtigen.

Krankheitsbezogenes Wissen und Compliance

Zwar lernen Jugendliche bei längerer Krankheitsdauer besser, mit einer chronischen Erkrankung umzugehen; dieser positive Effekt wird allerdings durch die sich verschlechternde Compliance moderiert (25). Man fand Alterseffekte in der Compliance, und zwar konsistent in der Richtung, dass bei Jugendlichen im Alter zwischen 13 und 15 Jahren eine deutlich schlechtere Compliance festzustellen war, verglichen mit jüngeren Patienten (26, 27). Obwohl das Wissen um krankheitsrelevante und managementbezogene Informationen mit dem Alter zunimmt (28), kann man demnach nicht von einer besseren Compliance ausgehen.

Der Zusammenhang zwischen dem Wissensstand und Maßen der medizinischen Adaptation ist mit $\underline{r} = .10$ gering. Dies unterstreicht, dass das Wissen über die Krankheit zwar eine notwendige, aber keine ausreichende Voraussetzung für eine gute medizinische Anpassung ist.

Die geringere bzw. abnehmende Compliance im Jugendalter scheint ein Problem zu sein, das sich bei verschiedenen Krankheitsgruppen findet (24). Die Barrieren zur Durchführung der ärztlichen Anweisungen sind besonders groß, wenn ärztliche Anweisungen den altersgemäßen Verhaltensweisen in der Gleichaltrigengruppe entgegenstehen. Dies ist besonders dann ein Problem, wenn das Konsumverhalten in der Peergruppe, die Mobilität und das Risikoverhalten eine erhebliche Verführung für den erkrankten Jugendlichen darstellen (29).

Arzt-Patienten-Beziehung

Die Jugendlichen müssen nicht nur intensiv und adäquat medizinisch betreut werden, die Qualität der Arzt-Patienten-Beziehung ist sehr entscheidend für die Motivation zur Einhaltung ärztlicher Anweisungen (30) und ihre Fähigkeit, mit der Krankheit umzugehen.

Nur wenige Studien haben die Arzt-Patienten-Beziehung von Kindern und Jugendlichen mit einer chronischen Erkrankung untersucht. SEIFFGE-KRENKE und KOLLMAR (31) fanden, dass die Vertrauenssetzung in die Ärzte als Bewältigungsstrategie von 70–83% der Jugendlichen in der Auseinandersetzung mit ganz unterschiedlichen krankheitsspezifischen Stressoren angegeben wurde. Die Jugendlichen hoben die fachliche Kompetenz der Ärzte hervor und bewerteten auch positiv, wenn der Arzt die Patienten gut kannte und über ihre individuellen Lebensbedingungen Bescheid wusste sowie wenn sie mit ihm offen reden konnten, ohne bei Fehlern im Krankheitsregime Sanktionen befürchten zu müssen.

Des Weiteren erwähnten die Jugendlichen, dass es positiv war, wenn der Arzt sich Zeit ließ und alles genau und verständlich erklärte.

Ab dem Alter von 16 Jahren nahmen Arzt-Patienten-Kontakte drastisch ab; der Wechsel vom Kinder- bzw. Hausarzt zum Internisten bereitete Probleme, und die Jugendlichen suchten in dieser Übergangszeit häufig gar keinen Arzt auf.

Ein weiteres Ergebnis dieser Studie waren Diskrepanzen in der Einschätzung der Compliance und der Kooperation durch den behandelnden Arzt, verglichen mit der Einschätzung, die die Jugendlichen selber gaben.

Der enge Zusammenhang zwischen einer schlechten Stoffwechseleinstellung und fehlender Compliance, den die Ärzte in dieser Studie postulierten, wurde auch in anderen Studien gefunden (32, 33). Die Ergebnisse zur Arzt-Patienten-Beziehung müssen allerdings in einem breiteren familiären Umfeld gesehen werden. Wie COHEN und WAMBOLDT (24) nachweisen konnten, berichten zwischen 20% und 40% aller Eltern asthmatischer Patienten von erheblichen Problemen in der Arzt-Eltern-Kommunikation.

Der familiäre Kontext

Die krankheitsspezifischen Belastungen haben weitgehende Umstrukturierungen im familiären Alltag und in den familiären Rollen zur Folge. Die Ergebnisse von Längsschnittstudien (35, 63) weisen darauf hin, dass die Belastung einer Erkrankung zwar gut bewältigt werden kann, dass es jedoch die Chronizität, d. h. die Dauer der Belastung ist, die auch in einer ursprünglich gut funktionierenden Familie im Laufe der Zeit zu Rigidität und zu einer zunehmenden Einengung führen kann. Durch die Konzentration auf die Erkrankung mangelt es diesen Familien an Flexibilität, sich an andere familiäre Aufgaben, die mit der zunehmenden Verselbstständigung des Jugendlichen zusammenhängen, anzupassen.

Veränderungen im familiären Alltag

Die Familie muss die Chronizität der Erkrankung kognitiv verarbeiten, die medizinischen Zusammenhänge verstehen und sich Wissen über die Krankheit aneignen. Sie muss auch in der Lage sein, mit den durch die Krankheit ausgelösten Gefühlen von Trauer, Verzweiflung und Wut umzugehen.

Es ist ferner zu bedenken, dass das Krankheitsmanagement die familiäre Routine verändert und eine Anpassung der gesamten Familie verlangt. Hinzu kommen Arztbesuche und Krankenhausaufenthalte, die ein längeres Fernbleiben von der Wohnung einschließen und damit zeitliche und auch organisatorische Ansprüche stellen, wie etwa die nach der Betreuung von Geschwistern oder nach der Unterbrechung der Berufstätigkeit. Auch finanzielle Belastungen, die mit dem Kauf bestimmter Nahrungsmittel, dem häufigen Transport zum Arzt oder in die Klinik zusammenhängen, sind nicht unerheblich.

Die familiäre Routine wird demnach nicht nur kognitiv und emotional, sondern vor allem auch auf der Verhaltensebene sehr stark durch die Erkrankung des Jugendlichen bestimmt. Aber auch Urlaubsgestaltung und Freizeitaktivitäten werden durch die Erkrankung beeinträchtigt. Auswirkungen der Erkrankung ihres Kindes auf Beruf und Arbeitsstelle wurden immerhin von einem Drittel der befragten Eltern genannt; hinzu kommen erhebliche finanzielle Mehrbelastungen (35).

Der bedeutsame Einfluss von materiellen und familiären Ressourcen auf die psychosoziale Anpassung hängt vor allem damit zusammen, dass bei guten materiellen Bedingungen der Familie medizinische Möglichkeiten besser ausgeschöpft werden können (5). Neben krankheitsbedingten Veränderungen der Berufstätigkeit der Eltern sowie erheblichen finanziellen und organisatorischen Aufwendungen finden sich Umstrukturierungen im Familienklima und in den familiären Rollen.

Umstrukturierung im Familienklima und in den familiären Rollen

Obwohl das gesamte Familiensystem von der Erkrankung betroffen und mit deren Bewältigung konfrontiert ist, sind es die Mütter, die sich beim Management und der Bewältigung der Erkrankungen am meisten engagieren. Fast die gesamte Forschung über »Familien« bezog sich bislang nur auf die Mütter und ihre Kinder. Diese Studien zeigen das enorme Engagement der Mütter in Bezug auf das Krankheitsmanagement und die Versorgung des Kindes (36). Auch wenn der erkrankte Jugendliche das Management zunehmend selbstständig übernimmt, ist das »Monitoring« der Mütter nach wie vor vorhanden und führt zu chronischen Sorgen (37).

Vielfältige Symptome von Belastung und Überlastung, wie Schlafprobleme, Depression, Angstzustände, Körpersymptome und Eheprobleme, sind besonders ausgeprägt bei Müttern, deren Kinder an einer Krankheit mit progressivem Verlauf und hoher Mortalität, wie Krebserkrankungen, Niereninsuffizienz und Herzerkrankungen (38, 39) leiden.

Die Zeit nach der Diagnoseeröffnung wird als besonders krisenhaft erlebt, aber auch der weitere Verlauf der Erkrankung in den folgenden Jahren führt – selbst bei guter medizinischer Krankheitsanpassung – nicht zu einer Abnahme des Stresses aus der Sicht der Mütter. Es kommt eher zu einer Verschiebung von krankheitsbedingten Stressoren, die mit dem unmittelbaren Handling der Krankheit zusammenhängen, hin zu Stressoren, die mit der Zukunft und weiteren Lebensplanung ihres Kindes und den Langzeitfolgen der Erkrankung zusammenhängen (35). Die enorme psychische Beeinträchtigung von Müttern Erkrankter ist demnach ein substanzieller, in vielen Studien gesicherter Befund.

Zahlreiche Studien belegen darüber hinaus, dass für die medizinische Anpassung von chronisch Kranken mit unproblematischem Krankheitsverlauf ein Familienklima förderlich ist, das sich durch ein hohes Maß an Kohäsion, Flexibilität und Organisation auszeichnet, aber auch persönliches Wachstum und eine aktive Freizeitgestaltung betont (40).

Immer wieder wird die Forderung erhoben, die Patienten »so normal wie möglich« aufwachsen zu lassen; dies gilt nicht nur für gut kontrollierbare Erkrankungen wie Diabetes oder Asthma, sondern auch für so schwerwiegende und beeinträchtigende Erkrankungen, wie Mukoviszidose, Phenylketonurie, Hämophilie, chronische Niereninsuffizienz, angeborene Herzfehler, schwere Formen von Rheuma sowie Krebserkrankungen (41). Damit gelten für kranke Kinder und Jugendliche im Wesentlichen die gleichen Entwicklungsbedingungen als optimal wie für gesunde Altersgenossen (42).

Forschungsergebnisse zeigen, dass die meisten Eltern überfürsorglich um das Wohl des Patienten besorgt sind, wobei zumeist eine enge Bindung an den versorgenden Elternteil, die Mutter, besteht (24, 43). Eine zu starke Kontrolle und Überbehütung wird allerdings den zunehmenden Bedürfnissen der Jugendlichen nach einem stützenden, aber auch Freiraum gewährenden familiären Bezugssystem nicht gerecht. Dies ist nicht nur für eine altersangemessene Entwicklung des Jugendlichen wichtig, sondern hat auch positive Einflüsse auf den Krankheitsverlauf.

Ein hohes Niveau krankheitsspezifischer Unterstützung bei einem gleichzeitig hohen Maß an allgemeiner Flexibilität in der Familie war in der Studie von Hanson et al. (44) mit einer guten Anpassung an das medizinische Management verbunden.

Die Bedeutung von Vätern und Geschwistern

Familien mit einem chronisch kranken Kind bzw. Jugendlichen müssen auf eine Balance zwischen Adaptation an die Krankheit und Förderung der altersgemäßen Entwicklung des Jugendlichen achten. In diesem Zusammenhang kommt den Vätern eine entscheidende Funktion zu. Von Müttern ist nämlich häufiger berichtet worden, dass sie sich völlig dem erkrankten Kind widmen; dies kann zu einer extremen Bindung zwischen Mutter und erkranktem Jugendlichen führen (45). Der Beitrag von Vätern ist in der Forschung, aber auch in Prävention und Intervention, bislang stark vernachlässigt worden.

Die wenigen Studien, die sich mit Vätern chronisch kranker Jugendlicher beschäftigen, deuten auf ein sehr geringes Involvement derselben hin. In der Studie von SEIFFGE-KRENKE (35) blieben die Väter über einen Zeitraum von insgesamt 4 Jahren unverändert passiv, im Schnitt waren nur 4% der Väter von diabetischen Jugendlichen aktiv in das Krankheitsmanagement involviert. Väter haben auch ein deutliches Informationsdefizit in Bezug auf die Erkrankung ihrer Kinder (46). Wie die Väter die Krankheit ihrer Kinder bewältigen, wurde weit seltener untersucht (47).

Analysen der Familiendiskussion nichtkrankheitsspezifischer Probleme zeigten, dass es sehr schwierig war, die Väter in familiäre Angelegenheiten zu involvieren (48, 49). Die Funktionen, die Väter bei gesunden Kindern und Jugendlichen übernehmen, d. h. die Betonung von motorischen Aktivitäten, wie Spiele und Sport, fielen in diesen Familien weitgehend weg. Stattdessen waren die Familien durch eine starke Leistungsorientierung und Strukturierung gekennzeichnet, die auf Kosten kreativer, entspannender, emotional anregender und körperbezogener Aktivitäten ging.

Auch der Einfluss von Geschwisterbeziehungen ist wenig untersucht. Allerdings nimmt im Verlauf der Adoleszenz die Bedeutung der Geschwister ab und wird zunehmend durch einen engeren Kontakt zu den gleichaltrigen Freunden ersetzt (50). Die Längsschnittstudie von SEIFFGE-KRENKE (51) fand eine zunehmend stärkere Bindung der chronisch kranken Jugendlichen an ihre Geschwister, die möglicherweise den Ausfall des Vaters kompensiert.

Ob die Krankheit ein Risikofaktor für gesunde Geschwister darstellt, wurde in einer Reihe von Untersuchungen analysiert, vor allem mit Augenmerk auf Einzelvariablen wie Altersabstand und Geschlechtszugehörigkeit der Geschwister in ihrer Bedeutung für die Anpassung. Einen besonderen Leidensdruck der gesunden männlichen Geschwister stellten LOBATO et al. (52) fest. Überraschenderweise stand die Schwere der Erkrankung in keiner Beziehung zu dem Ausmaß psychopathologischer Symptome bei gesunden Geschwistern. Immerhin >30% der von EVANS et al. (53) untersuchten Geschwister von Krebspatienten haben die Krankheit ihrer Mitwelt völlig verschwiegen. Dieser besorgniserregend hohe Prozentsatz deutet auf eine große innerpsychische Belastung hin.

Der Einfluss sozialer Unterstützung in der Schule und im Freundeskreis

Der herausragenden Bedeutung, der in der Forschung dem Einfluss von Familienfaktoren auf die Krankheitsverarbeitung chronisch kranker Kinder und Jugendlicher zukommt, stehen vergleichsweise wenige Forschungsergebnisse gegenüber, die andere Quellen sozialer Unterstützung in ihrem Einfluss analysieren. Die Bedeutung enger Freundschaften ist selten untersucht worden – zumeist standen global Gleichaltrige im Forschungsinteresse –, und auch der Schulkontext ist relativ eingeschränkt, und zwar nur unter der Leistungsperspektive, einbezogen worden.

Schule

Der Umgang mit Altersgenossen, mit denen chronisch Kranke Entwicklungsstand und Lebenswelt teilen, bietet ihnen zahlreiche Anregungen für ihre psychische Entwicklung, weil ihnen die gleichberechtigte Aushandlung von entwicklungsrelevanten Themen hilft, Anforderungen und Übergänge zu meistern. Die Verlängerung der Schulzeiten und der Druck in Bezug auf immer höhere Schulabschlüsse sind charakteristische Veränderungen, die auch sie zunehmend erfahren und die zu Berufsfindungsproblemen führen können (54).

Viele erkrankte Kinder und Jugendliche sind jedoch dem normalen Unterrichtstempo im Klassenverband nicht oder nur vorübergehend gewachsen. Rasche Ermüdbarkeit und mangelnde Konzentrationsfähigkeit, u. U. als Folge der Medikamenteneinnahme oder gestörter Nachtruhe (35), sowie fein- und grobmotorische Beeinträchtigungen (56) fordern bei manchen Erkrankungen ein individualisierendes Unterrichtsangebot, welches das jeweilige Tempo berücksichtigt und trotz aller Einschränkungen Erfolgs- und nicht Versagenserlebnisse vermittelt. Bei Erkrankungen mit nicht sichtbaren Einschränkungen gerät der Schüler leicht in eine Überforderungssituation, da für die Lehrkräfte schwer einzuschätzen ist, was dem Kind bzw. dem Jugendlichen zuzutrauen ist.

Auch die häufige Zurückweisung von chronisch kranken Schülern bei Klassenfahrten (35, 57) unterstreicht, dass es für die Lehrkräfte – und häufig auch die Mitschüler – nicht einfach ist, Kinder mit einer chronischen Erkrankung in die Klassengemeinschaft zu integrieren. Fehlende Information führt zu Verunsicherung, dies gilt vor allem für Krankheitsbilder wie die Phenylketonurie oder die juvenile Arthritis, bei denen lediglich die schwerwiegenden, unbehandelten Formen mit Einschränkungen der intellektuellen Leistungsfähigkeit einhergehen.

Wir wissen gegenwärtig mehr über negative Effekte des schulischen und Peerkontextes auf die Krankheitsbewältigung, während soziale Unterstützung eher selten explizit untersucht wurde.

Insgesamt ist zu bedenken, dass bei der Mehrzahl chronisch kranker Kinder und Jugendlicher keinerlei Einschränkungen in punkto Schulfehltage, Bettlägerigkeit oder Arztkontakte gefunden wurden (11). Allerdings gibt es deutlich unterschiedliche Lern- und Arbeitsbedingungen bei den einzelnen Krankheitsbildern. Die infolge von Krankenhausaufenthalten und Operationen entstandenen Fehlzeiten in der Schule werden manchmal durch besondere Selbstständigkeit und einen Verzicht auf Freizeitaktivitäten kompensiert (24).

Freunde und romantische Partner

Im Jugendalter stellen sich für die Auseinandersetzung mit Peers und vor allem für enge Freundschaftsbeziehungen neue Herausforderungen. Im Vergleich zu Peers sind enge Freunde von noch größerer Bedeutung, sowohl für die Frage der Entwicklungsförderung als auch für die Fehlanpassung. Vor allem die Ablehnung durch Freunde sowie der Verlust von Freunden hat nachhaltige Effekte und führt noch bis zu 2 Jahren später zu Anstiegen in internalisierenden Symptomen (58).

In sehr wenigen Studien wurden die Freundschaftsbeziehungen von chronisch Kranken untersucht. Sie ergaben, dass sich chronisch kranke Jugendliche ausgegrenzt und isoliert fühlen, Probleme mit gleichaltrigen Freunden haben (59) und häufig über Einsamkeit klagen (41). Einige Studien haben die Verführungsperspektive untersucht, d. h. die Gefahr, durch Freunde zu Noncompliance verführt zu werden (29).

Untersuchungen zur Qualität von Freundschaftsbeziehungen von chronisch Kranken zeigen, dass eine instrumentelle Sicht von Freundschaftsbeziehungen dominiert, während Intimität eine geringere Rolle spielt, verglichen mit den engen Freundschaftsbeziehungen gleichaltriger Gesunder. Dieses geringe Intimitätsniveau findet sich auch beim Aufbau romantischer Beziehungen (60), sodass hier von einem »spill over effect« in der Qualität enger Beziehungen auszugehen ist.

Stressfaktoren und Copingstile

Die bisherigen Ausführungen zeigen, dass der gesamte Entwicklungskontext bei Kindern und Jugendlichen mit einer chronischen Erkrankung verändert ist, und dass die chronische Erkrankung zahlreiche Auswirkungen auf der Beziehungsebene hat und auch in den schulischen Kontext hineinreicht. Im Folgenden betrachten wir Alltagsstressoren und die Formen des Umgangs mit diesen Belastungen genauer.

Die Bedeutung von Alltagsstressoren

In der Regel sind kritische Lebensereignisse nicht für den Beginn einer chronischen Erkrankung verantwortlich, allerdings beeinflussen stressreiche Ereignisse den Krankheitsverlauf und die Krankheitsbewältigung. Erkrankte Kinder und Jugendliche unterscheiden sich oft erheblich in der Einschätzung von krankheitsspezifischen und alltäglichen Belastungen, wobei in aller Regel die Mütter der Erkrankten die höchsten Stresswerte aufweisen (35).

Während über krankheitsspezifische Stressoren bereits eine Reihe von Studien vorliegt, sind Alltagsstressoren bislang eher ausgeblendet worden. Ziel einer Längsschnittstudie (61) war es u. a., zu untersuchen, ob sich gesunde von an Diabetes erkrankten Jugendlichen in ihrer wahrgenommenen Belastung durch alltägliche Stressoren und der Bewältigung dieser Stressoren unterscheiden, und ob die Diabetiker sich bei diesem Vergleich u. U. als weniger kompetente Bewältiger erweisen.

Ein auffälliges Ergebnis ist zunächst eine recht ähnliche Wahrnehmung von Alltagsstressoren durch diabetische und gesunde Jugendliche. Ähnlich wie in früheren Studien an deutschen und anderen europäischen Jugendlichen (62, 63) sind zukunftsbezogene Probleme und Sorgen die am häufigsten genannten Alltagsstressoren bei diabetischen und gesunden Jugendlichen. Sie stellen eine Mischung aus persönlichen Zukunftssorgen (z. B. die Sorge, nicht die gewünschte Ausbildung machen zu können, Angst vor Arbeitslosigkeit) und gesellschaftlichen Zukunftssorgen (z. B. Sorgen wegen der zunehmenden Umweltzerstörung und Kriegen) dar.

An 2. und 4. Stelle der als belastend erlebten Stressoren in dieser Studie stehen solche in der Beziehung mit Gleichaltrigen, d. h. mit den besten Freunden und Klassenkameraden und, in etwas geringerer Ausprägung, Probleme in romantischen Beziehungen. Neueren Forschungsergebnissen zufolge sind beide Typen von Stressoren sehr eng verknüpft (64), denn die Peergruppe gewinnt zunehmend an Bedeutung in der Adoleszenz, vor allem auch im Hinblick auf erste Kontakte mit dem anderen Geschlecht.

In der Studie von Seiffge-Krenke und Nieder (61) konnten diese Zusammenhänge empirisch belegt werden. Ein weiteres Ergebnis dieser Studie, das mit bisherigen Forschungen übereinstimmt (65), ist die relativ große Bedeutung von schulspezifischen Stressoren, denen diabetische und gesunde Jugendliche einheitlich Rangplatz 3 zuweisen; über einen Zeitraum von 4 Jahren werden Schulstressoren sehr einheitlich als bedeutsam und als stabil belastend eingeschätzt.

In verschiedenen anderen Studien wurde der Zusammenhang zwischen Schulstress und psychischen und körperlichen Symptomen nachgewiesen (63, 66). Diese Ergebnisse belegen, dass es sich hierbei um einen chronischen Stressor mit potenziell gesundheitsschädigender Wirkung handeln könnte. Die Effekte auf die diabetische Kontrolle sind nicht zu unterschätzen, wie auch bei anderen Krankheitsbildern ein Einfluss des Schulstresses auf die medizinische Adaptation zu erwarten ist.

Im Unterschied zu anderen Studien (40, 67) wurde in der Längsschnittstudie von SEIFFGE-KRENKE (35) keine erhöhte Belastung bei diabetischen Jugendlichen im Peerbereich gefunden. Neben den unvermindert bedeutsamen schulspezifischen Stressoren sind stabile Belastungen im Bereich des Elternhauses zu nennen. Hier ist allerdings darauf hinzuweisen, dass elternspezifische Stressoren einen relativ niedrigen Rangplatz (Rang 7) einnehmen (35, 61). Diabetiker und gesunde Jugendliche schildern demnach eine relativ geringe, aber konstante Belastung durch Elternstressoren.

Bewältigung von Alltagsstress

Bewältigungstrategien im Umgang mit krankheitsspezifischen Stressoren wurden häufig untersucht, wobei man in der Regel Unterschiede in Abhängigkeit vom Krankheitsbild, der Schwere, der Dauer der Erkrankung und der medizinischen Anpassung fand. In Bezug auf mögliche Alters- und Geschlechtsunterschiede sind die Befunde weniger eindeutig. Weitgehend vernachlässigt wurde der Umgang mit Alltagsstressoren.

Die Längsschnittstudie von SEIFFGE-KRENKE (35) belegt unterschiedliche Copingstile, die von an Diabetes erkrankten Jugendlichen und gesunden Jugendlichen zur Bewältigung von Alltagsproblemen eingesetzt werden. Die Auswertung über alle Problembereiche hinweg zeigt zunächst, dass Jugendliche mit Diabetes weniger aktiv in ihrem Bewältigungsverhalten sind und weniger über alternative Lösungsmöglichkeiten für ihre Probleme reflektieren. Sie sind also sowohl auf der Verhaltensebene als auch auf der kognitiven Ebene verglichen mit den gesunden Jugendlichen eher passiv.

Die problemspezifische Analyse der Copingstile zeigt weiterhin, dass diabetische Jugendliche weniger aktives Coping in den Problembereichen Schule, Eltern und anderes Geschlecht anwenden, und in den Problembereichen Schule, Gleichaltrige, anderes Geschlecht sowie Zukunft auch weniger internale Copingstrategien nutzen. Damit ist deutlich geworden, dass sich diabetische Jugendliche durch ein geringeres Ausmaß an funktionalen Bewältigungsstrategien auszeichnen, die etwa die Hälfte der infrage stehenden alltäglichen Problembereiche betrifft.

Dies wirft die Frage auf, wie der weniger aktive, weniger internal reflektierende Bewältigungsstil der Jugendlichen mit Diabetes im Vergleich zu den gesunden Jugendlichen zu erklären ist. Da es sich um die gleichen Stressoren handelt, die auch gesunde Jugendliche schildern, und da es keine Unterschiede in der allgemeinen oder problemspezifischen Belastung zwischen Diabetikern und gesunden Jugendlichen über die Zeit gibt, ist nach Ursachen zu suchen, die offenkundig im Lebensumfeld der diabetischen Jugendlichen liegen.

Untersuchungen zum Familienklima (68) und zur familiären Kommunikation (48, 49) zeigen dependentere Strukturen bei den Diabetikern und eine starke Strukturierung des alltäglichen Lebenskontextes durch die Eltern.

Jugendliche Diabetiker in dieser Längsschnittstudie (35) wuchsen in Familien auf, die ihnen wenig Freiraum zur Autonomieentwicklung und Individuation boten; das Familienleben war durch viele Regeln und starke Strukturierung eingeengt. Dieses stark leistungsorientierte und strukturierende Familienklima, das unabhängig von der Krankheitsdauer und der Güte der Stoffwechseleinstellung war, wirkte sich möglicherweise entwicklungshemmend aus. Die diabetischen Jugendlichen entwickelten sich in der Folge zu eher passiven, weniger kompetenten Bewältigern, verglichen mit gesunden Jugendlichen.

Einflüsse des elterlichen Bewältigungsverhaltens

Des Weiteren konnte in früheren Studien belegt werden, dass das Bewältigungsverhalten der Eltern diabetischer Jugendlicher von dem der elterlichen Vergleichsgruppe gesunder Jugendlicher abweicht. Besonders deutlich wurde dies am passiven Verhalten der Väter diabetischer Jugendlicher (35). Es erwies sich als außerordentlich schwierig, diese Väter in die familiäre Kommunikation einzubeziehen, und die verstärkten Initiativen des erkrankten Kindes *(»Sag Du doch mal was, Papa!«)* liefen ins Leere. Es zeigte sich auch, dass das Bewältigungsverhalten von Vätern und Müttern divergierte, und zwar sowohl im Umgang mit Alltagsstressoren als auch bei der Krankheitsbewältigung.

Mütter zeigten ein sehr ambivalentes Verhalten (starke Aktivität, dann wieder starker Rückzug), und Väter zeigten generell nur wenige und eher passive Copingstrategien. Dieses Muster konnte man beim Umgang mit Alltagsstressoren und beim Umgang mit krankheitsspezifischen Stressoren beobachten (35). Damit stellten die Eltern diabetischer Jugendlicher kein adäquates Rollenmodell für ihre Kinder dar. Demgegenüber waren in der Vergleichsgruppe gesunder Jugendlicher beide Elternteile durch ein sehr einheitliches aktives Bewältigungsverhalten bei Alltagsstressoren gekennzeichnet.

Weitere Studien zeigen, dass die familiären Bewältigungsbemühungen in Familien mit Söhnen intensiver waren als in Familien mit gleichaltrigen Töchtern (69). Insgesamt jedoch nehmen in allen Familien die Bewältigungsbemühungen über die Zeit ab und geben zunehmend den individuellen Aktivitäten des erkrankten Jugendlichen Raum.

Die Befunde zeigen ferner eine starke Abhängigkeit der familiären Bewältigungsbemühungen von der Stoffwechseleinstellung. Zunehmende Krankheitsdauer ging jedoch nicht mit abnehmenden familiären Bewältigungsbemühungen einher. Gerade in Familien mit langzeiterkrankten jugendlichen Diabetikern führte die Angst vor Spätschäden zu besonders intensiven Aktivitäten.

Auch in Studien an krebskranken Kindern und Jugendlichen wurde die Bedeutung der elterlichen Copingstile als Modell für die Bewältigung der Kinder ermittelt (70), auch hier konnten ebenfalls Unterschiede zwischen Vätern und Müttern festgestellt werden.

Beziehungen zwischen Krankheitsbewältigung und psychischer Gesundheit

Fragen der Krankheitsbewältigung sind unmittelbar von Bedeutung, wenn es um die Einschätzung langfristiger, auch psychischer Folgen einer Erkrankung geht. So wurden etwa bei krebskranken Kindern und Jugendlichen immer wieder sehr gute Bewältigungsfertigkeiten und eine vergleichsweise niedrige Symptombelastung gefunden (71).

Frühere Studien folgten demgegenüber einer Defizitorientierung, indem sie zu belegen versuchten, dass die Wahrscheinlichkeit, nach Ausbruch einer chronischen Erkrankung auch noch psychisch zu erkranken, gegenüber der körperlich gesunden Vergleichsgruppe erhöht ist. Diese klinische Perspektive wurde erst in den letzten Jahren von einer ressourcenorientierten Perspektive abgelöst, die den Blick für die enorme Anpassungsleistung schärfte. Damit machte die Risikoperspektive zunehmend einem Interesse an den Prozessen und Bedingungen Platz, die zu einer gelungenen Entwicklung trotz chronischer Erkrankung führen.

Psychopathologische Auffälligkeiten

Obwohl inzwischen eine Vielzahl von Studien vorliegt, ist die Befundlage zu Fragen der psychosozialen Auffälligkeit von Kindern und Jugendlichen mit chronischen Krankheiten im Vergleich zu gesunden Altersgenossen äußerst kontrovers. Einige epidemiologische Übersichten zeigen eine erhöhte psychosoziale Morbidität unter chronisch Kranken.

Auf der Basis einer Erhebung im Rahmen der NHIS in 12000 Haushalten berichten GORTMAKER et al. (67) über eine Rate klinisch relevanter Symptome von 15% bei chronisch kranken im Vergleich zu 10% von körperlich gesunden Kindern und Jugendlichen. Die Diskrepanz in der Symptombelastung ist in der Studie von NEWACHECK und STODDARD (72) noch deutlicher und beträgt 12% bei chronisch Kranken gegenüber 3% bei körperlich Gesunden. Die auf 87 Studien basierende Metaanalyse von LAVIGNE und FAIER-ROUTMAN (73) bestätigt das erhöhte Risiko für Anpassungsstörungen bei Patienten mit unterschiedlichen Erkrankungen gegenüber körperlich gesunden Altersgenossen.

Diese Studien scheinen zunächst für den »nicht-kategorialen Ansatz« von STEIN und JESSOP (18) zu sprechen, der davon ausgeht, dass allein das Vorhandensein einer chronischen Erkrankung bestimmte existenzielle Formen der Belastung mit sich bringt. Allerdings muss man bedenken, dass die Prävalenzraten in den einzelnen Krankheitsgruppen deutlich verschieden ausfallen. So variierte die Häufigkeit von psychischen Auffälligkeiten zwischen 5% für orthopädische Patienten und 24% für Patienten mit neuromuskulären Erkrankungen. Jugendliche mit schweren chronischen Erkrankungen unter Beteiligung des zentralen Nervensystems scheinen besonders betroffen zu sein (74).

Allerdings fanden NIEMCRYK et al. (75) bei Jugendlichen mit Diabetes und GREENBERG et al. (76) bei Jugendlichen, die eine schwere Krebserkrankung überlebt hatten – jeweils verglichen mit körperlich gesunden Jugendlichen – keine Unterschiede in der Häufigkeit und Schwere depressiver Symptome und dem Auftreten von Ängstlichkeit. Auch andere Untersuchungen scheinen darauf hinzudeuten, dass Patienten mit diversen Krebserkrankungen sich in einer vergleichsweise guten emotionalen Verfassung befinden, die aufgrund des lebensbedrohlichen Charakters der Krankheit nicht stimmig zu sein scheint.

Hier werden verschiedentlich Verleugnungsprozesse diskutiert, deren aktivierende Funktion besonders am Beginn der Erkrankung durchaus positiv eingeschätzt wird. Nimmt man noch jene Studien hinzu, die einen Altersvergleich einschließen, d. h. psychiatrische Auffälligkeiten chronisch kranker Kinder, Jugendlicher und Erwachsener in Beziehung setzen (77–79), so wird deutlich, dass in aller Regel mit zunehmendem Alter die Wahrscheinlichkeit, auch noch psychisch zu erkranken, deutlich abnimmt. Dies wird von verschiedenen Autoren im Sinne einer Adaptation an die chronische Erkrankung gedeutet.

Die Arbeiten von FEGERT et al. (80) und MRAZEK et al. (81), die ein unterschiedliches Erstmanifestationsalter oder eine unterschiedliche Krankheitsdauer berücksichtigt haben, legen nahe, dass es sich bei den beobachteten psychischen Störungen um Folgeerscheinungen handelt. Mehrere Studien fanden einen Zusammenhang zwischen der Schwere der Erkrankung und einer erhöhten Fehlanpassung oder schlechten Krankheitsbewältigung bei verschiedenen Krankheitsbildern (82). Die meisten Studien trennen allerdings bei der Analyse von Anpassungs- und Bewältigungsprozessen nicht in Abhängigkeit von der Schwere der Erkrankung.

Für die Studien, die diese Annahme prüfen, ergibt sich allerdings das Problem der Operationalisierung des Begriffes der Krankheitsschwere. Meistens wird zu diesem Zweck auf klinisch-medizinische Daten, welche die jeweiligen Erkrankungen kennzeichnen, und/oder auf die Anzahl der Schulfehltage aufgrund der Erkrankung zurückgegriffen. Beschreibungen der Eltern lassen dagegen eher problematische Aspekte, wie eine verfälschende Tendenz (zugeschriebene größere Schwere) (83) erkennen.

Zu wenig bedacht wird auch, dass es mildere und schwerere Verlaufsformen der gleichen Erkrankung geben kann, die ganz unterschiedliche Auswirkungen auf die Teilnahme an der Schule, die Teilnahme an sozialen Aktivitäten mit Freunden und der Familie haben. Bei Patienten mit juveniler Arthritis gibt es, etwa bei den polyarthritischen Formen und dem STILL-Syndrom, ganz andere, viel massivere Bewegungseinschränkungen und Schmerzen verglichen mit Jugendlichen, die an einer Monoarthritis erkranken, die noch dazu zeitlich in sehr seltenen Schüben auftritt (56).

BILLINGS et al. (84) verglichen in 2 Studien die Anpassung von Jugendlichen mit Arthritis bzw. rheumatischen Erkrankungen. Die Analyse schwerer und milder Verlaufsformen der Erkrankungen ergab, dass Patienten mit schweren Erkrankungsformen bedeutend häufiger über körperliche, aber auch emotionale Probleme (wie erhöhte Ängstlichkeit und Depression) berichteten. Diese Patienten wiesen auch mehr Schulfehltage und Leistungsprobleme auf, ihre Teilnahme an sozialen Aktivitäten mit Freunden und der Familie war eingeschränkt.

Auch bei Asthmapatienten ergab sich ein Zusammenhang zwischen Krankheitsschwere und psychischer Anpassung (85). Neuere Studien berichten über eine Komorbidität von Diabetes mit Essstörungen. Beide Erkrankungen können schwere physische und psychische Folgen haben. Die Prävalenz von Essstörungen ist bei Typ-1-Diabetikern annähernd doppelt so hoch wie bei Nicht-Diabetikern (86, 87). Essstörungen haben bei Diabetikern schwerwiegende Folgen für die glykämische Kontrolle und bergen das Risiko einer tödlichen Ketoazidose.

Dilemma zwischen Krankheitsbewältigung und Entwicklungsprogression

Kinder und Jugendliche mit einer schweren körperlichen Erkrankung stehen vor dem Dilemma, die dringend notwendige Krankheitsanpassung leisten zu müssen, aber auch ihre Entwicklung in wichtigen Entwicklungsaufgaben voranzutreiben. Empirische Studien der letzten Jahre konnten belegen, dass eine chronische Erkrankung ein Hindernis in der Erreichung altersspezifischer Entwicklungsaufgaben darstellen kann (63). Dabei wird hervorgehoben, dass die täglichen Anforderungen des Krankheitsmanagements (wie Krankenhausaufenthalte, Medikamenteneinnahme, Diät etc.) oft hinderlicher sind als die Krankheitssymptomatik (88, 89). Dies gilt für schwere chronische Erkrankungen mit einem möglicherweise tödlich endenden Verlauf, wie einige Krebserkrankungen, aber auch Krankheiten mit starken Einschränkungen des Bewegungsapparates, wie juvenile Arthritis.

Auch leichter kontrollierbare und weniger einschränkende Erkrankungen, wie Diabetes, wirken durch einen zeitlich streng geregelten Tagesablauf und die teilweise notwendige elterliche Kontrolle kurativer Maßnahmen den Bestrebungen des erkrankten Jugendlichen entgegen, die Ablösung vom Elternhaus zu beschleunigen und sich in die Gruppe Gleichaltriger einzugliedern. Zudem kann auch die bei einigen Patienten verzögerte körperliche und sexuelle Reifung wichtige Entwicklungsziele der Adoleszenz blockieren.

Studien an Jugendlichen mit Diabetes haben ergeben, dass diese die gleichen Entwicklungsziele anstreben wie gesunde Altersgenossen, dass sie diese jedoch nur zeitverzögert erreichen können (63). Im Zentrum ihrer Adaptationsbemühungen steht die medizinische Anpassung an die Erkrankung, die lebensnotwendig ist; alterstypische Entwicklungsaufgaben werden daher zunächst zurückgestellt und mit einer gewissen zeitlichen Verzögerung bearbeitet (90).

Die Betrachtung der längsschnittlichen Entwicklung zeigte, dass sich die Entwicklungsverzögerungen der diabetischen Jugendlichen im Verlauf von 4 Jahren eher nivellierten; die diabetischen Jugendlichen holten in großen Schritten in den Entwicklungsaufgaben Aufbau enger Freundschaftsbeziehungen, Ablösung von den Eltern und Aufbau romantischer Beziehungen auf (35). Diese enorme Leistung wurde allerdings weder von Ärzten noch von Eltern angemessen gewürdigt.

Sowohl die Entwicklungsziele als auch der reale Entwicklungsgewinn werden sicher bei Jugendlichen mit verschiedenen Krankheitsbildern ganz unterschiedlich ausfallen. Zukünftige Studien zur Realisierung von Entwicklungsaufgaben in unterschiedlichen Krankheitsgruppen könnten krankheitsspezifische Unterschiede in Abhängigkeit vom Manifestationszeitpunkt, Verlaufstyp, Schweregrad und dem Grad der äußerlich sichtbaren Behinderung finden.

Eine solche differenzielle Betrachtung ist dringend erforderlich. Sie kann zugleich den Blick schärfen für die unterschiedlichen Lebenslagen dieser Jugendlichen und ihre Fähigkeit, aktiv das jeweils Mögliche an Entwicklung umzusetzen. Erst eine solche differenzielle Betrachtung kann die »unexpected success story« (77), d. h. die weitgehende Adaptation von Personen, die im Kindes und Jugendalter chronisch erkrankt sind, wirklich erhärten.

Fazit für Klinik und Praxis

○ Chronische Erkrankungen können in Verbindung mit den phasenspezifischen Anforderungen die Bewältigungskapazitäten des Erkrankten und seiner Familie überfordern.

○ Für erkrankte Kinder und Jugendliche gilt, dass der Umgang mit der Erkrankung als kritischem Lebensereignis und die Bewältigung von Alltagsstressoren nicht unabhängig voneinander sind, zumal die Erkrankung praktisch alle Belange des alltäglichen Lebens beeinträchtigt und verändert (35). Kompetente Bewältigung von Alltagsstressoren ist daher als eine gute Ressource für die Krankheitsbewältigung anzusehen.

○ Die bisherigen Interventionsstrategien haben sich zu stark auf die Auseinandersetzung mit krankheitsspezifischen Stressoren konzentriert. Vor allem unter präventiven Aspekten sollte der Alltagsbewältigung mehr Aufmerksamkeit geschenkt werden, da sie eine wesentliche Ressource für die Bewältigung krankheitsspezifischer Stressoren darstellt.

○ Krankheitsbewältigung ist in engem Zusammenhang mit einem Outcome chronischer Erkrankungen, der psychischen Symptombelastung, zu sehen. Während ein Teil der Studien eine erheblich höhere Rate psychischer und psychiatrischer Symptome bei chronisch kranken Jugendlichen fand, konnten andere Untersuchungen keine Unterschiede beim Vergleich von kranken und gesunden Jugendlichen finden. Die Konzentration auf die Defizitperspektive verstellte allerdings den Blick auf die doch erhebliche Entwicklungsleistung, die die Mehrzahl der chronisch kranken Jugendlichen vollbringt. Sie sind gut in der Lage, ihre altersspezifischen Entwicklungsaufgaben angemessen und zielbezogen zu realisieren, nachdem sie ihre medizinische Adaptation und Krankheitsbewältigung geleistet haben. Eine leichte Entwicklungsverzögerung in den ersten Phasen einer chronischen Erkrankung ist demnach wenig besorgniserregend, sondern eher funktional, schafft sie doch die entscheidenden Ressourcen für die Konzentration auf die Krankheitsbewältigung.

Literatur

1. Petermann F, Noeker M, Bode U. Psychologie chronischer Krankheiten im Kindes und Jugendalter. Weinheim: Psychologie Verlags Union; 1987.

2. Schulz P, Hellhammer D. Psychologische Aspekte chronischer Krankheiten. In: Reineker H, Hrsg. Lehrbuch der klinischen Psychologie. Göttingen: Hogrefe; S. 421–443.

3. Noeker M, Petermann F. Körperlich-chronisch kranke Kinder: Psychosoziale Belastungen und Krankheitsbewältigung. In: Petermann F, Hrsg. Lehrbuch der Klinischen Kinderpsychologie. 3. Aufl. Göttingen: Hogrefe; 1998. S. 517–554.

4. Eiser C. Chronic disease in childhood. In: Orford J, editor. Coping with disorder in the family. London: Croom Helm; 1987. p. 217–237.

5. Wallander JL. et al. Children with chronic physical disorders: Maternal reports of their psychological adjustment. J Pediatr Psychol 1988; 13: 197–212.

6. Frank RG, et al. Trajectories of adaptation in pediatric chronic illness. The importance of the individual. J Consult Clin Psychol 1998; 66: 521–532.

7. Seiffge-Krenke I. Diabetes mellitus. In: Schlottke PF, et al. Hrsg. Enzyklopädie der Psychologie. Bd. 6. Störungen im Kindes und Jugendalter – Verhaltensauffälligkeiten. Göttingen: Hogrefe; 2005. S. 183–209.

8. Steinhausen HC. Psychische Störungen bei Kindern und Jugendlichen. Lehrbuch der Kinder und Jugendpsychiatrie. 3. Aufl. München: Urban & Schwarzenberg; 1996.

9. Hoepner-Stamos, F. Chronische Erkrankungen im Jugendalter. Psychosoziale Folgen schwerer und leichter Beeinträchtigungen. Weinheim-München: Juventa; 1999.

10. Weber I, et al. Dringliche Gesundheitsprobleme der Bevölkerung in der Bundesrepublik Deutschland. Baden-Baden: Nomos; 1990.

11. Newacheck PW, Taylor WR. Childhood chronic illness: Prevalence, severity, and impact. Am J Public Health 1992; 82: 364–371.

12. Struwe E. Diabetes mellitus. In: Betke K, Künzer W, Schaub J, Hrsg. Lehrbuch der Kinderheilkunde. 6. Aufl. Stuttgart: Thieme: 1991. S. 276–288.

13. Zaß RP. Diabetes mellitus. In: Schmitt GM, Kammerer E, Harms E, Hrsg. Kindheit und Jugend mit chronischer Erkrankung. Göttingen: Hogrefe; 1996. S. 243–256.

14. Hanl J. Bewältigung chronischer Krankheiten im Jugendalter. Unveröffentlichte Diplomarbeit am Psychologischen Institut der Universität Bonn; 1995.

15. Seiffge-Krenke I, Brath K. Krankheitsverarbeitung bei Kindern und Jugendlichen. Forschungstrends und Ergebnisse. In: Seiffge-Krenke I, Hrsg. Krankheitsverarbeitung bei Kindern und Jugendlichen. Jahrbuch der medizinischen Psychologie. Bd. 4. Berlin: Springer; 1990. S. 3–22.

16. Seiffge-Krenke I, Skaletz C. Chronisch krank und auch noch psychisch beeinträchtigt? Die Ergebnisse einer neuen Literaturrecherche. Prax Kinderpsychol Kinderpsychiatr 2006; 1: 123–138.

17. Seiffge-Krenke I, Steinhausen HC. Chronische Erkrankungen im Jugendalter. In: Palitzsch D, Hrsg. Jugendmedizin. München-Jena: Urban & Fischer; 1999. S. 100–108.

18. Stein REK, Jessop DJ. A noncategorical approach to chronic childhood illness. Public Health Rep 1982; 9: 354–362.

19. Delameter AM. Critical issues in the assessment of regimen adherence in children with diabetes. In: Drotar D, editor. Promoting adherence to medical treatment in chronic childhood illness. London: Erlbaum; 2000. p. 173–195.

20. Siegal M, Peterson CC, editors. Childrens' understanding of biology and health. Cambridge: University Press; 1999.

21. Taylor SE. Health Psychology. 4th ed. Singapur: McGraw Hill; 1999.

22. Malhotra S, Malhotra A. Psychological adjustment of physically sick children: Relationship with temperament. Indian J Pediatr 1990; 27: 577–584.

23. Patterson JM, McCubbin HJ, Warwick WJ. The impact of family functioning on health changes in

children with cystic fibrosis. Soc Sci Med 1990; 2: 159–164.
24. Schmitt GM, Kammerer E, Harms, E, Hrsg. Kindheit und Jugend mit chronischer Erkrankung. Göttingen: Hogrefe; 1996.
25. Petermann F, Tampe T. Compliance bei chronisch kranken Kindern und Jugendlichen. Kindheit und Entwicklung 2002; 11: 3–13.
26. Hanl J, Seiffge-Krenke I. Krankheitsbezogene Einstellungen und ihr Bezug zur medizinischen Anpassung. Befunde einer Längsschnittstudie an diabetischen Jugendlichen. Diabetes Stoffwechsel 1996; 5: 259–265.
27. Warschburger P. Chronisch kranke Kinder und Jugendliche. Psychosoziale Belastungen und Bewältigungsanforderungen. Göttingen: Hogrefe; 2000.
28. Schlitt H. Krankheitsbewältigung und moralische Entwicklung bei krebskranken Kindern und Jugendlichen. Ein Beitrag zur klinischen Entwicklungspsychologie. Regensburg: Roderer; 2001.
29. Prinstein MJ, Boergers J, Spirito A. Adolescents' and their friends' health-risk behavior: Factors that alter or add to peer influence. J Pediatr Psychol 2001; 26: 287–298.
30. Jecht M, Klein W. Moderne Methoden zur Einstellung des Typ-I-Diabetes. Dtsch Med Wochenschr 1990; 115: 832–836.
31. Seiffge-Krenke I, Kollmar F. Der jugendliche Diabetiker und sein Arzt: Diskrepanzen in der Einschätzung der Arzt-Patienten-Beziehung und der Compliance. Kindheit und Entwicklung 1996; 5: 240–248.
32. Garrison WT, Biggs D, Williams K. Temperament characteristics and clinical outcomes in young children with diabetes mellitus. J Child Psychol Psychiatry 1990; 31: 1079–1088.
33. Kaplan RM, Chadwick MW. Training sozialer Kompetenz bei Typ-I-Diabetes. In: Strian F, Hölzl R, Haslbeck M, Hrsg. Verhaltensmedizin und Diabetes mellitus. Berlin: Springer; S. 309–325.
34. Cohen SY, Wamboldt FS. The parentphysician relationship in pediatric asthma care. Pediatr Psychol 2000; 25: 69–77.
35. Seiffge-Krenke I. Diabetic adolescents and their families: Stress, coping, and adaptation. Cambridge: Cambridge University Press; 2001.
36. Kovacs M, et al. Psychological functioning among mothers of children with insulin-dependent Diabetes mellitus: A longitudinal study. J Consult Clin Psychol 1990; 58: 189–195.
37. Hauser ST, et al. Psychological aspects of diabetes mellitus in children and adolescents: Implications and interventions. In: Alessi NA, editor. Handbook of child and adolescent psychiatry. Vol. 4. New York: Wiley; 1997. p. 340–354.
38. Cadman D, et al. Children with chronic illness: Family and parent demographic characteristics and psychosocial adjustment. Pediatrics 1991; 87: 884–889.
39. Hamlett KW, Pellegrini DS, Katz KS. Childhood chronic illnes as a family stressor. J Pediatr Psychol 1992; 17: 33–47.
40. Wolman C, et al. Emotional well-being among adolescents with and without chronic conditions. J Adolesc Health 1994; 15: 199–204.
41. Schmitt GM, Koch HG, Schulze-Everding A. Leben mit Mukoviszidose. In: Schmitt GM, Kammerer E, Harms E, Hrsg. Kindheit und Jugend mit chronischer Erkrankung. Göttingen: Hogrefe; 1996. S. 185–198.
42. Wysocki T. Associations among teenager-parent-relationships, metabolic control, and adjustment to diabetes in adolescents. J Pediatr Psycho 1993; 18: 441–452.
43. Sesterhenn H. Chronische Krankheit im Kindesalter im Kontext der Familie. Heidelberg: HVA/Edition Schindele; 1991.
44. Hanson CL, et al. Comparing social learning and family systems correlates of adaptation in youths with IDDM. J Pediatr Psychol 1992; 17: 33–47.
45. Boeger A, Seiffge-Krenke I, Schmidt C. »Ein Körper für zwei«: Chronisch kranke Jugendliche und ihre Mütter. Forum Psychoanalyse 1995; 11: 150–159.
46. Hanson CL, et al. Family systems variables and the health status of adolescents with insulin-dependent diabetes mellitus. Health Psychology 1989; 8: 239–253.
47. Eiser C, et al. Coping and confidence among parents of children with diabetes. Disability Rehabilitation 1993; 15: 10–18.
48. Fentner S, Seiffge-Krenke I. Die Rolle des Vaters in der familiären Kommunikation: Befunde einer Längsschnittstudie an gesunden und chronisch kranken Jugendlichen. Prax Kinderpsychol Kinderpsychiatr 1997; 5: 354–370.
49. Seiffge-Krenke I, Nieder T, Hertel M. Kommunikation und Coping von Vätern diabetischer Jugendlicher. Kindheit und Entwicklung 2001; 10: 3–12.
50. Pulakos J. Young adult relationships: Siblings and friends. J Psychol 1989; 123: 237–244.
51. Seiffge-Krenke I. Geschwister chronisch kranker Jugendlicher: Zwischen Parentifizierung und Vernachlässigung. In: Klosinski G, Hrsg. Verschwistert mit Leib und Seele. Tübingen: Attempto; 2000. S. 176–194.

52. Lobato D, et al. Psychosocial characteristics of preschool siblings of handicapped and non-handicapped children. J Abnorm Child Psychol 1987; 15: 329–338.
53. Evans CA, et al. Sibling response to childhood cancer: A new approach. Child Health, Care Behavior 1992; 18: 229–244.
54. Petermann F, Bode U, Schlack HG, Hrsg. Chronisch kranke Kinder und Jugendliche. Eine interdisziplinäre Aufgabe. Köln: Deutscher Ärzte-Verlag; 1990.
55. Lange JM. Kinder und Jugendliche mit chronischen Erkrankungen in der Schule – grundsätzliche Überlegungen zum Umgang mit betroffenen Schülerinnen und Schülern. In: Schmitt GM, Kammerer E, Harms E, Hrsg. Kindheit und Jugend mit chronischer Erkrankung. Göttingen: Hogrefe; 1996. S. 31–39.
56. Häfner R, Truckenbrodt, H. Rheumatische Erkrankungen. In: Schmitt GM, Kammerer E, Harms E, Hrsg. Kindheit und Jugend mit chronischer Erkrankung. Göttingen: Hogrefe; 1996. S. 418–435.
57. Petermann F, Lecheler J, Hrsg. Asthma bronchiale im Kindes und Jugendalter. Behandlungskonzepte und Krankheitsbewältigung. München: Quintessenz; 1991.
58. Hoza B, et al. Peer variables as predictors of later childhood adjustment. Dev Psychopathol 1995; 7: 787–802.
59. Schmidt C, Seiffge-Krenke I. Freundschaftsbeziehungen und familiäre Beziehungen aus der Sicht chronisch kranker und gesunder Jugendlicher: Unterschiede in den Beziehungsqualitäten und Veränderungen über die Zeit. Psychologie in Erziehung und Unterricht 1996; 43: 155–168.
60. Seiffge-Krenke I. Diversity in romantic relations of adolescents with varying health status: Links to intimacy in close friendships. J Adolesc Res 2000; 15: 611–636.
61. Seiffge-Krenke I, Nieder T. Stress, Krankheit und Bewältigung: Bewältigen Jugendliche mit Diabetes Alltagsstressoren weniger kompetent als gesunde Jugendliche? Kindheit und Entwicklung 2001; 10: 206–215.
62. Seiffge-Krenke I. Stress, coping, and relationships in adolescence. Mahwah: Erlbaum; 1995.
63. Seiffge-Krenke I. Chronic disease and perceived developmental progression in adolescence. Dev Psychol 1998; 34: 1073–1084.
64. Furman W, Feiring C, Brown BB. Love is a many-splendored thing: Next steps for theory and research. In: Furman W, Brown BB, Feiring C, editors. The development of romantic relationships in adolescence. Cambridge: University Press; 1999. p. 399–415.
65. Schulenberg J, Maggs JL, Hurrelmann K. Social change and adolescent well-being: Healthy country, healthy teens. In: Schulenberg J, Maggs JL, Hurrelmann K, editors. Health risks and developmental transitions during adolescence. Cambridge: University Press; 1997. p. 54–84.
66. Engel U, Hurrelmann, K. Psychosoziale Belastung im Jugendalter. Empirische Befunde zum Einfluß von Familie, Schule und Gleichaltrigengruppe. Berlin: de Gruyter; 1989.
67. Gortmaker SL, et al. Chronic conditions, socioeconomic risks, and behavioral problems in children and adolescents. Pediatrics 1990; 85: 267–276.
68. Seiffge-Krenke I, Schmidt C. Das leistungsorientierte Familienklima in Familien mit chronisch kranken Jugendlichen: Funktional oder dysfunktional für die medizinische Adaptation? Z Klin Psychol 1999; 28: 1–8.
69. Seiffge-Krenke I, Kirchheim C. Differentielle Unterschiede in der Krankheitsbewältigung von Familienmitgliedern mit chronisch kranken Jugendlichen. Z Med Psychol 2003; 12: 133–143.
70. Goldbeck L. Parental coping with the diagnosis of childhood cancer: Gender effects, dissimilarity with couples, and quality of life. Psycho Oncology 2001; 10: 325–335.
71. Roberts CS, Turney ME, Knowles AM. Psychosocial issues of adolescents with cancer. Social Work in Health Care 1998; 27: 318.
72. Newacheck PW, Stoddard JJ. Prevalence and impact of multiple childhood chronic illnesses. J Pediatr 1994; 124: 40–48.
73. Lavigne JV, Faier-Routman J. Psychological adjustment to pediatric physical disorders: A metaanalytic review. J Pediatr Psychol 1992; 17: 133–137.
74. Weiland SK, Pless IB, Roghmann KJ. Chronic illness and mental health problems in pediatric practice. Results from a survey of primary care providers. Pediatrics 1992; 89: 445–449.
75. Niemcryk SJ, et al. Psychosocial correlates of Hemoglobin A1c in young adults with type-I-diabetes. J Psychosom Res 1990; 34: 617–627.
76. Greenberg HS, Kazak AE, Meadows AT. Psychologic functioning in 8- to 16-year-old cancer survivors and their parents. J Pediatr 1989; 114: 488–493.
77. Gortmaker SL, et al. An unexpected success story: Transition to adulthood in youth with chronic physical health conditions. J Res Adolescence 1993; 3: 317–336.
78. Kokkonen J, Kokkonen ER. Prevalence of mental disorder in young adults with chronic physical disease since childhood as identified by the Present

State Examination and the CATEGO program. Acta Psychiatr Scand 1993; 87: 239–243.
79. Pless B, Power C, Peckham CS. Longterm psychosocial sequelae of chronic physical disorders in childhood. Pediatrics 1993; 91: 1131–1136.
80. Fegert JM, et al. Verhaltensauffälligkeiten bei Neurodermitis in den ersten drei Lebensjahren. Kindheit und Entwicklung 1996; 5: 224–233.
81. Mrazek DA, et al. Early asthma onset: Risk of emotional and behavioral difficulties. J Child Psychol Psychiatry 1998; 39: 247–254.
82. Pless IB, Nolan T. Revision, replication and neglect – Research on maladjustment in chronic illness. J Child Psychol Psychiatry 1991; 32: 347–365.
83. Pumariega AJ, Pearson DA, Seilheimer DK. Family and childhood adjustment in cystic fibrosis. J Child Family Studies 1993; 2: 109–118.
84. Billings AG, et al. Psychosocial adaptation to juvenile rheumatic disease: A controlled evaluation. Health Psychol 1987; 6: 343–359.
85. MacLean WE, et al. Psychological adjustment of children with asthma: Effects of illness severity and recent stressful life events. J Pediatr Psychol 1992; 17: 159–171.
86. Jones JM, et al. Eating disorders in adolescent females with and without type 1 diabetes: Cross sectional study. BMJ 2000; 320: 1563–1566.
87. Rodin G, et al. Eating disorders in young women with type 1 diabetes mellitus. J Psychosom Res 2002; 53: 943–949.
88. Rovet J, Ehrlich R, Hoppe, M. Behavior problems in children with diabetes as a function of sex and age of onset of disease. J Child Psychol Psychiatry 1988; 28: 477–491.
89. Johnson SB. Psychological aspects of childhood diabetes. J Child Psychol Psychiatry 1988; 29: 729–738.
90. Seiffge-Krenke I. Zwischen Krankheitsanpassung und Entwicklungsprogression: Diabetische Jugendliche im Entwicklungsdilemma. In: Bullinger M, Siegrist J, Ravens-Sieberer U, Hrsg. Jahrbuch der Medizinischen Psychologie. Göttingen: Hogrefe; 2000. S. 273–288.
91. Steinhausen HC. Psychosoziale Betreuung und Rehabilitation chronisch kranker Kinder und Jugendlicher. Münch Med Wochenschr 1987; 129: 904–907.

Weitere Literatur

92. Bauer CP. Asthma bronchiale. In: Schmitt GM, Kammerer E, Harms E, Hrsg. Kindheit und Jugend mit chronischer Erkrankung. Göttingen: Hogrefe; 1996. S. 450–459.
93. Boice MM. Chronic illness in adolescence. Adolescence 1998; 33: 927–939.
94. Harms E, Ullrich K. Phenylketonurie und andere behandelbare Störungen des Aminosäurestoffwechsels. In: Schmitt GM, Kammerer E, Harms E, Hrsg. Kindheit und Jugend mit chronischer Erkrankung. Göttingen: Hogrefe; 1996. S. 209–221.
95. Kuwertz-Bröking E. Chronische Niereninsuffizienz (CNI) im Kindesalter. In: Schmitt GM, Kammerer E, Harms E, Hrsg. Kindheit und Jugend mit chronischer Erkrankung. Göttingen: Hogrefe; 1996. S. 298–311.
96. Niethammer D. Krebserkrankungen. In: Schmitt GM, Kammerer E, Harms E, Hrsg. Kindheit und Jugend mit chronischer Erkrankung. Göttingen: Hogrefe; 1998. S. 148–159.
97. Pollmann H. Hämophilie. In: Schmitt GM, Kammerer E, Harms E, Hrsg. Kindheit und Jugend mit chronischer Erkrankung. Göttingen: Hogrefe; S. 270–281.
98. Stephan U. Mukoviszidose (Cystische Fibrose, CF). In: Schmitt GM, Kammerer E, Harms E, Hrsg. Kindheit und Jugend mit chronischer Erkrankung. Göttingen: Hogrefe; 1996. S. 176–184.

Interdisziplinäre Zusammenarbeit

22

Konsiliar- und Liaisontätigkeit

Reiner Frank

Konsiliartätigkeit hat die Ziele, psychische Störungen bei körperlich kranken Kindern frühzeitig zu erkennen und zu behandeln, unnötige Untersuchungen und Behandlungen zu vermeiden und Kinder, ihre Familien und auch behandelnde Ärzte und Schwestern bei der Bewältigung von Krankheiten zu unterstützen.

Viele Kinder und Jugendliche mit psychischen Problemen und Verhaltensauffälligkeiten werden von Kinder-/Jugend- bzw. Allgemeinärzten versorgt. In einer Umfrage schilderten niedergelassene Kinderärzte (1) den Umgang mit Emotionen ihrer Patienten und mit Beziehungsproblemen zwischen Kindern und Eltern oder Ärzten als schwierig.

In der Einführung des Buches »Psychiatrische Aspekte in Kinderkliniken« (2) betonen die Herausgeber, dass psychologische Probleme bei den Patienten in einer Kinderklinik als alltäglich anzusehen sind. Sie seien für die Ärzte jedoch frustrierend, da diese nicht genügend Ausbildung und Schulung hätten, mit den Emotionen und Verhaltensproblemen von Patienten und deren Familien umzugehen. Die ersten Kapitel des genannten Buches befassen sich konsequenterweise mit den Themen Gesprächsführung mit Kindern und Jugendlichen und Familiengespräch.

Definition

Unter Konsiliartätigkeit versteht man eine patientenbezogene Zusammenarbeit nach Anforderung. Bei der Liaisontätigkeit handelt es sich um eine regelmäßig stattfindende Zusammenarbeit mit den Mitarbeitern einer Station oder einer Arbeitsgruppe zur Behandlung organspezifischer Erkrankungen, mit dem Ziel, die Behandlung von Patienten auch durch die Erweiterung der Kompetenz aller Mitarbeiter zu verbessern.

Die Notwendigkeit einer Mitbehandlung vorbestehender oder komplizierender psychischer, psychosomatischer und psychosozialer Störungen bei körperlich Kranken ergibt sich aus dem Leiden der Betroffenen, aus der Hilflosigkeit der primär behandelnden Ärzte, aus Problemen im interaktionellen Prozess und schließlich aus der Erkenntnis, dass das Fehlen entsprechender Interventionen zu unnötigen diagnostischen und therapeutischen Eingriffen, längeren Behandlungen, einer schlechteren Prognose einschließlich erhöhter Mortalität führt. Die psychiatrische und psychosomatische Konsiliar- und Liaisontätigkeit soll zu einer besseren Versorgung körperlich Kranker mit psychischen Störungen und psychosozialen Problemen beitragen (3).

Konsiliar- bzw. Liaisontätigkeit besteht aus einem Prozess, der sich in der Regel auf verschiedenen Ebenen abspielt. Als Konsiliar hat man mit mehreren Ansprechpartnern gleichzeitig zu tun: mit dem anfragenden Arzt oder der Ärztin, dem Kind oder Jugendlichen und ein oder zwei Elternteilen und der Station. Verantwortlich für die Anforderung ist der zuständige und behandelnde Arzt.

Strukturelle Vorbedingungen von Konsiliar- und Liaisontätigkeit sind Nachbarschaft und Vereinbarungen zwischen den zusammenarbeitenden Kliniken und Abteilungen über Art, Umfang, Zuständigkeiten und finanzielle Regelungen.

Konsiliartätigkeit ist eine gemeinschaftliche Übung im Problemlösen. Sie stellt einen Übersetzungsprozess zwischen Partnern mit unterschiedlichen »Sprachen«, Sichtweisen, Denkmustern und Arbeitsabläufen dar (4, 5). Die Krankheitskonzepte und die verwendeten Klassifikationsschemata sind bei Kinderärzten und bei Kinder- und Jugendpsychiatern unterschiedlich. Kopfschmerzen und Bauchschmerzen oder Schwächegefühl werden in der pädiatrischen Klassifikation als »nicht näher bezeichnete Symptome« eingeordnet. In der kinder- und jugendpsychiatrischen Nomenklatur nach ICD-10 (6) werden diese eher den Somatisierungsstörungen zugeordnet. Das Erarbeiten einer von allen geteilten Fragestellung ist ein erster wesentlicher Schritt.

Epidemiologie

Über Häufigkeiten von Kindern mit psychischen und psychosomatischen Problemen und deren Versorgungssituation gibt es nur spärliche Literatur.

Es gibt ein Spektrum von Angaben zur Häufigkeit psychischer Auffälligkeiten in Kinderkliniken und in Praxen niedergelassener Ärzte. In einer systematischen Erhebung in 2 Kinderkliniken lag aus der Sicht der Kinderschwestern die Häufigkeit von Verhaltensauffälligkeiten zwischen 25% und 40%, eine Größenordnung, die auch von anderen Autoren angegeben wird (7). Aber nur eine kleinere Gruppe von Kindern und Jugendlichen bedarf ergänzender Unterstützung. Der Anteil der Kinder und Jugendlichen, die aus Sicht der Klinikärzte schwierig zu handhaben sind, lässt sich nicht genau beziffern. Dazu wäre eine Einschätzung des Schweregrads der Verhaltensauffälligkeiten erforderlich.

Eine europäische Studie über den Bedarf an psychosomatischer Konsil- und Liaisontätigkeit im Erwachsenenbereich kam zu dem Ergebnis, dass es sich um eine Gruppe von Patienten handelt, die gleichzeitig körperliche, psychische und soziale Probleme aufweist (8, 9). Diese Gruppe konnte mithilfe eines strukturierten Erhebungsbogens gut identifiziert werden. Sie ist gekennzeichnet durch überdurchschnittlich lange Klinikaufenthalte, einen höheren Bedarf an Untersuchungen und Behandlungen und durch wiederholte Klinikaufnahmen.

Die bei der Konsiliartätigkeit in einer Kinderklinik vom Autor beobachtete Teilgruppe von Patienten unterschied sich im Vergleich zur gesamten Population der Kinderklinik dadurch, dass vermehrt chronische Erkrankungen vorlagen, die Kinder aus unvollständigen Familien kamen und durch sprachliche und kulturelle Barrieren beeinträchtigt waren. Nach der Literatur und eigenen Ergebnissen verteilt sich die Konsiliartätigkeit in Kinderkliniken in Bezug auf die Klinikpopulation häufiger auf Schulkinder und mehr auf Mädchen als auf Jungen (10).

Dem Bedarf steht zumindest im deutschen Sprachraum eine relativ niedrige Inanspruchnahme psychiatrischer und psychosomatischer Konsiliardienste gegenüber (11). Die Inanspruchnahme von kinderpsychiatrischen bzw. psychologischen Konsiliaren wird mit einer Häufigkeit von 1–3% der gesamten Klinikpopulation angegeben (7, 10). Die Leitlinie »Konsiliar- und Liaisondienst in der Psychosomatischen und Psychotherapeutischen Medizin in Krankenhäusern der Akutversorgung« nennt für Erwachsene 5% aller stationären Patienten als Zielgröße (12).

Aufgabenbereiche

Ein kinder- und jugendpsychiatrisches Konsil ist angezeigt, wenn es darum geht, psychiatrische Probleme zu erkennen und zu behandeln.

Beurteilungen und Handlungsempfehlungen können verschiedene Ebenen betreffen (13):

- psychische Situation des Kindes;
- Beziehung zwischen Kind und Familie;
- Beziehung zwischen Familie und medizinischem Team;
- Beziehungen zwischen Mitgliedern und Berufsgruppen des medizinischen Teams;
- Beziehungen zwischen Krankenhaus und zuweisenden sowie weiter betreuenden Stellen außerhalb des Krankenhauses.

Die Anforderungen lassen sich unterschiedlichen Themenbereichen zuordnen:

○ Diagnostische Schwierigkeiten: Wenn z. B. bei »nicht näher bezeichneten Symptomen« keine offensichtliche organische Ursache vorliegt, scheint es erforderlich, an mögliche psychische und soziale Ursachen zu denken. Die psychopathologische Beurteilung ist bei körperlichen Erkrankungen erschwert. Symptome wie Müdigkeit oder Antriebslosigkeit können Auswirkung einer körperlichen Erkrankung und auch einer Depression sein.

○ Therapeutische Probleme bestehen bei schwerwiegenden emotionalen Problemen, wie Angst und Depression, bei schwerwiegenden Verhaltensauffälligkeiten, die nicht mit den Mitteln der Station lösbar sind, in schwierigen Situationen in Bezug auf den Kinderschutz. Erkrankungen und Beeinträchtigungen des Zentralnervensystems sind häufiger mit Verhaltensproblemen verbunden und können sowohl in der Zuordnung als auch im Umgang zu Schwierigkeiten führen.

○ Konsil- bzw. Liaisonpsychiater können und sollen Kinderärzte in schwierig zu bewältigenden Situationen unterstützen. Die Schulung eines Behandlungsteams bei der Erkennung psychiatrischer Auffälligkeiten und bei der angemessenen Zuweisung zu psychiatrisch-psychotherapeutischer Behandlung erfolgt vor allem im klinischen Alltag, aber auch in Klinikkonferenzen und Seminaren.

○ Eine der wichtigsten Aufgaben besteht darin, Fürsprecher für die entwicklungsbezogenen und emotionalen Bedürfnisse von Kindern und Jugendlichen zu sein.

Entwicklungsbezug

Die Themen der Konsiliartätigkeit zeigen einen Alters- und Entwicklungsbezug. In der Konsiliartätigkeit des Verfassers fand bei Säuglingen, bei Schulkindern und bei Jugendlichen im Vergleich zur Klinikpopulation überdurchschnittlich häufig ein Konsil statt (Tab. 1).

Gefährdungs- und Notfallsituationen im Säuglings- und Kleinkindalter sind Kindesmisshandlungen, im Jugendalter Suizidversuche. Entwicklungs- und Verhaltensauffälligkeiten sind Themen des Kleinkind-, Vorschul- und Schulalters. Im Schulalter dominieren »nicht näher bezeichnete Symptome«, wie Bauchschmerzen und Kopfschmerzen. In allen Altersgruppen sind chronische Erkrankungen und Eltern-Kind-Probleme vertreten.

Anlässe für Anfragen nach konsiliarischer Unterstützung sind nach absteigender Häufigkeit »medizinisch nicht erklärbare körperliche Symptome« und chronische Erkrankungen, Eltern-Kind-Probleme, Kindesmisshandlungen, kindliche Verhaltensauffälligkeiten, Entwicklungsstörungen, Probleme der Krankheitsbewältigung und Suizidversuche (10).

Der Prozess der Konsiliartätigkeit (Tab. 2) wird im Folgenden anhand eines Beispiels verdeutlicht.

Kontaktaufnahme

Anforderung

Anlass zur stationären Aufnahme: Die anfragende Ärztin beschreibt am Telefon die Symptomatik eines 7-jährigen Mädchens, das wegen Anfällen stationär aufgenommen wurde: Die junge Patientin ist »kurz weg«. Ihr ist schlecht. Sie verdreht die Augen. Sie holt tief Luft und ist »wieder da«.

Vorgeschichte: Die Symptomatik begann kurz nach der Einschulung in die 1. Klasse. Das Mädchen war bereits in einer Kinderklinik gewesen. Dort war die Diagnose einer komplex-partiellen Epilepsie (ROLANDO-Epilepsie) gestellt und eine medikamentöse Behandlung mit Sultiam eingeleitet worden. In der Folgezeit erbrach das Kind und hatte Bauchschmerzen.

Das Mädchen wurde in der Schule gehänselt und wollte von der Mutter abgeholt werden. Fehltage in der Schule häuften sich. Es bestand der Eindruck, dass das Mädchen in einer Abwehrhal-

Tab. 1
Alters- und entwicklungsspezifische Themen (23). Am häufigsten waren »nicht näher bezeichnete Symptome« und »chronische Erkrankungen«

<table>
<tr><td>Säuglinge
und Kleinkinder</td><td>Bis <3 Jahre</td><td>Misshandlung
Entwicklungsauffälligkeiten</td><td rowspan="5">Chronische Erkrankungen

Eltern-Kind-Probleme</td></tr>
<tr><td>Vorschulkinder</td><td>3 bis <6 Jahre</td><td>Verhaltensauffälligkeiten
Entwicklungsauffälligkeiten</td></tr>
<tr><td>Schulkinder</td><td>6 bis <12 Jahre</td><td>Verhaltensauffälligkeiten
Nicht näher bezeichnete Symptome</td></tr>
<tr><td>Jugendliche</td><td>12 bis <18 Jahre</td><td>Psychosomatische Störungen
Suizidversuche</td></tr>
<tr><td>Junge Erwachsene</td><td>≥18 Jahre</td><td>Krankheitsbewältigung</td></tr>
</table>

tung war und sich verschloss. Die Mutter wollte eine andere Meinung einholen und suchte deshalb eine andere Kinderklinik auf.

Familiensituation: Die Mutter ist allein erziehend und berufstätig.

Klärung der Fragestellung

Sowohl die Mutter als auch die Ärzte stellten sich die Frage, ob es sich um eine Medikamentenunverträglichkeit handelte. Die Mutter fragte darüber hinaus, ob ihre Tochter »die Situation ausnützt«. Die Station fragte sich, ob es sich um eine Inszenierung handeln könnte.

Formulierung der Fragestellung aus kinderpsychiatrischer Sicht: Es geht um die Differenzialdiagnose zwischen Epilepsie, psychogenen Anfällen und einem Angstsyndrom.

Vorbereitung der Familie – Beziehungsaufnahme

Der Konsiliar führte zunächst gemeinsam mit der Stationsärztin ein Gespräch mit der Familie. Anwesend waren Mutter, Kind, Onkel und Großmutter.

Kontaktaufnahme
- Anforderung
- Klärung der Fragestellung
- Vorbereitung der Familie auf das Konsil

Klärungsphase
- Interview mit dem Kind oder dem Jugendlichen
- Psychischer Befund
- Interview mit der Familie
- Verhaltensbeobachtung

Problemlösungen
- Verständigung mit dem Stationsteam
- Behandlungsempfehlungen

Dokumentation

Tab. 2
Konsiliarprozess (13)

Klärungsphase

Die Stationsärztin schilderte die erhobenen Befunde und das geplante Vorgehen. Während des bisherigen Klinikaufenthaltes war das Kind weitgehend anfallsfrei.

Das weitere Vorgehen bestand darin, das Verhalten des Kindes auf der Station und in der Klinikschule zu beobachten. Die Station wurde um eine Verhaltenseinschätzung von Kind und Mutter gebeten. Die Entwicklungs- und Familienanamnese war zu ergänzen (mit Unterstützung der Sozialpädagogin der Klinik). Die Mutter wurde gebeten, einen Verhaltensfragebogen auszufüllen (Child Behavior Checklist [CBCL]) (14). Die Psychologin der Klinik sollte auf die emotionale Situation des Kindes eingehen und das Verhalten in Leistungssituationen untersuchen. Die Klinikschule sollte mit der Heimatschule Kontakt aufnehmen.

Erstinterview mit dem Kind

Das Mädchen sitzt aufmerksam dabei. Auf meine Fragen hin schildert es, welche Buchstaben es bisher in der Schule gelernt hat. Auf die Frage, warum es in der Klinik ist, antwortet es: *»Ich habe eine Rolando-Epilepsie«*. Im weiteren Verlauf des Gespräches geht sie zur Mutter und lehnt sich eng an sie an.

Psychischer Befund, erhoben durch den Konsiliar

Als vorläufigen Befund notiere ich ein freundliches, geschicktes Mädchen, das sich gut ausdrückt und einen guten Situationsüberblick hat. Es genießt die Zuwendung der großen Runde. Seine Beschreibung der Erkrankung klingt wie von den Erwachsenen, den Ärzten, übernommen.

Ich habe den Eindruck, dass das Mädchen sich sehr an die Erwartungen der Erwachsenen anpasst.

Im psychischen Befund werden Sozialverhalten, Antrieb, Aufmerksamkeit, Psychomotorik, Sprachverhalten, Affekt, Merkfähigkeit und Bewusstsein als regelrecht beurteilt (Abb. 1).

Erstinterview mit der Mutter

Die Mutter brachte ihre Sorge zum Ausdruck, dass es nach der Rückkehr zu Hause zu einer Verschlimmerung kommen könnte.

Verhaltenseinschätzung durch die Mutter (anhand der CBCL) siehe Tab. 3.

Aus der Sicht der Mutter steht eine Aufmerksamkeitsproblematik im Vordergrund. Sie erlebt ihre Tochter als zurückgezogen, ängstlich-depressiv und durch körperliche Beschwerden belastet.

Verhaltensbeobachtung

Die kleine Patientin war auf der Station recht kontaktfreudig; sie schien mit dem Aufenthalt im Krankenhaus zufrieden zu sein. Sie gab wie-

Abb. 1
Psychischer Befund aus der Sicht des Konsiliars (7)

Verhaltenseinschätzung (Zutreffendes Kästchen bitte ankreuzen)

1. Verhalten des Kindes (im Vergleich zu anderen gleichaltrigen Kindern)

	1 viel mehr	2 mehr	3 gleich	4 weniger	5 viel weniger
a) Wie unruhig ist das Kind?			X		
b) Wie stabil ist die Stimmung des Kindes?				X	
c) Wie stark nimmt das Kind Kontakt mit anderen Kindern auf?			X		
d) Wie stark nimmt das Kind Kontakt mit Erwachsenen auf?			X		
e) Wieviel aggressive Handlungen zeigt das Kind?				X	
f) Wie ängstlich verhält sich das Kind?			X		
g) Wie viele Probleme gibt es mit der Nahrungsaufnahme?		X			
(Erbrechen, Verweigern)					
h) Wie sehr freut sich das Kind über den Besuch der Eltern?		X			
i) Wieviel Zutrauen zu sich selbst zeigt das Kind?			X		

j) Wie stark hat sich das Kind seit Aufnahme psychisch verändert?
ggf. welche Veränderungen? ....

2. Verhalten der Eltern (im Vergleich zu anderen Eltern)

	1 viel mehr	2 mehr	3 gleich	4 weniger	5 viel weniger
a) Wie häufig haben die Eltern das Kind besucht (täglich)?	X				
b) Wie gut erkennen die Eltern die Bedürfnisse des Kindes?	X				
c) Äußern die Eltern sich positiv über das Kind?	X				
d) Wieviel Interesse am Kind äußern die Eltern?	X				
e) Wie gut können die Eltern das Kind beruhigen?		X			
f) Wie oft berichten die Eltern über aktuelle, eigene Belastungssituationen?		X			
g) Haben die Eltern Probleme beim Füttern oder der Pflege ihres Kindes?					
h) Wie gut ist die Kooperationsbereitschaft der Eltern mit den Schwestern?		X			

Fragestellung: ______________________________

derholt Bauchweh an. Sie erbrach nicht mehr. Den Ärzten war nicht klar, ob sie etwas »vorspielt«. Sie war auffällig leicht zu trösten. Sie wollte ständig »verkuppeln«.

Das Mädchen war zum Spiel motivierbar, konnte aber nicht sehr lange dabei bleiben. Es zeigte in der Klinikschule wenig Ausdauer und Schwächen im Rechnen. Es traten Rechts-links-Verwechslungen auf. Das Mädchen war unsicher in der Leistung. Die Intelligenz ist regelrecht.

Verhaltenseinschätzung aus der Sicht des Pflegepersonals der Station siehe Abb. 2.

Das Kind wird als etwas weniger stimmungsstabil als andere Kinder und als weniger aggressiv beurteilt. Es gibt mehr Probleme mit der Nahrungsaufnahme (Erbrechen). Das Kind zeigt aus der Sicht der Station mehr Zutrauen zu sich als andere Kinder.

Die Mutter wird als besonders positiv beurteilt. Sie erkennt die Bedürfnisse des Kindes sehr gut, äußert sich positiv über das Kind und zeigt besonders viel Interesse. Auch der Umgang mit dem Kind wird als besonders gut gesehen. Es kam allerdings vor, dass die Mutter schnell genervt reagierte.

Verlauf der Anfälle: Es wurden zweimal Anfälle vor großem Publikum beobachtet (beim studentischen Unterricht). Dabei war das Mädchen blass. Es holte Luft und schluckte, hatte einen horizontalen Nystagmus und war kurzzeitig »nicht da«.

EEG-Befund: Wie in Vorbefunden traten abortive Spike-wave-Komplexe beidseits auf, begleitet von einer Verlangsamung rechts temporal; nach 2 Wochen wurde ein Normalbefund beschrieben.

Die medikamentöse Behandlung wurde auf Carbamazepin umgestellt.

Interaktionsbeobachtung anhand einer Videoaufnahme

In einer Spielsituation mit »Mensch ärgere dich nicht« sind Mutter und Tochter sehr gut eingespielt. Das Spiel verläuft in hohem Tempo. Die Mutter fordert das Mädchen wiederholt auf, nicht zu schwindeln. Im Laufe des Spieles wird das Spieltempo des Mädchens etwas langsamer. Es reibt sich die Augen, zählt, begleitet die Züge mit Handbewegung und wird von der Mutter ermahnt, weiterzuspielen.

In der anschließenden Hausaufgabensituation diktiert die Mutter einen Text. Sie bezieht dabei das Mädchen in die Auswahl der Aufgabe mit ein. Sie ist sehr geduldig und zugewandt, gibt angemessen Hilfestellungen und lobt nach kurzen Einheiten.

In der Spielsituation ist das hohe Spieltempo auffallend, das das Kind an die Grenzen seiner Möglichkeiten bringt. Die Mutter nimmt das Kind als mogelnd und unaufmerksam wahr. In der Hausaufgabensituation werden die Kompetenzen von Mutter und Kind gleichermaßen gut sichtbar.

Ergänzung der Familienanamnese

Der Vater war nach einem Hirnstamminfarkt etwa 2 Monate im Koma und verstarb dann, als das Mädchen noch nicht einmal 1 Jahr alt war. Ein Bruder der Mutter hat eine spastische Diplegie. Die Mutter und ein weiterer Bruder sind in sozialen Berufen tätig.

- ○ Aufmerksamkeitsprobleme
- ○ Rückzugsverhalten
- ○ Ängstlich-depressiv
- ○ Körperliche Beschwerden

Tab. 3
Verhaltensbeurteilung aus Sicht der Mutter

Problemlösungen

Verständigung mit dem Stationsteam

Zur Zusammenführung der Ergebnisse fand eine Fallkonferenz auf der Station statt.

Die detailgenaue Beobachtung und Beurteilung des Entwicklungsstandes und die Berücksichtigung der Sichtweise des Kindes zeigten die Entstehung der Symptomatik auf: von der Anstrengung zur Ermüdung. Das Mädchen gab sich größte Mühe, sich allen Anforderungen anzupassen. Es war erfolgreich, aber letztlich – emotional – überfordert. Die Ermüdungserscheinungen des Mädchens wurden von der Mutter als Aufmerksamkeitsproblematik und als mögliche Hinweise auf Anfälle aufgefasst.

Insgesamt waren bei regelrechter Intelligenz Schwächen in der Konzentration, in der Raumwahrnehmung und im Rechnen zu erkennen. Sie lassen an eine Leistungsproblematik denken, die als Begleitsymptomatik einer komplex partiellen Epilepsie auftreten kann (15, 16). Die Leistungsproblematik war bisher nicht erkannt worden.

Neurologische Erkrankungen sind in der Familie mit schwerwiegenden Krankheitsverläufen und mit hoher emotionaler Belastung verbunden. Der Mutter wurden schon frühzeitig Rücksichtnahme auf den behinderten Bruder und hohe Verantwortung abverlangt. Der Vater des Mädchens verstarb unter dramatischen Umständen in einer sehr vulnerablen Situation der jungen Familie. Die Angst um ihre Tochter ist aus der Lebensgeschichte der Mutter und der Familienkonstellation gut verständlich.

Die allein erziehende Mutter war durch die Berufstätigkeit und die Versorgung des Kindes

Abb. 2
Verhaltenseinschätzung aus der Sicht der Station

Befunde

1. Psychopathologischer Aufnahmebefund (siehe Glossar)

0 = unauffällig 1 = leicht ausgeprägt 2 = stark ausgeprägt 9 = nicht beurteilbar

1. Störung der Interaktion	0	1	2	9	
2. Störung des Sozialverhaltens	~~0~~	1	2	9	
3. Störung von Antrieb, Aufmerksamkeit und Impulskontrolle	~~0~~	1	2	9	
4. Störung der Psychomotorik	0	1	2	9	
5. Störung des Sprechens und der Sprache	~~0~~	1	2	9	
6. Angststörungen	0	1	2	9	
7. Störung von Stimmung und Affekt	0	1	2	9	
8. Zwangsstörung	~~0~~	1	2	9	
9. Essstörung	0	1	2	9	
10. Funktionelle und somatoforme Störungen	0	1	2	9	
11. Merkfähigkeits-, Orientierungs- und Bewusstseinsstörungen	~~0~~	1	2	9	
12. Formale Denkstörungen	~~0~~	1	2	9	
13. Inhaltliche Denkstörungen	~~0~~	1	2	9	
14. Ich-Störungen	~~0~~	1	2	9	
15. Sinnestäuschungen	~~0~~	1	2	9	
16. Andere Störungen	~~0~~	1	2	9	

2. Beurteilung

Freundliches, cleveres Mädchen, das sich sprachlich gut ausdrücken kann und die Zuwendung der großen Runde genießt.

überfordert. Unter geeigneten Rahmenbedingungen zeigt sie ihre hohe erzieherische Kompetenz.

Behandlungsempfehlungen

Bei der Beratung der Mutter ging es vor allem darum, diese zu ermutigen, Fragen zu stellen. Erneut gaben Stationsärztin und Kinderneurologe eingehende Informationen über die Epilepsie.

Die vereinten Sichtweisen von Mutter und Station (*»stellt sich an«*) konnten in *»bemüht sich aufs Äußerste, ist dabei überfordert«* übergeführt werden. Es wurde die Diskrepanz zwischen dem Entwicklungsstand des Kindes und den zu hohen Erwartungen an sein Leistungsvermögen besprochen. Die gemeinsame Betrachtung der Videoaufnahme veranschaulichte sowohl die Möglichkeiten des Kindes als auch die Stärken im Umgang miteinander.

Übergang von der stationären zur ambulanten Behandlung: Sowohl die Klinikschule als auch die Ärzte wandten sich an die Heimatschule, um über die Epilepsie und die Belastbarkeit des Kindes zu informieren.

Eine heilpädagogische Übungsbehandlung als Jugendhilfemaßnahme wurde in die Wege geleitet.

Eine weiterführende Beratung oder Psychotherapie würde auf lange Sicht der Mutter Gelegenheit geben, eigene Ängste und Sorgen zur Sprache zu bringen.

Dokumentation

Die Ergebnisse wurden in einem Konsiliarbericht an die anfragenden Ärzte zusammengefasst. Eine Kopie des Berichtes ging an die Familie.

Verlauf: In den darauf folgenden 3 Monaten traten keine Schulversäumnisse mehr auf. Das Mädchen fand sich gut in der Klasse zurecht. Nach 6 Monaten war das Kind nach dem Bericht der Mutter eine gute Schülerin. Die Familiensituation hatte sich sichtlich entspannt.

Diskussion

Klinisches Beispiel

Diagnostik und Behandlung einer Epilepsieerkrankung können in der Regel ambulant durchgeführt werden. Die Dauer des Klinikaufenthaltes von 3½ Wochen (hierbei 6 Stunden Konsiltätigkeit) mag lange erscheinen.

In der 1. Klinik wurde die Diagnose fachgerecht gestellt und auch die angemessene Behandlung eingeleitet. Dennoch reichte der Behandlungsansatz nicht aus. Die bei einem Kind mit Anfällen zwangsläufig bestehende Angst der Beteiligten hatte sehr schnell zu einem Muster chronischen Krankheitsverhaltens mit einschneidenden sozialen Folgen in Form eines hohen Maßes an Schulversäumnissen geführt. Sowohl in der Schule als auch in der Familie steigerten sich Angst und Stress der Beteiligten (chronisches Krankheitsverhalten) (11).

Chronisches Krankheitsverhalten ist häufig gekennzeichnet durch Hilflosigkeit und durch die Vorstellung, an schwerwiegenden oder sogar unheilbaren Erkrankungen zu leiden. Sowohl für die Entstehung chronischen Krankheitsverhaltens als auch für dessen Überwindung ist ein Zusammenspiel der Systeme Medizin, Schule und Familie erforderlich.

Die ursprüngliche Konsilfrage lautete: *»Erbrechen als unerwünschte Wirkung der antiepileptischen Medikation?«*. Bei der Behandlung mit Sultiam können Magenbeschwerden auftreten. Diese Fragestellung trat sehr schnell in den Hintergrund. Für das Sistieren des Erbrechens kommen unterschiedliche Erklärungen infrage. Sowohl die Umstellung der medikamentösen Behandlung als auch die Entlastung der Familie durch den Klinikaufenthalt können sich günstig ausgewirkt haben.

Auch Medikamente, die nicht als Psychopharmaka eingesetzt werden, können

Auswirkungen auf Erleben und Verhalten von Kindern haben. Der Wissensstand über unerwünschte Wirkungen und Wechselwirkungen der medikamentösen Behandlungen von Kindern ist unzureichend.

Es musste offen bleiben, ob es sich um eine ROLANDO-Epilepsie mit begleitender, nicht voll ausgeprägter Teilleistungsproblematik handelt. Eine alternative Erklärung waren psychogene Anfälle als Ausdruck von Überforderung und Lernproblemen nach langen Schulversäumnissen.

Geklärt und in Behandlungsansätze umgesetzt werden konnten die Entwicklungsproblematik und die Überforderung des Kindes. Die Angst der Familie und der Schule konnte durch die konsiliarische Intervention thematisiert und einer Bearbeitung zugänglich gemacht werden.

Für die behandelnden Ärzte und für die Familie war es entscheidend, handlungsleitende Empfehlungen zu bekommen.

Die Rolle des kinderpsychiatrischen Konsiliars bestand darin, die erforderlichen Untersuchungsschritte aufzuzeigen, vor allem die neuropsychologische Diagnostik, die Beziehungsdiagnostik und letzten Endes – in Zusammenarbeit mit allen Beteiligten – ein komplexes Bedingungsgefüge zu beurteilen und auf seine Entflechtung hin zu arbeiten.

Der Erfolg der Bemühungen äußerte sich in der Zufriedenheit aller Beteiligten und ist messbar an der Differenz der Schulbesuchstage vor und nach dem Klinikaufenthalt. Eine definitive Klärung können weitere eingehende Untersuchungen im Verlauf erbringen.

Konsiliartätigkeit

Konsil- bzw. Liaisontätigkeit enthält die Grundidee, Zugang auf verschiedenen Ebenen zu ermöglichen, zu geeigneten Personen, zu Informationen und Behandlungsmöglichkeiten oder Programmen, die die Patientenversorgung verbessern.

Die Elemente der Konsiliartätigkeit innerhalb einer Klinik sind der Kontakt mit dem Kind, der Kontakt mit den Eltern, der kollegiale Dialog mit Ärzten, Sozialpädagogen, Psychologen und der Station insgesamt. Die Mitwirkung von Sozialarbeitern und Psychologen ist unbedingt erforderlich. In der beschriebenen Teamarbeit haben alle Beteiligten ihren Platz.

Bei der Planung und Einleitung einer weiterführenden ambulanten Behandlung geht es auch darum, Verbindungen zwischen dem medizinischen Versorgungssystem und anderen Systemen, wie der Jugendhilfe und der Schule, herzustellen.

Es gibt in einer amerikanischen Leitlinie Empfehlungen zur Konsiliartätigkeit bei Kindern. Sie weist darauf hin, dass der zeitliche Aufwand bei Konsilen für Kinder und Jugendliche aufgrund des Entwicklungsstandes und der notwendigen Beteiligung auch der Eltern deutlich höher liegt als im Erwachsenenbereich (17).

Ausblick

In einer Zeit knapper werdender Mittel besteht die Gefahr, sich zwischen Berufs- oder Fachgruppen oder Subspezialitäten abzugrenzen und zu versuchen, Besitzstände zu wahren. Eine Befragung psychosozialer und pädagogischer Mitarbeiter von Universitäts-Kinderkliniken ergab, dass kein Zusammenhang zwischen der Zahl der Mitarbeiter und deren Zufriedenheit besteht. Arbeitsbereiche sind nicht genügend klar beschrieben, sodass medizinisches und psychosoziales Personal am Arbeitsplatz »Kinderklinik« eher nebeneinander denn miteinander arbeiten (18).

Zusammenarbeit ergibt sich nicht von selbst, sondern muss immer wieder neu erarbeitet werden (7, 19).

Konsiliartätigkeit sollte übergreifend in vergleichbarer Weise dokumentiert werden (20, 21). Interdisziplinäre problem- und themenbezogene Programme existieren erst ansatzweise, beispielsweise für Kinder mit chronischen Bauchschmerzen (22).

Insgesamt gibt es Konzepte, Daten, aber noch kaum systematische Evaluationen und auch kaum Untersuchungen über Erkennung und Behandlung von Kindern in der Primärversorgung. Es ist ULLRICH zuzustimmen, und zwar über den Bereich von Kliniken hinausgehend, dass Versorgungsabläufe genau dokumentiert und überprüft werden müssen. In der präzisen Beschreibung von Aufgaben und von Kooperationsnotwendigkeiten liegt die Chance, dass alle Beteiligten Gewinne ziehen.

Fazit für Klinik und Praxis

○ Die psychiatrische und psychosomatische Konsiliar- bzw. Liaisontätigkeit soll zu einer besseren Versorgung körperlich Kranker mit psychischen Störungen und psychosozialen Problemen beitragen. Unter Konsiliartätigkeit versteht man eine patientenbezogene Zusammenarbeit nach Anforderung. Bei der Liaisontätigkeit handelt es sich um eine regelmäßig stattfindende Zusammenarbeit mit dem Ziel, die Behandlung von Patienten auch durch die Erweiterung der Kompetenzen aller Mitarbeiter zu verbessern.

○ Die Notwendigkeit einer Mitbehandlung psychischer, psychosomatischer und psychosozialer Störungen bei körperlich Kranken ergibt sich aus dem Leiden der Betroffenen und aus der Erkenntnis, dass das Fehlen entsprechender Interventionen zu unnötigen diagnostischen und therapeutischen Eingriffen, zu längeren Behandlungen und zu einer schlechteren Prognose führt.

○ Das Erarbeiten einer von allen geteilten Fragestellung ist ein erster wesentlicher Schritt. Konsiliartätigkeit stellt einen Übersetzungsprozess zwischen Partnern mit unterschiedlichen »Sprachen«, Sichtweisen, Denkmustern und Arbeitsabläufen dar.

Literatur

1. Kopecky-Wenzel M, Frank R. Kinder mit psychischen Auffälligkeiten – Versorgungssituation aus Sicht der Praxis. In: Frank R, Mangold B. Psychosomatische Auffälligkeiten bei Kindern und Jugendlichen. Kooperationsmodelle zwischen Pädiatrie und Kinder- und Jugendpsychiatrie. Stuttgart: Kohlhammer; 2001. S. 55–67.

2. Jellinek M, Herzog D. Psychiatric Aspects of General Hospital Pediatrics. Chicago: Year Book Medical Publishers; 1990.

3. Machleidt W, et al. Psychiatrie, Psychosomatik und Psychotherapie. Stuttgart: Thieme; 1999.

4. Knapp PK, Harris ES. Consultation-liaison in child psychiatry: a review of the past 10 years. Part II: Research on treatment approaches and outcomes. J Am Acad Child Adolesc Psychiatry 1998; 37: 139–146.

5. Knapp PK, Harris ES. Consultation-liaison in child Psychiatry: a review of the past 10 years. Part I: Clinical findings. J Am Acad Child Adolesc Psychiatry 1998; 37: 17–25.

6. Remschmidt H, Schmidt M, Poustka F. Multiaxiales Klassifikationsschema für psychische Störungen des Kindes- und Jugendalters nach ICD-10 der WHO. Bern: Huber; 2001.

7. Frank R, Mangold B. Psychosomatische Grundversorgung bei Kindern und Jugendlichen (Kooperationsmodelle zwischen Pädiatrie und Kinder- und Jugendpsychiatrie). Stuttgart: Kohlhammer; 2001.

8. Huyse FJ, et al. Consultation-Liaison psychiatric service delivery: Results from a European study. Gen Hosp Psychiatry 2001; 23: 124–132.
9. Huyse FJ, et al. COMPRI – An instrument to detect patients with complex care needs. Results from a European Study. Psychosomatics 2001; 42: 222–228.
10. Frank R, Schäfert R. Kinder- und jugendpsychiatrische Konsiliartätigkeit an einer Kinderklinik. In: Frank R, Mangold B. Psychosomatische Grundversorgung. Kooperationsmodelle zwischen Pädiatrie und Kinder- und Jugendpsychiatrie. Stuttgart: Kohlhammer; 2001. S. 150–164.
11. Arolt V, Diefenbacher A. Psychiatrie in der klinischen Medizin. Konsiliarpsychiatrie, -psychosomatik und -psychotherapie. Darmstadt: Steinkopff; 2004.
12. Herzog T. Konsiliar- und Liaisondienst in der Psychosomatischen und Psychotherapeutischen Medizin (psmCL) in Krankenhäusern der Akutversorgung. 2000. Verfügbar unter: http://www.uni-duesseldorf.de/WWW/AWMF/II/psytm012htm
13. Shaw RJ, Frank R. Konsiliar-/Liaisontätigkeit in der Kinder- und Jugendpsychiatrie. In: Lehmkuhl G, Poustka F, Steiner H, Textbuch Kinder- und Jugendpsychiatrie. Göttingen: Hogrefe. In Druck 2006.
14. Arbeitsgruppe Deutsche Child Behavior Checklist. Elternfragebogen über das Verhalten von Kindern und Jugendlichen; deutsche Bearbeitung der Child Behavior Checklist (CBCL/4-18). Einführung und Anleitung zur Handauswertung, bearbeitet von P. Melchers und M. Döpfner. Köln: 1993.
15. Holtmann M, et al. Benigne epilepsietypische Potentiale des Kindesalters (Rolando-Spikes) – neurobiologische und neuropsychologische Befunde und ihre klinische Bedeutung in der Kinder- und Jugendpsychiatrie. Z Kinder Jugendpsychiatr Psychother 2004; 32: 117–129.
16. Oostrom KJ, et al. Not only a matter of epilepsy: Early problems of cognition and behavior in children with »Epilepsy Only« – a prospective, longitudinal, controlled study starting at diagnosis. Pediatrics 2003; 112: 1338–1344.
17. Bronheim HE, et al. The academy of psychosomatic medicine practice guidelines for psychiatric consultation in the general medical setting. Psychosomatics 1998; 39: 1–28.
18. Ullrich G, unter Mitarbeit von Gronholz J, Rückert N. Arbeitsplatz Kinderklinik. Ergebnisse einer Befragung des pädagogischen und psychosozialen Personals in deutschen Universitätskliniken. Tübingen: dgvt; 2004.
19. Ullrich G. Mukoviszidose. Beiträge und Bibliographie zu psychosozialen Aspekten einer lebenslangen Erkrankung. Frankfurt: VAS; 1998.
20. Shugart MA. Child psychiatry consultations to pediatric inpatients: A literature review. General Hospital Psychiatry 1991; 13: 325–336.
21. Schäfert RM. Konsiliarpsychiatrie und -psychosomatik in der Kinderklinik – Kooperation zwischen Pädiatrie bzw. Kinderchirurgie und Kinder- und Jugendpsychiatrie/-psychosomatik unter besonderer Berücksichtigung der Entwicklungsperspektive. München: Dissertation LMU; 2005.
22. Frank R, Hrsg. Chronischer Schmerz bei Kindern und Jugendlichen. München: Marseille; 2002.
23. Schäfert RM, Frank R. A developmental perspective in child and adolescent psychiatric and psychosomatic consultation in a children's hospital. In: Remschmidt H, Belfer M. Book of Abstracts of the 16th World Congress of the International Association for Child and Adolescent Psychiatry and Allied Professions (IACAPAP), 22–26 August 2004, Berlin, Germany. Darmstadt: Steinkopff; 2004. S. 50.

Autorenverzeichnis

Dr. J. G. Behrens
Abteilung für Psychosomatik
Altonaer Kinderkrankenhaus
Bleickenallee 38
22763 Hamburg
jbehrens@uke.uni-hamburg.de

Prof. Dr. B. Blanz
Klinik für Kinder- und
Jugendpsychiatrie
Friedrich-Schiller-Universität
Philosophenweg 3
07743 Jena
Bernhard.Blanz@med.uni-jena.de

Prof. Dr. R. Frank
Institut für Kinder- und
Jugendpsychiatrie und Psychotherapie
der Universität
Lindwurmstraße 2a
80337 München
Reiner.Frank@med.uni-muenchen.de

Dipl.-Psych. Pia Fuhrmann
Klinik für Kinder- und Jugendpsychiatrie
und Psychotherapie
Universitätsklinikum des Saarlandes
66421 Homburg
pia.fuhrmann@uniklinik-saarland.de

Prof. Dr. A. von Gontard
Klinik für Kinder- und Jugendpsychiatrie
und Psychotherapie
Universitätsklinikum des Saarlandes
66421 Homburg
alexander.von.gontard@
uniklinik-saarland.de

Dr. U. Hagenah
Klinik für Kinder- und Jugendpsychiatrie
und Psychotherapie
der RWTH Aachen
Neuenhofer Weg 21
52074 Aachen
u.hagenah@ukaachen.de

Dr. Freya Hahn
Klinik für Kinder- und Jugendpsychiatrie
und Psychotherapie
Kliniken der Stadt Köln
Krankenhaus Holweide
Neufelder Straße 32
51067 Köln

Prof. Dr. J. Hebebrand
Klinik für Kinder- und Jugendpsychiatrie
und Psychotherapie
Rheinische Kliniken Essen
Virchowstraße 174
45147 Essen
johannes-hebebrand@lvr.de

Dipl.-Psych. Andrea Hempt
Klinik für Kinder- und Jugendpsychiatrie
und Psychotherapie
der RWTH Aachen
Neuenhofer Weg 21
52074 Aachen

Prof. Dr. Beate Herpertz-Dahlmann
Klinik für Kinder- und Jugendpsychiatrie
und Psychotherapie
der RWTH Aachen
Neuenhofer Weg 21
52074 Aachen
bherpertz-dahlmann@ukaachen.de

Dr. T. Jans
Universitätsklinik für Kinder- und
Jugendpsychiatrie und Psychotherapie
der Universität Würzburg
Füchsleinstraße 15
97080 Würzburg
jans@kjp.uni-wuerzburg.de

Prof. Dr. Ulrike Lehmkuhl
Klinik für Psychiatrie, Psychosomatik
und Psychotherapie
des Kindes- und Jugendalters
Universitätsmedizin Berlin,
Charité Campus Virchow-Klinikum
Augustenburger Platz 1
13353 Berlin
ulrike.lehmkuhl@charite.de

Dr. Erika Lischka
Salus gGmbH
Fachkrankenhaus
Kraepelinstraße 6
39599 Uchtspringe
dr.e.lischka.kip@uchtspringe.de

Dr. Claudia Mehler-Wex
Universitätsklinik für Kinder- und
Jugendpsychiatrie und Psychotherapie
der Universität Würzburg
Füchsleinstraße 15
97080 Würzburg
mehler@kjp.uni-wuerzburg.de

Dr. K.-U. Oehler
Wirsbergstraße 10
97070 Würzburg

Dr. Rieke Oelkers-Ax
Klinik für Kinder- und Jugendpsychiatrie
Zentrum für Psychosoziale Medizin
Universität Heidelberg
Blumenstraße 8
69115 Heidelberg
rieke_oelkers@med.uni-heidelberg.de

Prof. Dr. F. Resch
Klinik für Kinder- und Jugendpsychiatrie
Zentrum für Psychosoziale Medizin
Universität Heidelberg
Blumenstraße 8
69115 Heidelberg
franz_resch@med.uni-heidelberg.de

Dr. Fiona Scheder-Bieschin
Child and Family Unit
Red Cross Children's Hospital
Department of Psychiatry
University of Cape Town
46 Sawkins Road
Rondebosch 770, Cape Town
South Africa
fionsch@yahoo.com

Prof. Dr. M. Schulte-Markwort
Klinik und Poliklinik für
Kinder- und Jugendpsychosomatik
Martinistraße 52
20246 Hamburg
schulte.markwort@uke.uni-hamburg.de

Dr. J. Seifert
Universitätsklinik für Kinder- und
Jugendpsychiatrie und Psychotherapie
der Universität Würzburg
Füchsleinstraße 15
97080 Würzburg
seifert@kjp.uni-wuerzburg.de

Prof. Dr. Inge Seiffge-Krenke
Entwicklungs- und
Pädagogische Psychologie
Johannes Gutenberg-Universität
Staudinger Weg 9
55099 Mainz
seiffge@uni-mainz.de

Dr. B. Stier
Wetzlarer Straße 25
35510 Butzbach
Bstier@t-online.de

Prof. Dr. G.-E. Trott
Luitpoldstraße 2–4
63739 Aschaffenburg
praxis-trott@t-online.de

Dr. T. D. Vloet
Klinik für Kinder- und Jugendpsychiatrie
und Psychotherapie
der RWTH Aachen
Neuenhofer Weg 21
52074 Aachen
tvloet@ukaachen.de

Prof. Dr. Dipl.-Psych. A. Warnke
Universitätsklinik für Kinder- und
Jugendpsychiatrie und Psychotherapie
der Universität Würzburg
Füchsleinstraße 15
97080 Würzburg
warnke@kjp.uni-wuerzburg.de

Dr. N. Weissenrieder
Ruffinistraße 2
80637 München
wiwei@praxis-ruffinistrasse.de

Sachverzeichnis

Abasie 302
Abtreibung 77
Activity s. Befähigung
Adaptation 24, 352
Adipositas, juvenile 97
Adoleszenz 55
Affekte 203
Akupunktur 146
Akuttherapie, Migräne 144
Albträume 239, 240
Alltagsfertigkeiten 203
Alltagsstressoren 354
Amenorrhö 63
Amnesie, dissoziative 302
Anfallsleiden 217, 218
Angsterkrankungen 97, 243, 286
Anorexia nervosa 14, 25, 31, 33, 267
Anpassung, psychosoziale 307
Anpassungsstörungen 200
Ansätze, heilpädagogische 209
Antidepressiva 247, 325
–, trizyklische 29, 33
Antiemetika 144
Antiepileptika 29, 218, 219
Antihistaminika 247
Antriebslage 203
Arousal, erhöhtes 331
–, Training 258
Arthritis, juvenile rheumatoide 40, 47
Arzt-Patienten-Beziehung 349
Asperger-Syndrom 25
Astasie 302
Asthma bronchiale 123
Asymmetrie, Brust 56
Ataxie 302
Ätiologie, Bedeutung 41
Attacken, Migräne 141
Auffälligkeiten, psychiatrische, Epilepsie 220
Aufmerksamkeitsdefizit-Hyperaktivitätssyndrom 210, 218, 243
Auren 136
Ausscheidungsstörungen 253
Ausschlussverfahren 207
Autismus 25, 197
Automutilation 203, 210

Bedingungen, krankheitsübergreifende 40
Bedingungsmodell, Intelligenzminderung 201
Beeinträchtigung 197
Befähigung 197
Befunde, psychopathologische 203
Befundung, körperliche, Essstörungen 271
–, psychopathologische 160
Begleitsymptome 14
Begriffsklärung, Psychosomatik 9
Behaarung, verstärkte 59
Behandlung, psychosomatische 45
–, stationäre 313
Behandlungsansätze, therapeutische 27
Behandlungskonzept, Hörschädigung 165
–, posttraumatische Belastungsstörungen 336
Behandlungssetting 32
Behinderung 206
–, geistige 193, 242
–, körperliche 42, 153, 173
Belastungen, psychische, krankheitsbedingte 91
Belastungsstörung, posttraumatische 31, 290, 329
Benzodiazepine 29, 33
Beratung, ärztliche 78
Berufsbildung 194
Betablocker 33
Bewältigung, chronische Erkrankung 345
–, traumatische Ereignisse 333
Bewältigungsverhalten, elterliches 356
Bewegung, exzessive körperliche 269
Bewegungsstörung, dissoziative 302
Bewegungstherapie 292
Bewusstseinsstörungen, dissoziative 286
Bildung, schulische und berufliche 194
Binge-eating-Syndrom 25, 99, 100
Blindheit 174
Body Dysmorphic Diagnostic Module 324
Bodymass-Index 97, 267, 268
Brustuntersuchung 56
Bulimia nervosa 25, 31, 267

Chaining 207
Child Behaviour Checklist 202
Chirurgie, ästhetische 325
Chromosomenanomalie 199
Clinician-Administered PTSD Scale for Children and Adolescents 335
Colitis ulcerosa 51
Compliance, Determinanten 92, 349
Coping 13, 24, 43, 52
Copingstile 354

Darmerkrankungen, chronisch entzündliche 40
Depersonalisationssyndrom 303
Depression 323
Derealisationssyndrom 303
Dermatitis, atopische 40, 46
Desensibilisierung 31
Desimpaktion 264
Desmopressin 258
Detrusor-Sphinkter-Dyskoordination 259–261
Diabetes mellitus Typ 1 87
Diabetesschulung 94
Diagnose, Bedeutung 42
–, kinder- und jugendpsychiatrische 23, 53
–, pädagogische 160
Diagnostisches Interview für psychische Störungen im Kindes- und Jugendalter 335
Diät 276
Differenzialdiagnostik, chronische Erkrankungen 52
Disability s. Beeinträchtigung
Doctorshopping 326
Dorian-Gray-Syndrom 320
Down-Syndrom 198
Dranginkontinenz, idiopathische 259, 260
Dysmenorrhö 62, 63
Dysmorphophobie 25, 319

EEG-Veränderungen 216, 219
Eingriff, invasiver 325, 326
Einkoten s. Enkopresis 253
Einnässen, nächtliches s. Enuresis nocturna
–, tagsüber 259, 260
Elternanleitung 29, 31
Elternberatung 29, 31, 147, 291, 325
Eltern-Kind-Beziehung 223, 333
Eltern-Kind-Probleme 370
Elternsymptomatik, Transplantationssituation 115
Elterntraining 29, 31
Empowerment 43

Enkopresis 25, 29, 262, 263
Entspannungsverfahren 31, 246, 291
Entstellung, körperliche 42
Entwicklung, Adoleszenz 57
–, Blindgeborene 176, 178, 180
–, normale 13
–, sexuelle 73
Entwicklungsauffälligkeiten 370
Entwicklungsaufgaben 20, 21
Entwicklungsprobleme, Jungen 72
Entwicklungsprogression 358
Entwicklungspsychiatrie, Modell 13
Entwicklungsstand, motorischer 203
–, sprachlicher 203
Entwicklungsthemen 21
Entwicklungsverzögerung, blindgeborene Kinder 178
Enuresis nocturna 25, 29, 253
Epidemiologie 40, 88, 100, 124, 135, 154, 174, 198, 216, 226, 240, 254, 260, 262, 268, 287, 301, 321, 331, 345, 368
Epilepsie 215
Erbrechen, selbstinduziertes 270
Erkrankungen, affektive 97
–, chronische 39
–, genetische 62
–, psychiatrische, Essstörungen 272
–, schizophrene 323
–, somatische, 37, 277, 182
Ernährungsberatung 277
Ernährungstagebuch 278
Ernährungstherapie 277
Erscheinungsbild, äußeres 203
Erstgespräch, Traumatherapie 334
Erstinterview 372
Erziehung 206
–, Blindgeborene 185
Essattacken 270
Essen, nächtliches 103
Essstörungen 25, 323
–, Übergewicht 31, 99
Essverhalten, gezügeltes 203, 270
Exploration, störungsspezifische 308

Faktoren, extrapersonale 18
–, familäre 350
–, krankheitsübergreifende 40
–, protektive 17
–, soziokulturelle 275
–, traumaspezifische 332
Familie 17, 75, 93, 208, 275, 333, 350, 351
Familiendynamik 139
Familienfaktoren, chronische Erkrankungen 350
Familientherapie 29, 31
Fehlbildungen, Brust 58
–, dysraphische 199
Fertigkeiten 21
Fibrose, zystische 40, 48
First-Love-Ambulanz 80
Folgeerkrankungen, Diabetes mellitus Typ 1 90
Fragebogen von Krampen 182
Fragebogen zu dissoziativen Symptomen 307
Fragiles-X-Syndrom 198
Frühförderung 29
Fugue, dissoziative 303
Fütterstörung 25, 29, 224, 226, 228

Ganser-Syndrom 303
Gebärdensprache 155
Gedächtnis 203
Generation, psychosomatische Modellbildung 10
Genetik, Esstörungen 273
–, posttraumatische Belastungsstörung 334
Genitale 60
Geschlecht, Bedeutung 43
Geschlechtsidentität 323
–, Störung 25
Geschlechtsverkehr 77
Geschwisterbeziehung 352
Gesichtssinn 175
Gesprächspsychotherapie 31
Gesundheit, psychische 356
Gewichtsphobie 269
Gewichtsrehabilitation 276
Grundversorgung, psychosomatische 26
Gruppennormen 76
Gruppentherapie, Epilepsie 219

Harnbakteriologie 256
Harninkontinenz, funktionelle 25, 253, 259
–, Miktionsaufschub 259
Harnstatus 256
Harnweginfekt 72
Heidelberger Dissoziationsinventar 307
Heilversuch 34
Heißhungerattacken 269
Herztransplantation 108
Hilfe zur Erziehung nach § 27 KJHG 31
Hinman-Syndrom 261
Hirnschädigung 200
Hirsutismus 59
Hoden und Nebenhoden 70
Hodentorsion 71
Hodentumor 72
Homöopathie 146
Hörgeräte 161
Hörstörungen 153
Hospitalisation, wiederholte 44
Hydrozele 71
Hyperglykämie 89
Hypersomnie 238, 239
Hyperventilation 125
Hypochondrie 323
Hypoglykämie 89
Hysterie 300

ICD-10 30, 100, 193, 201, 224, 237, 242, 253, 262, 267, 285, 300, 303, 320
Ich-Störungen 203
Identitätsbildung, geschlechtsspezifische 73
Identitätsstörung, dissoziative 303
Imipramin 259
Immunsuppressiva, zytotoxische 117
Impairment s. Schädigung
Impulskontrollstörung 210
Informed consent 44
Insomnie 25, 31, 33, 238, 239
Insulintherapie 89
Intelligenz 306
Intelligenzminderung 25, 29, 193
–, Klassifikation 194
Intelligenzquotient 194, 195
Interaktion, familiäre 18
Internetplattform, Jugendgesundheitstag 82
Intervall, migränefreies 142
Intervention, kognitiv-verhaltenstherapeutische 291

Jugendgesundheitstag 80
Jungen, pubertäre Entwicklung 68, 73

Kachexie 280
Katastrophen, Traumatisierung 330
Kausalität 20
Kindsituation, Organtransplantation 111
Klärungsphase 371
Klassifikation 23
–, Bewusstseinsstörungen, dissoziative 286, 300, 301
–, Enuresis 253
–, multiaxiales Schema 27, 306
–, Regulationsstörungen 224
–, Schlafstörungen 239
Kleine-Levin-Syndrom 239
Kleinkindalter, Regulationsstörungen 223
Klingelhose 258
Klingelmatte 258
Klinikschule 373

Klitoris 61
Kochleaimplantant 161
Komorbidität, psychiatrische 14, 15, 104, 109, 138, 155, 175, 218, 260, 263, 269, 279, 287, 302, 332
Kompetenztraining, soziales 291
Komplikationen, Diabetes mellitus Typ 1 89
Konditionierung 333
Konfliktsituation 305
Konsiliartätigkeit 367
Konsilpsychiater 369
Kontaktaufnahme 371
Kontaktverhalten 203
Kontext, kultureller 43
Konversionsstörung 299
Konzentration 203
Konzept, therapeutisches 30
Kooperation 203
Kopfschmerzen 135
Körperbehinderung 203
Körperbild 279
Körperwahrnehmung 130
Korrekturverfahren 207
Kortikosteroide 117
Krampfanfälle, dissoziative 302
Krankengymnastik 291, 292
Krankheitsadaptation 13, 23
Krankheitsbeginn 41
Krankheitsbewältigung 13, 91, 131, 345
–, subjektive 24
Krankheitsdauer 348
Krankheitskonzept, kindliches 43
Krankheitsmodell 26
Krankheitsverlauf 15
Krebsdiagnose 50
Krebserkrankungen 49
Kulturtechniken 203

Labien 61
Lachinkontinenz 262
Lähmung, psychogene 292, 294
Laktulose 264
Laxanzien 264
Lazy-Bladder-Syndrom 260, 261
Lebensgeschichte 13, 16
Lebensqualität, Asthma 126
–, Kopfschmerz 140
Lebensverhältnisse 307
Lebertransplantation 108
Leistungsdiagnostik 160
Leistungssymptomatik 12
Leitlinie, nationale, Asthma bronchiale 131
Leukämien 40, 49
Liaisonpsychiater 369
Liaisontätigkeit 367
Lithium 29, 33

Mädchen, pubertäre Entwicklung 56, 73
Magersucht 269, 280
Maßnahmen, schulbezogene 29, 31
–, sozialintegrative 118, 233
–, umfeldbezogene 29
–, verhaltensmedizinische 34
Mayer-Rokitansky-Küster-Hauser-Syndrom 61
Medien, Sexualverhalten 76
Mehrfachbehinderung 185
Melatonin 248
Merkfähigkeit 203
Migräne 136, 141
–, Prophylaxe 145, 148
Miktionsprotokoll 256
Misshandlung, körperliche 25, 370
–, sexuelle 25
Modell, Entwicklungspsychiatrie 13
–, Krankheitsmodell 26
–, psychosomatisches 10
Modellessen 278
Modelllernen 31, 207, 304
Morbididät, Jugendliche 78
–, psychiatrische, Epilepsie 218
Morbus Crohn 51
Mortalität, Jugendliche 78
Motorik, Blindgeborene 177
Münchhausen-by-proxy-Syndrom 290, 310
Musik- und Kunsttherapie 51

Narkolepsie 25, 239, 240, 243
Naturkatastrophen, Traumatisierung 330
Nervensystem 199
Netze, zentralnervöse 20
Neurobiologie 334
Neuroleptika 29, 33, 247, 280
Nierentransplantation 108
Night-eating-Syndrom 103
Noncompliance 129
Non-REM-Schlaf 242

Objekt- und Raumwahrnehmung, Blindheit 176
Obstipation 263, 264
Offer-Selbstbildfragebogen 183
Opipramol 246
Orchitis 71
Organtransplantation 107
Osteoporose 272
Overactive bladder s. Dranginkontinenz, idiopathische

Paradoxon, neurotisches 300
Paranoia 320
Parasomnie 29, 238
Participation s. Teilhabe
Patientenschulung 130
Patientenzentrierung 27
Pavor nocturnus 238, 239
Peergroup 75, 76
Peers 353
Penisveränderungen 69, 70
Persönlichkeitsdiagnostik 160
Persönlichkeitsentwicklung, Hörbehinderung 156
Persönlichkeitsfaktoren 275, 304
Persönlichkeitsstörung, multiple 303
–, paranoide 323
Phänomenologie 11
Pharmakotherapie 33, 102, 117, 129, 230, 246, 257, 258, 291, 293, 339
Phimose 69
Phobie 203
Phytotherapeutika 248
Pica 25
Poland-Syndrom 58
Polyethylenglykol 264
Prader-Willi-Syndrom 198
Prävalenzraten, chronische Erkrankungen 40, 346
–, diagnosebezogene 25
Prävention 78, 102, 129, 204
Priapismus 70
Problemlösetraining 29, 31
Problemlösung 371, 374
Prognose, Bedeutung 42
Prompting 207
Prophylaxe, Kopfschmerz 145, 146
Pseudohypogenitale 70
Psychodiagnostik 202
Psychodynamik 21
Psychoedukation 29, 34, 188, 264, 277, 291, 336
Psychomotorik 203
Psychopharmaka 33
Psychopharmakotherapie 208
Psychosomatik, Begriffsklärung 9
Psychotherapeutengesetz 26
Psychotherapie 102, 118, 161, 206, 230, 245, 257, 278, 290, 311
Pubertät 57
–, organische 74
–, soziokulturelle 74
–, Spätpubertät 75
–, Vorpubertät 74
–, verzögerte 67, 72
–, vorzeitige 65, 66, 72
Purching-Typus 268

Reagibilität 330
Regulationsstörungen 25, 29, 223
Rehabilitation 131, 206
REM-Schlaf 238, 242
Resilienz 13, 16
Ressourcen, personale und soziale 17
Restless-Legs-Syndrom 244
Risiko, geschlechtsabhängiges 69
Risikofaktoren 16
–, krankheitsspezifische 40

Sauberkeitsverhalten 203
Säuglingsalter, Regulationsstörungen 223
Sceno-Test 336, 337
Schädigung 197, 199
Schlafapnoe 239, 240, 244
Schlafhygiene 244, 245
Schlafstadien 238
Schlafstörungen 25, 224, 227, 228, 231, 237
Schlafverhalten 203
Schlankheitsideal 275
Schmerzen 64, 285
Schmerzstörungen, somatoforme 287
Schönheitshypochondrie 319
Schreien, exzessives 224, 226, 229, 231
Schreiepisoden 224, 226
Schulbildung, Intelligenzminderung 194, 195
Schule 127, 352
Schutzfaktoren 17
Schweregrad 42
–, Asthma bronchiale 124
Sehstörungen 173
Selbstinstruktion 246
Selbstversorgung, Intelligenzminderung 194
Selbstversorgungsfertigkeiten 203
Selbstwertgefühl 280
Sensibilitäts- und Empfindungsstörungen, dissoziative 302
Serotonin-Wiederaufnahme-Inhibitoren 29, 33, 219, 280, 293, 295, 322, 339
Sexualfunktion 72
Sexualität 57
Sexualverhalten 75
SGB VIII § 35a 29, 31
Shaping 207
Simulation 310
Situationen, lebensbedrohliche 125
Skrotum 70
Slow transit constipation 263
Somatisierungsstörungen 285
Somnambulismus 25, 239
Sonder- und Heilpädagogik 29, 31
Sozialfertigkeiten 203
Sozialphobie 323
Sozioökonomie, Kopfschmerzen 140
Spannungskopfschmerz 137, 140
Spermatozele 71
Spieltherapie 31
–, direkte 29
Sportunterricht, Asthma 127
Sprachentwicklung, Blindgeborene 179
–, Intelligenzminderung 194
SSRI s. Serotonin-Wiederaufnahme-Inhibitoren
Starvation 274, 279
Stereotypien 210
Steroidphobie 128
Stimmbanddysfunktion 125
Stimmung 203
Stimulanzien 29, 33
Störung, autistische 209
–, dissoziative 25, 31, 33, 285, 299
–, dysmorphophobe 321
–, introversive 91
–, psychiatrische, Adipositas 98
–, sexuelle Entwicklung 73
–, somatoforme 25, 31, 33, 285
Stressfaktoren, chronische Krankheiten 354
Stressinkontinenz 260
Stressmanagement 246
Stufenschema, Asthmabehandlung 130
–, Migränebehandlung 143, 144
Stuhlregulierung 264
Stupor, dissoziativer 302
Substitution, Osteoporoseprophylaxe 280
Sudden Infant Death Syndrome 244
Symptomebene 11, 12
Syndrome mit Intelligenzminderung 198

Techniken, verhaltenstherapeutische 207
Teenagerschwangerschaft 76
Teilhabe 197
Testverfahren, projektive 160
Therapie, patientenzentrierte 32
–, psychodynamische 31
Therapieplan, Grundlagen 28
Thersites-Komplex 319
Tic-Erkrankungen 243
Training, kognitives 246
–, soziale Fertigkeiten 29, 31
Trance- und Besessenheitszustände 303
Transkutane elektrische Nervenstimulation 147
Transplantation 108
Trauma 330
Traumabewältigung 336
Traumatisierung 305, 330
–, chronische 20
Triggerfaktoren, Kopfschmerzen 146
Überforderung 243, 305
Übungsbehandlung 29, 31, 375
Umfeld 17
Umweltzentrierung 27
Underactive bladder s. Lazy-Bladder-Syndrom
Unruheepisoden 224, 226
Unterbauchschmerzen 64
Unterstützung, soziale 352
Untersuchung, ärztliche 78
–, –, körperlich-neurologische 289

Vagina, Fehlbildungen 61
Vaterbeziehung 352
Verfahren, kognitive 31
–, operante 29, 31
Verhalten, fremdaggressives 210
Verhaltensanalyse 125, 203, 205, 206, 372
Verhaltensbeurteilung 372, 273
Verhaltensstörungen, Sehbehinderung 182
Verhaltenstherapie 33, 130, 162, 206, 209, 245, 258
Verhaltensverkettung s. Chaining
Verhaltensweisen 21
Verlaufstypen, psychische Störungen 19
Vernachlässigung, körperliche 25
Versorgungskoordination, patientenbezogene 131
Verstärkung 306
–, positive 207
Vitaminsubstitution 280
Vulnerabilität 13, 16, 198
Vulvaveränderungen 61

Wachstumsstörungen 272
Wahrnehmung 203
Warnsignale, somatische 289
Widerstandskraft s. Resilienz
Williams-Beuren-Syndrom 198
Wirkprofil, Antiepileptika 219
Wissen, krankheitsbezogenes 349

Youth Self Report 182

Zeitgeschichte 13
Zero To Three, Diagnosemanual 225
Zusammenhang, soziokulturell-zeitgeschichtlicher 19
Zwangsstörung 203, 323
Zyklus 62